Dr. med. Christel Kannegießer-Leitner

Psychomotorische Ganzheitstherapie

Ein Therapiekonzept für zu Hause bei Menschen mit Cerebralparese oder Mehrfachbehinderung

Dr. med. Christel Kannegießer-Leitner

Psychomotorische Ganzheitstherapie

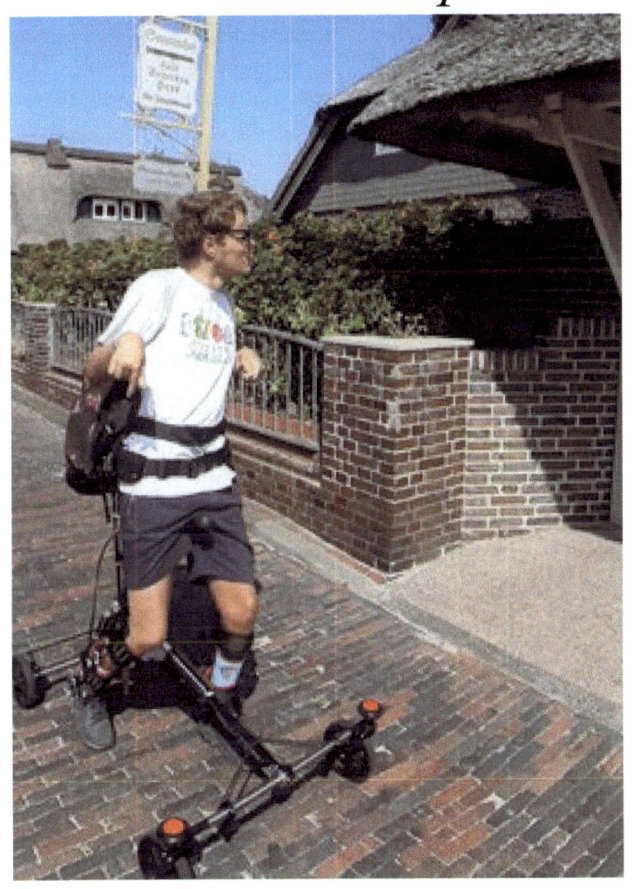

*Ein Therapiekonzept für
zu Hause bei Menschen mit
Cerebralparese
oder Mehrfachbehinderung*

2. überarbeitete Auflage: Januar 2025
Die in diesem Buch erwähnten Übungen, seien sie aus der Psychomotorischen Ganzheitstherapie nach Kannegießer-Leitner® oder auch aus anderen Therapien, sind als Möglichkeiten zu sehen, nicht als bindende Verpflichtung. Gleiches gilt für die hierzu eingesetzten Hilfsmittel sowie für verschiedene Medikamente bzw. Nahrungsergänzungsmittel. Diejenigen, die sie einsetzen, übernehmen hierfür selbst die Verantwortung - sowohl in puncto der Auswahl als auch der korrekten Durchführung als auch dafür, dass ihr Wissen und Können hierfür ausreichen. Eine Haftung meinerseits ist ausgeschlossen.

Ich empfehle immer das Hinzuziehen von medizinisch-therapeutisch ausgebildeten Fachleuten am Heimatort

Die von den Familien geschriebenen Beiträge geben nicht in jedem Detail die Meinung der Autorin wieder.

Die Wiedergabe von Gebrauchsnamen, Handelsnamen und Warenbezeichnungen, insbesondere der in diesem Buch erwähnten Medikamente, Spiele, Therapien, Therapie- und Trainingsgeräte, sowie Labore unterliegt auch ohne besondere Kennzeichnung der Warenzeichen- und Markenschutz-Gesetzgebung.

Layout und Satz: Dr. med. Christel Kannegießer-Leitner, Rastatt
Umschlag: Tessa Feldmann, Twistringen
Bilder: Dr. med. Christel Kannegießer-Leitner, Rastatt, sowie privat von Familien für dieses Buch zur Verfügung gestellte Fotos

Bibliografische Information der Deutschen Nationalbibliothek: Die Deutsche Nationalbibliothek verzeichnet diese Publikation in der Deutschen Nationalbibliografie; detaillierte bibliografische Daten sind im Internet über dnb.dnb.de abrufbar.
© 2025 Dr. med. Christel Kannegießer-Leitner

Verlag: BoD · Books on Demand GmbH, In de Tarpen 42, 22848 Norderstedt, bod@bod.de
Druck: Libri Plureos GmbH, Friedensallee 273, 22763 Hamburg
ISBN: 978-3-7693-0076-5

Inhalt

Einführung. 9

Psychomotorische Ganzheitstherapie (PMG) 11
Zusammensetzung der Psychomotorischen Ganzheitstherapie (PMG)................ 12
Stellungnahme zur Doman-Therapie..13
Plastizität des Zentralnervensystems..15

*Spezielle Übungen, Hilfsmittel und Maßnahmen
aus der PMG*...19

Motorik, Muskelspannung und Körperhaltung 20
Muskeltonus bzw. Muskelspannung... 21
Übungen zur Verbesserung der Grobmotorik.. 23
   Truncal-Patterning..23
   Roll-Patterning. 25
   Kreuzmuster-Patterning auf der Stelle..25
   Kreuzmuster-Patterning in der Vorwärtsbewegung. 29
   Robben in verschiedener Ausführung 32
   Krabbeln in verschiedener Ausführung. 36
   Motorisches Training auf dem MOTOmed... 40
   Krabbel-Patterning. 41
Weitere spezielle Hilfsmittel für das Gehtraining..44
   Gehen in den unterschiedlichen Variationen. 44
   Gehen unter der Überkopfleiter 44
   Innowalk Steh- und Gehtrainer 46
   Lokomat 48
   LiteGait 49
   Bioness Vector Gait and Safety System, genannt „Vector" 49
Verschiedene Gehübungshilfen 51
   Gehen im Posterior Walker..51
   Gehen mit dem NF-Walker 52
   Geführtes Gehen. 56
   Upsee-Fire-Fly...57
   Laufbandtraining...57
Orthesen unterschiedlicher Art.. 60
   Mancini-Orthese als Hüftspreiz-Orthese. 60
   Korsett als Rumpforthese ja oder nein?.. 62
   Dynamische propriopzeptive Orthesen 63

Muskelaufbautraining, Körperhaltung 67
"Sofa-Übung" zur Rückenkräftigung. 67
Muskelaufbau durch Vibrationstraining 68
Spezielle Dehnübungen. 74
Plateausohlen-Erhöhung. 75
Orthopädische Operationen als Auswahl 77
Zusammenfassende Gedanken 83

Gleichgewicht und Körperkoordination 87
Schaukeln und Schwingen. 88
Seitliches Rollen bei Gleichgewichtsüberempfindlichkeit. 90
Drehübungen als Gleichgewichtsreize. 91
Gehen und Stehen auf einer Luftmatratze. 91
Kombination von Gleichgewichts- und Koordinationsübungen. 92
Reiten. 92

Handfunktion und Fingergeschicklichkeit 95
Feinmotorische Bewegungsstörungen 95
Greifübungen. 100
Fingerübungen Nr. 1 - 8 nach PADOVAN. 101
Vibrationstraining auch für die Arme. 111
Spielerische Ergänzungen 113
Abenteuerhaus. 116

Tastempfinden und Körpereigenwahrnehmung 119
Austestung der taktil-kinästhetischen Wahrnehmung 122
Taktile Reize integriert in den Alltag. 122
Gezielte Verbesserung der Körpereigenwahrnehmung. 124

Sehvermögen, Augenbeweglichkeit und visuelle Verarbeitung ... 127
Sehschärfenbestimmung, ein leider oft vernachlässigtes Detail 128
Zentrale Sehverarbeitung (Training u.a. mit Schwarzlicht). 129
Lichtreize kombiniert mit Musterkarten. 130
Wie man Bildkarten einsetzt. 131
Schielen als Symptom mit unterschiedlichen Ursachen. 131
Fixierübungen. 134
Visuelle Low-Level-Funktionen. 134
Spielerisches Training 135
Pupillentraining. 135
Visuelles Training mit dem Abenteuerhaus 135

Gehör, Sprachverständnis und Kommunikation 139
  Unterscheidung zwischen Innenohrschwerhörigkeit und
    zentraler Hörverarbeitungsstörung 140
  Entwicklung des Sprachverständnisses 141
  Spielerisches Training zur Verbesserung der Hörverarbeitung 144
  Auditive Low-Level-Funktionen. 145
  Auditives Training mit dem Abenteuerhaus 145
  Wie entsteht Sprache? 146
  Einteilung von Sprachentwicklungsstörungen 148
  Mundfunktionsübungen 149
  Wann ist eine PEG (Percutane endoskopische Gastrostomie) erforderlich? 153
  Verbesserung von Aussprachefehlern. 154
  Sprachanbahnung in Verbindung mit der auditiven Verarbeitung 155
  Sprachanbahnung und Sprachtraining mit dem Lateraltrainer 155
  Sprachanbahnung und Sprachtraining mit dem Language Master 158
  Förderung der Kommunikationsfähigkeit bei nicht sprechenden Menschen... 159

Intelligenz, Merkfähigkeit und Lernverhalten 181
  Gedächtnis. 181
  Was ist Intelligenz? 182
  Intelligenzfördernde Übungen. 184
  Intelligenz im Zusammenhang mit anderen Bereichen. 185

Neurotransmitter und Epilepsie 189
  Neurotransmitter 190
  Epilepsie. 197
  Notfallbehandlung bei einem epileptischen Anfall 210
  Alternative bzw. ergänzende Möglichkeiten in der antikonvulsiven Therapie..211
  Osteoporose als mögliche Folge antikonvulsiver Medikation 219
  Zusammenfassende Gedanken 221

Spezielle Medikamente 231
  Wechselwirkung von Medikamenten 233
  Antiepileptika und ihre speziellen Eigenschaften 234
  Medikamente und Mikronährstoffe 242
  Medikamente und Lebensmittel 244
  Nahrungsergänzungsmittel (NEM) 245
  Schlussbemerkungen 247

Labordiagnostik 251

Häufige Begleitsymptome 267
    Obstipation als Verdauungsproblem 268
    Reflux-Ösophagitis: Definition und Symptome 268
    Infektanfälligkeit 273
    Verminderte Knochendichte (Osteoporose) 274

HEG basiertes Neurofeedback (Hämoenzephalographie) 277

Organisation der PMG 291

Fragen und Antworten zur PMG 307

Erfahrungsberichte. 319

Artikel und Anhang 345
    „Ihr könnt mir wirklich helfen" von C. Kannegießer-Leitner   346
    „Mit Armen und Beinen rechnen lernen" von Katrin Hummel 347
    „Der GABA-Stoffwechsel als Schlüsselfunktion in der medikamentösen
       Therapie bei entwicklungsneurologischen Störungen, insbesondere
       beim Angelman-Syndrom" von C. Kannegießer-Leitner 351
    „Cannabidiol – der vernünftige Bruder von THC, Zeitschrift not 4/2017 365
    Melatonin bei Angelman-Syndrom – Details aus der Wissenschaft
       sowie Alltagserfahrungen betroffener Familien" C. Kannegießer-Leitner... 369
    „Reset nach Thibert" C. Kannegießer-Leitner 381
    „Cannabidiol als antikonvulsive Medikation beim Angelman-Syndrom –
       Hype oder realistische Hoffnung?" C. Kannegießer-Leitner 388
    „HEG-basiertes Neurofeedback als Kompakttraining integriert
       in die PMG" C. Kannegießer-Leitner 391
    Lebenslauf 400
    Dank. 402
    Glossar 403
    Veröffentlichungen Dr. C. Kannegießer-Leitner. 405
    Hersteller- und Bezugsquellennachweise 412
    PSYGA® 413
    So sehen Sieger aus! 414

Einführung zur Erstausgabe 2010

In den letzten Jahren habe ich bei der von mir entwickelten Psychomotorischen Ganzheitstherapie sehr gute Erfahrung damit gemacht, Eltern so zu informieren und zu schulen, dass sie die Behinderung ihres Kindes besser verstehen - und auch erlernen können, mit welchen Übungen sie ihr Kind bestmöglich fördern können.

Denn immer mehr Eltern sind selbstbewusst genug zu fordern, dass sie in diese Förderung ihres Kindes stärker mit einbezogen werden als bisher. Dies bedeutet für den behandelnden Arzt und die Therapeuten, dass sie ein Teil ihres Wissens an die Eltern weitergeben müssen, damit diese ihre neuen Aufgaben als Co-Therapeuten möglichst sicher und selbständig erledigen können. Auf diese Art entsteht eine Zusammenarbeit zwischen Eltern, Ärzten und Therapeuten, in deren Mittelpunkt das Kind mit seinen speziellen Problemen steht.

Für Eltern, die sich die Mühe machen möchten, selbst mit ihrem Kind zu trainieren und nicht therapieren zu lassen, ist dieses Buch geschrieben - ebenfalls für Ärzte und Therapeuten, die diese Eltern hierbei unterstützen wollen. Doch dieses Buch ist kein Leitfaden zum "Do-it-yourself!". Therapeuten sollten in der Anwendung der hier beschriebenen Übungen ein entsprechendes Fachwissen mitbringen und Eltern sich zusätzlich zu der Lektüre dieses Buches von Fachleuten anleiten lassen. Im Idealfall stelle ich mir dies Buch als Ergänzung zu meinen Seminaren und den Vorstellungsterminen in der Praxis vor - sozusagen als Handbuch mit einer reichhaltigen Palette an Übungen.

Ich möchte hierdurch besonders Eltern, aber auch gerade Therapeuten und meine Kollegen ermuntern, neue Wege zu erkunden. Wenn hierbei Bewährtes nicht einfach über Bord geworfen wird, sondern erhalten bleibt, kann die Kombination aus Neuem und Erprobtem häufig effektiver sein als eines von beiden allein.

Mein Wunsch ist, dass es mir gelingt, die Bedeutung der von mir beschriebenen Übungen darzulegen, damit sehr viele dieser Übungen in den therapeutischen Alltag aufgenommen werden. Auch wenn man sicherlich diese Übungen als Einzelelemente in andere Therapiekonzepte integrieren kann, gehe ich doch davon aus, dass die Wirkung höher und somit die Therapie effektiver ist, wenn die Übungen, wie hier dargestellt, in einem ganzheitlichen Therapieansatz wie der Psychomotorischen Ganzheitstherapie in entsprechender Form aufeinander abgestimmt werden.

Dr. med. Christel Kannegießer-Leitner

Rastatt, im Februar 2010

Vorwort zur Ausgabe 2025

Das Grundkonzept der Psychomotorischen Ganzheitstherapie nach Kannegießer-Leitner® /PMG ist geblieben. Denn die in meinem Buch von 2010 behandelten Themen sind nach wie vor aktueller denn je. Für die Familien, die ihr Kind zu Hause fördern wollen, ist und bleibt die von mir beschriebene Herangehensweise durchführbar und effektiv.

Da sich jedoch in den letzten Jahren weitere Schwerpunkte der Förderung entwickelt haben, war eine Neuauflage, die nun z.B. auch den Bereich der UK (Unterstützte Kommunikation) enthält, unumgänglich.

Auch neue Übungen und Hilfsmittel aus dem Bereich der motorischen Förderung wurden mit aufgenommen.

Fragen der Epilepsie, die etliche der von mir betreuten Familien betreffen, hielt ich zusätzlich für wichtig und erwähnenswert. Ebenso ein eigenes Kapitel über spezielle Medikamente und Labordiagnostik.

Da sich vieles am besten durch Beispiele erklären lässt, habe ich in der vorliegenden Ausgabe noch ein eigenes Kapitel mit weiteren Erfahrungsberichten aufgenommen.

Immer wieder wurde ich nach Details aus den unterschiedlichen Artikeln, die ich zu bestimmten Themen, sei es Melatonin bei Schlafstörungen, HEG basiertes Neurofeedback (Hämoenzephalographie), Cannabidiol, Reset nach Thibert u.a., geschrieben habe, gefragt, so dass ich auch diese von mir für die unterschiedlichsten Anlässe geschriebenen Artikel und Vorträge in ein Kapitel aufgenommen habe.

Fachbegriffe sind mit einem * gekennzeichnet und werden im Glossar näher erläutert.

Mit diesen Ergänzungen ist ein Fachbuch entstanden, welches für Eltern, sowie für medizinisch-therapeutisch tätige Personen wertvoll ist, da es den aktuellen ganzheitlichen Ansatz der PMG (der Psychomotorischen Ganzheitstherapie) beschreibt, wie diese in der Förderung von Menschen mit Behinderung – seien dies Kinder, Jugendliche oder auch Erwachsene, einzusetzen ist und welche Möglichkeiten hierdurch bestehen. Ich würde mich sehr darüber freuen, wenn sich hierdurch die Erkenntnis durchsetzt, wie durch ein spezielles, individuelles Therapiekonzept und der Umsetzung dieses Konzeptes in ein intensives Training Verbesserungen erreicht werden können. Jede Familie muss selbst entscheiden dürfen, welche Anstrengungen sie unternehmen möchte, um diese Verbesserungen zu erreichen.

In diesem Buch verwende ich als Personenbezeichnungen Doppelnennung und gegenderte Bezeichnungen, außer wenn die Lesbarkeit hierdurch zu sehr eingeschränkt würde. Auch bleiben Textstellen aus älteren Artikeln unverändert. In diesen Fällen beziehen sich die Personenbezeichnungen immer gleichermaßen auf weibliche und männliche Personen.

Dr. med. Christel Kannegießer-Leitner

Rastatt, im Januar 2025

Psychomotorische Ganzheitstherapie / PMG

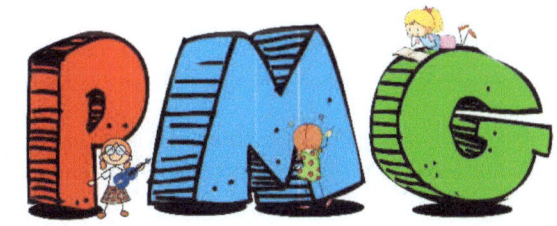

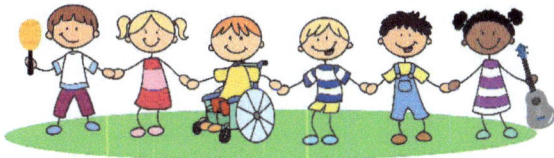

Zusammensetzung der Psychomotorischen Ganzheitstherapie nach Kannegießer-Leitner® /PMG

In meiner Praxis erstelle ich Therapieprogramme nicht nur für behinderte Kinder, sondern auch für Kinder, die lediglich umschriebene Entwicklungsstörungen aufweisen, und auch für Erwachsene. Da alle diese Betroffenen entsprechend ihrer jeweiligen Entwicklung und entsprechend ihrer speziellen Beeinträchtigung ganz individuelle Förderung benötigen, ziehe ich es vor, mich nicht auf eine einzige Schule festzulegen, sondern erstelle meine Therapieprogramme unter Einbeziehung mehrerer unterschiedlicher Methoden, die zurzeit auf diesem Gebiet eingesetzt werden. Auszugsweise sei erwähnt, dass ich zur Verbesserung der Motorik Übungen von Bobath (1), von Kiphard (2, 3) und zusätzlich Kreuzmuster-Übungen nach Padovan (4) oder auch Dennison (5) heranziehe. Kreuzmusterübungen, insbesondere die Kreuzmusterübungen auf dem Boden, setze ich auch ein, um die Atemtiefe zu verbessern, sollte dies neben den Atemübungen nach Vater und Bondzio (6) noch erforderlich sein.

Gerade in den letzten Jahren wurden etliche Hilfsmittel zur Verbesserung von Motorik mit Muskelkraft und Körpergeschicklichkeit entwickelt, die ich im Kapitel „Motorik" vorstelle.

Zur Verbesserung des reinen Gleichgewichtes werden von mir Übungen nach Ayres (7) und Fröhlich (8, 9) einbezogen. Die Verbesserung der Körpergeschicklichkeit bzw. Körperkoordination stützt sich zusätzlich noch auf Kiphard (2, 3). Von Padovan (4) ziehe ich sehr gerne Übungen zur Verbesserung der Feinmotorik und Fingergeschicklichkeit heran. Zur Verbesserung des Tastempfindens werden wiederum größtenteils Übungen nach Ayres (7) oder Fröhlich (8, 9) herangezogen, jedoch arbeite ich zur Verbesserung der taktil-kinästhetischen Wahrnehmung auch nach Anregung von Affolter (10, 11). Die Übungen bei zentral blinden Kindern basieren auf den Empfehlungen der Frühförderzentren für sehbehinderte Kinder und somit auch auf der Basalen Stimulation von Fröhlich(8, 9). Übungen zur Verbesserung der zentralen visuellen Verarbeitung gehen zum Teil auf Fröhlich (8, 9) und auf Kiphard (2, 3) zurück, aber auch auf Warnke (12, 13). Auf Fröhlich (8, 9) und Schmid-Giovannini (14, 15) basieren die Übungen zur Verbesserung des Gehörs und des Sprachverständnisses, auf Warnke (12, 13) wiederum die Übungen zur Verbesserung der zentralen auditiven Verarbeitung. Insbesondere die Sprachanbahnung fördere ich ganzheitlich, so dass für diesen Bereich wiederum die Kreuzmuster-Übungen nach Padovan (4), aber auch Übungen nach Schmid-Giovannini (14, 15) zu erwähnen sind, neben den Übungen nach Affolter (10, 11), Morales (16) und Warnke (12, 13). Da

12

auch für nicht sprechende Menschen Kommunikation eine große Bedeutung hat, ist die UK (Unterstützte Kommunikation) in der PMG nicht mehr wegzudenken und wird in einem eigenen Kapitel besprochen. Bei schwerstbehinderten Menschen und bei Menschen im Wachkoma wird ebenfalls das Therapieprogramm individuell zusammengestellt und enthält etliche Übungen nach Fröhlich (8, 9).

Intelligenzfördernde Übungen sind, wie zu erwarten, den Bedürfnissen des Kindes entsprechend noch differenzierter zu betrachten. Hierzu gehören ebenfalls die Übungen zur Verbesserung in den einzelnen Wahrnehmungsbereichen, aber auch die Kreuzmusterübungen. Weitere Übungen finden sich u.a. ebenfalls bei Kiphard (2, 3) und Montessori (17). Zusätzliches Gedächtnistraining, Denk- und Logigspiele, Spiele, die die visuelle Verarbeitung neben dem Arbeitsgedächtnis verbessern wie z.B. Cogmed kommen ebenfalls bei Bedarf zum Einsatz.

Zusätzlich ergänzen Konzentrationsspiele, Gehirnjogging, Rechen- und Schreiblernsoftware die Palette der Übungen.

In den letzten Jahren habe ich insbesondere mit dem HEG basierten Neurofeedback (Hämoenzephalographie) sehr gute Erfahrungen gemacht, so dass ich diesem Thema ein eigenes Kapitel eingeräumt habe (18, 19, 20, 21).

Der Epilepsie, wie sie sich äußern kann und Überlegungen zur antiepileptischen Therapie, habe ich ebenfalls in einem eigenen Kapitel beschrieben.

Stellungnahme zur Doman-Therapie

Die Ursprünge der Psychomotorischen Ganzheitstherapie nach Kannegießer-Leitner® /PMG gingen 1993 auch auf die Doman-Therapie zurück (22, 23, 24, 25, 26). Aus diesem Grund habe ich zunächst in Fachartikeln, dann in meinem ersten Buch jeweils eine sehr ausführliche Stellungnahme zu dieser Therapieform abgegeben (27, 28, 29).

In dem aktuell vorliegenden Buch möchte ich nur noch erwähnen, dass Doman insofern der Vorreiter in der Therapie von Kindern mit Cerebralparese war, da er bereits in den 1950-er Jahren gezielt daraufhin gewiesen hat, dass z.B. bei spastischen Extremitäten die ursächliche Schädigung nicht in den Extremitäten, sondern im Gehirn liegt.

Die Doman-Übungen und die entsprechenden Hilfsmittel, die eine Bereicherung des heutzutage üblichen Ansatzes in der Förderung hirngeschädigter und entwicklungsauffälliger Kinder darstellen (wie z.B.

13

Kreuzmuster-Patterning, Truncal-Patterning, Schräge Übungs-therapierampe, Über-Kopf-Leiter, "Hängen-über-Kopf", Atemmaske, (siehe jeweils dort) integriere auch ich in meine Therapieprogramme. Dies gilt übrigens in derselben Weise für die Übungen aus den bereits oben erwähnten Therapieformen.

Diejenigen Überlegungen und Übungen von Doman, hinter denen ich als Ärztin nicht stehen kann, da sie medizinisch wissenschaftlich nicht haltbar sind, werden weiterhin nicht übernommen. Genauso distanziere ich mich von Trainingsprogrammen, die 12-Stunden täglich dauern sollen – wie Doman dies oft fordert.

Der ganzheitliche Aspekt geht oft in der Praxis vollkommen verloren, auch wenn dieser von etablierten Fachleuten in der Theorie gefordert wird. Deswegen habe ich den ganzheitlichen Therapieansatz, dass eine Person alle Bereiche diagnostisch und therapeutisch im Überblick hat, in die PMG übernommen, da ich diese Vorgehensweise für sehr wertvoll halte. Ebenso bin ich ein Befürworter der sogenannten Heimprogramme, da nur unter der Einbeziehung der Familie eine ausreichend intensive Therapie erreicht werden kann. Auch Kiphard (30) sieht das wohl so, wenn er der Mutter die Rolle der "Haupttherapeutin" überträgt und die Fachleute als "Entwicklungsberater" bezeichnet: "Keine Institution auf der Welt kann eine Therapie durch die Mutter ersetzen, weder zeitlich noch sozial. Bei dem derzeitigen Mangel an therapeutischen Fachkräften ist das häusliche Training ohnehin die einzige Möglichkeit, um der Resignation zu entgehen und handelnd und übend die Behinderung des Sorgenkindes zu kompensieren. Aber die Mutter braucht fachmännischen Rat. "

Insbesondere an diese Zeilen dachte ich sehr oft während der Corona-Pandemie, denn die Familien, die in ein häusliches Therapieprogramm – auch Heimprogramm genannt – eingearbeitet waren, konnten sehr wohl weiter trainieren und es entstand keine Therapielücke wie bei etlichen anderen Familien.

Zurück zur Psychomotorischen Ganzheitstherapie

An dieser Stelle sei mir eine persönliche Stellungnahme gestattet: Meine eigene Arbeit mit hirngeschädigten und entwicklungsauffälligen Kindern habe ich mit dem Namen "Psychomotorische Ganzheitstherapie" umschrieben. Dieser Begriff beschreibt somit die Therapie an sich und auch die Tatsache, dass meine Arbeit eine eigenständige Therapieform darstellt und sich in ihrer Gesamtheit von anderen Therapieformen, die sie integriert, unterscheidet.

„Psychomotorische Ganzheitstherapie nach Kannegießer-Leitner® /PMG" ist ein interdisziplinäres Therapiekonzept, welches die theoretisch bestehende Forderung nach Zusammenarbeit zwischen den geltenden Therapierichtungen als ganzheitlichen Therapieansatz konsequent in die Praxis umsetzt. Denn ich halte es für sehr wichtig, dass sich ein Therapeut oder eine Therapeutin mit interdisziplinärem Fachwissen um alle Bereiche kümmert, da nur bei einer interdisziplinären Vorgehensweise Lücken im Therapieprogramm auf der einen Seite und Überschneidungen auf der anderen Seite vermieden werden. Welche Bereiche dies sind, habe ich im Kapitel mit den speziellen Übungen aus der Psychomotorischen Ganzheitstherapie beschrieben. Wegen der besseren Übersicht habe ich diese Übungen auf die entsprechenden Bereiche aufgeteilt.

Plastizität des Zentralnervensystems
Vor dem Einstieg in das große Kapitel mit den Übungen aus der Psychomotorischen Ganzheitstherapie (PMG) wende ich mich zunächst einem für mich immer wieder faszinierenden Thema bzw. der Frage zu: Warum und wie können Übungen dazu beitragen, dass sich an der Situation des Kindes etwas ändert? Die Beantwortung dieser Frage liegt im Bereich der Neuroanatomie bzw. Neurophysiologie.
Gemeinsame Voraussetzung für die Wirkungsweise der Therapie ist bei allen Therapierichtungen die Annahme einer Plastizität, besonders des kindlichen Gehirns, wie bei Bobath (1), Vojta (31) und anderen auch. Jedoch dürfen die Akzeptanz einer solchen Plastizität und die damit bestehenden Möglichkeiten für die Entwicklung des Gehirns (32) nicht zu einem ausufernden realitätsfernen Optimismus führen. Der Psychomotorischen Ganzheitstherapie liegt so wie den Therapieformen, auf denen sie aufbaut, die Plastizität des Zentralnervensystems als neuroanatomische Voraussetzung zugrunde. Als Plastizität des Zentralnervensystems wird die Möglichkeit bezeichnet, nach Ausfällen im Gehirn einen gewissen Funktionsersatz zu erreichen. Dies stellt somit einen gewissen Reparaturmechanismus von Gehirnzellen dar. Auf die einzelnen Formen der Neuroplastizität, z. B. das Fortbestehen der embryonalen Überinnervation, Aktivierung der "schlafenden" Synapsen oder auch auf die regenerative und kollaterale Aussprossung im zentralen Nervensystem, an dieser Stelle einzugehen, würde zu weit führen. Ich verweise stattdessen auf entsprechende Fachliteratur, z.B. von Annunciato und Gschwend (33, 34).
Um die Plastizität des Gehirns auch voll ausnützen zu können, sind häufige, intensive und über einen längeren Zeitraum andauernde Reize erforderlich. Viele kürzere Reize über den Tag verteilt sind, um die Plastizität des

Gehirns ausschöpfen zu können, effektiver als wenige länger dauernde Reize. Hiervon unterscheiden muss man das gezielte Training der Ausdauer, wofür man natürlich nach und nach die einzelnen Trainingszeiten verlängern muss. Gelernte und gespeicherte Muster führen anschließend zu sogenannten Anpassungsreaktionen, sei es in Bezug auf Bewegungsfolgen oder auch in anderen Bereichen.

Das Gehirn arbeitet als Ganzes, wofür eine dichte Vernetzung der Nervenbahnen über viele Synapsen (Schaltstellen von Nerven) erforderlich ist. Dies erklärt, warum eine Therapie viele Bereiche zugleich umfassen sollte. Somit müssen die Übungen aus diesen unterschiedlichen Bereichen regelmäßig und konsequent daheim durchgeführt werden. Lediglich eine halbe Stunde Therapie in der Woche in der therapeutischen Praxis reicht nicht aus.

Man muss sich darüber im Klaren sein, dass dem Menschen ohne diese Neuroplastizität keine Weiterentwicklung möglich wäre. Ob Sie im Alter von 40 Jahren mit dem Klarinette-Spielen beginnen oder Ihre Kinder im Alter von vier Jahren – für die Art der Neuroplastizität ist dies unerheblich. Allerdings fällt diese Neuaktivierung und synaptische Neuvernetzung von Gehirnstrukturen umso leichter, je jünger man ist. Dieses Phänomen ist besonders beim Sprachenlernen bekannt. Trotzdem ist das Erlernen neuer Fertigkeiten dank der lebenslang vorhandenen Neuroplastizität auch noch bis ins hohe Alter möglich.

Bei der Psychomotorischen Ganzheitstherapie dient die Befunderhebung vor allem als Basis zur Erstellung des Therapieprogramms.

An dieser Stelle möchte ich nochmals betonen, dass in die Psychomotorische Ganzheitstherapie (PMG) Übungen aus mehreren anerkannten Therapieformen integriert werden. Ich verzichte jedoch weitgehend darauf, auf den folgenden Seiten Übungen zu beschreiben, die allgemein bekannt und an anderer Stelle schon beschrieben sind oder durch Kurse vermittelt werden. In diesem Buch gehe ich schwerpunktmäßig auf Übungen, Hilfsmittel sowie ergänzende Therapieformen ein, die noch relativ unbekannt sind, meiner Meinung nach jedoch unbedingt weitere Verbreitung erfahren sollten.

Quellenangaben

1. Bobath, B. und K.: Die motorische Entwicklung bei Zerebralparesen. Georg Thieme Verlag Stuttgart, 6. Auflage (2005).
2. Kiphard, E. J.: Sensomotorische Frühdiagnostik und Frühförderung. Sonderdruck aus "Frühe Hilfen - wirksame Hilfen". Bericht der 8. Studientagung der Bundesvereinigung Lebenshilfe für geistig Behinderte e.V. Marburg (1975)
3. Kiphard, E. J.: Unser Kind ist ungeschickt. Reinhard-Verlag, 4. A. (1996)
4. Padovan, B.: Kursunterlagen über Neurologische Reorganisation (Teil I und II, 1994)
5. Dennison, P. E.: Befreite Bahnen. VAK-Verlag für angewandte Kinesiologie, GmbH, Freiburg (1984)
6. Vater, W. u. Bondzio, M.: Vom ersten Laut zum ersten Wort. Reha-Verlag, Remagen (2008)
7. Ayres, A. J.: Bausteine der kindlichen Entwicklung. Die Bedeutung der Integration der Sinne für die Entwicklung des Kindes, Springer, Berlin, 4. Auflage (2002)
8. Fröhlich, A.: Ganzheitliche Entwicklungsförderung im Handbuch der 166 Sonderpädagogik. Bd. 12, Ed. Marhold im Wiss.-Verl. Spiess (1991)
9. Fröhlich, A.: Basale Stimulation. Verlag selbstbestimmtes Lernen (1993)
10. Affolter, F. u. Bischoffberger, W.: Lernen im Alltagsgeschehen in Handbuch d. Sonderpädagogik, Bd. 12, hrsg. von Andreas FRÖHLICH - Berlin, Ed. Marhold im Wiss.-Verl. Spiess (1991)
11. Affolter, F.: Wahrnehmung, Wirklichkeit und Sprache, Neckar-Verlag, 10. Auflage, 2006
12. Warnke, F.: Was Hänschen nicht hört, VAK-Verlags GmbH (1998)
13. Warnke, F.: Der Takt des Gehirns: Das Lernen trainieren, Vandenhoeck & Ruprecht, 3. überarb. Auflage (2005)
14. Schmid-Giovannini, S.: Ratschläge und Anleitungen für Eltern und Erzieher hörgeschädigter Kinder, (Heft 1), hrsg. Internat.. Beratungszentrum für Eltern hörgeschädigter Kinder, Zollikon - Schweiz (1985)
15. Schmid-Giovannini, S.: Sprich mit mir, Marhold Berlin, 2. Auflage (1988)
16. Morales, R. C.: Die Orafaciale Regulationstherapie. Pflaum Verlag München, 2. Auflage (1998)
17. Montessori, M.: Kinder sind anders, Klett-Cotta; 14. Auflage (2009)
18. Kannegießer-Leitner, C. und WARNKE, R.: Hemoencephalography: A practical approach to Neurofeedback Training, Neuroconnections Newsletter, summer 2013
19. Kannegießer-Leitner, C. und Warnke, R.: Praxisnaher Zugang zu neuartigem Neurofeedback Training, Poster auf dem BFE-Kongress 2014, Venedig,
20. Kannegießer-Leitner, C. und Warnke, R.: HEG based Neurofeedback practically introduced as a smart and easy-to-use training method in ADD/ADHD, dyslexia and other learning disorders, Vortrag und Workshop auf dem BFE-Kongress 2015, Rom

21. Kannegießer-Leitner, C.: HEG-basiertes Neurofeedback (Hämoenzephalographie) als Kompakttraining integriert in die Psychomotorische Ganzheitstherapie, Praxis Ergotherapie 2/2017
22. Doman, G.: Wie kleine Kinder lesen lernen. Hyperion Verlag Freiburg (1968)
23. Doman, G.: Was können Sie für Ihr hirnverletztes Kind tun? Hyperion Verlag Freiburg (1980)
24. Doman, G.: Wie kleine Kinder rechnen lernen. Hyperion Verlag Freiburg (1982)
25. Wollweber, T.: Glenn-Doman-Therapie für hirnverletzte Kinder, not 3/94
26. Wollweber, T.: Therapie nach Doman-Delacato und ihr nah stehende Behandlungen in „Das therapeutische Angebot für bewegungsgestörte Kinder: Konzepte, Bewertungen, Ausblicke", Herausgeber: von Lohse-Busch, H., Springer-Verlag, 2001
27. Kannegießer-Leitner, C.: Die Doman-Delacato-Therapie – Unterschiede zwischen den einzelnen Therapeuten und Instituten in bezug auf die praktische Durchführung. Stufe 8 e.V. - Berlin (1993)
28. Kannegießer-Leitner, C.: Warum der Name "Doman-Delacato-Therapie" der Vergangenheit angehören sollte. not 3/95
29. Kannegießer-Leitner, C.: Ihr könnt mir wirklich helfen, Pflaum-Verlag, München (1998)
30. Kiphard, E. J.: Die Mutter ist Therapeutin ihres Kindes. Auszug aus einem Vortrag, geh. am 1.4.1970 auf der Internationalen Sonnenberg-Tagung Luxemburg.
31. Vojta, V.: Die zerebralen Bewegungsstörungen im Säuglingsalter: Frühdiagnose und Frühtherapie, Thieme-Verlag Stuttgart, 8. Auflage (2008)
32. Thompson, R. F.: Das Gehirn: Von der Nervenzelle zur Verhaltenssteuerung, Springer-Verlag, 3. Auflage, 2016
33. Gschwend, G. u. Annunciato, N.: Neurophysiologische Grundlagen der Hirnleistungsstörungen, Karger-Verlag Freiburg, 2. Aufl. (2000)
34. Annunciato, N.: Plastizität des Nervensystems: Chance der Rehabilitation aus: "Neurophysiologie cerebraler Bewegungsstörungen" als Tagungsbericht (1.-31.5.96), herausgegeben von der Vereinigung der Bobath-Therapeuten

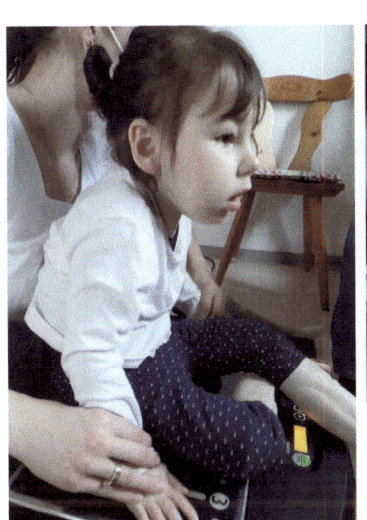

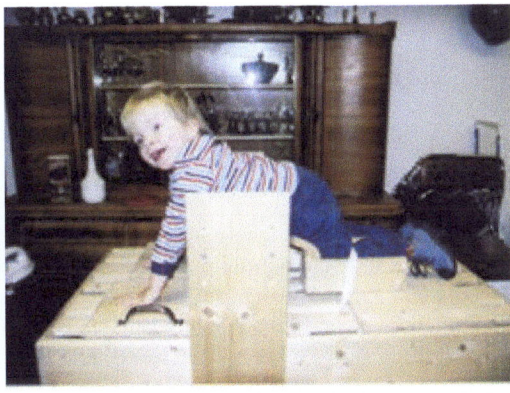

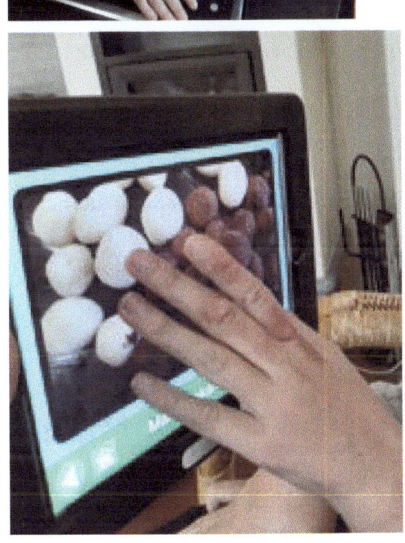

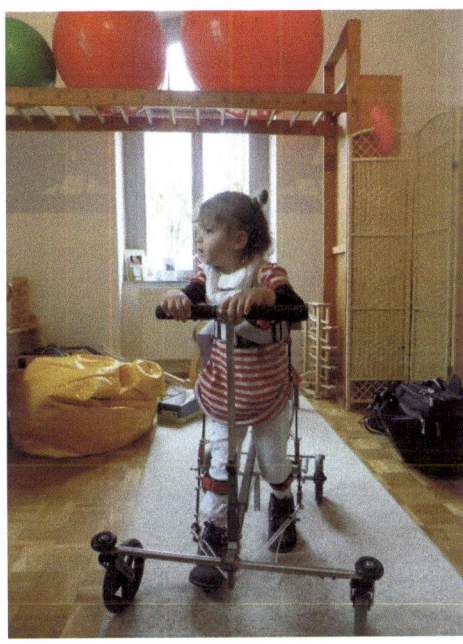

Spezielle Übungen,
Hilfsmittel und Maßnahmen
– integriert in die PMG

Motorik, Muskelspannung und Körperhaltung

Vorab einige anatomische und physiologische Details, mit deren Wissen man vieles leichter beurteilen kann. Ich verzichte jedoch darauf, diese Details und Zusammenhänge direkt und unverändert aus der Fachliteratur zu entnehmen, sondern habe versucht, sie vereinfacht darzustellen.
Nachzulesen sind sie bei u.a.: Atwood, H.L. und William, A.M. (1), Bähr, M. und Frotscher, M. (2), Beck, H. et al. (3), Hick, C. und Hick, A. (4); Keidel, W.D. (5), Schmidt, R. F. (6), Thompson, R. F. (7).
Wer sich für anatomische Gegebenheiten verbunden mit Bewegung interessiert, sei verwiesen auf „Sportanatomie" von Gehrke, T. (8).

Zunächst ist hier die Frage von Bedeutung: Wie vollzieht sich eine Bewegung und wie wird sie gesteuert?
Die eigentliche Bewegung wird durch bestimmte, nur für die Motorik zuständige Strukturen des Großhirns, gesteuert (motorischer Cortex), dies jedoch nur in groben Zügen. Von etlichen anderen zentralen Bereichen muss diese Region Informationen erhalten, um die Bewegung wie geplant zu Ende zu führen. Gleichzeitig sind noch weitere Bereiche des Großhirns erforderlich, die die Bewegung glätten und dem vorher gefassten Plan anpassen. Hierzu muss die bereits erfolgte Bewegung korrekt erspürt werden, damit bei Bedarf die entsprechende Korrektur erfolgen kann.
Dies ist zum Beispiel bei einem Greifvorgang sehr wichtig, denn zuerst muss das Signal, den Gegenstand ergriffen zu haben, verarbeitet werden, bevor der Gegenstand weggestellt werden kann. Diese Problematik kann man bei Kindern beobachten, die zwar den Bewegungsablauf der reinen Greiffunktion durchführen können, aber trotzdem keine Gegenstände ergreifen und bewegen können, somit nur unkontrolliert motorisch auf den Berührungsreiz antworten.
Auch kann es aufgrund der neuroanatomischen Gegebenheiten zwar möglich sein, einzelne motorische Funktionen auszuführen, diese aber trotzdem nicht zu einem komplexen Bewegungsablauf zusammenstellen zu können. Die erforderliche sensorische Kontrolle erfolgt üblicherweise taktil, kann aber als Ersatzmechanismus auch visuell erfolgen.
Die Schädigungen, die ein Bewegungsmuster stören, können sowohl die verschiedenen Zentren als auch die Leitungsbahnen zu diesen bzw. von die-

sen Zentren weg betreffen, was häufig ein typisches Muster an Bewegungsstörung gibt.

Auch Bereiche im Kleinhirn kontrollieren den Ablauf der Bewegungen. Das Kleinhirn erhält eine Kopie des Bewegungsplans und vergleicht die Durchführung der Bewegung mit dem ursprünglichen Plan, woraufhin bei Bedarf entsprechende Korrektursignale ausgesandt werden. Der Start einer Bewegung, aber auch alle schnelleren komplexen Bewegungsabläufe werden vom Kleinhirn gesteuert.

Darüber hinaus findet im Kleinhirn ein sogenanntes motorisches Lernen statt, indem Bewegungsformen gespeichert werden, so dass man sie auch nach langer Zeit wieder abrufen kann. Diesen Mechanismus kennt jeder, der bestimmte motorische Tätigkeiten (z.B. Skifahren, Spielen eines Instrumentes) lange nicht mehr ausgeführt hat und doch auf erlernte Bewegungsmuster zurückgreifen kann.

Muskeltonus bzw. Muskelspannung

Ablaufende Bewegungen können durch eine Hypotonie oder auch Hypertonie der Muskulatur gestört sein - mit oder ohne zusätzliche Athetose*. Auf eigentliche Muskelerkrankungen möchte ich an dieser Stelle nicht eingehen. Zu berücksichtigen ist, dass gerade die Spannung der Muskulatur auch von der zentralen Situation abhängt. Bei hypotoner Muskulatur ist der Muskeltonus (Spannung der Muskulatur) zu niedrig bzw. zu schlaff, um entsprechende Bewegungsformen aufzubauen. Die hier ansetzenden Übungen zielen darauf ab, sowohl richtige Bewegungsmuster anzubahnen als auch insgesamt die Muskulatur zu kräftigen.

Bei hypertoner Muskulatur (die Spannung der Muskulatur ist zu hoch), einer sogenannten spastischen Bewegungsstörung, ist ebenfalls die Anbahnung von korrekten Bewegungsformen und auch die Kräftigung der Muskulatur wichtig. Allerdings möchte ich, um die Vorgehensweise bei spastischen Bewegungsstörungen verständlicher zu machen, zuvor noch einige neurophysiologische Einzelheiten erläutern:

Zu den Symptomen einer spastischen Lähmung gehören die Herabsetzung der Kraft mit Einbußen der Feinmotorik, spastische Tonuserhöhung, gesteigerte Eigenreflexe, Abschwächung bzw. Aufhebung der Fremdreflexe sowie Auftreten pathologischer Reflexe. Diese spastische Lähmung ergibt - hauptsächlich in der Intensität und Verteilung variabel - jeweils ein typisches Bild, da besonders die Beuger der Arme und der Beine auf eine verkürzte Länge fixiert werden.

Die Beurteilung einer spastischen Bewegungsstörung muss immer zweigleisig geschehen: Zum einen ist die Einschränkung der Bewegungsfunktion an sich zu beurteilen. Zum anderen muss man jedoch darüber hinaus die Einschränkung durch eventuell bereits entstandene Kontrakturen (fixierte Verkürzungen der Muskulatur) berücksichtigen.

Die Kontrakturen beeinträchtigen die Bewegungen über die zentrale Störung hinaus. Aus diesem Grund sind entsprechende Dehnübungen so wichtig, die allerdings unbedingt über häufige und kleinere Zeiteinheiten mehrmals täglich durchgeführt werden müssen. Diese Dehnübungen sollten auch möglichst beibehalten werden, wenn aus welchen Gründen auch immer andere motorische Übungen vorübergehend nicht durchgeführt werden können. Denn ansonsten besteht die große Gefahr, dass z.B. während einer Krankheit die Kontrakturen sich massiv verschlimmern und man anschließend von einem sehr viel schlechteren Zustand ausgehen muss als vorher, auch wenn das Kind sich in allen anderen Bereichen wieder erholt hat.

Die Diagnostik bei einem unter anderem motorisch stark beeinträchtigten Kind ist sehr aufwendig. Seitenasymmetrien, Wirbelsäulendeformitäten, aber auch eine falsche Fußstellung im Sinne einer Spitzfußstellung, Supinationsstellung oder Pronationsstellung können gravierend sein. Dies gilt vor allem auch deswegen, da für Abweichungen in diesem Bereich meistens eine mehr oder weniger starke Spastik oder im Gegensatz dazu eine stärkere Hypotonie die Ursache ist.

Für die Zusammensetzung der Übungen ist es wichtig, diese Unterschiede genau festzuhalten, welche Bewegungen durch eine Spastik, welche durch eine Athetose oder auch welche durch die Hypotonie negativ beeinflusst werden.

Dies gilt insbesondere für die Bewegungsfolgen, die auf dem Weg zur Lokomotion, also auf dem Weg zur Entwicklung hin zum aufrechten Gang, erforderlich sind. Gleichzeitig muss eine Beurteilung erfolgen, welche Muskelgruppen bereits spastische Kontrakturen zeigen (fixierte Verkürzungen wie z.B. fixierter Spitzfuß, Spreizhemmung im Hüftgelenk durch den Adduktorenspasmus oder auch Streckhemmung im Kniegelenk).

Festzuhalten ist auch, ob diese eingetretenen Verschlechterungen eventuell auf Medikamenteneinnahme zurückzuführen sind. Dies sieht man z.B. bei der Zunahme der muskulären Verkürzungstendenz im Bereich der Knie nach langjähriger Einnahme von Valproat, insbesondere, wenn dadurch ein Carnitinmangel entstanden ist (9, 10), der zu dieser muskulären Verschlechterung geführt hat. Weitere Informationen hierüber im Kapitel „Spezielle Medikamente" und im Kapitel „Epilepsie".

Somit ist es wichtig festzuhalten, ob und wie ein Kind robben kann. Kann es dies z.B. auf dem Boden oder nur auf der schrägen Ebene? Erfolgen die Bewegungen koordiniert, im Kreuzmuster, homolateral oder in einem anderen Muster? Kann es Arme und Beine alleine einsetzen oder benötigt es Unterstützung? Kommt das Kind zum Vierfüßlerstand, alleine, mit Unterstützung oder noch überhaupt nicht? Jetzt wiederum muss das Krabbeln nach Symmetrie, Koordination und Bewegungsmuster (gekreuzt oder homolateral) beurteilt werden. Wenn einem Kind das freie Krabbeln noch nicht gelingt, kann es dann vielleicht auf einem Krabbelwagen im Vierfüßlerstand bleiben oder gar auf dem Krabbelwagen krabbeln? Aufrichten zum Kniestand (frei, selbständig, an Möbeln oder mit Unterstützung) sowie Kniegang sind zu untersuchen.

Auch wenn ein Kind sich noch nicht selbständig zum Stand hochzuziehen vermag, kann es bereits unter Umständen stehen: Im Stehständer, an einer Wand angelehnt, an einer Stange oder an einer bzw. an zwei Händen festgehalten. Die diesbezüglichen Fertigkeiten sollten genauestens herausgearbeitet werden. Ähnliches gilt für das Gehen. Mit einer sogenannten Gehübungshilfe, an der Gehleiter, unter der Überkopfleiter (siehe die Seiten 45 und 307) oder an ein oder zwei Händen festgehalten. Auch ob es die Beine hierbei alleine alternierend setzen kann, einen jeweils leichten Anstoß oder das regelrechte "Schieben" der Beine zur Unterstützung benötigt, ist von Bedeutung.

Gerade beim Gehen oder Stehen ist die Beurteilung der Fußhaltung wichtig, denn es kann z.B. auch ein im Liegen nicht fixierter Spitzfuß beim Gehen und Stehen durch die einschießende Spastik so stark werden, dass die Fersen den Boden nicht mehr berühren oder noch weitere Verformungen auftreten, die in Ruhehaltung nicht in Erscheinung treten.

Man muss zusätzlich zur Befunderhebung bei der Therapieplanerstellung auch berücksichtigen, dass Knochen, die nicht belastet werden, entkalken und auch, dass die Hüftgelenke (insbesondere das Pfannendach des Hüftgelenkes) zu ihrer korrekten Ausbildung die Belastung durch Stehen oder Gehen benötigen. Hier heißt es, den richtigen Kompromiss zu finden, um eine Skoliose auf der einen und eine Hüftgelenks-Dysplasie bzw. Hüftluxation auf der anderen Seite zu vermeiden. Ein Mangel an guter Bewegung kann zu einer Subluxation der Hüfte führen (11).

Übungen zur Verbesserung der Grobmotorik
Truncal-Patterning (12)

Bevor ein Kind sich auf dem Boden in Bauchlage vorwärts bewegt, ist es eher dazu in der Lage, aus der Rückenlage heraus die Beine anzuwinkeln und mit den Füßchen zu spielen. Dieses Muster kann man mit dem Truncal-Patterning (siehe Abb. 1), auch Klappmesser genannt, anbahnen.

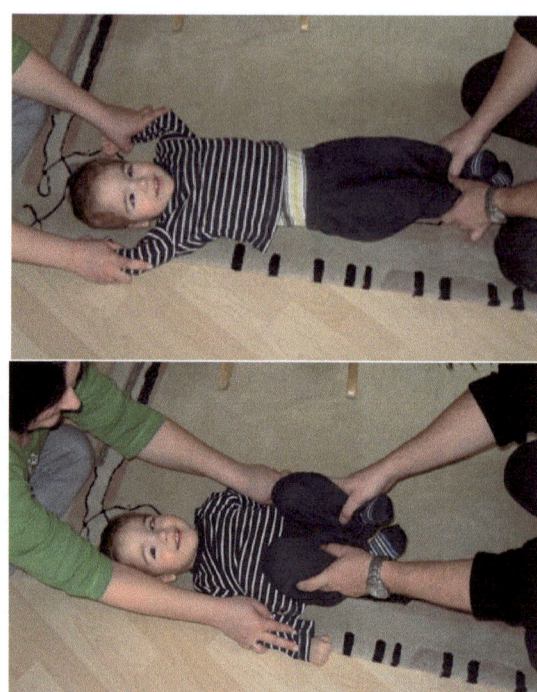

Abb. 1a und 1b: Beim Truncal-Patterning. liegt das Kind auf dem Rücken. Die beiden Hilfspersonen stehen oder hocken sich gegenüber, die eine am Kopfende, die andere am Fußende. Die eine Person umfasst die Unterschenkel des Kindes, die andere die Hände. Bei der Ausgangsstellung liegt das Kind mit gestreckten Beinen und nach hinten über den Kopf gestreckten Armen auf dem Rücken. Dann werden die Beine angewinkelt und die Arme gestreckt neben dem Körper abgelegt. Anschließend werden wieder die Beine nach unten gestreckt und die Arme über den Kopf nach hinten usw.

Es ist zwar das Ziel, beim Truncal-Patterning die Arme gestreckt nach oben bzw. unten zu führen und auch die Hände des Kindes locker geöffnet zu halten. Jedoch ist dies sicherlich nicht bei allen Kindern mit einer spastischen Bewegungsstörung möglich. Bei manchen Kindern lockern sich die Hände nach und nach, zum einen da die Spastik abgenommen hat und zum anderen da sie sich an diese Übung gewöhnt haben.

Kinder mit einer spastischen Bewegungsstörung benötigen zunächst mehrere nur gering ausholende Bewegungen, bis sie sich daran gewöhnt haben und die Spastik abnimmt. Insbesondere das Strecken der Arme und Beine dehnt bei diesen Kindern die Muskulatur sehr wirkungsvoll.

24

Roll-Patterning

Was das Anbahnen der Rollbewegungen anbelangt, unterscheidet sich meine Meinung sehr häufig von der anderer Therapierichtungen. Denn ich halte diese Roll-Übungen nur so lange für sinnvoll, wie das Kind noch nicht von selbst beginnt, sie durchzuführen. Denn Kinder, die rollen können, sind sehr oft nicht mehr zum Robben zu motivieren. Das Robben ist aber eine der wichtigsten Basis-Fertigkeiten, die das Kind erreichen soll. Also muss man rechtzeitig aufhören, die Roll-Übungen einzusetzen. Ich erlebe sehr oft, dass die Kinder, die das Robben erlernt haben, sich dann auch vom Rücken auf den Bauch und umgekehrt drehen können, ohne dies erst noch durch Übungen trainieren zu müssen.

Kreuzmuster-Patterning auf der Stelle (12)

Um dem Kind das richtige Muster für das Robben einzugeben, ist es wichtig, vor diese Übung des Robbens das sogenannte Kreuzmuster-Patterning zu schalten. Dann erspürt das Kind passiv die korrekten Bewegungsmuster und kann sie nach und nach selbst aktiv beim Robben umsetzen (13).

Der Mensch ist ein Kreuzmuster-Wesen, was bedeutet, dass die Ebenen Robben, Krabbeln, betontes Gehen und Hüpferlauf im Kreuzmuster stattfinden. Deswegen ist es auch das Ziel, bei dem Weg hin zum freien Gehen, in jeder Ebene das Kreuzmuster zu erreichen. Das Kreuzmuster-Patterning ist eine der dahin führenden Übungen.

Folgende Details beim Kreuzmuster-Patterning sind zu beachten:

- Es sind 3 Personen zur Durchführung erforderlich: Eine Person bewegt den Kopf, eine den rechten Arm und das rechte Bein und eine Person den linken Arm und das linke Bein.
- Die Hand des Kindes soll in Augenhöhe flach auf den Tisch gelegt werden, wobei das Gesicht des Kindes auf die Seite des erhobenen Armes gedreht wird.
- Der Kopf wird so geführt (nicht gegen den Willen des Kindes!), dass die Handinnenflächen der Hilfsperson auf den Wangen des Kindes liegen. Die Ohren sollten dabei frei bleiben.
- Bei der Abwärtsbewegung der Hand bzw. des Armes soll die Handinnenfläche des Kindes über den Tisch streichen, wenn dies dem Kind möglich ist, indem sie locker geöffnet wird und dadurch taktile Reize erspürt.
- Das Bein wird so angewinkelt, dass vom Oberkörper zum Oberschenkel und von diesem zum Unterschenkel jeweils ein rechter Winkel entsteht.

- Der Fußrücken des gestreckten Beines soll gerade und flach auf der Unterlage (Tisch oder Matte auf dem Boden) aufliegen.
- Bei Kindern mit einer spastischen Bewegungsstörung führt man dieses Bewegungsmuster langsam und nicht über den Widerstand der Muskulatur hinaus durch. Nach mehreren Bewegungen fühlt man, wie das Kind lockerer und lockerer wird und die Spastik immer weniger zum Tragen kommt. Erst dann dürfen die Bewegungen ausholender sein.

Bekommt ein Kind dieses Bewegungsmuster über einen längeren Zeitraum regelmäßig passiv eingegeben, kann es das Kreuzmuster-Patterning nach und nach zumindest teilweise aktiv durchführen. Hieraus entwickelt sich dann die Fähigkeit, vorwärts zu robben. Zu erkennen ist dieses Phänomen daran, dass diese Kinder zunächst direkt ohne die passive Vorübung des Kreuzmuster-Patternings nicht oder kaum robben können. Wenn das Kreuzmuster-Patterning jedoch vorgeschaltet wird, zeigen sie zumindest Teilbewegungen des Robbens. Nach und nach ist diese Vorübung nicht mehr nötig bzw. man kann die erforderliche Unterstützung immer weiter reduzieren. Diese Reduzierung ist nicht immer symmetrisch, da Kinder mit Cerebralparese sehr oft asymmetrische Bewegungsstörungen zeigen, also eine Seite besser – geschickter oder auch kräftiger - einsetzen können als die andere.

Wie diese Übung auf den Bildern zu sehen ist, entspricht es der Idealform. Nicht immer akzeptieren die Kinder das Geführtwerden so gut wie hier zu sehen.
Der Fantasie, wie man das Kind motivieren kann, sind keine Grenzen gesetzt:
Während der Übung kann man singen, Lieder hören, Geschichten erzählen, von einer bestimmten Zahl abwärts bis Null zählen, einen Hund vor das Kopfende setzen, ein Kuscheltier auf den Rücken des Kindes legen, denn das Kuscheltier muss natürlich auch trainieren usw.
Hauptsache, das Kind wehrt sich nicht gegen die Bewegungen. Man muss versuchen, sich in das Kind hinein zu versetzen. Das eine Kind trainiert lieber bei schnellerer Musik, das andere lieber bei langsamer Musik oder bei Geschichten.
Wehrt sich ein Kind trotz aller Bemühungen gegen diese Übung, muss man darauf verzichten. Denn letztendlich wird dem Gehirn keine eindeutige Bewegung eingegeben, wenn z.B. die Hilfsperson den Arm nach unten bewegen möchte und das Kind sich dagegenstemmt und den Arm nach oben bewegt.

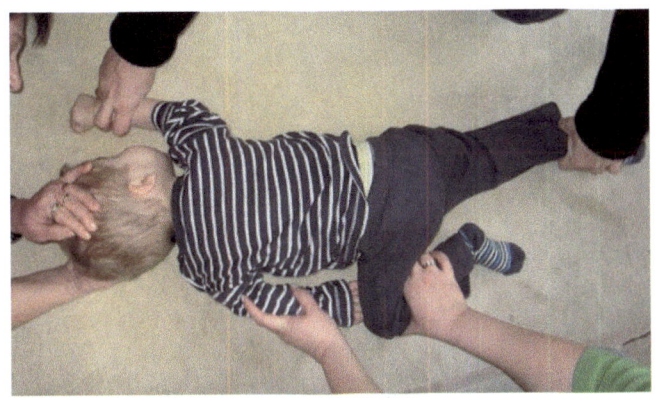

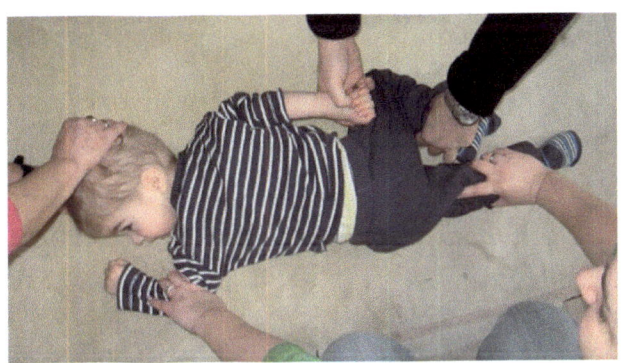

Abb. 2a und 2b: Beim Kreuzmuster-Patterning auf der Stelle werden Arme und Beine in alternierenden und rhythmischen Bewegungen im Kreuzmuster geführt und der Kopf von der dritten Hilfsperson passend dazu bewegt. Wenn alle Helfenden und auch das Kind eine gewisse Routine entwickelt haben, kann man auch versuchen, bei der Abwärtsbewegung der Arme mit der offenen Hand über die Unterlage zu streifen, um so zusätzlich noch taktile Reize zu schaffen.

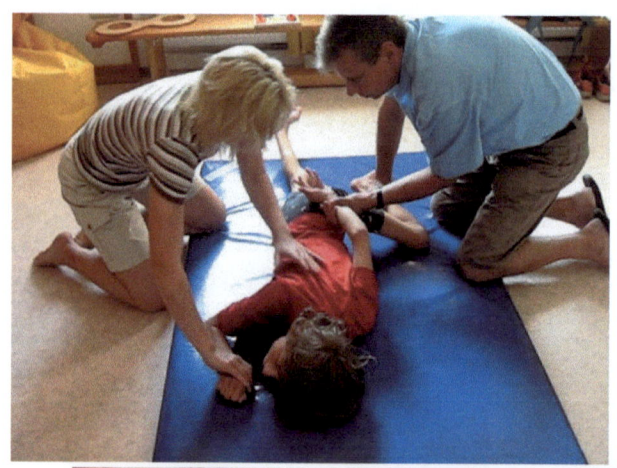

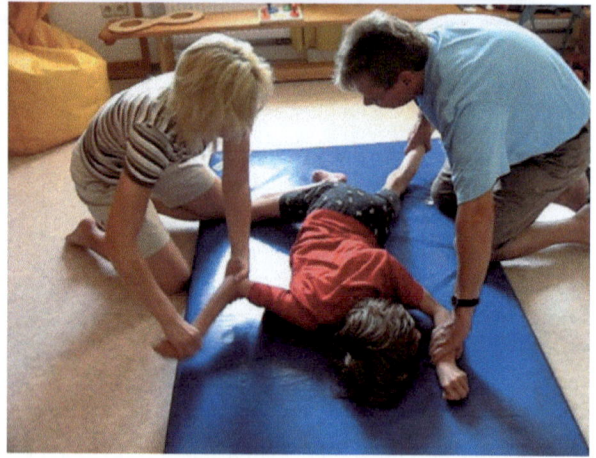

Abb. 2c und 2d: Teresa hat dieses Muster schon so weit verinnerlicht, dass sie keine vollständige Führung mehr benötigt. Sie dreht den Kopf selbständig und bewegt auch z.T. selbst die Extremitäten. Dies ist auch deswegen möglich, da sie die Aufforderung hierzu eindeutig versteht und somit umsetzen möchte.

Insbesondere Kinder mit einem Adduktorenspasmus profitieren von der jeweils einseitigen Abspreizung des Beines in der Hüfte. Denn die Spastik führt dazu, dass die Beine überkreuzt und nicht gespreizt werden können. Ohne diese Übung mit Abspreizung in der Hüfte würde die Adduktorengruppe sich immer weiter verkürzen.

Mittels dieses Bewegungsmusters des Kreuzmuster-Patternings wird dem Kind die korrekte Kreuzmusterbewegung eingegeben. Zwar ist der Aufwand mit drei Hilfspersonen bei einem Kind, welches die Bewegungen noch nicht alleine durchführen kann, größer als z.B. beim Reflexkriechen nach Vojta (14). Jedoch wird das Kreuzmuster-Patterning von den Kindern wesentlich besser toleriert, so dass man diese Übung nicht gegen den Willen des Kindes, wie es leider immer wieder beim Reflexkriechen nach Vojta der Fall ist, durchführen muss (siehe oben). Abgesehen davon stehen noch weitere Kreuzmuster-Übungen zur Verfügung, auf die man übergehen kann, sollte sich ein Kind doch gegen das Kreuzmuster-Patterning wehren (siehe unten).

Das Kreuzmuster-Patterning mit drei Hilfspersonen ist eine für die Betroffenen eher passive Übung. Allerdings wird die Übung so durchgeführt, dass die Hilfspersonen bei aktiver Mitarbeit des Kindes diese möglichst mit in den Bewegungsablauf einbeziehen, so dass nach und nach das Kind sehr wohl aktive Elemente in diese Übung einbringt. Es ist leider ein weit verbreiteter Irrtum, dass passive Übungen keine Wirkung zeigen. Als Beispiel aus der Musikpädagogik möchte ich diesbezüglich erwähnen: Auch beim Erlernen des Violinspiels werden gerade für die "Bogenhand" Übungen eingesetzt, die zunächst passiv die korrekten Bewegungen erspüren lassen. Erst daran anschließend werden aktive Übungen hinzugenommen.

Ich versuche, mich gerade in der Auswahl dieser Kreuzmuster-Übungen auf die Bedürfnisse des einzelnen Kindes einzustellen und tendiere deswegen dazu, nicht auf dem Kreuzmuster-Patterning, schon gar nicht gegen den Willen des Kindes, zu beharren. Lehnt ein Kind diese Übung ab, wenn man sie auf der Stelle durchführt, kann es sehr wohl sein, dass diese Übung in der Vorwärtsbewegung akzeptiert wird.

Kreuzmuster-Patterning in der Vorwärtsbewegung

Das Kreuzmuster-Patterning in der Vorwärtsbewegung wird so durchge-führt, dass eine Hilfsperson die Arme und eine andere Person entsprechend hierzu im Kreuzmuster die Beine bewegt, so dass hierdurch eine Vorwärtsbewegung erfolgt. Der jeweilige Arm muss nur nach vorne geführt werden, nicht anschließend wieder nach hinten, da das Kind sich vorwärtsbewegt und so der Arm automatisch im Vergleich zum Körper nach hinten zu liegen kommt. Diese Vorwärtsbewegung entspricht einem Robben mit Führung der Arme und der Beine.

Diese Übung hat den Vorteil, dass sich das Kind tatsächlich nach vorne bewegt und so am Bauch diese spezielle taktile Erfahrung machen kann. Ist es bereits recht stabil im Oberkörperbereich und im Bereich der Extremitäten, wird die Übung auf dem Boden durchgeführt. Ein rutschiger Boden, wie z.B. Parkett oder Korkfußboden ist am besten geeignet. Kann das Kind noch zu wenig Körperspannung aufbauen, setzt man hierzu die Schräge Übungstherapierampe ein (siehe Abb. 5).

Bei Kindern, die speziell von einer Person direkt von Angesicht zu Angesicht motiviert werden müssen, empfiehlt es sich, dass die Person, die die Arme führt, bei der Übung selbst rückwärts krabbelt und dadurch dem Kind sein eigenes Gesicht zugewandt hält (Abb. 3a). Bei Kindern, die bereits eher neugierig die Umgebung erkunden wollen, kann es sinnvoller sein, wenn beide Hilfspersonen in dieselbe Richtung blicken und das Kind mit dieser Bewegung auf ein lockendes Ziel hinführen. Dann befindet sich die Person, die die Arme führt, direkt neben dem Kind und greift mit einer Hand über das Kind hinüber.

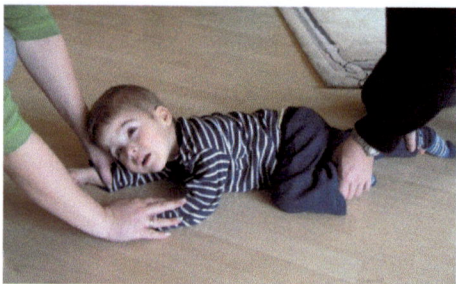

Abb. 3a: Zwei Hilfspersonen führen dem Kind die Arme und Beine, so dass diese Übung sozusagen ein geführtes Robben darstellt.

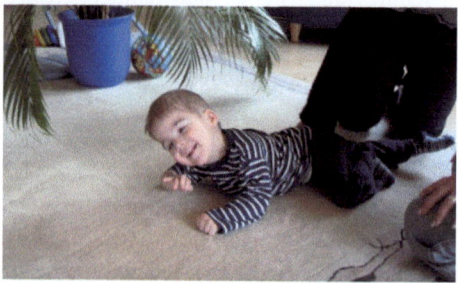

Abb. 3b: Nach diesem geführten Robben sollte dem Kind unbedingt Gelegenheit gegeben werden, selbständig zu robben - eventuell mit noch leichter Unterstützung bzw. Korrekturen.

Diese Übung des Kreuzmuster-Patternings in der Vorwärtsbewegung wurde und wird auch von Teresa durchgeführt. Dies ist jetzt alleine schon wegen ihrer Größe effektiver, da das KMP auf der Stelle für die Hilfspersonen zu anstrengend ist. Bezüglich Teresas Entwicklung verweise ich auf die folgende Seite sowie auf den Erfahrungsbericht im selbigen Kapitel sowie auf den FAZ-Artikel "Mit Armen und Beinen rechnen lernen" von Katrin Hummel (29.4.2006) im Anhang, Seite 347

Zur Entwicklung Teresas in den darauffolgenden Jahren hier folgender Nachtrag von 2010 (siehe auch die aktuelle Situation Seite 335):
Insbesondere das Kreuzmuster-Patterning auf der Stelle ist eine Übung, von der Teresa sehr profitiert. Zu Beginn musste man ihr bei dieser Übung mit 3 Personen helfen. Inzwischen sind lediglich noch kleinere Korrekturen erforderlich, wenn Teresa aufgrund ihrer Spastik die Arme nicht ausholend genug einsetzen kann (siehe Abb. 2c und 2d).
Bei Teresa haben die z.T. passiven Übungen des Kreuzmuster-Patternings auf der Stelle und des Kreuzmuster-Patternings in der Vorwärtsbewegung dazu geführt, dass sie beim geführten Robben sehr viel Eigenanteil an aktiver Bewegung zeigt. Man sieht, dass sie das Kreuzmuster verinnerlicht hat. Jetzt geht es noch darum, die Spastik weiter abzubauen, gleichzeitig die Muskelkraft zu stärken und zu erreichen, dass sie das verinnerlichte Bewegungsmuster immer besser umsetzen kann. Siehe auch Teresa bei den unterschiedlichen Krabbelübungen (Abb. 7a bis 7c und Abb. 10c).
Durch das Kreuzmuster-Patterning auf der Stelle und auch durch das Kreuzmuster-Patterning in der Vorwärtsbewegung, bei dem sie nur noch Widerstand gegen die Füße benötigt, ist Teresas Stabilität und Muskelkraft so gestiegen, dass sie inzwischen mit großer Freude eine bis eineinhalb Stunden am Tag in ihrem NF-Walker (siehe ab S. 335) geht. Sie genießt diese motorische Herausforderung regelrecht.
Teresas Übungsprogramm erfordert täglich viel Zeit. Hierdurch können jedoch nicht nur weiterhin Fortschritte erreicht werden, sondern Teresa ist auch wesentlich ausgeglichener und fröhlicher, wenn man ihr Gelegenheit zu motorischer Betätigung gibt, als wenn sie sich nicht bewegen darf.

Werden diese beiden Übungen, das Kreuzmuster-Patterning auf der Stelle und das in der Vorwärtsbewegung, nicht von dem Kind akzeptiert, setze ich als Kompromiss das **Dennison-Patterning** ein. Dies entspricht dem Kreuzmuster-Patterning in Rückenlage, allerdings ohne Bewegung des Kopfes: Zwei Hilfspersonen bewegen Arme und Beine zueinander im Kreuzmuster nach oben und wieder zurück (siehe Abb. 4a und 4b).

Der Nachteil des Dennison-Patternings ist, dass die Bauchseite keinen taktilen Reiz erhält (wie es übrigens nicht nur beim Kreuzmuster-Patterning, sondern auch beim Robben der Fall ist) und auch die Spreizung in der Hüfte wegfällt, so dass ich möglichst das Kreuzmuster-Patterning auf der Stelle (in Bauchlage) oder in der Vorwärtsbewegung vorziehe.

Der Vorteil dagegen ist (wie übrigens auch beim Kreuzmuster-Patterning in der Vorwärtsbewegung), dass man nur zwei Hilfspersonen benötigt. Allerdings ziehe ich das Dennison-Patterning nur heran, wenn das Kind die Patterning-Übungen in Bauchlage verweigert.

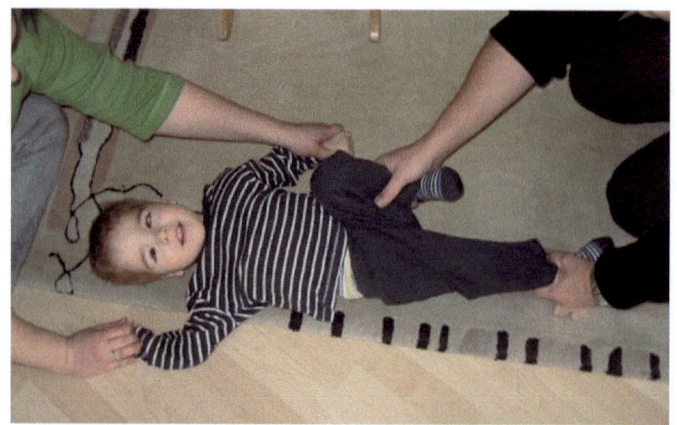

Abb. 4a und 4b: Aus der Rückenlage heraus werden beim Dennison-Patterning Arme und Beine im Kreuzmuster zueinander bewegt.

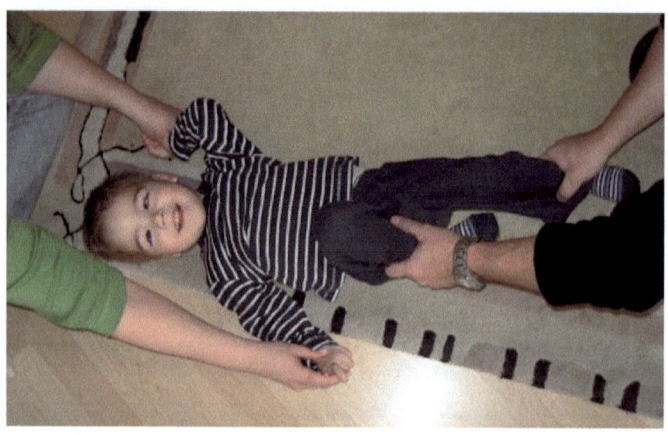

Robben

Das Robben als Fortbewegung auf dem Bauch ist das eigentliche Ziel der bisher beschriebenen Vorübungen. Dies ist ein Bewegungsmuster, welches meistens nicht sofort, sondern erst nach Durchschreiten mehrerer Stadien erreicht wird: Zunächst bewegen die Kinder aus der Bauchlage heraus reichlich unkoordiniert Arme und Beine. Eventuell drehen sie sich dabei im Kreis oder rutschen rückwärts. Beide Arme nach vorne zu bringen und sich hiermit bei fast gestreckten Beinen vorwärts zu ziehen, folgt. Ein homolaterales Muster schließt sich an (Bewegung des rechten Armes und

32

des rechten Beines gleichzeitig sowie Bewegung des linken Armes und des linken Beines gleichzeitig). Als letztes wird das Robben im Kreuzmuster (gleichzeitiges Bewegen von linkem Arm mit rechtem Bein und rechtem Arm mit linkem Bein) erreicht. Nun ist es nicht so, dass jedes dieser Stadien immer eine bestimmte Zeit zu beobachten ist. Bei manchen Kindern löst ein Bewegungsmuster das nächste innerhalb von einem Tag ab. Andere benötigen hierzu auch sehr viel länger.

Welche Bedeutung das Robben für die gesamte Entwicklung, insbesondere auch für das Erlernen der Sprache und schulischer Fertigkeiten hat und was es bedeutet, wenn ein Kind auf einem dieser Vorstadien stehen bleibt, habe ich in dem Buch "ADS, LRS und Co." (15) beschrieben. Aus der fehlenden Entwicklung einer kompletten Kreuzmuster-Reihe (Robben-Krabbeln-Gehen-Hüpferlauf) ist eine verminderte Zusammenarbeit beider Gehirnhälften abzulesen, die jedoch mit entsprechenden Übungen verbessert werden kann.

Dies jedoch ist hier nicht das Thema. Auch nicht, dass nicht unbedingt bei jedem Kind eine feste Reihenfolge vom Robben über das Krabbeln zum Gehen eingehalten wird. An dieser Stelle möchte ich dagegen beschreiben, welche großen Probleme bewegungsgestörte Kinder beim Erlernen des Robbens haben können und welche speziellen Übungen sie benötigen.
Allein die Kraft, sich abzustoßen, fehlt vielen hypotonen Kindern. Umso mehr aber noch verhindert bei spastischen Kindern das pathologische Bewegungsmuster die Auswärtsrotation des Beines und das Anwinkeln des Knies. Der bestehende Adduktorenspasmus führt zu einer überstreckten Überkreuzhaltung der Beine, was ein Robben so gut wie unmöglich macht. Häufig fällt es diesen Kindern sogar leichter, auf dem Krabbelwagen sich vorwärts zu bewegen, da hierbei die Beine nicht abgespreizt werden müssen. Die Spitzfußneigung verhindert das Abstoßen mit den Füßen. Aber auch hypotone Kinder haben, wenn die Störung sehr groß ist, kein verinnerlichtes Muster, mit dem sie sich in Bauchlage vorwärts bewegen könnten. Ein hilfloses Strampeln in Bauchlage zeigt, dass das Kind nur lernt, dass es ja doch nicht vorwärtskommt.

Robben auf der Schrägen Übungstherapierampe
Kann ein Kind sich noch nicht alleine in Bauchlage robbenderweise vorwärtsbewegen, so wird hierzu die Schräge Übungstherapierampe eingesetzt: Mittels dieser schrägen Ebene werden die Bewegungen beim

Vorwärtsrobben für ein Kind durch Ausnützung der Schwerkraft erleichtert. Aus diesem Grund gelingt es auch Kindern, die sich auf dem Fußboden überhaupt nicht vorwärtsbewegen können, die Übungstherapierampe abwärts zu robben. Selbstverständlich geschieht in den meisten Fällen anfänglich das Heruntergleiten auf der Übungstherapierampe noch vollkommen ohne Koordination, wobei jedoch das Kind auch in diesem Fall bereits spürt, wie es ist, sich vorwärtszubewegen.

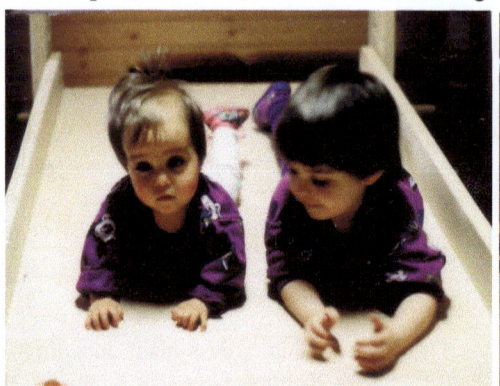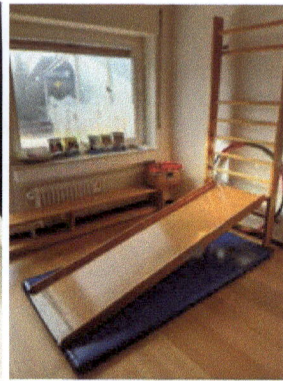

Abb. 5a und 5b: Auf der Schrägen Übungstherapierampe unterstützt die Schwerkraft das Vorwärtskommen in Bauchlage, so dass der Einsatz der Extremitäten leichter fällt.

Auch wenn ein Kind nur in Bauchlage strampelt oder sich beim Lachen heftig bewegt, gleitet es auf der Schrägen Übungstherapierampe abwärts - am Anfang noch vollständig ohne Koordination der Bewegungen.
Der Neigungswinkel der Rampe sollte so gestellt werden, dass das Kind Freude an der Fortbewegung hat, also erst nach und nach flacher. Denn bei einem steileren Winkel bereitet es vielen Kindern regelrecht Vergnügen, die Rampe abwärts zu rutschen und sie schließen so Freundschaft mit diesem Therapiegerät.
Lediglich bei Kindern, deren Arme viel instabiler und weniger kräftig sind als die Beine, muss von vornherein ein eher flacher Winkel gewählt werden. Denn hierdurch soll vermieden werden, dass das Kind sich mit den Beinen abstößt, die Arme nicht gestützt halten kann und dadurch mit dem Kinn auf die Rampe schlägt. Zur Not muss man als Hilfsperson anfangs das Kind mit seiner eigenen Hand schützen oder ein Polster unter dessen Kinn legen. Die Rampe sollte an der Seite ausreichend hohe Wände haben, damit das Kind nicht durch eine unbeabsichtigte Bewegung von der Rampe stürzt.

Nach und nach kann man erwarten, dass sich die koordinierten Kreuz-muster-Bewegungen beim Robben einstellen. Der Neigungswinkel wird immer flacher gestellt, bis das Kind auf dem Fußboden vorwärts robben kann. Es ist für mich immer wieder faszinierend zu beobachten, wie durch den Einsatz dieser Übungstherapierampe aus einem Kind, welches voll-kommen unfähig ist, sich vorwärtszubewegen, nach und nach ein Kind wird, welches immer geschickter die Übungstherapierampe abwärts robbt, bis es dann eventuell tatsächlich auf dem Fußboden vorwärtskommt und auf dem Boden robbt.

Damit ein Kind von der Rampe zum Robben auf dem Boden übergehen kann, ist nicht entscheidend, dass das Bewegungsmuster koordiniert geworden ist, sondern dass das Kind einigermaßen gut auf dem Boden vorwärtskommt. Die Koordination kann sich auch nach und nach auf dem Boden verbessern. Die Unterstützung darf so gegeben werden, wie das Kind sie benötigt, z.B. mit Widerstand gegen die Füße, als Hilfe bei der Entwick-lung der Arme oder mit anderen Arten der Hilfestellung. Je nach erreichten Fortschritten wird die Unterstützung nach und nach zurückgenommen.

Unabhängig von der reinen Fortbewegung ist kaum eine Übung so wichtig für die aktive Kräftigung der Schulter-Nacken-Wirbelsäulen-Muskulatur. Man kann beobachten, dass sich eine kindliche Skoliose durch diese sym-metrisch kräftigenden Übungen - Kreuzmuster-Patterning und Robben - wesentlich verbessern kann.

Das Robben sollte möglichst direkt anschließend an das Kreuzmuster-Patterning durchgeführt werden. Denn man erlebt häufig, dass das Robben wesentlich koordinierter vonstattengeht, wenn ein Kreuzmuster-Patterning als passive Vorübung vorgeschaltet worden ist.

Die einzelnen Übergänge zwischen dem Robben und Krabbeln, Krabbeln und Stehen bzw. Gehen erreichen sich normal entwickelnde Kinder mei-stens vor der höheren Entwicklungsstufe. Hirngeschädigte Kinder mit aus-geprägter Hypotonie oder auch spastischen Bewegungsstörungen erwerben dagegen meistens zunächst die höhere Fertigkeit und erst längere Zeit anschließend den Übergang hierzu. Insofern sollte man sich hier von dem jeweiligen Kind leiten lassen. Muss z.B. ein Kind erst die Erfahrung machen, was es bedeutet zu krabbeln, hat es in meinen Augen wenig Sinn, mit ihm den Übergang vom Robben zum Krabbeln zu trainieren. Hier bie-tet es sich an, zunächst das Krabbeln einzuüben und erst anschließend, wenn ihm diese Fortbewegungsart vertraut ist und es erkannt hat, wieviel schneller es damit zu seinem Ziel kommt, den Übergang hierzu. Ähnlich verhält es sich beim Übergang vom Krabbeln zum Gehen. Dies bedeutet, dass ich diese Übergänge zwar ın bestimmte Übungen einbringe, jedoch bei jedem Kind zu einem anderen Zeitpunkt.

Beim Robben ist es wichtig, dass Arme und Beine zueinander im Kreuzmuster bewegt werden. Deswegen die Vorübungen im Kreuzmuster. Allerdings muss man hier bei Kindern, die bereits gehen können und Kindern mit Cerebralparese andere Schwerpunkte setzen. Bei ersteren ist es von Vorneherein richtig, das Kreuzmuster anzubahnen. Bei Kindern mit Cerebralparese geht es zunächst darum, überhaupt eine Vorwärtsbewegung auf dem Boden zu erreichen.

Als Hinweis, wie das korrekte Robben aussieht und welches Bewegungsmuster somit das Ziel ist (Nahziel oder Fernziel), hier 2 Fotos aus meinem obengenannten Buch über die PMG bei *ADS, LRS und Co.* (15).

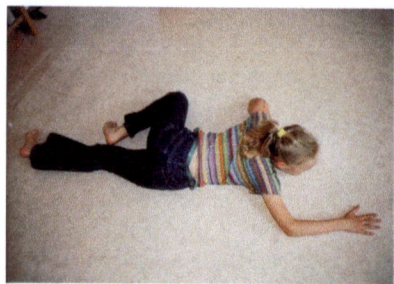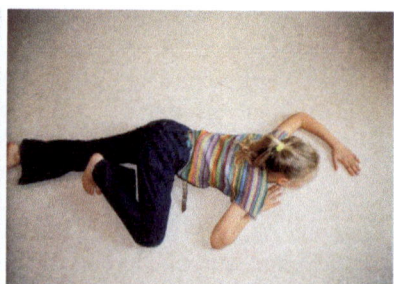

Abb. 6a und 6b: Korrektes Robben im Kreuzmuster

Krabbeln auf dem Krabbelwagen

Für das freie Krabbeln ist ein stabiler Vierfüßlerstand Voraussetzung. Auch wenn die Fertigkeit, Arme und Beine koordiniert im Kreuzmuster zu bewegen, vorhanden ist, kann ein Kind ohne diese Stützfunktion im Vierfüßlerstand nicht krabbeln. Ein Krabbelwagen übernimmt diese Stützfunktion. So kann auch bereits zu einem früheren Zeitpunkt gezielt das Training der koordinierten Bewegungen von Armen und Beinen im Vordergrund stehen. Diese Vorübung nenne ich Krabbelwagen-Patterning: Während das Kind auf dem Krabbelwagen liegt, führt eine Hilfsperson die Arme und eine weitere Person die Beine, jeweils zueinander im Kreuzmuster. Der Krabbelwagen sollte von der Höhe her so eingestellt sein, dass die Hände sich gut auf dem Boden abstützen können und der Oberkörper zum Oberschenkel sowie der Oberschenkel zum Unterschenkel einen senkrechten Winkel (90 Grad) bilden.

Insbesondere bei spastischen Kindern ist es zwar auch das Ziel, dass bei dieser Vorübung zum Krabbeln die Hände beim Abstützen geöffnet sind. Jedoch sollte man zunächst ein Fausten der Hände akzeptieren. Dies bessert sich im Lauf der Zeit, je mehr sich das Kind an diese Übung gewöhnt hat.

Bis dahin sollte die Hilfsperson mit ihrer großen Hand die kindliche kleine Hand umschließen und sich auf sein eigenes seitliches Handgelenk aufstützen. So ist die kindliche Hand am besten geschützt und muss auch nur mit

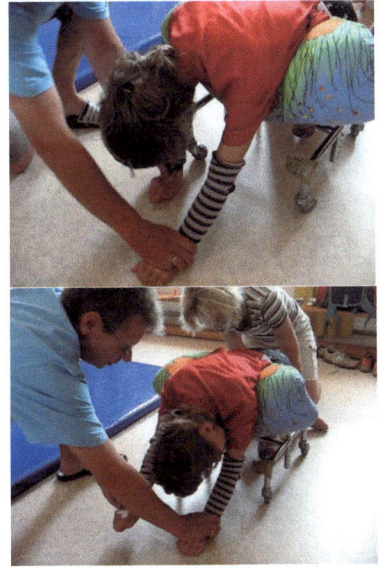

der Kraft stützen, die ihr möglich ist. Um die korrekte Bewegung anzubahnen, wird hier wiederum eine für das Kind passive Übung vor eine aktive Übung geschaltet: Durch das Krabbelwagen-Patterning wird dem Kind die richtige Kreuzmuster-Bewegung eingegeben.

Abb. 7a und 7b: Durch das Krabbelwagen-Patterning wird das Krabbelmuster passiv eingegeben, bis das Kind allmählich diese Bewegungen allein übernehmen kann oder nur noch leichte Unterstützung benötigt.

Anschließend soll es alleine auf dem Krabbelwagen krabbeln, vielleicht mit leichter Unterstützung, indem wiederum zum Teil die Füße geführt oder lediglich gegen die Fußsohlen Widerstand gegeben wird. Kommt es noch nicht selbständig vorwärts, sollte es zumindest eine gewisse Zeit nach dem Krabbelwagen-Patterning im Vierfüßlerstand auf dem Krabbelwagen zubringen.

Das erste selbständige Krabbeln auf dem Wagen ist selten korrekt im Kreuzmuster, sondern unkoordiniert: Das Kind zieht sich nur über die Arme vorwärts oder es stößt sich nur mit den Beinen ab oder es bewegt zwar Arme und Beine, dieses aber vollkommen außerhalb eines regelrechten Bewegungsmusters. Damit sich der Erfolg einstellt, müssen täglich lange Strecken gekrabbelt werden, auch dann noch, wenn das Bewegungsmuster bereits korrekt ist, denn jetzt geht es um die Stützfunktion.

Es gibt etliche Kinder, die mehrere Wochen Training auf dem Krabbelwagen absolvieren mussten, bis sie zum ersten Mal für wenige Zentimeter selbständig vorwärtskommen. Andere Kinder dagegen können sich bereits beim ersten Versuch vorwärts abstoßen. Von allen müssen die Bewegungsmuster zuerst erlernt und dann automatisiert werden. Dies wiederum geschieht in ganz unterschiedlichem Tempo.

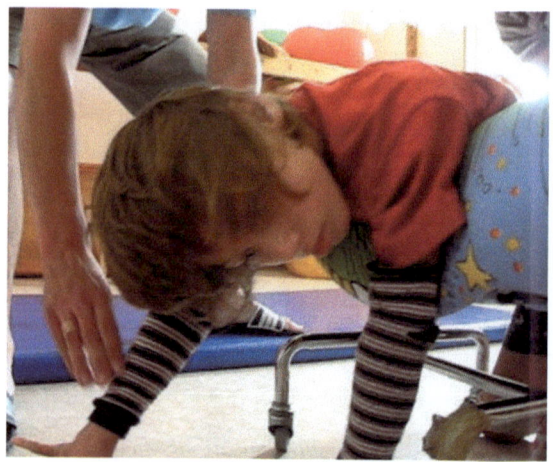

Abb. 7c: Der Wagen erleichtert die Stützfunktion, so dass sich Teresa ganz auf das Bewegungsmuster konzentrieren kann. Sie kann, wie man hier sieht, auch bereits den Kopf anheben. Dies fällt ihr sogar leichter, wenn sie aktiv auf dem Wagen krabbelt, als wenn sie über das Krabbelwagen-Patterning geführt wird. Auch beim Krabbeln auf dem Wagen zeigt sich, dass sie das Kreuzmuster verinnerlicht hat.

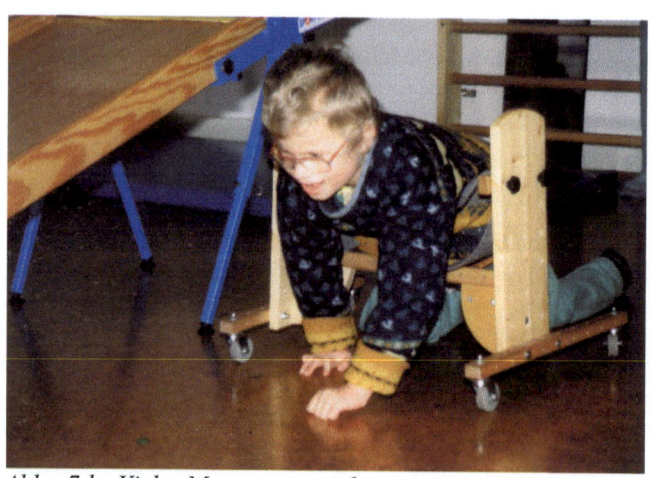

Abb. 7d: Viele Meter, um nicht zu sagen Kilometer, waren auf dem Krabbelwagen erforderlich, bis Frank hierauf im Kreuzmuster krabbelte und dann auch ohne dessen Stützfunktion vorwärtskam.

Übungen zur Vorbereitung auf das Krabbeln setzen zumindest eine mäßige Kopfkontrolle voraus. Ideal ist, wenn ein Kind zuerst das Robben erlernt und daran erst das Erlernen des Krabbelns angeschlossen wird. Da dies jedoch nicht immer möglich ist bzw. man mit dem Krabbeln zu lange warten müsste, fahre ich häufig mehrgleisig: Übungen zum Verbessern des Robbens werden neben Krabbelübungen, manchmal sogar zusätzlich noch zu Gehübungen, durchgeführt.

Bei Kindern, die dazu neigen, die Arme wegen des typischen spastischen Musters unter den Krabbelwagen zu bringen und sie nicht mehr hervorholen können, sollte man zwischen die vorderen Holme ein breites Band spannen, welches diese falsche Bewegung verhindert, so dass die Arme vor dem Körper bleiben. Auch sollte die Auflagefläche so breit sein, dass der Oberkörper gut aufliegt, Arme und Beine jedoch zumindest etwas stützen müssen.

Bei manchen Krabbelwägen bzw. bei sehr unkoordiniertem spastischem Muster der Arme kann es sinnvoll sein, über die vorderen Räder einen umgedrehten Joghurtbecher zu streifen und festzukleben, damit sich die Kinder nicht an den Metallrädern verletzen können.

Zum üblichen Krabbelwagen-Patterning benötigt man zwei Hilfspersonen - eine für die Arme und eine für die Beine. Diese Personen müssen zumindest einigermaßen sportlich sein, da sie selbst auf den Knien vorwärts bzw. rückwärts krabbeln müssen, während sie das Kind führen. Aus diesem Grund wurde ein sogenannter Kreuzmuster-Trainer entwickelt. Die Ursprungs-Idee für dieses Gerät stammt von Erich Hoerz (Holz-Hoerz/Münsingen) und wurde durch den Vater einer meiner Patientinnen weiterentwickelt.

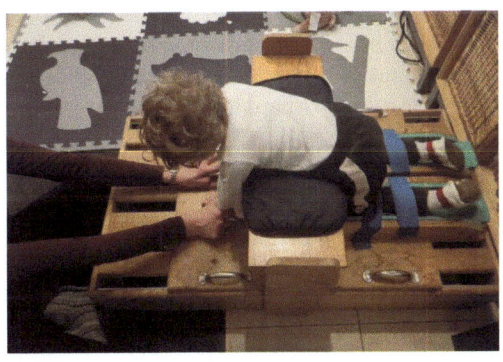

Abb. 8a: Über den Kreuzmuster-Trainer gelegt kann ein Kind wie beim Krabbelwagen-Patterning die Kreuzmusterbewegungen beim Krabbeln erspüren und nach und nach dann auf dem Krabbelwagen aktiv umsetzen. Man benötigt auf dem Kreuzmuster-Trainer nur eine Hilfsperson für diese Übung und nicht zwei wie beim Krabbelwagen-Patterning auf dem Boden.

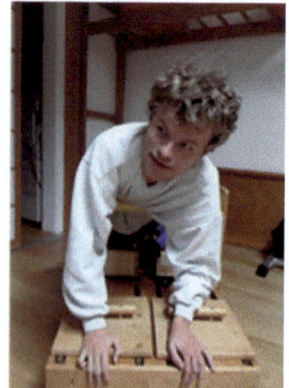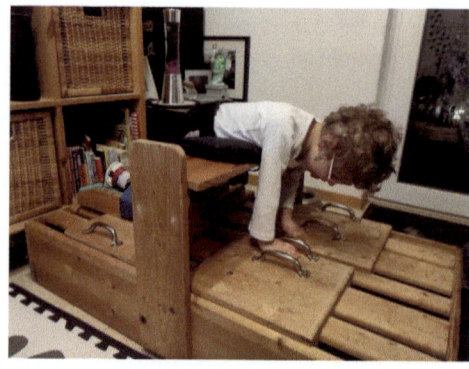

Abb. 8b und 8c: Wenn der Kreuzmuster-Trainer nicht bewegt wird, kann man hiermit auch gezielt die Stützfunktionen für den Vierfüßlerstand trainieren.

Beim selbständigen Krabbeln auf dem Wagen ist es wichtig, dass die Knie und auch die Füße nicht auf dem Boden wegrutschen. Hierbei ist es hilfreich, wenn das Material der Hosen und auch das der Schuhe eher rutschhemmend ist. Der Fußboden dagegen sollte eher glatt sein, da z.B. ein weicher Teppich die Bewegung zu stark bremst. Rutschhemmende Schuhe können einfache Turnschuhe mit einer Leder- oder Gummikappe sein. Auf die Knie kann man z.B. auch Stoppersocken ziehen, deren Spitze man abgeschnitten hat und deren Punkte auf dem Knie zu liegen kommen.

Motorisches Training mit dem MOTOmed
Ist ein Kind für den Einsatz des Krabbelwagen-Patternings noch nicht stabil genug, insbesondere in Bezug auf die Kopfkontrolle, und benötigt ein Bewegungs- und Muskeltraining für die Extremitäten, kann man ein sogenanntes MOTOmed einsetzen.
Mit diesem Gerät kann über einen Motor eine geführte alternierende Bewegung der Beine oder der Arme erfolgen, allerdings nicht der Beine und Arme gleichzeitig. Da ich jedoch die gleichzeitige Bewegung von Armen und Beinen und zwar zueinander im Kreuzmuster für sehr wichtig halte, empfehle ich folgende Vorgehensweise: Die Bewegung der Beine sollte durch den Motor erfolgen und die der Arme (im Verhältnis zur Bewegung der Beine im Kreuzmuster) durch die Hilfsperson. Hierdurch erreicht man nicht nur ein Durchbewegen bzw. ein Muskeltraining der Extremitäten, sondern man bahnt von vornherein das überkreuzte Muster an, welches später beim Krabbeln eingesetzt werden soll.

40

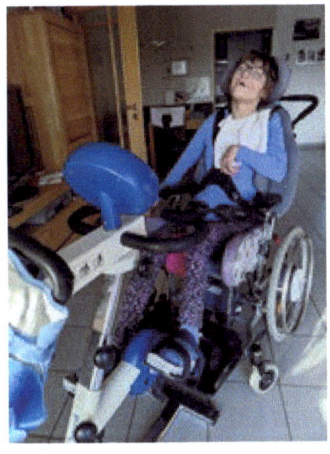

Abb. 9: MOTOmed
Das MOTOmed kann so eingesetzt werden,
dass das Kind davor auf einem Stuhl oder
in einem Rollstuhl sitzt. Man kann es aber
auch bei Kindern einsetzen, die während
dieser Übungen in Rückenlage auf einer
Matte auf dem Boden liegen.

Mit dem MOTOmed kann man über eine Servoschaltung die Kraft regulieren, die das Kind einsetzen muss. Diese motorische Eigenaktivität trainiert die Muskulatur und kräftigt sie. Die Stützfunktion lässt sich jedoch besser über den Kreuzmuster-Trainer trainieren, so dass es auch Sinn machen kann, beide Geräte nebeneinander einzusetzen.
Wenn sich durch das gesamte Therapieprogramm die Kopfkontrolle verbessert hat, kann man auf das Training mit dem Kreuzmuster-Trainer übergehen.

Krabbel-Patterning
Kann ein Kind sich im Vierfüßlerstand selbst halten oder zumindest den hierfür erforderlichen Stütz, aber die Arme und Beine hieraus noch nicht vorwärtsbewegen (ohne umzukippen), kann man zusätzlich das sogenannte Krabbel-Patterning in das Programm aufnehmen.
Diese Übung entspricht dem Krabbelwagen-Patterning, allerdings ohne den Krabbelwagen als Stütze: Eine Person führt die Beine, eine die Arme, natürlich wiederum zueinander im Kreuzmuster.
Es ist das Ziel, dass die Hilfsperson für die Arme lediglich die Hände des Kindes umfasst, diese alternierend nach vorne bewegt und das Kind den erforderlichen Stütz im Bereich der Arme selbst aufbaut. Dies kann man jedoch nicht bei allen Kindern von Anfang an so erwarten. Bei manchen Kindern kann es hilfreich sein, dass die Hilfsperson nicht nur die Hände umfasst, sondern auch die Unterarme oder (bei kleinen Kindern möglich) zusätzlich noch die Ellenbogen des Kindes.
Bei der Führung der Beine sollte nach und nach angestrebt werden, dass sich die Oberschenkel in einer zum Boden senkrechten Position befinden. Zu

Beginn mit dieser Übung ist es jedoch auch möglich, eine Schrägneigung der Oberschenkel zu akzeptieren.

Wenn Kind und Hilfsperson (meistens ist dies ja die Mutter) Routine bekommen haben, gelingt es vielen Müttern, diese Übung alleine mit dem Kind durchzuführen. Bei in den Armen eher hypotonen Kindern kann dies einfacher sein als bei hypertonen Kindern mit einer Spastik der Arme, da dann die Arme vom Kind immer wieder unkontrolliert in den typisch spastischen Bewegungen eingesetzt werden, was die Instabilität erhöht. In diesem Fall ist es sinnvoller (trotz Routine mit der Übung) diese Übung mit zwei Hilfspersonen durchzuführen.

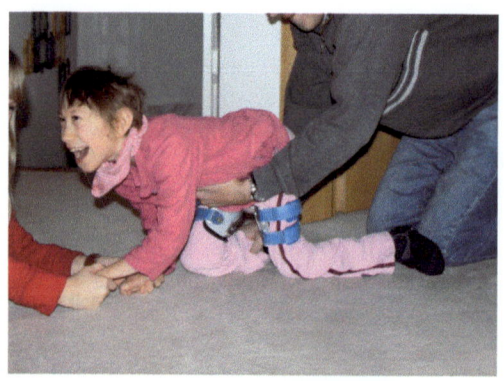

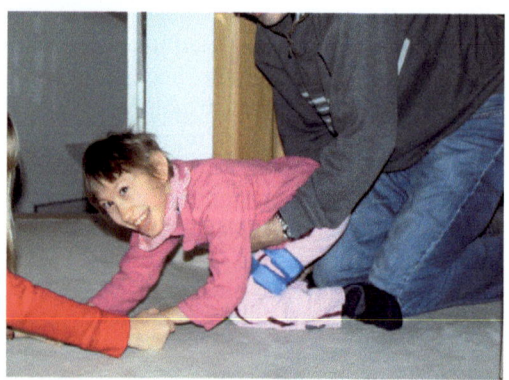

Abb. 10a und 10b: Die Stützfunktion hat sich bei Larissa durch das Krabbelwagen-Patterning so weit verbessert, dass man nun das Krabbel-Patterning ohne den Wagen durchführen kann. Die Mancini-Orthese (siehe auch Abb. 24b – 24c) stabilisiert die Hüfte und die Beine.

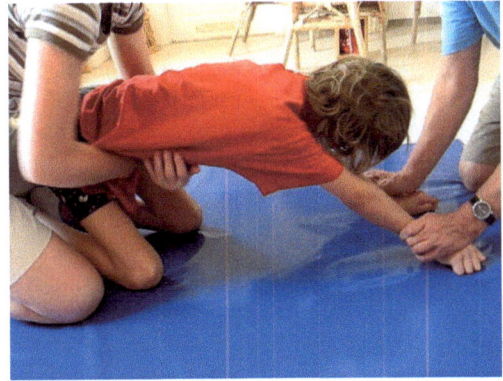

Abb. 10c.: Teresa ist hier mit zwei Hilfspersonen zu sehen. Sie ist inzwischen sogar so stabil geworden, dass nur noch eine Person für diese Übung erforderlich ist.

Bei nur einer Hilfsperson, die sich am besten seitlich neben dem Kind befindet und unter dem Kind durchgreift, schont es die Wirbelsäule der helfenden Person, wenn diese sich mit dem Ellenbogen auf die eigenen Oberschenkel abstützt. Dann muss sie nicht das ganze Gewicht des Kindes mit nach vorn gebeugtem Oberkörper auffangen.

Diese Variante halte ich, wenn das Kind hierfür stabil genug ist, für sehr hilfreich: Denn man ist dann nicht auf eine weitere Hilfsperson angewiesen. Allerdings muss man akzeptieren, dass die Vorwärtsbewegung von Arm mit diagonalem Bein nicht gleichzeitig erfolgen kann, sondern leicht versetzt erfolgt. Insofern empfehle ich, diese Übung mit dem korrekten Krabbel-Patterning abzuwechseln, damit zumindest immer wieder zwischendurch die gleichzeitige Bewegung eingegeben wird.

Ist ein Kind bereits dazu in der Lage, einen Arm oder ein Bein selbständig nach vorne zu bewegen, beschränkt sich die Hilfsperson auf die Führung der anderen Extremität.

Mein Sohn Frank-Udo gehört zu den Kindern, die auf die Vojta-Therapie (so sinnvoll sie bei anderen Kindern einzusetzen sein mag) überhaupt nicht ansprechen. Zu robben erlernte er erst, nachdem wir mit ihm regelmäßig täglich (6 bis 8 x 5 Min.) das Kreuzmuster-Patterning durchgeführt hatten und ihn anschließend jeweils auf der Rampe robben ließen. Ca. 5 Monate dauerte es, bis er dann auf dem Fußboden robben konnte. Da war er fast 2 Jahre alt. Zu krabbeln erlernte er mit 5 ½ Jahren, nachdem wir Strecke um Strecke ein Krabbeltraining hinter uns gebracht hatten: Auf dem Krabbelwagen begannen wir mit dem Krabbelwagen-Patterning und dies 3 Wochen mehrmals täglich, ohne dass Frank auch nur eine winzige Strecke selbständig vorwärts gekommen wäre. Bis er uns damit überraschte, in ca.

10 Minuten tatsächlich 6 cm vorwärts gekrabbelt zu sein! Dies motivierte uns und wir trainierten weiter.

Ich weiß nicht mehr, wie viele Kilometer ich in dieser Art und Weise mit Frank-Udo gekrabbelt bin. Ein Sommerurlaub an der Nordsee: Von der äußersten Strandburg aus in Richtung Meer bis zum Wassersaum hin ging unsere Strecke. Ich stützte und führte ihn beim Krabbel-Patterning (siehe hierzu auch Abb. 10a bis 10c). Dann zurück zu den Strandburgen getragen. Nun wieder zum Meer gekrabbelt, dann wieder zurück getragen....

Wieder zu Hause angekommen erneut diese Übung kombiniert mit Kreuzmuster-Patterning auf der Stelle, in der Vorwärtsbewegung, dem Robben, dem Krabbelwagen-Patterning über den Kreuzmuster-Trainer, dem Krabbeln auf dem Krabbelwagen, was nun auf einmal im Kreuzmuster geschah.

Und dann schlief er an Pfingsten 1996 abends ein, ohne frei krabbeln zu können, wachte morgens auf und krabbelte perfekt, wenn auch noch etwas wackelig, im Kreuzmuster. Einer der vielen Momente mit Frank, in denen ich froh und dankbar war, nicht aufgegeben zu haben!

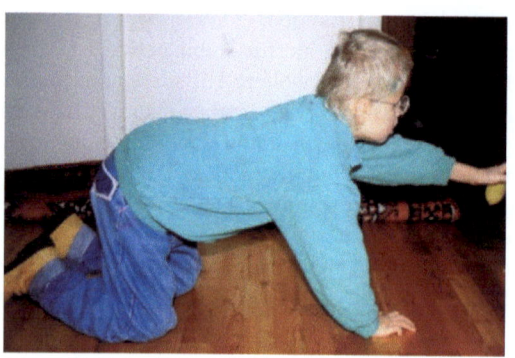

Abb. 11: Frank krabbelnd, nun perfekt im Kreuzmuster und vollkommen selbständig. Viele lange Strecken zunächst mit Krabbelwagen, dann ohne Krabbelwagen als Krabbel-Patterning lagen hinter uns, bis er so krabbeln konnte.

Spezielle Hilfsmittel für das Gehtraining
Gehen in unterschiedlichen Variationen
Gehen unter der Überkopfleiter

Ein weiteres Hilfsmittel für diesen Bereich ist die sogenannte Überkopfleiter. Hierbei werden anfangs zwei oder gar drei Hilfspersonen benötigt, die das Kind beim Kreuzmuster-Gehen unterstützen. Das Gehen wird dadurch erleichtert, dass sich das Kind an den Sprossen festhalten kann bzw. beim Gehen eine Sprosse nach der nächsten ergreift. Hierdurch werden die Beine, die Hüfte und der Oberkörper entlastet, eine aufrechte Ganghaltung angestrebt und die Hand-Augen-Koordination trainiert. Ziel ist es, diese Bewegungsform im Kreuzmuster zu erreichen. Jedoch darf das Kind nicht zu früh durch das Hinarbeiten auf das Kreuzmuster verunsichert werden, so dass ich bei manchen Kindern mit einem homolateralen Muster unter der Leiter beginne.

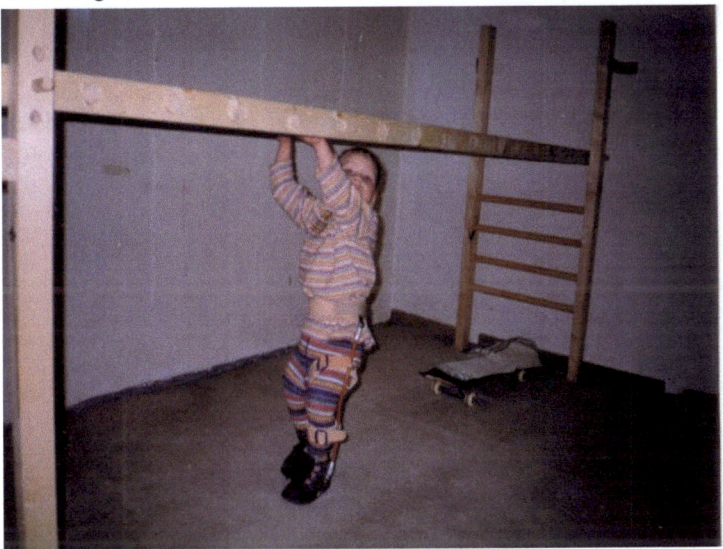

Abb. 12a: Henning vor mehreren Jahren: Stehen konnte er unter der Überkopfleiter alleine, gehen unter der Überkopfleiter nur mit der Hilfe von drei Hilfspersonen. Heute geht Henning vollkommen selbständig auf dem Laufband, siehe Abb. 23.

Eine Person bewegt die Beine, eine führt den linken Arm und die linke Hand um die Sprossen, eine den rechten Arm und die rechte Hand um die Sprossen. Trotz des Einsatzes dreier Hilfspersonen ist die Durchführung der Übung in dieser Art und Weise häufig relativ instabil und äußerst anstrengend für die Beteiligten. Befindet sich das Kind jedoch in einer Gehübungshilfe, z.B. in einem NF-Walker, führt dies zu einer deutlich größeren Stabilität, so dass nur zwei Hilfspersonen benötigt werden, manchmal sogar nur eine. Darüber hinaus verhilft die Überkopfleiter noch zusätzlich zu einer gezielten Verbesserung der Hand-Augen-Koordination und zu einer Verbesserung der Handgeschicklichkeit, denn das Öffnen und Schließen der Finger will ebenfalls trainiert sein. Siehe hierzu auch Foto auf Seite 307.

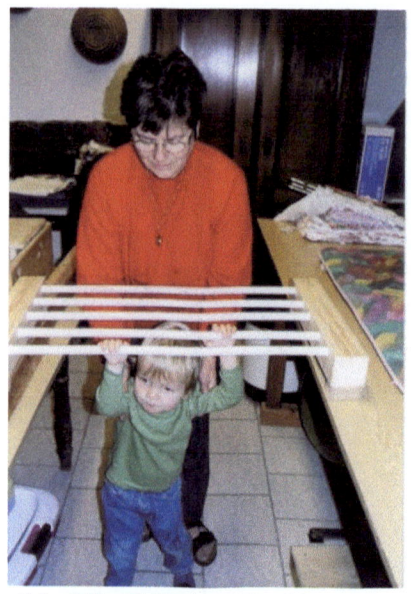

Abb. 12b: Felix benötigt hier nur noch die Sicherung durch eine einzige Person. Seine Arme und Beine setzt er bereits weitgehend selbständig.

Die meisten Übungsvarianten beim unterstützten Gehen führen zu einem mehr oder weniger ausgeprägten Rundrücken bzw. verhindern diesen nicht. Insofern halte ich die Variante unter der Überkopfleiter bei vielen Kindern für wichtig, denn durch das Ergreifen der Sprossen, welche sich in Leiterform über dem Kind befinden, wird die gesamte Wirbelsäule gestreckt und die Rückenmuskulatur hierdurch gekräftigt.

Der **Innowalk-Steh- und Gehtrainer** bietet motorisierte Bewegung - motorunterstützte und sich wiederholende Bewegung des gesamten Körpers in aufrechter Gewichtsposition. Steh- oder Gehfähigkeit sind nicht erforderlich.

Der Trainierende wird auf den Sitz gesetzt, was auch aus einem Rollstuhl heraus geschehen kann. Dann wird er entsprechend durch ein Gurtsystem gesichert und danach zum Stand aufgerichtet. Über den Motor können nun Gehbewegungen durchgeführt werden. Die Griffe bewegen sich zu den Beinen im Kreuzmuster, so dass ein geführtes Kreuzmuster-Gehen entsteht. Man kann unterschiedliche Geschwindigkeiten einstellen.

46

Abb. 13a: Innowalk

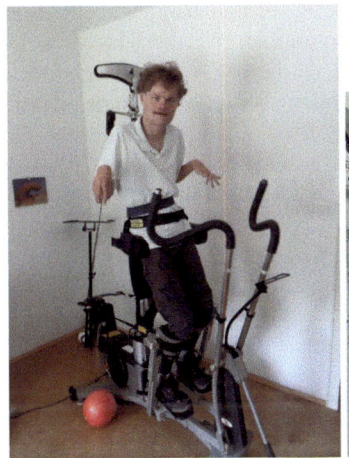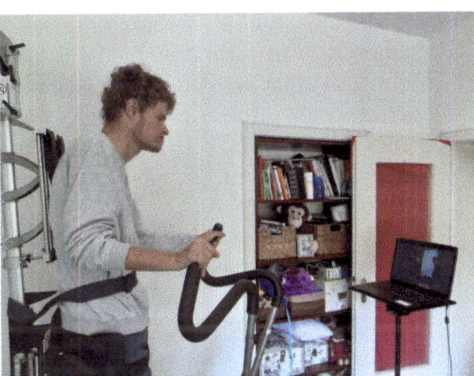

Abb. 13b: Hierbei besteht sogar die Möglichkeit, dass Arme und Beine zueinander im Kreuzmuster bewegt werden.

Dieses Intensiv-Training mit dem Innowalk habe ich für 3 Monate mit Frank durchgeführt, als er durch eine schwere eitrige Angina so geschwächt und mitgenommen und auch bezüglich der Spastik in den Füßen so beeinträchtigt war, dass ein Gehen im NF-Walker enorm schwierig geworden war. Franks Beine mussten im NF-Walker auf einmal regelrecht geschoben werden. Er war zu keiner Eigenaktivität mehr bereit.

Auf diese Weise habe ich erreicht, dass trotz der großen motorischen Probleme ein motorisches Training durchgeführt werden konnte und Frank in dieser äußerst schwierigen Zeit nicht komplett ohne motorisches Training blieb. Ich versuchte, mit ihm ca. 1 bis 1,5 Stunden am Tag im Innowalk zu trainieren. Auf dem rechten Bild ist zu sehen, wie Frank zu diesem Training zu motivieren war: Voller Begeisterung und Konzentration sah er sich Sendungen mit André Rieu an und registrierte kaum, dass er eigentlich ein motorisches Training durchführte. Anders wäre dieses Intensivtraining nicht denkbar gewesen. So konnte erreicht werden, dass auch in einer Zeit, in der er nur zu sehr wenig Lauftraining in der Lage war, kein Muskelabbau stattfand. Man konnte also anschließend recht gut wieder mit dem Lauftraining starten.

Lokomat / Hocoma

Während der Innowalk zu Hause eingesetzt werden kann und die Kosten sogar von einigen Krankenkassen übernommen werden, ist dies beim Training mit dem Lokomat nicht möglich, da dieses Gerät so kostenintensiv ist, dass es nur in Rehazentren zu finden ist. Hinzukommt, dass die Bedienung von darin ausgebildeten Fachkräften durchgeführt werden muss. Beim Lokomat werden die Bewegungen geführt, wobei genau eingestellt werden kann, mit welchem Tempo, mit welcher Führung, mit Abrollung des Fußes und mit welcher Gewichtsübernahme dies geschehen soll. Hierdurch werden Muskulatur, Gangbild und Körperkoordination verbessert. Auf den folgenden Bildern ist Frank zu sehen, wie er im Rehazentrum Geerlofs / Pforzheim trainiert.

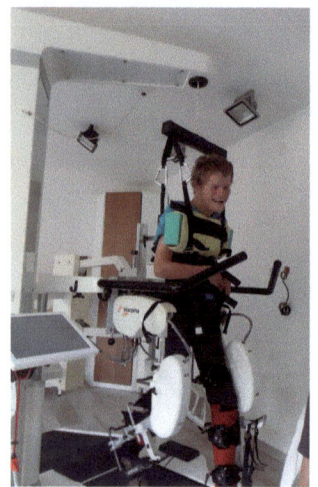 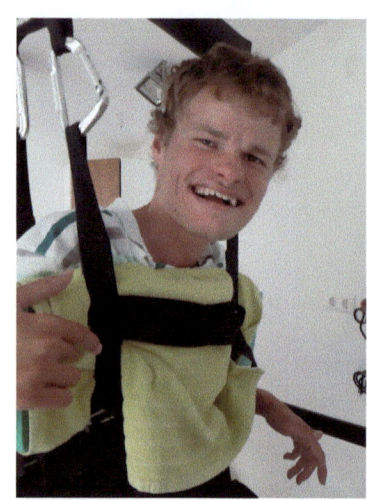

Abb. 14a bis 14b: Training mit dem Lokomat

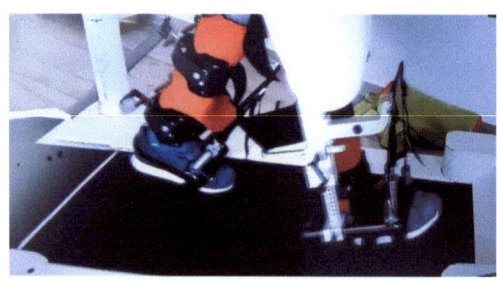

Abb. 14c: Hier zu sehen, wie die Füße geführt werden – von der Geschwindigkeit her, aber auch in Bezug auf das Abrollen

Weitere Standgeräte als Gangtrainer
LiteGait

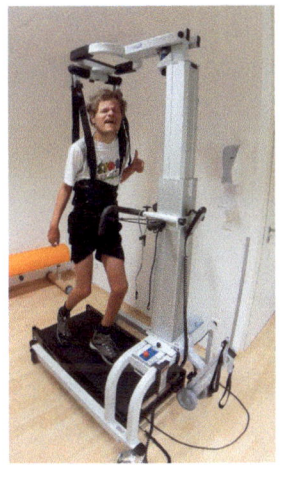

Abb. 15: Das LiteGait entspricht (kurz beschrieben) einem Lifter mit darunterliegendem Laufband. Tempo und Intensität der Unterstützung sind passend zu den Beeinträchtigungen einzustellen.

Frank trainiert mit dem LiteGait. Vermutlich bedingt durch das viele Laufbandtraining der früheren Jahre hat Frank das LiteGait sofort mit Begeisterung angenommen. Er läuft am liebsten mit eher flottem Tempo, dies dann zu einem Video mit André Rieu und seinem Orchester. Er hat jedoch auch herausgefunden, dass man einfach die Beine hängen lassen kann, so dass die Schuhe lautstark auf dem Laufband schlackern und klappern, was ihn köstlich amüsiert. Ablenkung mit Musik, Filmen oder manchmal auch leichte Führung der Beine hilft. Oft ist es so, dass er zunächst in dieser Art das Laufen verweigert, nach 10 Minuten dann jedoch auf einmal vergisst, nicht laufen zu wollen und strahlend läuft, dies bis zu 1,5 Stunden. Siehe auch „Laufbandtraining" Seite 59.

Bioness Vector Gait and Safety System, genannt „Vector"
Beim Vector handelt es sich um ein neues, innovatives Therapiesystem für Gang- und Gleichgewichtstraining. Bei diesem Training wird das Gurtsystem mit dem Trainierenden darin über eine Schiene, die an der Decke angebracht ist, geführt.
Das System wird so eingestellt, dass der Trainierende möglichst viel selbst an Gewicht übernehmen soll und nur minimal unterstützt wird. Beim letzten der drei Fotos weiß ich nicht, ob ich schreiben soll „typisch Angelman" oder „typisch Frank". Denn Frank machte sehr gut mit, bis auf an einer ganz bestimmten Stelle des Schienen-Ovals. Hier trainierte ein

querschnittsgelähmter junger Mann mit zwei Physiotherapeuten und anstatt weiter seines Weges zu gehen, ließ sich Frank an dieser Stelle immer fallen, damit das System den Notstopp einlegte und er stehen bleiben (besser hängen bleiben) und mit den drei jungen Männern Quatsch machen konnte. Unsere Physiotherapeutin trug dies mit Humor.

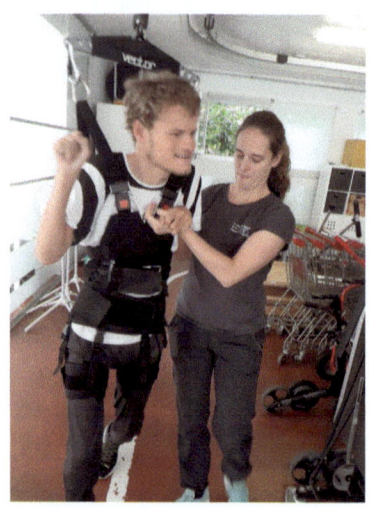 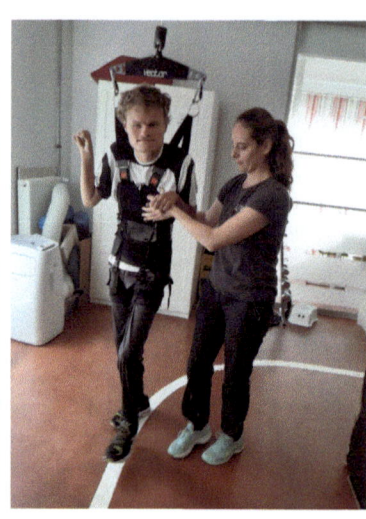

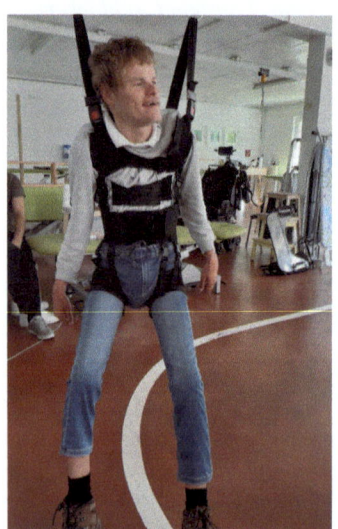

Abb. 16a bis 16c: Auch beim Vector kann man einstellen, mit wie viel Gewichtsübernahme der Trainierende laufen soll. Der Trainierende – wie hier Frank – setzt die Beine selbständig. Man kann am Oberkörper etwas korrigieren, damit die richtige Richtung gefunden wird. Man könnte auch, z.B. auf einem Hocker mit Rollen sitzend, die Beine führen, wenn dies erforderlich wäre.

Welches Gangtrainings-System ist nun am besten für welchen Personen geeignet?

Wie man den Fotos ansieht, wird hier der Trainierende beim Lokomat am meisten unterstützt. Denn hier kann je nach eigenen Möglichkeiten die Bewegung der Beine genau geführt, die Geschwindigkeit eingestellt und der Unterstützungsbedarf genau abgestuft eingestellt und über ein ausgeklügeltes Computersystem abgestimmt werden. Beim Innowalk werden die Beine (und die Arme) durch das Gerät geführt. Das Gerät kann nach der Größe der trainierenden Person eingestellt und an das Bewegungsmuster angepasst werden. Bei dem Gangtrainer *LiteGait* wird eine Stabilisierung in der Aufrichtung gegeben. Man läuft auf einem Laufband. Die Bewegung der Beine kann von einer Hilfsperson unterstützt werden.

Beim Vector wird das Gangtraining im Vorwärtsgehen geübt, wobei Tempo und Unterstützung variabel sind.

Man würde also das entsprechende Gerät zum Gangtraining entsprechend des erforderlichen Hilfebedarfs auswählen – oder ganz pragmatisch danach, welches Gerät in der Nähe in einem Rehazentrum oder einer physiotherapeutischen Praxis angeboten wird. Zur Not kann man bei einem weniger unterstützenden Gerät die Beine von Hand führen und bei einem intensiv unterstützenden Gerät die Unterstützung möglichst weit reduzieren. Hauptsache, es wird trainiert. Ob die üblicherweise trainierende Person plötzlich gesundheitlich beeinträchtigt ist und somit Unterstützung benötigt oder wenn das Wetter lange Zeit so ist, dass man kaum nach draußen zum Lauftraining aufbrechen will – ganz egal: Diese Gangtrainer können sehr gut zur Verbesserung des Gehens eingesetzt werden.

Verschiedene Gehübungshilfen

Nun zu den draußen einzusetzenden Gehübungshilfen. Variationen an Gehtrainern gibt es viele. Anterior-Walker, Posterior-Walker, welche mit Sitz oder auch ohne, mit Führungsschienen oder ohne und viele Varianten mehr. Die Wahl fällt manchmal schwer. Man sollte sich in der Erprobung Zeit lassen.

Gehen im Posterior-Walker

Frank zeigt hier ein Trainingsgerät ohne Schienen, bei dem man sich auf die Griffe stützt. Von seiner Technik her gibt es noch viel Luft nach oben, aber ich bin optimistisch, dass er auch dieses Lauftraining nach und nach akzeptieren wird und so trainiert, mit immer weniger Unterstutzung durch eine andere Person zu gehen, auch wenn er sicherlich auf Dauer

Unterstützung benötigen wird, da er zu schnell aus Freude an einer Situation oder anderem Grund die Griffe loslassen könnte und dann ganz ohne Unterstützung stehen müsste. Inwiefern er sich so positiv weiter entwickelt, dass man eines Tages nicht nur zum Training, sondern zum regelrechten Gehen, auch einen Posterior-Walker mit Stützgriffen oder einen Anterior-Walker, auf dessen Haltestange er sich eventuell stärker stützen kann, einsetzen können wird, muss die Zukunft zeigen. Im Moment ist dies noch nicht möglich. Beim *Anterior-Walker* befindet sich die eine Haltestange VOR dem Körper der gehenden Person.

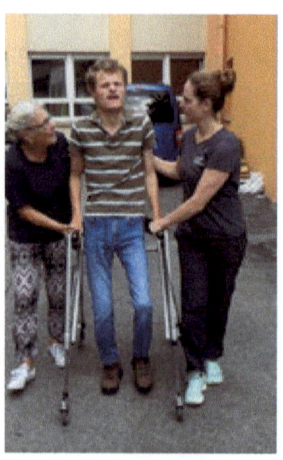

Abb. 17: Wie man hier sieht, gelingt es Frank, sich so stabil zu halten, dass er in diesem Posterior-Walker gehen kann. Allerdings ist eine Sicherung von außen unbedingt nötig, da er auch spontan die Hände von den Griffen wegnimmt.

Die Unterschiede zwischen den einzelnen Gehübungshilfen berücksichtigen die große Variationsbreite an möglichen Beeinträchtigungen. Insofern muss man sich genau überlegen, wieviel Unterstützung eine motorisch beeinträchtigte Person benötigt, damit diese weder zu hoch noch zu gering ist. Deswegen halte ich es für unbedingt erforderlich, dass ein solches Laufgerät zu Hause in der Familie ausprobiert werden kann. Eine Erprobung in einem Orthopädiefachgeschäft oder zu Hause für ein bis zwei Stunden reicht nicht aus.

Gehen im NF-Walker

An dieser Stelle möchte ich auf eine nach wie vor noch zu wenig bekannte Gehübungshilfe eingehen, die ich insbesondere bei Kindern mit einer sehr ausgeprägten Bewegungsstörung bzw. Spastik gerne einsetze:

Bei dem NF-Walker (11) wird das Kind nicht nur am Oberkörper unterstützt und das Körpergewicht etwas aufgefangen, sondern die Beine werden über ein spezielles Schienensystem mit Führungsseilen geführt. Das Gerät ist aus zwei Teilen zusammenzusetzen. Die Beinschienen werden zuerst am Kind angebracht, wobei diese Schienen in spezieller Art mit den Schuhen verbunden sind. Dann stellt man das Kind in die eigentliche Gehübungshilfe. Zwar ist es sicherlich einfacher, mit einem Kind, welches man z.B. an zwei Händen hält, Strecken außerhalb des Hauses zu gehen - ich denke da nur an die Überwindung der Bordsteinkanten. Jedoch ist es ein eindeutiger Vorteil des NF-Walkers, dass das Gerät einen Teil des Körpergewichts übernimmt und man dies nicht als Hilfsperson auffangen muss. Bedingt durch die Beinschienen kann ein Kind relativ früh mit einem solchen Gerät geführt werden und dann auch selbständig gehen, was sehr motivierend ist.

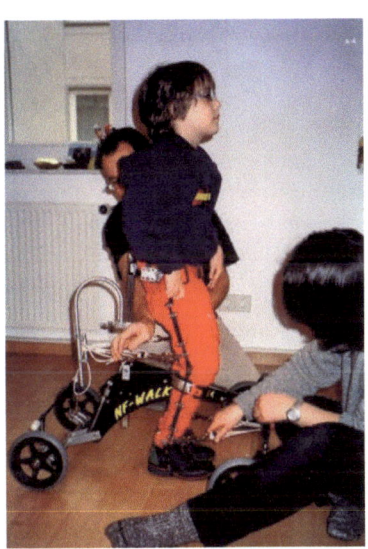 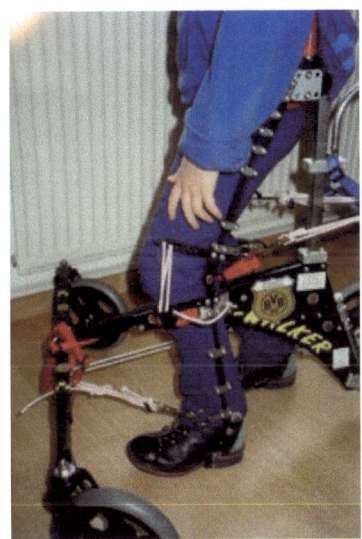

Abb. 18a und 18b: Manuela im NF- Walker. Ohne diese Gehübungshilfe hätte sie zum damaligen Zeitpunkt noch große Unterstützung durch eine Hilfsperson benötigt und nicht ganz alleine gehen können.

Muss man die Beine des Kindes führen, gibt es zwei Möglichkeiten: Entweder ergreift man die Führungsseile oder Beine des Kindes mit den Händen, krabbelt selbst rückwärts und führt so das Kind vorwärts. Eine elegantere und auch rückenschonendere Variante stellt die Vorgehensweise über Führungsstangen oder seitlich eingehakte Bänder dar. So kann nun die Hilfsperson aufrecht stehend bzw. gehend die Beine des Kindes führen, indem er selbst rückwärts gehend die Stangen bzw. Bänder alternierend bewegt.

Auf den Abb. 18a bis 18c sieht man weitere Führungsseile, die so angebracht sind, dass sie die alternierende Bewegung der Beine fördern.

Ich habe Manuela erlebt, wie sie das erste Mal den NF-Walker ausprobiert hat: Sie ging nicht, sondern sie rannte vor lauter Lebensfreude mit dem Walker den Weg entlang.

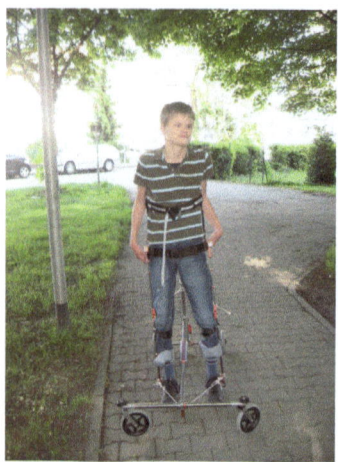

Abb. 18c Die ersten Gehversuche von Frank mit dem NF-Walker. Der NF-Walker besteht wie hier zu sehen aus zwei Teilen, dem Untergestell mit den Rädern und dem Obergestell mit dem Schienensystem. Die Beinschienen werden mit den Schuhen verschraubt, was die Stabilität des Gehens erhöht. Verbessert sich die Lauftechnik, kann man den NF-Walker auch ohne diese Schienen einsetzen. Ein Hüftgurt stabilisiert den Trainierenden. Das Oberkörper-Schienen-Gurt-System kann individuell auf mehr oder weniger Unterstützung eingestellt werden.

Bevor Frank den NF-Walker bekam, bin ich lange Strecken mit ihm gegangen, indem ich ihn von hinten stabilisiert habe. Von einem Tag zum anderen wollte er dies nicht mehr und setzte sich hin. Ich war machtlos. Trotz Hilfe von Freundinnen, die mich bei unserem Lauftraining unterstützten, war ich an einem Punkt angelangt, an dem ich beinahe aufgegeben hätte. Dem obigen Foto ist schon zu entnehmen, dass Frank diese Art zu gehen, gefiel. Ein paar Änderungen an dem Gurtsystem und wir konnten uns wieder draußen fortbewegen. Unsere Strecken wurden wieder länger – und natürlich Franks Schlaf wieder besser (und somit auch meiner).

Der *NF-Walker* (16, 17, 18, 19, 20) verhilft insbesondere schwerstmehrfachbehinderten Menschen, die ohne dieses Gerät eine starke Führung bzw. Unterstützung durch eine Hilfsperson benötigen würden, zum Gehen. Dieses geführte Gehen ohne Gehhilfe kann sehr anstrengend sein, nicht nur abhängig von der motorischen Stabilität der gehenden Person, sondern auch von deren Größe - und Motivation.

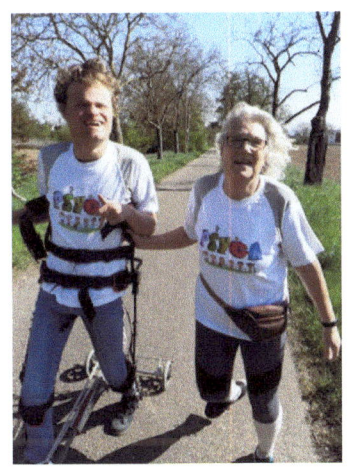 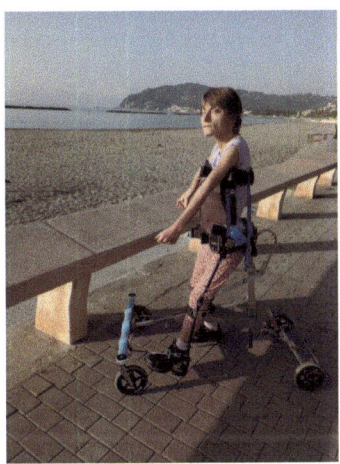

Abb. 19: a und 19b: Sowohl für Frank (linkes Foto) als auch für Teresa (rechtes Foto) ist der Alltag ohne Lauftraining mit dem NF-Walker kaum denkbar. Beide freuen sie sich am Lauftraining und an den Erlebnissen auf ihren Laufstrecken, wobei Frank unbedingt eine Führung benötigt, um auf dem Weg zu bleiben, und Teresa doch gewisse Strecken bereits selbständig im Walker gehen kann.

Durch dieses intensive Gehen wird die Muskelkraft gestärkt - sowohl der Beinmuskulatur als auch der Oberkörpermuskulatur. Hinzukommt die positive Wirkung auf die Hüftreifung, da diese Steh- und Gehreize benötigt. Bedingt durch das flexible System des NF-Walkers kann die Unterstützung genau an die Bedürfnisse der trainierenden Personen angepasst werden. Die Umgebung nimmt diese im NF-Walker Gehenden eher als eigenständige Persönlichkeiten wahr, da sie ja gehen und sich auf „Augenhöhe" befinden. Ja und die Betroffenen selbst genießen dieses Gefühl und sind einfach stolz darauf, auf eigenen Füßen zu stehen und zu gehen.

Wenn ich den NF-Walker in unserem Auto verlade, bin ich immer wieder erstaunt darüber, wie wenig Platz er benötigt. Bei einer Fahrt mit dem Zug an die Nordsee ist es mir sogar gelungen, ihn komplett in einem Koffer zu verstauen. Frank bewegt sich innerhalb der Wohnung, indem man ihn führt und draußen im NF-Walker. Den Rollstuhl benötigen wir eigentlich nur für Wanderungen mit Freunden.

Frank war 22 Jahre alt, als er zum 1. Mal mit dem NF-Walker versorgt wurde. Ich kann nicht sagen, wie viele Kilometer wir in diesen 14 Jahren zurückgelegt haben. Ich weiß nur, dass durch dieses Gerät uns enorme Freiheiten geschenkt wurden.

Solche „Verrücktheiten" wie der Vollmondlauf in Michelbach, der Wings-for-Life-World-Run, der 4 km lange Heel-Lauf sowie der 5 km lange Inklusionslauf beim Baden-Marathon gehören auch dazu (siehe Seite 414). Dieses Lauftraining hält Frank motorisch fit (mich übrigens auch). Er macht trotz etlicher Einbrüche weiterhin Fortschritte und vor allem ganz wichtig: Es macht ihm Freude. In letzter Zeit habe ich sogar den Eindruck, dass er selbst es registriert, wie gut er inzwischen alleine einige Meter mit dem NF-Walker laufen kann. Und stolz und glücklich darüber ist. Teresa wiederum erkennt auf jeden Fall, welche Leistung sie im NF-Walker erbringt und erfreut sich an dem hierdurch entstehenden größeren Erlebnis-Radius.

Geführtes Gehen

Ganz unabhängig von diesen Hilfsmitteln zur Unterstützung beim Gehen sollte nicht vergessen werden, dass für manche Kinder eine Unterstützung, indem man sie von hinten entweder unter den Achseln oder an beiden Händen hält, die beste sein bzw. auf die anderen Möglichkeiten vorbereiten kann. Denn eine Hilfsperson kann am ehesten die gegebene Unterstützung dosieren, je nach Möglichkeit des Kindes. Gerade Kinder, die noch nicht von selbst alternierend die Beine beim Gehen anheben, benötigen dahingehend Unterstützung, dass man ihnen hilft, den Schwerpunkt auf das Standbein zu verlagern und das andere Bein dabei nach vorne schiebt. Oder eine zweite Person hilft. Insofern stellt es für die Therapieplanerstellung eine wichtige Überlegung dar, ob beim unterstützten Gehen ein Hilfsmittel eingesetzt werden soll oder ob eine oder zwei Hilfspersonen die Unterstützung geben sollen.

Je nach Art der Unterstützung werden beim Gehen unterschiedliche Muskelgruppen und auch jeweils ein anderer Bewegungsablauf trainiert. So kann zu Beginn beim geführten Gehen noch eine deutliche Unterstützung erforderlich sein, so z.B. wenn man das Kind von hinten führt und mit seinen eigenen Armen um dessen Oberkörper herum greift und diesen dadurch stabilisiert und die Beine alternierend nach vorne bewegt.

Bei zunehmender Stabilität und Anbahnung des korrekten Bewegungsmusters wird das Kind die Beine nach einiger Zeit selbst setzen können, und auch die Stabilisierung am Oberkörper kann zurückgenommen werden, so dass jetzt vielleicht nur noch eine Unterstützung unter den Achseln notwendig ist.

Einen weiteren Fortschritt stellt es dar, wenn man das Kind lediglich an beiden Händen halten muss. Diese Variante kann für das Kind anstrengender gewählt werden, indem man zu vermeiden versucht, dass das Kind sich an die Hilfsperson anlehnt. Erfordert es die Oberkörperstabilität jedoch, kann für den Anfang sehr wohl das Anlehnen noch akzeptiert werden.

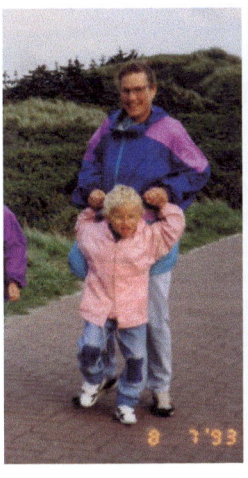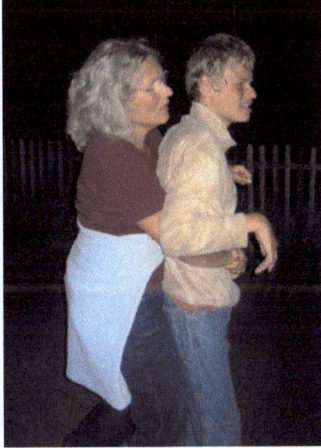

Abb. 20a / 20b: Geführtes Gehen bringt die Hilfsperson schon alleine wegen der zunehmenden Körpergröße des Trainierenden an seine Grenze.

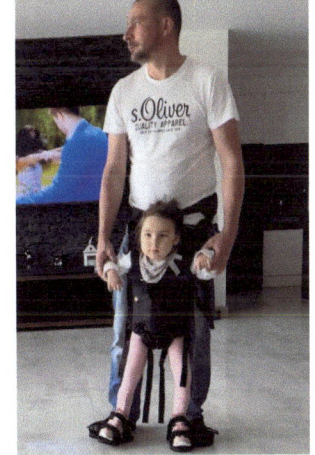

Abb. 21: Das UpseeFirefly ist eine Gehübungshilfe, bei der über entsprechend Vorrichtungen Kind und Trainierende miteinander verbunden sind, das Gewicht des Kindes jedoch nicht – wie hier zu sehen - auf der Wirbelsäule des Helfers lastet, sondern eher auf dessen Hüfte. Wie man in der Abbildung sieht, kann man sogar damit tanzen!

Ganz und gar ohne diese Unterstützung muss das Kind auskommen, wenn man es lediglich an der Hüfte stabilisiert. Gerade jetzt kann man erkennen, wie schwierig dies ist, nicht mehr an zwei oder einer Hand gehalten zu werden, sondern jeweils auf der Seite des Standbeines einen Einbeinstand durchführen zu müssen, ohne den Oberkörper über eine Unterstützung etwas entlastet zu bekommen. Denn um nichts anderes handelt es sich beim Gehen.

Laufbandtraining

Seit längerem setze ich im Rahmen der Psychomotorischen Ganzheitstherapie auch Laufbandtraining ein. Dies hauptsächlich bei Kindern, die man beim Gehen zwar noch unterstützen muss, die aber bereits ihr Körpergewicht selbst übernehmen können oder/und als Ausdauertraining.

Was ist nun der Unterschied zwischen diesem Laufbandtraining und der sogenannten Lokomotionstherapie? Beide Arten des Gehtrainings bauen auf der Überlegung auf, dass durch regelmäßiges Gehtraining das Gehen verbessert wird, denn neurophysiologisch regt das wiederholte Gehen spinale und supraspinale für das Gehen zuständige Zentren des Gehirns an. Der Kernsatz der Lokomotionstherapie "Wer gehen lernen möchte, muss gehen" (21) trifft auch auf das einfache Laufbandtraining zu.

Die Basisüberlegungen sind somit identisch. Allerdings unterscheidet sich die Durchführung: Beim reinen Laufbandtraining wird ein handelsübliches Laufband eingesetzt. Die Sicherung der Trainierenden erfolgt mit Hilfspersonen, z.T. mit mehreren gleichzeitig. Je nach Bedürfnis des Kindes beginnt man dieses Training, indem eine Person das Kind stabilisiert, eine andere die Füße setzt und eine dritte Person die Notfall-Reißleine hält. Je nach Entwicklung des Kindes kann man nach und nach auf die dritte oder manchmal sogar auf die zweite Hilfsperson verzichten. Dies kommt auf die Größe des Kindes und insbesondere auf seine Stabilität an.

Das Laufbandtraining ist auch deswegen so effektiv einzusetzen, da man hierbei absolut wetterunabhängig ist. Kaum etwas ist frustrierender als in der kalten Jahreszeit, ein behindertes Kind mit viel Zeitaufwand warm angezogen zu haben, und dann fängt es an zu regnen oder zu schneien, so dass man draußen kein Gehtraining mehr durchführen kann - oder will. Das Laufband dagegen steht im Trockenen.

Wichtig ist, dass das Laufband auch auf sehr langsame Geschwindigkeiten einzustellen ist, so z.B. auf Tempo 1 km/Stunde oder bei manchen Kindern sogar noch langsamer. Zuerst sollte sich die Stabilität des Kindes verbessern, dann erst erhöht man das Tempo, immer in kleinen Schritten.

Einer Gangmaschine mit Gurtsystem und Haltevorrichtung (siehe Lokomat oder auch Vector, Abb. 14a bis 14c sowie 16a bis 16c) ist jedoch unbedingt dann der Vorzug zu geben, wenn der oder die Trainierende sehr groß ist oder noch kaum Körpergewicht übernommen werden kann. Das gilt auch z.B. in einer postoperativen Phase, wenn das Kind zwar bereits wieder schmerzfrei ist, aber trotzdem noch nicht wieder auftreten möchte. Die Sicherheit sowohl der Trainierenden als auch der Hilfspersonen muss gewährleistet sein. Hieran hat sich die Auswahl der Art des Laufbandtrainings zu orientieren.

58

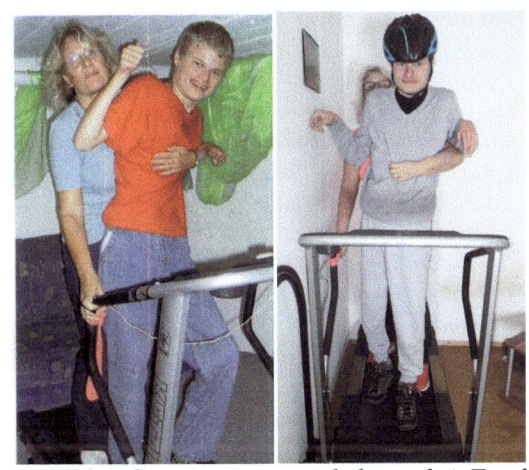

Abb. 22a: Frank wird von mir mit dem linken Arm am Oberkörper gehalten und setzt die Beine selbständig. Zur Erhöhung der Sicherheit halte ich mich mit der rechten Hand am Laufbandgriff. Zum damaligen Zeitpunkt konnte ich noch selbst die Notfall-Reißleine halten.

Abb. 22b: Auf dem rechten Bild sieht man, warum ich heute bei Frank andere Arten des Lauftrainings vorziehe, denn: Das Kleine hinter Frank bin ich. Dies ist zu unsicher geworden. Siehe auch LiteGait, Seite 49

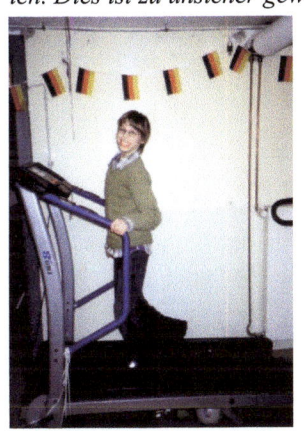

Abb. 23: Henning auf dem Laufband, auf dem er inzwischen vollkommen selbständig gehen kann.

Bei Henning besteht eine Tetraspastik, die ihn früher von der Motorik her deutlich beeinträchtigt hat. Bei seinem ersten Vorstellungstermin war er 2 Jahre alt und lachte mir auf den Schultern seines Vaters sitzend entgegen. Sein Sprachverständnis war recht gut, seine aktive Sprache jedoch verzögert entwickelt. In sein Therapieprogramm nahm ich u.a. folgende Übungen auf: Kreuzmuster-Patterning auf der Stelle, Kreuzmuster-Patterning in der Vorwärtsbewegung und auch unterschiedliche Vorübungen zum Krabbeln. Ein intensives Gehtraining, auch unter der Überkopfleiter, Botulinumtoxin-Injektionen und eine Operation bei starker Spitzfußneigung kamen zu einem späteren Zeitpunkt hinzu. So gelang es, dass er bis zur Einschulung frei gehen konnte. Damit das Gehtraining noch weiter intensiviert werden konnte, wurde mit dem Training auf dem Laufband begonnen. Nach weiteren 3 Jahren konnte Henning nicht nur frei gehen, sondern hat sich dahingehend verbessert, dass er nun alleine starten, bremsen und auch in Kurven gehen konnte. Inzwischen geht Henning bis zu einer Stunde am Stück. Er macht sein "Gehtraining" im Wohnviertel, bewältigt hierbei Bordsteinkanten und auch Treppen, denn er ist inzwischen auch vollkommen selbständig unterwegs. Seine aktive Sprache hat sich durch das Gesamtprogramm ebenfalls sehr gut entwickelt.

Henning ist auf eine Gesamtschule gewechselt, er ist in der Schule nach wie vor mit Freude, Eifer und Erfolg bei der Sache. Wegen der Zunahme der Hausaufgaben ist jedoch zurzeit ein intensives Laufbandtraining - im Gegensatz zur Grundschulzeit - nicht mehr so häufig möglich. Da Henning im Schulgelände zwischen den einzelnen Unterrichtsräumen relativ weite Strecken zurücklegen muss, kommt das Gehtraining trotzdem nicht zu kurz, so dass auch in der Motorik von einer weiteren positiven Entwicklung auszugehen ist. Er ist inzwischen volljährig, macht eine Ausbildung zum Steuerfachgehilfen und ist in seinem Ausbildungsbetrieb ein äußerst geschätzter Mitarbeiter, siehe auch Seite 82.

Orthesen unterschiedlicher Art
Mancini-Orthese als Hüftspreiz-Orthese

Bei spastischen Bewegungsstörungen kommt es in vielen Fällen zu einem Adduktorenspasmus im Bereich der Hüfte, was dazu führt, dass nicht nur beim Gehen und Stehen die Beine mehr oder weniger stark überkreuzt gehalten werden, sondern auch beim Robben und Krabbeln, was somit diese Fortbewegungsarten so gut wie unmöglich macht.

Darüber hinaus wird durch diese Überkreuzhaltung ein starker unphysiologischer Zug auf das Hüftgelenk ausgeübt, wodurch die Entwicklung einer Luxation der Hüftgelenke verstärkt werden kann. Diese Entwicklung kann durch eine Abspreizhaltung der Beine vermieden oder zumindest hinausgezögert werden. Üblicherweise wird aus diesem Grund häufig eine sogenannte Nachtlagerungsschiene oder eine unbewegliche Spreizorthese eingesetzt. Da diese Nachtlagerungsschiene jedoch dazu führt, dass das Kind entweder sehr unruhig oder gar nicht schläft, ist meiner Erfahrung nach die Akzeptanz einer solchen nächtlichen Schiene nicht so groß, wie es wünschenswert wäre. Aus diesem Grund wurde eine Hüftabduktions-Orthese entwickelt, welche durch ihre Bauart auch bei den unterschiedlichsten Arten der Fortbewegung (Robben, Krabbeln, Gehen und sogar Treppensteigen) getragen werden kann, da sie spreizend und stabilisierend wirkt, aber durch ein Gelenk beweglich bleibt. Bedingt durch dieses Gelenk kann eine ausreichend hohe Tragedauer erreicht werden, da die Akzeptanz wesentlich höher ist - sowohl tagsüber als auch nachts.

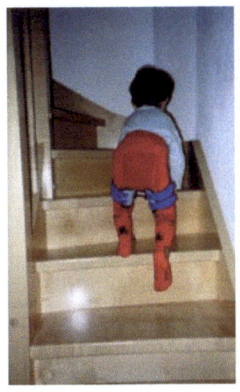 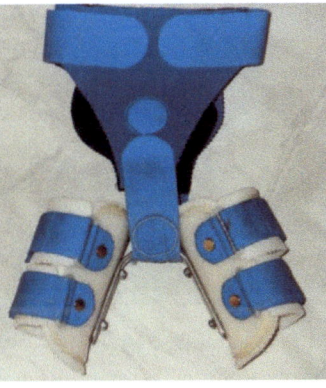

Abb. 24a und 24b: Hier eine Mancini-Orthese als Hüftabduktions-Orthese, die die Beine entgegen deren Überkreuz-neigung spreizt.

Die weißen Plastikschalen, die auf Abb. 24b deutlich zu sehen sind, werden von innen an die Oberschenkel gelegt. Im Schritt ist ein Gelenk, so dass das Kind die Beine alternierend bewegen kann, wie es z.B. für das Robben, Krabbeln (auf der Ebene und treppaufwärts) und Gehen erforderlich ist. Ohne dieses Gelenk ist eine Hüftspreiz-Orthese viel zu starr und wird deswegen vom Kind nicht so gut akzeptiert wie diese Mancini-Orthese mit einem Gelenk.

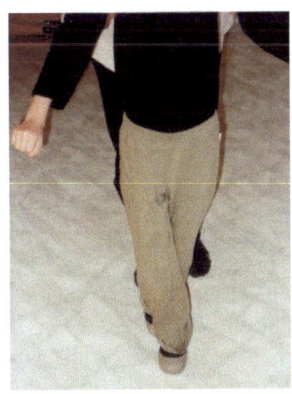 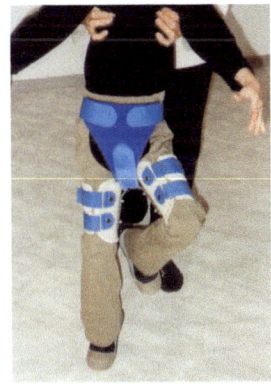

Abb. 24c und 24d: Beim geführten Gehen ist die Über-kreuzneigung noch hinderlicher als z.B. beim Krabbeln. Hier sieht man, wie gut die Beine nebenein-ander gehalten werden können, wenn die Mancini-Orthese eine Über-kreuzung verhindert.

Siehe auch Abb. 10a und 10b.

61

Es ist entscheidend für die Akzeptanz, dass diese Hüftspreizorthese möglichst wenig stört (siehe Abb. 24a beim Treppenhochkrabbeln). Einer meiner Patienten war nur zum Tragen der Mancini-Orthese als Hüftspreizorthese zu motivieren, nachdem wir es genehmigt hatten, dass er sie beim Fußballtraining im Schulsport als Torwart trug. Funktionierte einwandfrei. Benötigt man für nachts einen stärkeren Spreizwinkel, kann man einen speziell ausgemessenen Keil nachts anbringen und auf diesen Keil tagsüber dann wieder verzichten.

Korsett als Rumpforthese ja oder nein?

Bei jeder Art der generalisierten Bewegungsstörung kann es zu einem asymmetrischen Bild kommen, nämlich dann, wenn eine Seite mehr betroffen ist als die andere. Besonders gravierend ist dies bei einer Hypertonie der Extremitäten zusammen mit einer Hypotonie der Rumpfmuskulatur. Diese Situation findet sich bei sehr vielen spastischen Kindern. Daraus resultiert eine asymmetrische Belastung der Wirbelsäule und hieraus wiederum eine Skoliose der Wirbelsäule (Abweichung nach der Seite). Symmetrisierende Übungen sind z. B. das Kreuzmuster-Patterning, Robben, Krabbeln sowie gezieltes Training zur Rückenkräftigung. Diese gezielten symme- trisch muskelkräftigenden Übungen sind äußerst wichtige Elemente gegen eine Verschlechterung der Skoliose.

In manchen Fällen kann jedoch zusätzlich eine orthetische Versorgung des Rumpfes sinnvoll sein. Feste Rumpforthesen werden viel zu häufig vom Kind (und dann auch von dessen Eltern) als zu einengend abgelehnt und somit nicht konsequent getragen - also können sie auch nicht wirken.

Insofern muss diese Möglichkeit, nicht nur bei Kindern, sondern auch bei Erwachsenen berücksichtigt werden. Auf keinen Fall sollte die Meinung entstehen, dass mit einem Korsett alle diesbezüglichen Probleme gelöst werden können und die Betroffenen viel sitzen und ohne weitere Übungen bleiben dürfen.

Es sollten auf jeden Fall entweder anstatt eines Korsetts oder ergänzend spezielle Übungen oder auch Maßnahmen eingesetzt werden. Dies muss immer individuell entschieden werden. Entscheidend bei diesen Übungen ist, dass die Rückenmuskulatur hierdurch symmetrisch gekräftigt wird. Bei etlichen Trainierenden, die bereits zu einer Skoliose neigen, kann man erkennen, dass im Vierfüßlerstand die Wirbelsäule doch noch gerade gehalten wird. Hierbei werden dann die Rückenmuskeln aktiv trainiert. Dieses aktive Training ist sehr wichtig, damit kräftige Muskeln die Wirbelsäule gerade halten können. Die Motivation hierzu zu schaffen, ist nicht immer leicht. Denn warum sich im Vierfüßlerstand halten, wenn man sich aus dieser Position heraus auf den Boden ablegen kann? Um dieses „Ablegen" zu vermeiden, setze ich gerne einen „Hocker" ein. Je nach Größe der Trainierenden einen regelrechten Hocker oder wie hier auf der Abb. 25 zu sehen, für größere Personen einen Beistelltisch.

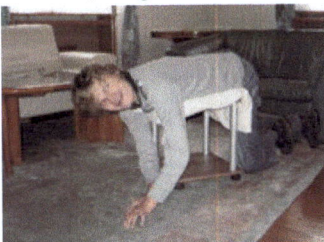

Abb. 25: Vierfüßlerstand über Hocker – Beistelltisch u.ä.

Das Robben und Krabbeln sind selbstverständlich ebenfalls sehr gute symmetrisch die Rückenmuskulatur kräftigende Übungen. Krabbeln insbesondere dann, wenn das Krabbeln bereits ohne Hilfsmittel gelingt. Aber man kann es auch als Rückentraining einsetzen, wenn es noch über den Kreuzmuster-Trainer (siehe dort) oder über einen Krabbelwagen durchgeführt wird.
Ebenso gilt dies für die von mir so genannte „Sofa-Übung" (siehe Seite 67). Diese Übung kann selbstverständlich auch über einen regelrechten Rückentrainer durchgeführt werden. Manchmal fällt es jedoch leichter, die Trainierenden auf einer Sofalehne zu positionieren als auf diesem Gerät.
Ergänzt werden kann das motorische Training gegen Skoliose auf jeden Fall auch mit dem *Galileo-Vibrationstraining* (22).

Bei noch leichter Skoliose kommen auch sogenannte Soft-Orthesen wie z.B. die SPIO® in Frage, siehe Seite 124. Bei einer starken Skoliose reicht eine SPIO oft nicht aus. Allerdings muss man sich bei schwerstbetroffenen Kindern vorher fragen, ob ein Korsett überhaupt akzeptiert werden wird. Also darf das Korsett nicht zu sehr bewegungseinengend sein. Ein nicht bewegungseinengendes Korsett hat jedoch wenig Nutzen.

Dynamische propriozeptive Orthesen bei Spitzfußbildung und / oder spastischer Supination der Füße sowie bei Hypertonie und Wahrnehmungsstörungen
Während der letzten 25 Jahre entwickelte Nancy Hylton, eine Physiotherapeutin am Kinder-Therapiezentrum Kent/Washington/USA, die sogenannten Dynamischen Orthesen. Diese Dynamischen Orthesen haben sich aus inhibitorischen (hemmenden) Gipsen entwickelt. Knöchelübergreifende Orthesen werden z.B. aus einem dünnen flexiblen Polypropylen her-

gestellt. Dynamische Orthesen sorgen für eine merkliche Zunahme an aktiver Tonuskontrolle, oberer und unterer Sprunggelenks- und Vorfußstabilisation und unterstützen die Entwicklung aktiver Balancemechanismen. Das Fußbett wird individuell an den Kinderfuß angepasst. Die Herstellung erfolgt über mehrere Zwischenschritte. Eine aktive Unterstützung des Längs- und Quersystems sowie unter den Zehen führt sowohl zu einer Hemmung des Tonus' (Besserung der Spastik) als auch zu einer Stabilität des Fußes in biomechanischer Nullstellung und führt zu einer maximalen Aktivierung der normalen Haltungskontrolle. Darüberhinaus sorgen sie für ein korrigiertes propriozeptives Feedback. Sogar schwerstbehinderte Kinder erreichen eine verbesserte Symmetrie und Kontrolle im unterstützten Sitzen und Stehen. Dynamische Orthesen bei Kindern, die mehr Bewegungsmöglichkeiten haben, verbessern die Qualität und die Variabilität der Bewegungen. Bei Kindern, die gehen können, führen die Orthesen zu bemerkenswerter Verbesserung der Balance beim aktiven Stehen und Gehen, der Hüft-, Knie- und Rumpfkontrolle sowie der Beindifferenzierung und führen zu einem flüssigeren Gangbild.

Ich ziehe nach wie vor sogenannte Nancy-Hylton-Orthesen anderen vor (16, 18, 23, 24, 25), da diese - auch Dynamische Orthesen genannt - wesentlich leichter und flexibler sind als andere Bauarten. Zusätzlich wirken sie über die Verbesserung der Propriozeption (Körpereigenwahrnehmung), was sich ebenfalls positiv auf das erreichte Gangbild auswirkt. Dies bedeutet, dass man sich anders wahrnehmen und aus dieser veränderten Wahrnehmung auch lernen kann. Dieses Lernen wiederum bedeutet, dass manche der verbesserten Bewegungen verbessert bleiben, auch wenn man nach gewisser Zeit die Orthesen nicht mehr trägt.

Grob unterteilt gibt es zwei unterschiedliche Ausführungsmöglichkeiten dieser Orthesen:

1.) DAFO's = Dynamic Ancle Foot Ortheses = dynamische knöchelübergreifende Orthesen.

Diese Orthesen werden auch als „hohe Orthesen" bezeichnet, da sie über den Knöchel bis zu den Waden reichen.

2.) DFO's = Dynamic Foot Ortheses = dynamische Fußorthesen (nicht knöchelübergreifend), wobei diese Fußorthese am häufigsten als „Einlage", aber auch mit Ausdehnung um die Ferse herum hergestellt werden kann.

Diese Orthesen wiederum werden allgemein eher als Einlagen bezeichnet, wobei der korrekte Fachbegriff „Fußorthesen" lautet, da sie nur unter den Füßen sich befinden und nicht den Knöchel einschließen.

Nur wenn man sich spürt und wenn man spürt, wie man sich hält, kann man diese Haltung korrigieren. Dies dann ganz automatisch und unbewusst.

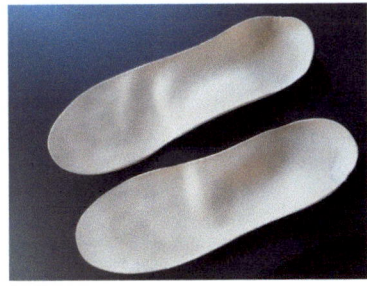

Abb. 26: Dynamische Fußorthesen (Dynamic Foot Ortheses = DFO Das „Bänkchen" unter den Zehen ist speziell für Frank sehr niedrig abgeschliffen, da man sonst beim Anziehen der Schuhe die Zehen nicht darüber bekommt.

Abb. 27: Hier DFO mit üblichem „Bänkchen" unter den Zehen

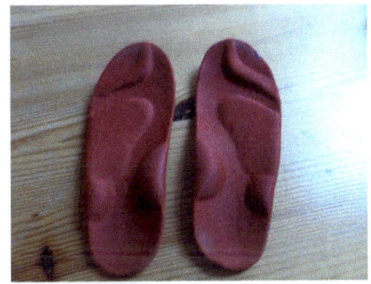

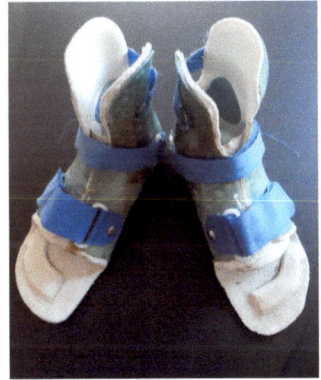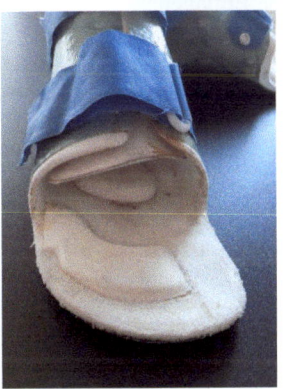

Abb. 28a und 28b: Knöchelübergreifende dynamische Fuß-Orthesen (Dynamic Ancle Foot Ortheses = DAFO). Hier mit gut ausgeprägtem Zehenbänkchen, da die Orthesen vorne offen sind und so die Zehen beim Anziehen nicht geknickt werden.

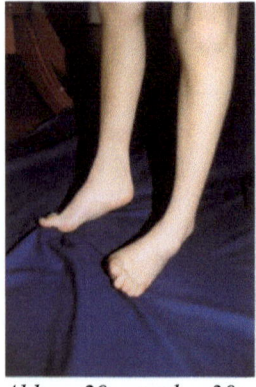 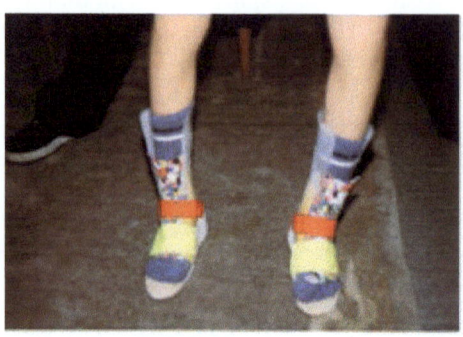

Abb. 29 und 30: Hypertone Spitzfußhaltung mit zusätzlicher Supinationsstellung macht es - wie dem linken Foto zu entnehmen, unmöglich, ohne Schmerzen längere Strecken zu gehen. Mit DAFO wurde dies wieder möglich, rechtes Foto.

Es gibt sehr viele unterschiedliche Orthesen/Einlagen. Diese verschiedenen Arten haben ihre Berechtigung, da jeweils ein anderes Ziel verfolgt wird. Da bei vielen der von mir betreuten Personen die Wahrnehmungsstörungen und auch die Hypertonie der Bein- und Fußmuskulatur im Vordergrund stehen, sind die Sensomotorischen oder Dynamischen (Propriozeptiven) Orthesen nach Nancy-Hylton sehr gut geeignet. Dies gilt natürlich auch für andere Sensomotorische Einlagen.

Eine Anmerkung noch zum Schluss dieses Themas: Auch in diesen knöchelübergreifenden Nancy-Hylton-Orthesen (DAFO) kann ein spastischer Spitzfuß sich so auswirken, dass die Fersen nach mehreren Metern nicht mehr den Boden berühren. Dies kann man, auch wenn das Orthesenmaterial etwas durchsichtig ist, nicht gut kontrollieren. Insofern empfehle ich, ein Loch in der Fersengegend anzubringen (an einer Stelle, auf die kein Druck ausgeübt wird), so dass man mit dem kleinen Finger tasten kann, ob ein Zwischenraum zwischen Ferse und Sohle besteht.

Um weitere Hinweise zu erhalten, wie jemand auftritt, kann man auch eine sogenannte Ganganalyse sowie eine Untersuchung der Druckverteilung unter der Fußsohle durchführen. Bei dieser Fuß-Druckmessung wird eine Spezialsohle, die über Elektroden die Druckverteilung unter dem Fuß misst, in den Schuh gelegt. Anhand des ausgewerteten Druckverteilungsmusters kann man erkennen, ob der Druck an einzelnen Stellen zu hoch ist oder ob er sich einigermaßen so verteilt, wie es bei einem normalen Gangmuster zu

66

erwarten wäre. Je stärker diese Druckverteilung von der Normalverteilung abweicht, umso eher sind knöchelübergreifende Orthesen, also DAFO, zu empfehlen.

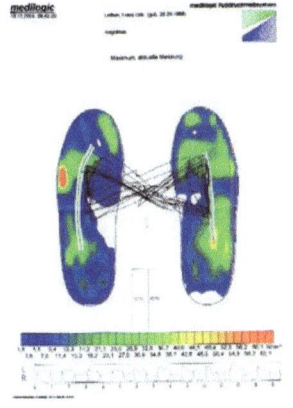

Abb. 31: Bei dieser Fuß-Druckmessung sieht man, dass im seitlich-vorderen Mittelfußbereich des linken Fußes der Druck sehr viel stärker ist (gelb und orange Farben), als er sein sollte, also eine starke spastische Supinationsstellung vorliegt, die beim Gehen Schmerzen bereiten kann, siehe Abb. 29.

Muskelaufbautraining, Körperhaltung
"Sofa-Übung" zur Rückenkräftigung

Ein weiterer Punkt, den man nicht vernachlässigen darf, ist die Entwicklung der kindlichen Wirbelsäule. Ich halte es für unbedingt wichtig, zusätzliche Rückenübungen in jedes Programm aufzunehmen, wobei das Robben und als Vorübung das Kreuzmuster-Patterning ausgezeichnete symmetrisch kräftigende Rückenübungen darstellen. Eine weitere Möglichkeit sehe ich noch in der von mir so genannten Sofa-Übung:

Hierbei wird das Kind bäuchlings z.B. über eine weiche Sofalehne gelegt. Man stabilisiert die Unterschenkel, und das Kind bewegt den Oberkörper nun auf- und abwärts. Wichtig ist es, anfangs nicht zu viele Bewegungen hintereinander zu erwarten, aber im Laufe der Zeit zu steigern. Es ist ganz erstaunlich, wie auch bei schwerstbehinderten Kindern hierdurch eine Kräftigung der Rumpfmuskulatur erreicht werden kann. Diese Übung ist für den Rücken anstrengender und somit effektiver als ähnliche Übungen auf dem Therapieball, da der Ball weiter einsinkt, so dass eine Auf- und Abwärtsbewegung weniger intensiv durchgeführt wird. Allerdings benötigen einige der Kinder die Übung mit dem Therapieball als Vorübung.

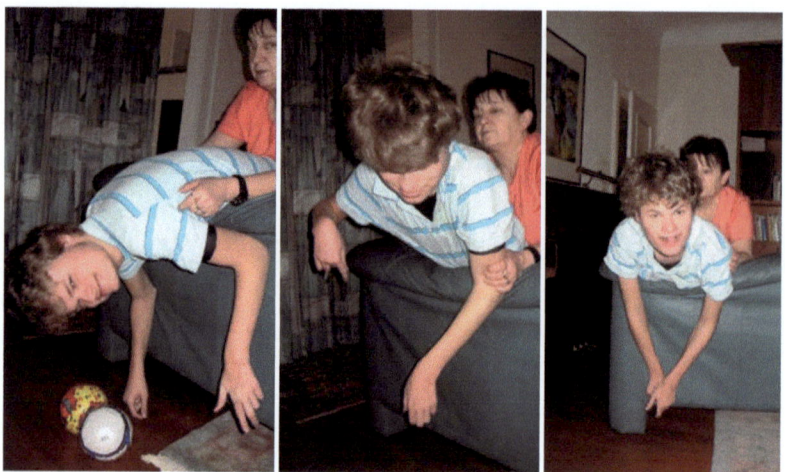

Abb. 32a bis 32c: Auf - und Abwärtsbewegungen mit gerader Kopfhaltung kräftigen die Rückenmuskulatur symmetrisch. Je weiter unten der Oberkörper aufliegt, umso anstrengender und kräftigender ist diese Übung.

Muskelaufbau durch Vibrationstraining
Galileo® Training

Das Prinzip von Galileo-Standgeräten beruht auf dem natürlichen Bewegungsablauf des Menschen beim Gehen. Die Galileo-Trainingsplattform arbeitet aufgrund ihrer seitenalternierenden Bewegungsform wie eine Wippe mit veränderbarer Amplitude und Frequenz, wodurch ein Bewegungsmuster ähnlich dem menschlichen Gang nachempfunden wird. Die schnelle Wipp-Bewegung der Trainingsplattform verursacht eine Kipp-Bewegung des Beckens genau wie beim Gehen, jedoch viel häufiger bzw. schneller. Zum Ausgleich reagiert der Körper mit rhythmischen Muskelkontraktionen im Wechsel zwischen linker und rechter Körperhälfte. Diese Muskelkontraktionen erfolgen ab einer Frequenz von ca. 10 Hertz nicht willentlich, sondern reflexgesteuert über den so genannten Dehnreflex, wodurch die Muskulatur in Beinen, Bauch und Rücken bis hinauf in den Rumpf aktiviert wird.

Die Anzahl der Dehnreflexe pro Sekunde wird über die einstellbare Trainingsfrequenz bestimmt. Wird beispielsweise eine Trainingsfrequenz von 25 Hertz gewählt, erfolgen pro Sekunde jeweils 25 Kontraktionszyklen in Beuger- und Strecker-Muskulatur. Ein Training von 3 Minuten bei 25 Hertz entspricht somit der gleichen Anzahl von Muskelkontraktionen pro Bein, ähnlich einer Gehstrecke von 9.000 Schritten. Da man beim Befühlen

68

der Platte das Gefühl der Vibration empfindet, werden diese Geräte auch umgangssprachlich Galileo-Vibrationstrainer genannt.

Es gibt spezielle Übungen, um die einzelnen Muskelgruppen des Körpers gezielt zu trainieren. Je schwerer betroffen jedoch ein Mensch ist, umso weniger kann man erwarten, dass spezielle Übungen nachgeahmt werden können. Das Gute ist jedoch, dass das einfache Stehen oder auch Sitzen auf dem Gerät ebenfalls gezielt die Muskulatur kräftigt und auch erfolgreich gegen Osteoporose eingesetzt wird.

Auf den jeweiligen Symposien der Firma Novotec habe ich bereits etliche Male über meine Erfahrung mit dem Galileo-Training im Rahmen der Psychomotorischen Ganzheitstherapie bei meinen Patientinnen und Patienten referiert. Begleitet wurde ich regelmäßig von Frank, der über solche Ausflüge immer aufs Neue begeistert ist. Nicht immer war er nur Zuschauer, sondern ich konnte natürlich auch gleich an ihm ein paar Übungen auf dem Galileo zeigen, was er besonders amüsant fand.

Dabei kam auch die Frage auf und wurde heftig diskutiert, ob man barfuß, in Schuhen oder sogar in hohen Orthesen trainieren soll. Zusammenfassend muss man zu dem Schluss kommen, dass, wenn man zum Stehen hohe Orthesen benötigt, man natürlich MIT Orthesen trainieren muss.

Barfuß zu trainieren, sollten sich insbesondere Erwachsene gut überlegen. Haben sie nämlich im Frühjahr noch recht wenig Hornhaut unter den Füßen, kann dies heftige Blasen geben. Dann ist es sicherlich geschickter, in Strümpfen zu trainieren. Im Sommer, wenn durch vieles Barfußlaufen die Hornhaut kräftiger geworden ist, mag dies eher möglich sein.

Kinder haben ein leichteres Gewicht, so dass weniger Druck auf die Fußsohlen kommt und sie eher barfuß trainieren können.

Ich empfehle jedoch, immer sehr vorsichtig heranzugehen und lieber etwas länger als erforderlich in Schuhen zu trainieren, als schmerzhafte Blasen zu riskieren und dadurch die Motivation zum Training drastisch zu senken.

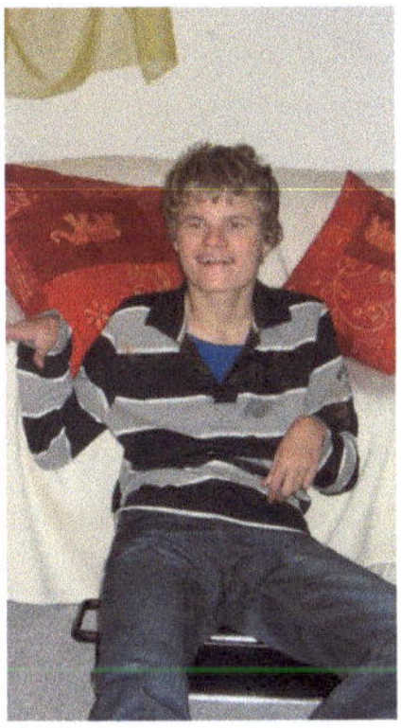

Abb. 33 a:
Die ersten Anfänge mit dem Galileo-Training erforderten bei Frank noch große Unterstützung. Beim Training im Sitzen war es z.B. hilfreich, dass ein altes Sofa hinter ihm stand, damit er beim Umkippen nach hinten weich landete.

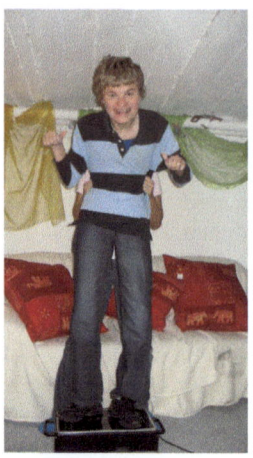

Abb. 33b:
Beim Training im Stehen benötigte er anfangs noch eine regelrechte Umklammerung und zur Sicherheit für uns beide das schon beschriebene Sofa hinter uns.

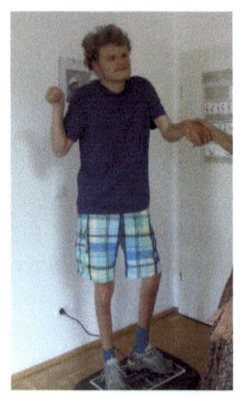 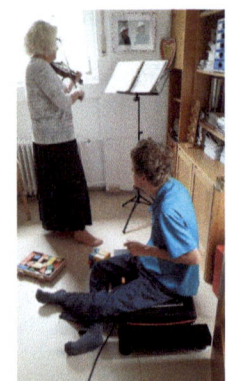 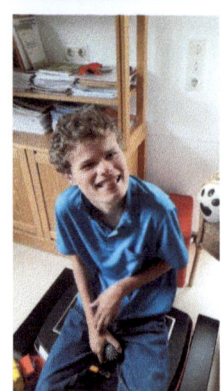

Abb. 34a, 34b und 34c: Heute ist beim Training im Stehen nur noch die Unterstützung durch eine Hand erforderlich. Beim Training im Sitzen hält Frank den Rücken so gerade, dass er ganz alleine trainieren und ich mich nebendran anderweitig beschäftigen kann.

Bei diesen Symposien der Firma Novotec zählen nicht nur die Vorträge, sondern auch der Austausch untereinander. Dr. Christina Stark, die u.a. das Kölner Konzept „Auf die Beine" betreut, arbeitet genau wie ich erfolgreich mit dem Galileo-Training, auch bei Menschen mit Cerebralparese und Skoliose (22). Speziell über dieses Thema hat sie auf den verschiedenen Galileo-Symposien bereits Vorträge gehalten.
Es wäre zu schön, wenn in Einrichtungen, die von Menschen mit Cerebralparese besucht werden, das Galileo-Training zum Standard der dortigen Physiotherapie dazu gehören würde. Denn die Skoliose ist bei

vielen Menschen mit Cerebralparese oder Mehrfachbehinderung ein großes Problem.

Frank trainiert regelmäßig mit dem Galileo. Nicht nur für seine Beinmuskulatur ist dieses Muskelaufbautraining wichtig, sondern auch für seine Rückenmuskulatur. Seine Skoliose bleibt seit Jahren auf einem geringen Niveau stabil. Auch seine Körperkoordination wurde sicherer siehe Abb. 33 bis 34).

Abb. 35: Auf dem Foto unten sieht man, wie plan Frank erneut wieder mit den Füßen stehen kann. Dies war lange Zeit nach der Verschlechterung im März 2019 nicht mehr möglich (siehe auch Abb. 30).

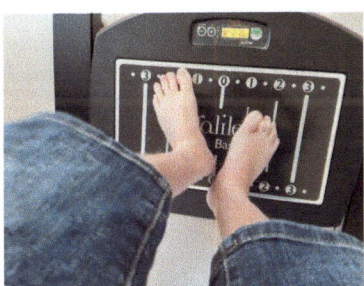

Ganz unabhängig davon trainiere ich selbst ebenfalls auf dem Galileo, denn nur auf diese Weise kann ich meine eigene Rückenmuskulatur so kräftigen, dass ich Frank weiterhin einigermaßen gut „handeln" kann - ihn beim Gehen zu führen, mit ihm Treppen zu steigen oder auch ihn beim Einsteigen ins Auto tatkräftig zu unterstützen. Ohne dieses intensive Rückentraining wäre ich zu diesen Aufgaben schon längst nicht mehr in der Lage. Aus diesem Grund rate ich immer auch den betroffenen Eltern zu einem regelmäßigen Galileotraining.

Weitere Beispiele des Galileo-Vibrationstrainings (2010)

Laura ist 15 Jahre alt und seit 1999 meine Patientin. Aufgrund einer Frühgeburt in der 33. SSW kam es bei ihr zu einer Hirnschädigung mit daraus resultierender globaler psychomotorischer Entwicklungsstörung. Ihr Rumpf ist hypoton, ihre Beine und insbesondere die Füße hyperton mit ausgeprägter Spitzfußneigung und Supinationsstellung. Als ich sie kennenlernte, war es Laura nicht möglich, barfuß oder in Schuhen das Körpergewicht zu übernehmen. Der Spitzfuß und die Supination waren zu stark. Die Übernahme des Körpergewichtes war nur mit Nancy-Hylton-Orthesen (DAFO: Dynamic Ancle Foot Ortheses) möglich. Die Verbesserung in der Motorik -

Beweglichkeit und Stabilität - wurde durch ein Gesamtprogramm im Rahmen der Psychomotorischen Ganzheitstherapie erreicht, welches u.a. Bodenübungen wie Kreuzmuster-Patterning und Robben, Krabbelübungen, Rückenübungen und ein Gehtraining enthielt. Das Geh- und Stehtraining wird mit ihr im NF-Walker durchgeführt, aber auch, indem man Laura unter den Achseln stabilisiert und ihre Beine alternierend nach vorne schiebt, wobei sie zunehmend mehr Eigenbewegungen zeigt. Auf diese Art legt sie alle Strecken in der Wohnung und im Garten zu Fuß zurück.

Seit Mai 2007 führt sie nun zusätzlich zu den anderen Übungen aus der Psychomotorischen Ganzheitstherapie regelmäßig mehrmals täglich das Galileo-Training durch. Die Familie hat einen sogenannten "Galileo-Trainer Home +" (wurde von "Galileo Basic" abgelöst): Man kann die Frequenz variabel einstellen, ein Festhaltesystem bzw. ein Minicomputer zum Speichern der Trainingsdaten existiert hierbei nicht (ist jedoch auch für das von mir verordnete Training nicht erforderlich).

Laura steht auf dem Galileo, indem ihre Mutter sie von hinten stützt. Bis Herbst 2004 trug sie hierbei die Nancy-Hylton-Orthesen (DAFO). Nachdem sie jedoch vom Frühjahr bis zum Herbst so deutlich lockerere Füße bekommen hat, habe ich empfohlen, Laura auch in Strümpfen auf den Galileo zu stellen. Ihr linker Fuß konnte nun von Laura selbst ganz plan aufgestellt werden, der rechte zwar noch in Supinationshaltung, aber wesentlich verbessert. Laura trainiert mit einer Frequenz von 14-16 Hertz. Sie trainiert nicht nur im Stehen, sondern auch im Sitzen. Man kann hierbei die Vibration der unteren Rumpfmuskulatur spüren und so erkennen, dass genau diese Muskulatur trainiert wird. Insofern verwundert es nicht, dass ihre Rumpfmuskulatur kräftiger geworden ist und dadurch bedingt die Haltung des Oberkörpers aufrechter und die Kopfkontrolle besser.

David, 23 Jahre alt, und Isabelle, 14 Jahre alt, haben eine Behinderung ganz unterschiedlicher Ursache und Ausprägung. Beiden ist jedoch gemeinsam, dass sie wechselnd große Probleme mit der Rumpfstabilisierung, der Übernahme des Körpergewichts und der Kopfkontrolle beim geführten Gehen haben. Als Versuch, ob eine solche Art der Vibration ein positiver Stimulus sein kann, habe ich sie, die beide zufällig innerhalb derselben Woche einen Termin in meiner Praxis hatten, auf das Galileo-Gerät gestellt. Ich erlebte jeweils eine ganz ähnliche Reaktion: Trotz starker Unterstützung durch die Mutter, die jeweils den Oberkörper umfasste, übernahmen sie auf dem Boden kaum Körpergewicht und konnten den Kopf nicht anheben. Auf dem Galileo-Gerät spürten sie die Vibration, bauten nach einem kurzen Moment Körperspannung auf, übernahmen das Körpergewicht und hoben den Kopf, um mich interessiert anzuschauen! Offensichtlich gefiel ihnen diese Position.

Dass man in der Therapie behinderter Kinder kreativ sein muss, zeigt das Beispiel von Florian. Er kann aufgrund seiner motorischen Beeinträchtigung noch nicht selbständig vorwärts robben, krabbeln und auch nicht geführt gehen. Die Bodenübungen mit dem Kreuzmuster-Patterning sowie dem Krabbelwagen-Patterning bzw. das Robben auf der Rampe wurden in den ersten Monaten im Rahmen der Psychomotorischen Ganzheitstherapie besonders intensiv eingesetzt. Zusätzlich erfolgte nach ein paar Monaten noch das Training mit dem Galileo-Trainer. Da Florian noch große Probleme hat, sein Körpergewicht zu übernehmen, wird das Training in den Beinschienen durchgeführt und er darf sich, wenn er es zur Entlastung benötigt, auf einem Bügelbrett abstützen (siehe unten). Auch Florian hat sich durch dieses gesamte Training in seiner Muskelkraft und Körperkoordination verbessern können: Auf der Schrägen Übungstherapierampe bewegt er sich jetzt vorwärts, wobei die Beine zum Teil bereits alternierend eingesetzt werden. Mit Unterstützung übernimmt er beim Vierfüßlerstand eine gewisse Stützfunktion in Armen und Beinen. Auch die Kopfkontrolle hat sich verbessert.

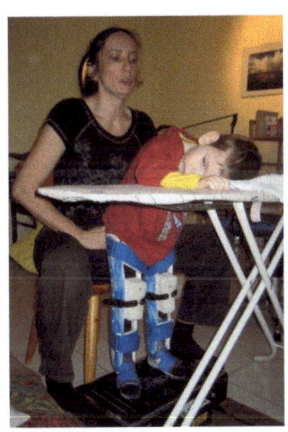 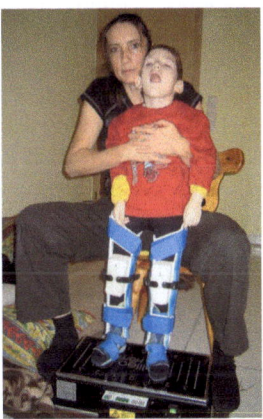

Abb. 36a und 36b: Die Aufrichtung Florians unterstützt seine Mutter noch durch Orthesen, indem sie seinen Oberkörper stabilisiert und bei Bedarf durch ein Bügelbrett. So kann auf ein aufwendiges Lagerungssystem verzichtet werden.

Bei den hier beschriebenen Patienten und Patientinnen, die neben ihrem Übungsprogramm im Rahmen der Psychomotorischen Ganzheitstherapie regelmäßig mit dem Galileo-Trainer trainieren, haben sich sowohl die Körperkoordination als auch die Muskelkraft und dadurch bedingt auch die Ausdauer verbessert. Zusätzlich ist z.T. auch die Muskelspannung in den Füßen lockerer geworden, somit die Spastik zurückgegangen. Zu berücksichtigen ist allerdings, dass das Galileo-Training zwar die Muskelkraft, z.B. der Beine und des Rumpfes beim Training im Stehen stärkt, jedoch nur bedingt die Kondition. Aufbauend auf dieses Galileo-

Training sollte darum noch zusätzlich regelmäßig ein Gehtraining mit steigender Streckenlänge eingesetzt werden. Insbesondere, wenn die Rückenmuskulatur kräftiger geworden ist, spricht nichts mehr gegen eine weitere Ausdehnung des Gehtrainings.

Selbstverständlich kann der Galileo-Vibrationstrainer auch vom Rest der Familie benutzt werden. Von einem solchen Rückentraining profitieren insbesondere die Eltern meiner körperbehinderten Patienten und Patientinnen. Um außer Haus ein Rückentraining durchzuführen - so sinnvoll und wichtig dies wäre -, bleibt häufig keine Zeit oder man nimmt sich diese Zeit einfach nicht. Doch mehrmals täglich auf dem Galileo in einer Einheit von 3 Minuten zu trainieren - dies kann man eher einrichten.

Spezielle Dehnübungen

Hypertone Muskulatur neigt dazu, nach und nach zu verkürzen. Dies ergibt die gefürchteten Kontrakturen. Mehrere Möglichkeiten stehen zur Verfügung, um diese Entwicklung aufzuhalten, wobei man sich darüber im Klaren sein muss, dass eine Dehnung mehrere Stunden am Tag erfolgen muss, will man das Fortschreiten der Verkürzung verhindern. Da dies selten ausreichend lange durchzuführen ist, denn die Zeit fehlt dann für andere Übungen, halte ich zusätzliche Maßnahmen jeweils für erforderlich.

Bei der regelrechten Dehnübung wird zunächst bei gebeugtem Knie der Fuß angewinkelt. Daran anschließend wird bei gehaltenem angewinkeltem Fuß das Knie vorsichtig gestreckt. Es ist wichtig, die Dehnung insgesamt langsam vorsichtig jeweils bis zum Eintreten von Widerstand durchzuführen, einen Moment zu warten, bis der Widerstand sich löst, und dann vorsichtig etwas weiter zu dehnen. Darum wird dieses Dehnen mit dem Wort "Sägezahnmuster" beschrieben.

Man kann aber auch mit einer Schiene und mit einem sogenannten Quengelmechanismus arbeiten: Hierbei wird das Bein recht locker in die Schiene gelegt, dann per Schraubensystem nach und nach mehr gestreckt, gerade eben soweit, wie das Kind es akzeptiert. Florians Schienen auf den Abbildungen 36a und 36b sind z.B. solche Quengelschienen. Entscheiden war, dass Florian diese Schienen gut akzeptiert hat, so dass sie für ihn keine Zumutung darstellten.

Üblicherweise werden sogenannte Stehständer ebenfalls hierzu eingesetzt, da sie spezielle Dehnvorrichtungen für den Kniebereich haben. Einsetzen kann man auch einen NF-Walker und zwar, indem man von Hand die Knie dehnt, während derjenige/diejenige im Walker steht, zu sehen in Abb.37a und 37b.

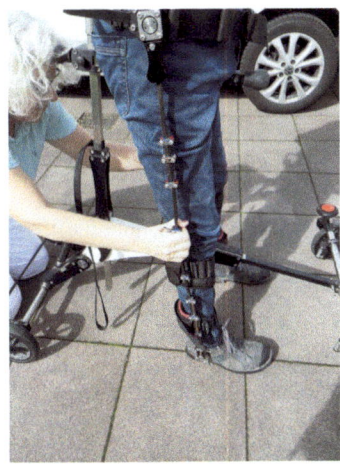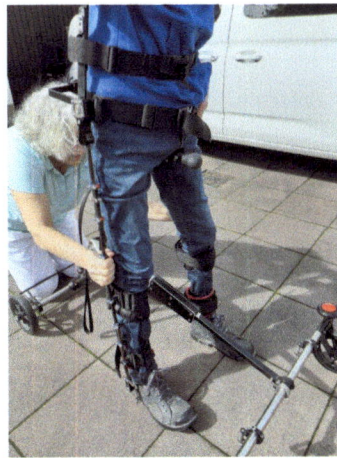

*Abb. 37a und 37b: Auch hierbei wird vorsichtig im „Sägezahnmuster"
gedehnt und dann die Dehnung eine Weile gehalten.*

Plateausohlen-Erhöhung

Bei Kindern mit einer deutlichen Bewegungsstörung der Beine kann sich langsam schleichend eine Beinlängendifferenz entwickeln, die entweder niemandem auffällt oder die niemanden zum Handeln veranlasst. Zunächst ist einmal nach den möglichen Ursachen zu fragen. Zwar zeigt jeder Mensch eine gewisse Längendifferenz der Beine. Trotzdem erfordert in aller Regel eine Beinlängendifferenz bei einem körperbehinderten Kind eine spezielle Sichtweise. Ich spreche von der sogenannten "funktionellen Beinlängendifferenz". In diesem Fall ist die tatsächliche Länge der Beine identisch. Trotzdem sieht man insbesondere, wenn das Kind auf dem Rücken liegt, einen deutlichen Unterschied in der Beinlänge, da sich bei gestreckten Beinen sowohl die Kniescheiben als auch die Fersen nicht auf gleicher Höhe befinden.

Dies kann von einer Blockierung des Ileosacralgelenkes herrühren, aber auch davon, dass die höhere Muskelspannung auf der kürzeren Seite den Oberschenkelkopf stärker zur Hüftpfanne hinzieht als auf der anderen Seite. Es kann aber auch auf eine Hüftreifungsstörung mit asymmetrisch ausgebildeter Hüfte zurückzuführen sein. Welche dieser Ursachen in Frage kommen, kann nur durch eine Röntgenaufnahme der Hüfte geklärt werden.

Liegt tatsächlich eine Hüftreifungsstörung vor, müssen intensive Maßnahmen zur Schonung und Nachreifung ergriffen werden (sowohl spezielle Übungen wie z.B. Kreuzmuster-Patterning oder auch der Einsatz der Mancini-Orthese, siehe Seite 61).

Auch bei unterschiedlicher Spannung der Muskulatur und bei Blockierung des Ileosacralgelenkes ist zu prüfen, inwieweit beim Stehen die Hüfte parallel zum Boden gehalten wird. Sinkt die Hüfte auf der Seite des funktionell kürzeren Beines ab (und wird dadurch die Skoliose verstärkt), ist hier eine Plateausohle erforderlich. Denn nur durch diesen Längendifferenz-Ausgleich kann eine Zunahme der Skoliose vermieden werden. Dies ist besonders bei Kindern, die bereits Steh- und Gehübungen machen, unbedingt erforderlich. Bei Kindern, die noch nicht unterstützt stehen, kann zunächst noch darauf verzichtet werden.

Ein weiterer Hinweis auf diese erforderliche Maßnahme ist der Rhythmus der Schritte: Bei einer Beinlängendifferenz (ob tatsächlich oder funktionell) werden die Schritte nicht gleichmäßig gesetzt, sondern "kurz-lang, kurz-lang, kurz-lang". Gleicht man mit einer Plateausohle aus, wird die Schrittfolge rhythmisch. Zugegeben: Dies herauszuhören, erfordert einiges an Erfahrung, aber es trifft in der Mehrheit der Fälle zu. Etliche Eltern berichten, dass nach dem Ausgleich einer solchen funktionellen Beinlängendifferenz ihr Kind von einem Tag zum anderen wesentlich sicherer und stabiler gehen konnte.

Als Veranschaulichung können Sie sich ja mal an den einen Fuß einen Schuh mit Absatz und an den anderen einen flachen Schuh ziehen. Wenn Sie nun gehen, werden Sie merken, um wieviel schwieriger es ist, die Stabilität beim Gehen herzustellen.

Das Argument, eine Plateausohle schiebe eine luxierte Hüfte noch weiter nach oben, kann nicht gelten. Denn beim Gehen steht man mit einem Bein, so dass es für dieses Bein im Moment der Gewichtsübernahme keine Bedeutung hat, ob sich eine Plateausohle darunter befindet oder nicht.

Orthopädische Operationen als Auswahl
An dieser Stelle auf **alle** Operationen, die bei Patienten und Patientinnen mit Cerebralparese bzw. Mehrfachbehinderung durchgeführt werden, einzugehen, ist mir nicht möglich. Ich beschränke mich deswegen auf den

Bereich der sehnenverlängernden Operationen, da diese besonders häufig eingesetzt werden, um den Betroffenen das Leben zu erleichtern.

Diese **sehnenverlängernden Operationen in der üblichen Form** werden bei einer sehr starken Verkürzung der Sehnen eingesetzt. Da diese Art der Vorgehensweise im Allgemeinen recht gut bekannt ist, beschreibe ich auf den folgenden Seiten ausführlicher die Fasziomyotomie nach Ulzibat. Diese **Fasziomyotomie wird auch als perkutane Myofasziotomie nach Ulzibat** (26) oder als „Ritzen der Sehnen" bezeichnet. Durch dieses Ritzen, welches mit Spezialmessern durchgeführt wird, so dass nur sehr kleine Hautschnitte erforderlich sind, wird erreicht, dass die Sehnen wieder länger werden. Zur Heilung ist meistens über 6 Wochen ein Lagerungs-Gips erforderlich.

Dr. Peter Bernius ist Chefarzt im Fachzentrum für Kinder- und Neuroorthopädie in der *Schön Klinik München Harlaching*. Er hat die von Dr. Valeri Ulzibat entwickelte Methode in Deutschland etabliert und speziell für Eltern in seinem Facebook-Account einen Artikel hierüber geschrieben. *Hieraus habe ich folgende Zeilen entnommen:*

• *Die perkutane Myofasziotomie reduziert stärker und anhaltender als Botulinumtoxin die Spastik.*

• *Sie reduziert die durch die Spastik ausgelösten Schmerzen in den verspannten Muskeln und in den großen Gelenken.*

• *Sie verbessert die passive und aktive Bewegungsmöglichkeit der Muskeln wesentlich.*

• *Frühzeitig durchgeführt kann sie die Anzahl aufwendigerer orthopädischer Korrekturen reduzieren.*

• *Bei der Operation wird die Muskulatur am gesamten Bewegungsapparat, d.h. an den Armen, den Beinen, dem Rumpf und dem Kopf in einer einzigen Sitzung behandelt. Die Veränderung der Muskelbalance erlaubt anschließend eine erheblich verbesserte Bewegung mit Möglichkeiten der Verbesserung der Handmotorik, der Rumpfkontrolle und der Bewegung der Beine.*

Die perkutane Myofasziotomie mit der Ulzibat-Methode ist ein minimalinvasiver Eingriff. Im Gegensatz zu allen bisherigen operativen Muskelverlängerungen kommt sie ausschließlich mit Einstichen als Zugang zu den verkürzten Muskeln aus. Die Einstichwunden sind ca. 2 bis 4 mm lang und diese Wunden müssen nicht genäht, sondern nur mit einem Pflaster abgedeckt werden. Nach Durchstechen der Haut und des Unterhautfettgewebes erreicht die Klinge des kleinen Spezialmessers die verkürzte Muskulatur. Diese wird vorher unter maximale Anspannung gesetzt. Mit der Messerspitze werden die verkürzten, anspannenden

Muskelhüllen und –faszien ertastet und vorsichtig angeritzt. Elastische Strukturen, wie die nicht veränderten Muskelfasern, die Nerven und Blutgefäße, sind so elastisch, dass sie dem abgestumpften Messer ausweichen. Das Anritzen verkürzter Strukturen kann dabei sowohl im Längs- als auch im Querverlauf der Muskulatur erfolgen. Die Operation wird solange durchgeführt bis das gewünschte Bewegungsausmaß in den Gelenken erreicht wird. Während einer Operation werden dabei Muskeln der gesamten Muskelkette berücksichtigt, die auf die Probleme beim Bewegen Auswirkung haben. Durch den minimalinvasiven Zugang und das spontane Verschließen der Einstichstelle ohne Naht dauert der Eingriff sehr viel kürzer als herkömmliche offene Operationen. Zum Schluss wird die Wunde mit einer transparenten Wundabdeckung verschlossen. Zum Abschluss erfolgt die Anlage eines Druckverbandes um Blutungen in der Tiefe zu stoppen (26).

Im Folgenden der Bericht, wie diese beiden Arten der Sehnenverlängerung bei meinem Sohn Frank eingesetzt wurden:
Schleichend bildete sich eine zunehmende Spastik der Füße heraus, dies mit starker Supinationsstellung (Drehung des Fußes nach innen), insbesondere links. Zu gehen bereitete Frank immer mehr Schmerzen, so dass selbstredend seine Freude daran drastisch nachließ. Mit 11 Jahren erhielt er dann Propriozeptive Orthesen (DAFO – Dynamic Ancle Foot Ortheses), wodurch sich zumindest für eine Weile die Situation deutlich besserte (siehe auch die Seiten 64 - 66). Zum damaligen Zeitpunkt gab es mit dieser Art von Orthesen – sowohl DFO als auch DAFO – kaum Erfahrung. Die ersten DFO (Dynamic Foot Ortheses, also Fußorthesen im Sinne von Einlagen) nach Nancy Hylton stellte ich sogar im Rahmen eines Kurses einer darin ausgebildeten Physiotherapeutin selbst her. Ich bin schon sehr froh darüber, dass diese Arbeit heute Profis übernehmen, die es besser können als ich.
Botulinumtoxin-Injektionen wurden eingesetzt, brachten jeweils nach 2 bis 3 Wochen eine gute Verbesserung dieser Situation. Allerdings ließ die Wirkung nach 2,5 Monaten schnell nach, so dass dies keine Lösung auf Dauer sein konnte.
Im November 2002 – mit 14 Jahren – wurde wegen dieser starken Spitzfußhaltung mit Supination von Dr. Bernius / Orthozentrum München Harlaching eine sehnenverlängernde Operation beider Fußgelenke durchgeführt:
Durch diese OP konnte zwar eine gewisse Verbesserung der Situation erreicht werden, jedoch setzte Frank die Füße nach wie vor eher auf dem Außenrand auf. Erneute Botulinumtoxin-Injektionen wurden eingesetzt.

Wiederum war das Ergebnis anfänglich gut, hielt aber nur 2,5 Monate. Dann ließ auf einmal die Wirkung bereits nach 2 Wochen wieder nach, vermutlich - bedingt durch einen hochfieberhaften Infekt (warum auch immer).

Frank wurde nach der erneuten Fasziomyotomie mit entsprechenden Schienen versorgt und konnte insgesamt problemlos mobilisiert werden. Danach deutlich bessere Fußstellung, es waren nur noch DFO erforderlich oder auch das Gehen mit mir über kurze Strecken ganz ohne Einlagen möglich. Diese verbesserte Situation hielt mehrere Jahre an.

2017/2018, knapp 7,5 Jahre nach dieser ersten Fasziomyotomie, verschlechterte sich die Supinationsstellung erneut, allerdings nicht so wie auf Abb. 29. Trotzdem schien es ratsam, erneut eine Fasziomyotomie durchzuführen, da die verdrehte Haltung der Füße Frank beeinträchtigte. Obwohl Frank nun fast 30 Jahre alt war, war er in den zurückliegenden 7 Jahren noch 5 cm gewachsen, was vermutlich ebenfalls zu der Zunahme der Faszien-Verkürzung im Fußbereich beigetragen hatte. Vom Befund her zeigte sich im Januar 2018 eine Kontraktur der Plantarfaszie (Verkürzung der Faszie der Fußsohle), Verkürzung der inneren Kniebeuger und der linken Wade. Zusätzlich war es noch zu einem Krallen der Großzehen

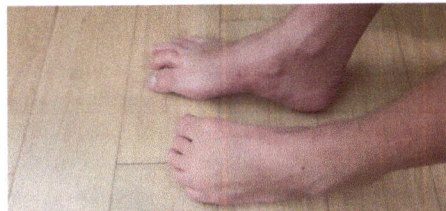

gekommen, dies hauptsächlich unter Belastung. Wiederum war eine Fasziomyotomie nach Ulzibat möglich. Diese wurde erneut in der Schönklinik in München von Dr. Bernius durchgeführt.

Abb. 38: Fußstellung vor der Operation von 2018

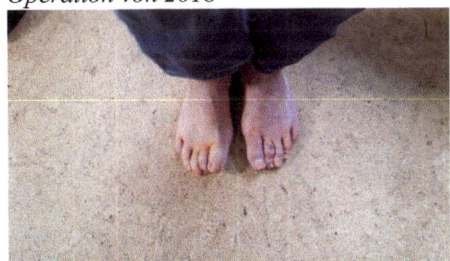

Abb. 39: Fußstellung eine Woche nach der Operation

Wie bei dem vorigen Mal und auch von etlichen meiner Patientenfamilien beschrieben hat Frank diese minimal-invasive Operation sehr gut „weggesteckt". Er konnte schon am 1. postoperativen Tag wieder ein paar Schritte mit mir zusammen gehen. Dies in den hier zu sehenden Cast-Schienen.

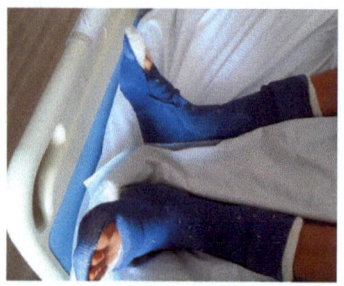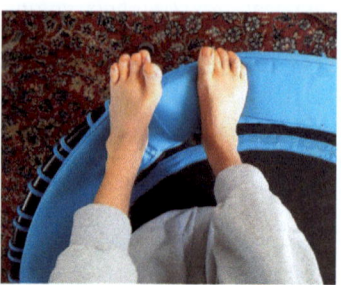

Abb. 40a: Stellung Füße postoperativ eingegipst (die Gipse wurden dann aufgeschnitten als Cast-Schienen getragen)
Abb. 40b: Füße 2 Wochen nach der Operation

Dies Gehtraining wurde natürlich sehr vorsichtig und nur langsam steigernd durchgeführt. Trotzdem verblüffte er mich sehr, wie schnell und motiviert er bei der Mobilisation mitmachte. Die Vorgehensweise war dahingehend, dass er nachts für 6 Wochen die Cast-Schienen tragen musste. Tagsüber zum Gehtraining wurden diese abgewechselt mit knöchelübergreifenden Schuhen plus Nancy-Hylton-Einlagen als DFO. Nach und nach konnte die Gehstrecke wieder gesteigert werden.
Die Fußstellung wurde besser, spezielle Einlagen waren nicht mehr unbedingt erforderlich, wurden aber gerade in den Schuhen, mit denen er lange Strecken lief, beibehalten. Dann kam es bei Frank im Februar 2019 zu einer Streptokokken-Angina mit hohem Fieber und mehreren Grand-Mal-Anfällen und auch letztendlich einem mehrtägigen NCSE. Danach sah die Welt für uns wieder einmal ganz anders aus, denn die Spastik in den Füßen hatte enorm zugenommen. Diese Verschlechterung stellte sich schleichend ein (19), war aber irgendwann nicht mehr zu übersehen. Ich konnte mit einer Intensivierung des Trainings (motorisch, Galileo-Training, nun wieder DAFO) nach und nach wieder gewisse Verbesserung erreichen und letztendlich kamen wir erneut in eine Phase, in der lange Strecken wieder möglich und nur DFO erforderlich waren und sind. Auf Abb. 41a ist zu sehen, wie Frank im März 2023 barfuß an der Sprossenwand steht. Zwar setzt er hier die Füße fast plan auf, bei den ersten Schritten oder erst recht bei Aufregung werden die Supination und das Krallen jedoch stärker.
Diese Verstärkung der Fehlhaltung konnte jedoch beim Gehen durch DFO und knöchelübergreifende Wanderschuhe noch aufgefangen werden. So waren damals lange Strecken gerade eben noch möglich, aber Franks Freude am Lauftraining durch die Natur ließ doch bereits wieder nach.

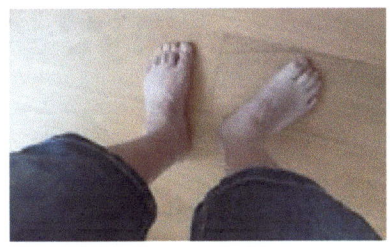 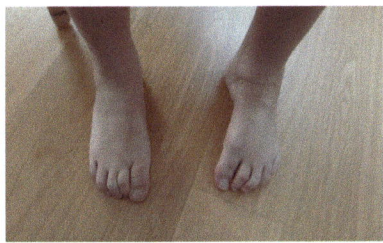

Abb. 41a und 41b: Der Unterschied zwischen ruhigem Stehen und Gehen ist in der Stellung der Zehen deutlich zu sehen.

Es wäre mir lieb gewesen, wenn man bereits 2023 erneut eine Fasziomyotomie hätte durchführen können. Doch in der Corona-Zeit konnte ich mich nicht zu einem Klinikaufenthalt durchringen, so dass wir auf solche Maßnahmen verzichteten. Dieser Gedanke war nur aufgeschoben, nicht ganz beiseitegelegt. Als Kompromiss, um die Zeit, bis eventuell doch eine Fasziomyotomie für Frank wieder möglich ist, wurde gerade aktuell eine Botulinum-Toxin-Injektion in den linken Fuß durchgeführt. Dieses Abwarten war jedoch nur möglich, da die Einlagenversorgung mit tatsächlich ganz akkurat passenden Fußorthesen (DFO/Einlagen) in stabilen Wanderschuhen passte.

Ende Februar 2024 ließ ich dann doch erneut eine Myofasziotomie bei Frank durchführen, da die Fußstellung ihm eindeutig Probleme bereitete. Die Operation an sich verlief gut. Die Tage anschließend waren trotzdem viel anstrengender als bei den Malen davor. Denn Frank erkannte beim Betreten der Klinik diese wieder und ahnte „Böses". Das Personal war allesamt äußerst freundlich und ging herzlich mit ihm um. Sowie er alleine mit mir und nicht mehr abgelenkt war, kam die schlimme Vorahnung bei ihm zurück. Insofern wundert es nicht, dass er einen Tag nach der Operation einen Grand-Mal-Anfall hatte und auch in einen NCSE rutschte (siehe im Kapitel „Epilepsie"). Da dieses Mal auch etliche Stellen an den Oberschenkeln mit in die Myofasziotomie einbezogen wurden, hatte er hier deutliche Hämatome und kam nicht so schnell wie gewohnt auf die Beine. Meinerseits war Geduld, Geduld, Geduld gefragt. Mehr als vorsichtige Dehnübungen wurden von Frank zunächst nicht akzeptiert. Ich wollte erreichen, dass es ihm trotz allem gut ging. Inzwischen ist diese Anfangsphase vorbei, unser Ziel ist erreicht: Die Beine können in den Kniegelenken wieder gestreckt werden und die Füße werden plan aufgesetzt. Nun müssen wir nur noch erreichen, dass aus uns Couch-Potatoes wieder

Läufer werden, denn die Kondition hat durch die Laufpause nicht nur bei Frank nachgelassen.

Frank ist einer der Patienten mit einer deutlichen spastischen Fehlstellung im Bereich der Füße, der von einer Myofasziomtomie profitiert hat. Auch bei leichter Fehlstellung können Verbesserungen erreicht werden, wie man z.B. an Henning sehen kann.

Über Henning habe ich bereits mehrfach berichtet. Von Anfang an – ich lernte ihn im Jahr 2000, als er 2 Jahre alt war - hat mich beeindruckt, wie konsequent seine Mutter mit ihm das für ihn erarbeitete Therapieprogramm im Alltag umsetzte und wie bereitwillig und hochmotiviert Henning mitarbeitete. Bei ihm besteht ein Mikrocephalus* und parietaler* Schizenzephalie* beidseits (Typ 1). Betroffen hiervon ist seine Grobmotorik, Feinmotorik und die expressive Sprache sowie sein Arbeitstempo, wobei seine kognitive Entwicklung sehr gut ist, was er aktuell in seiner derzeitigen Ausbildung mit seinem Allgemeinwissen und ausgezeichneten Computerkenntnissen unter Beweis stellen kann. Wegen spastischer Verkürzung im Bereich der Kniemuskulatur war 2004 bereits eine intramuskuläre Verlängerung der Kniebeugemuskulatur und Wadenmuskulatur nach Strayer sowie distalem* Rektustransfer* beidseits durchgeführt worden. Dies führte zu deutlichen Verbesserungen.

Henning konnte inzwischen – 2011 - beide Fersen auf den Boden bringen. Man konnte Hennings Füße gut anwinkeln oder seine Knie strecken, aber nicht beides gleichzeitig, was für eine zumindest noch leichtgradige Verkürzung der Muskulatur sprach. Allerdings rollte er beim Gehen den Fuß noch nicht ab. Rechts ist die Kraft der Fußheber etwas abgeschwächt,

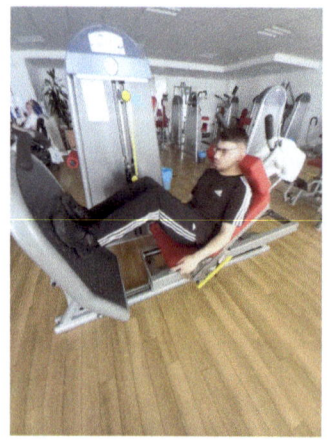

aber vorhanden. Links zeigt Henning so gut wie keine Reaktion der Fußheber, er stolperte jetzt seltener hierüber. Trotz der nur minimalen Verkürzung wurde nun eine Myofasziotomie durchgeführt, mit dem Ergebnis, dass man heute kaum noch Auffälligkeiten in seinem Gangbild erkennen kann. Er besucht inzwischen regelmäßig das Fitness-Studio, um die erreichten Verbesserungen zu erhalten und um seine Muskelkraft zu steigern – wie andere junge Männer auch.

Abb. 42 Henning im Fitness-Studio

Zusammenfassende Gedanken

Zu wenig Bewegung ist für jeden Menschen schlecht – sowohl für diejenigen, die gut gehen können als auch für die in der Motorik mäßig Beeinträchtigten als auch für die, die sich so gut wie nicht zielorientiert selbständig bewegen können. Nelson Annunciato, ein Neurowissenschaftler, den ich bei einem der von mir besuchten Padovan-Kurse kennenlernen durfte, bestätigte übrigens auf Grund seiner Erfahrungen, dass bei schwerstbetroffenen Menschen mit Behinderung, die alleine ohne Unterstützung sich nicht bewegen können, passive motorische Übungen von großer Bedeutung sind. Denn zwar wird das Gehirn durch aktive motorische Übungen besser mit Nährstoffen versorgt als durch passive Übungen. Aber auch passive Übungen führen in gewissem Ausmaß zu dieser Nährstoffversorgung bzw. ohne jegliche motorische Übungen oder bei nur sehr wenig Bewegung ist diese Versorgung mit Nährstoffen schlechter, was für die geschädigten Gehirnbereiche besonders gravierend ist (13).

Bei Menschen mit Cerebralparese oder beeinträchtigter Motorik anderer Ursache ist somit Bewegungsmangel genauso von Nachteil wie bei anderen Personen, wird allerdings wesentlich mehr von der Umgebung akzeptiert. Dies geht über alle Altersstufen hinweg. An den in diesem Kapitel vorgestellten Übungen können Sie sehen, dass man auch schwerst betroffene Kinder, Jugendliche und Erwachsene mit Cerebralparese zu Bewegung motivieren und hinführen kann. Zuerst wird dies in der Absicht geschehen, dass sie sich in der Motorik verbessern. Genauso wichtig ist jedoch auch die Bewegung an sich. Wie wichtig Bewegung für den Menschen ist, wird gerade in letzter Zeit immer wieder durch verschiedene Autoren betont und ausführlich begründet.

Momentan liegt der Fokus auf Bewegung im Alter. Hieran möchte ich absolut keine Kritik üben, sondern stehe voll und ganz hinter diesen Überlegungen. Mir fehlt jedoch nur immer wieder der Hinweis auf Menschen mit Cerebralparese oder Mehrfachbehinderung, ob Kleinkinder, Kinder, Jugendliche oder Erwachsene. Hier wagt man meiner Meinung nach viel zu wenig, Bewegung „einzufordern". Hier ist zu schnell von Überforderung und Schonung die Rede statt von Förderung im richtigen Maß, auch wenn dies für die Betroffenen anstrengend sein mag.

Insofern sollten wir die Ratschläge zu einem „bewegteren" Leben, z.B. von Ingo Froböse (27), ebenso für unsere Kinder mit Cerebralparese (seien sie noch klein oder schon groß/erwachsen) beherzigen, auch wenn die Ausführung z.T. etwas anders aussehen mag. Denn auch Menschen mit Cerebralparese und Mehrfachbehinderung profitieren von den durch Bewegung erreichten positiven Veränderungen im Körper. Auch bei ihnen gilt, dass die Myokine als hormonähnliche Botenstoffe durch motorisches Training entstehen und nur so ihre Wirkung entfalten können. Myokine entstehen bei Bewegungs- und Krafttraining. Es gibt etliche verschiedene Myokine, die alle ihre Bedeutung haben. Froböse (27) beschreibt die Muskulatur als endokrines Organ und erläutert, warum aus diesem Grund der Einsatz und Gebrauch der Muskulatur wichtig ist. Wenn Annunciato von Nervenwachstumsfaktoren spricht, die zu ihrer Entwicklung und Existenz Bewegung benötigen (13), ist das genauso richtig wie wenn Froböse von der Muskulatur als endokrines Organ ausgeht. Froböse beschreibt, dass dieses endokrine Organ bei erhöhter Aktivität Stoffe wie z.B. Myokine ausschüttet und eines dieser Myokine (BDNF – Brain-Derived-Neurotropic-Factor) besonders aktiv im Gehirn ist. Somit gehen beide Wissenschaftler davon aus, dass Bewegung eine wichtige Voraussetzung für eine gute Gehirnfunktion ist (13, 27, 28).

Wenn Froböse von Muskelabbau und Kraftabbau (29) spricht, denen man entgegenwirken muss, dann meint er zwar Menschen ohne motorische Beeinträchtigung im Sinne einer Cerebralparese. Er spricht hier von Menschen im Alter von über 40 Jahren. Für Menschen mit Cerebralparese gelten seine Worte jedoch umso mehr, so dass motorisches Training hier keine Überforderung darstellt, sondern eine Bereicherung des Alltags sein sollte.

Aus diesem Grund sollten insbesondere Menschen – ob klein oder groß – mit motorischen Beeinträchtigungen zu Bewegung motiviert oder hierin geführt und unterstützt werden.

Anders formuliert:
Ob zu Hause, im Kindergarten, in der Schule, in der Tagesförderstätte oder auch in der Werkstatt – es muss heißen „Raus aus dem Rollstuhl......
- auf den Boden zum Robben"
- auf den Krabbelwagen zum Krabbeln"
- auf das Galileo zum Muskelaufbautraining"
- in den NF-Walker oder in andere Gehübungshilfen zum Laufen"
- ins LiteGait, in den Vector, in den Lokomat zum Lauftraining"
- in den Sportraum oder nach draußen zum Laufen usw. usw."

Diese Aufforderung auch Menschen mit körperlichem Handicap zu mehr Bewegung im Alltag zu motivieren und sie dabei zu unterstützen, möchte ich Ihnen an dieser Stelle mitgeben!

Quellenangaben

1. Atwood, H.L. und William, A.M.: Neurophysiologie, Schattauer-Verlag Stuttgart, 1994
2. Bähr, M. und Frotscher, M.: Duus' Neurologisch-topische Diagnostik, Anatomie – Funktion – Klinik, Thieme-Verlag Stuttgart, 8. komplett überarbeitete Auflage, 2003
3. Beck, H. et al.: Faszinierendes Gehirn, eine bebilderte Reise in die Welt der Nervenzellen, Springer-Verlag Deutschland GmbH 2016, 2018
4. Hick, C. und Hick, A (beide Herausgeber).: Kurzlehrbuch Physiologie, Urban & Fischer Verlag/Elsevier GmbH, 8. Auflage, 2017
5. Keidel, W.D. (Herausgeber): Kurzgefasstes Lehrbuch der Physiologie, Georg Thieme Verlag, 3. überarbeitete Auflage, 1973
6. Schmidt, R. F., Neuro- und Sinnesphysiologie, Springer-Verlag Heidelberg, 1993
7. Thompson, R. F.: Das Gehirn: Von der Nervenzelle zur Verhaltenssteuerung, Springer-Verlag, 3. Auflage, 2016
8. Gehrke, T.: Sportanatomie, gebundene Ausgabe – 1. April 2009, Nikol-Verlag, 8. Edition
9. Ströhle, A.: Valproinsäure-induziertes Carnitin-Defizit, Pathobiochemie und klinische Konsequenzen, Pharmakotherapie, 19. Jahrgang, Heft1, 2012
10. Gröber, Uwe: L-Carnitin und die mitochondriale Toxizität der Valproinsäure (deutsche-apotheker-zeitung.de, DAZ 2011, Nr. 37, S. 55)
11. Black, J.: Auf eigenen Füßen..., Motico – Motion Communication, Anstruther, Schottland, 2010
12. Doman, G.: Was können Sie für Ihr hirnverletztes Kind tun? Hyperion Verlag Freiburg (1980)
13. Annunciato, N.: Plastizität des Nervensystems: Chance der Rehabilitation aus: "Neurophysiologie cerebraler Bewegungsstörungen" als Tagungsbericht (1.-31.5.96), herausgegeben von der Vereinigung der Bobath-Therapeuten
14. Vojta, V. und Peters, A.: Das Vojta-Prinzip: Muskelspiele in Reflexfortbewegung und motorischer Ontogenese, Springer; 3. Aufl. 2007, Sonderausgabe Edition (21. Februar 2018)
15. Kannegießer-Leitner, C.: ADS, LRS und Co. - ein Trainingsprogramm für zu Hause - Erfolg mit der Psychomotorischen Ganzheitstherapie, Sequenz Medien Produktion (2015)
16. Kannegießer-Leitner, C.: Psychomotorische Ganzheitstherapie – ein Therapiekonzept für zu Hause bei Kindern mit Cerebralparese oder Mehrfachbehinderung, Sequenz Medien Produktion 2010

17. Kannegießer-Leitner, C.: Der NF-Walker in der Rehabilitation von Kindern mit einer ausgeprägten Bewegungsstörung, Praxis Ergotherapie, 2011

18. Kannegießer-Leitner, C.: Das Angelman-Syndrom besser verstehen – Handbuch für Eltern und andere Fachleute, 2018, Sequenz Medien Produktion

19. Kannegießer-Leitner, C.: Kaktus, Charme und Sonnenblumen – Familienleben mit dem Angelman-Syndrom, 2020, Sequenz Medien Produktion

20. Kannegießer-Leitner, C.: Das Angelman-Syndrom besser verstehen / Band 2 – Erwachsenenleben mit dem Angelman-Syndrom, 2023, BoD

21. Hesse, S.: Lokomotionstherapie: Ein praxisorientierter Überblick, Hippocampus Verlag (2007)

22. Stark, C.: Vibrationsunterstütztes Heimtraining bei idiopathischer Skoliose, 7. Workshop für Diagnostik und Therapie von neuromuskulären Erkrankungen bei Kindern und Jugendlichen, Pforzheim, 1. – 2. September 2017.

23. Knoppmamäki-H, M. und KALBE, U.: Dynamische Fußorthesen nach Nancy Hylton: Krankengymnastik (KG) 47 (1995) Nr. 2

24. Bundesfachschule für Orthopädietechnik: Skript 1997

25. Kannegießer-Leitner, C.: Dynamische Orthesen bei Kindern/ Spitzfußbildung und /oder spastische Supination der Füße, BIG-Heft Nr. 34 /2003

26. Bernius, P.: Die perkutane Myofasziotomie – Ulzibat-Methode, Facebook. dr.bernius/posts/694992673859358/, 2013

27. Froböse, I.: 9 Regeln für eine Muskulatur, die gesund macht: Vital und schlank in wenigen Schritten / Die besten Tipps und Übungen zur Stärkung unserer Muskeln, Körper und unsere Seele gesund halten./ Ullstein Taschenbuch, 2024^

28. Wölfle, M. und Rathfelder, N.: Warum Sport so wichtig ist. SWR, Doc Fischer, 21.10.2023, Expertengespräch „Sport für die Gesundheit"

29. Froböse, I.: Muskeln – die Gesundmacher, Ullstein-Verlag, März 2023

Gleichgewicht
und
Körperkoordination

Vorab einige anatomische und physiologische Details, mit deren Wissen man vieles leichter beurteilen kann. Ich verzichte jedoch darauf, diese Details und Zusammenhänge direkt und unverändert aus der Fachliteratur zu entnehmen, sondern habe versucht, sie vereinfacht darzustellen.
Nachzulesen sind sie bei u.a.: Atwood, H.L. und William, A.M. (1), Bähr, M. und Frotscher, M. (2), Beck, H. et al. (3), Hick, C. und Hick, A. (4); Keidel, W.D. (5), Schmidt, R. F. (6), Thompson, R. F. (7).

Die Rezeptororgane des Gleichgewichtes sind hochspezialisierte Sinnesorgane und messen Drehbeschleunigung (Winkel) und Translationsbeschleunigung (Beschleunigung oder Bremsen) sowie Gravitationsbeschleunigung (Gravitationskraft der Erde).
Die Gleichgewichtsorgane sind in ihrer Gesamtheit Voraussetzung für den aufrechten Gang des Menschen. Diese Sinnesorgane sind so angeordnet, dass bei unterschiedlicher Stellung des Kopfes jeweils unterschiedliche Gleichgewichtszellen erregt werden. Störungen in der Gleichgewichtsfunktion führen in den meisten Fällen zu einer speziellen Art von Schwindel, worauf ich jedoch hier nicht näher eingehen möchte.
Für die **Gleichgewichtsregulation** stehen insgesamt drei Systeme zur Verfügung: 1. das **vestibuläre System** (reine Steuerung des Gleichgewichts), 2. das **propriozeptive System** (von Muskeln und Gelenken) und 3. das **optische System**.
Das **Labyrinth** (enthält die Gleichgewichtsorgane) löst reflektorische Reaktionen der anderen Systeme, z.B. der Bewegungen von Augenmuskeln und Körpermuskeln aus, da es neuronale Verbindungen zum Rückenmark und zu den Augenmuskeln hat.
Zusätzliche Informationen, um die Gesamtkörperhaltung beurteilen zu können, sind erforderlich. Denn die Haltung des Körpers gegenüber dem Kopf kann wechseln. Hierzu tragen noch weitere Informationsbahnen kommend von entsprechenden Gelenken (u.a. von Armen und Beinen) bei.
Die Weiterleitung dieser Gleichgewichtsinformationen erfolgt über einen speziellen Nerv ins Kleinhirn. Entsprechend kann das Kleinhirn reagieren.
Das Kleinhirn sendet Signale zur Großhirnrinde aus, die eine bewusste Wahrnehmung der Körperhaltung ermöglichen. So ist es zum Beispiel möglich, sich auch mit geschlossenen Augen darüber bewusst zu werden,

wie die einzelnen Gliedmaßen im Raum und im Verhältnis zur Kopfhaltung stehen.

Schaukeln und Schwingen

Das Gleichgewicht kann beeinträchtigt sein im Sinne einer Unterempfindlichkeit, aber auch im Sinne einer Überempfindlichkeit.

Im ersten Fall suchen die Kinder geradezu intensiv nach Gleichgewichtsreizen und setzen sich diesen Reizen lange und intensiv aus. Bei Gleichgewichtsüberempfindlichkeit dagegen können manchmal schon schnelle Bewegungen des Kopfes, Fahrstuhlfahren und auch kurvenreiche Straßen zu Schwindelanfällen und Übelkeit führen. Somit ist es wichtig, bei Angaben über Schwindelzustände deren Charakter gezielt herauszuarbeiten, um ihre Ursache richtig einordnen zu können. Bei Zweifeln, ob neben einer Gleichgewichtsüberempfindlichkeit noch andere Ursachen des Schwindels vorliegen könnten, sollte nicht gezögert werden, eine Praxis für Hals-Nasen-Ohrenheilkunde aufzusuchen.

Somit sind nicht nur die reine Motorik und das Gleichgewicht erforderlich, um zum Beispiel beim Gehen und Stehen "sein Gleichgewicht zu halten". Genauso wichtig ist hierfür die fein abgestimmte Körperkoordination.

Zwei Beispiele mögen dies verdeutlichen: *Beobachten Sie einmal einen Anfänger auf Abfahrtskiern! Permanent sieht es so aus, als ob dieser Gleichgewichtsstörungen habe, da er laufend sein Gleichgewicht verliert und stürzt. Doch weit gefehlt, denn sein Gleichgewichtssinn ist vollkommen in Ordnung. Lediglich seine Körperkoordination bzw. seine Körpergeschicklichkeit ist noch nicht so weit trainiert, dass er in senkrechter Körperhaltung den Hang abwärts fahren könnte. Erforderlich ist somit nicht ein Training mit Gleichgewichtsreizen (Schaukeln, Schwingen, etc.), sondern Skigymnastik und ein Training der Geschicklichkeit auf Skiern. Das zweite Beispiel können Sie selbst ausprobieren: Stellen Sie sich seitlich an eine Wand, so dass zum Beispiel die Außenkante des rechten Fußes die Wand berührt. Während es Ihnen vorher vermutlich problemlos gelungen ist, auf dem rechten Bein zu stehen und das linke anzuheben, haben Sie jetzt in dieser Position große Probleme damit, denn es gelingt Ihnen nicht. Dass Ihr Gleichgewicht trotzdem noch intakt geblieben ist, spüren Sie vermutlich selbst.*

Die Unmöglichkeit, einen Einbeinstand in dieser Position durchzuführen, muss somit wohl eher an der Einschränkung der Körperkoordination liegen. Während beim "freien" Einbeinstand die Muskeln des Standbeines und des Standfußes so "hin und her spielen", dass man stehen bleibt, ist dies nicht möglich, wenn der Fuß mit der Außenkante die Wand berührt. Diese beiden Beispiele sollen verdeutlichen, dass nicht immer, wenn jemand Mühe hat, das "Gleichgewicht zu halten", die Probleme im Gleichgewichtssinn liegen, somit auch nicht immer Gleichgewichts- übungen zu empfehlen sind, sondern Übungen zur Verbesserung der Körperkoordination nötig sind. Natürlich gibt es oft Situationen, in denen beide Bereiche beeinträchtigt sind, die entsprechen- den Übungen somit kombiniert werden sollten. Trotzdem muss vorher eine diagnostische Abgrenzung erfolgen.

Wegen der anatomischen Gegebenheiten des Gleichgewichtsorganes (auch hier gilt eine sogenannte Punkt-zu-Punkt-Zuordnung) sollte darauf geach- tet werden, dass alle Richtungen bzw. Stellungen im Raum des Gleichgewichtsorganes durch die entsprechenden Reize abgedeckt werden. Die Kinder, die von alleine und von sich aus Gleichgewichtsreize suchen, geben hierdurch schon eindeutige Hinweise, was sie benötigen: Aufgrund ihrer Unterempfindlichkeit intensive und häufige Gleichgewichtsreize. **Schaukel, Hängematte, Drehstuhl, Rutschen, ein Tuch zum darin Schwingen sind einfache Hilfsmittel. Auch ein Therapieball**, gezielt eingesetzt, vermittelt neben der Kräftigung der Rückenmuskulatur die unterschiedlichsten Gleichgewichtsreize. Diese Hilfsmittel einzusetzen, stellt somit keinen großen Aufwand dar - und kann selbstverständlich noch durch **Spielplatzbesuche** mit den dortigen Geräten wie z.B. **Karussell** etc. ergänzt werden.
Die Eltern können am besten erkennen, ob solche Gleichgewichtsübungen, dem Kind gefallen oder ob sich das Kind hierbei unwohl fühlt. Dies gilt insbesondere für intensive Gleichgewichtsreize, z.B. auch mit dem Kopf nach unten.
Ayres schreibt (8), dass das Hängen mit dem Kopf nach unten den stärksten Gleichgewichtsreiz darstellt. Auch bei Kiphard (9) werden entsprechende Übungen beschrieben ("Kopfüber- Kopfunter-Übungen"). Sie sind hervorragend spielerisch einzusetzen.
Jeder Spielplatz stellt zur Förderung des Gleichgewichts und der Körperkoordination die besten "Therapiegeräte" zur Verfügung. Entscheidend ist, dass man nicht daran vorbeigeht, sondern sie nutzt.
Somit haben die Gleichgewichtsübungen am ehesten einen spielerischen Charakter und können auch immer wieder zwischendurch als Belohnung, zur Freude aller und zur Motivation eingesetzt werden. Auch sind diese Übungen häufig deswegen so beliebt, da sie von mehreren Kindern gleich- zeitig bzw. nebeneinander durchgeführt werden können.

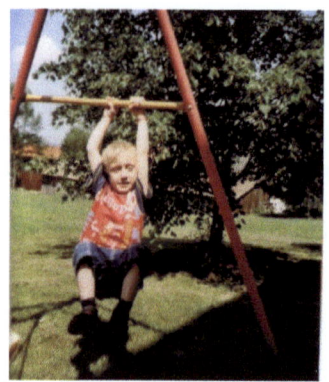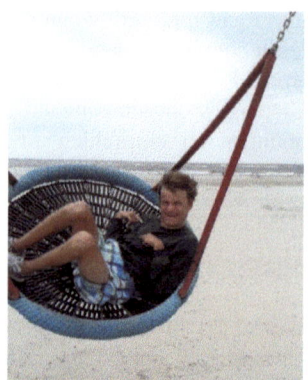

Abb. 43a und 43b: Spielplatzgeräte, die das Gleichgewicht und die Koordination des Kindes fördern, können wunderbar als Ergänzung des täglichen Therapieprogramms eingesetzt werden, egal in welchem Alter.

Seitliches Rollen bei Gleichgewichtsüberempfindlichkeit

Zusätzlich kann noch das sogenannte "seitliche Rollen" in das Programm aufgenommen werden: Das Kind rollt so durch den Raum (oder wird so gerollt), dass die drei Bogengänge des Gleichgewichtsorgans angeregt werden. Wichtig ist es, anfangs langsam zu rollen. Falls das Rollen noch ein zu heftiger Reiz ist, siehe die "Handtuchübung". Mit allmählicher Besserung können die Reize intensiviert werden.

*Hans-Joachim konnte beim ersten Vorstellungstermin in meiner Praxis zwar frei gehen, hatte jedoch noch offensichtliche Koordinations- und Gleichgewichtsschwierigkeiten: Beim Hinhocken, Knien, Hüpfen und beim Gedrehtwerden um die eigene Achse zeigte er Überempfindlichkeitsreaktionen von Seiten des Gleichgewichtes. Aus diesem Grund sollte er nicht mehr im Sport seiner Schule, einer Schule für geistig Behinderte, teilnehmen. Für ihn war sogar zunächst die Drehung des Kopfes beim Kreuzmuster- Patterning auf der Stelle ein zu heftiger Gleichgewichtsreiz. Insofern ließ ich zunächst diese Übung ohne Drehung des Kopfes durchführen und ergänzte das Gesamtprogramm durch folgende das Gleichgewichtsorgan trainierende Übung, "**Handtuchübung**":
Das Kind liegt auf dem Rücken und hat seinen Kopf in ein querliegendes und einmal längs zusammengefaltetes Gästehandtuch gelegt. Die Hilfsperson hält das Handtuch an den seitlichen Enden und bewegt die Hände sanft auf und ab, so dass ganz vorsichtig der Kopf des Kindes*

90

gedreht wird. Je nach Entwicklung kann man nach und nach die Geschwindigkeit und das Tempo vorsichtig erhöhen.

Hans-Joachim konnte nach einiger Zeit das Kreuzmuster-Patterning korrekt mit Drehung des Kopfes durchführen und hatte dann sogar große Freude daran, im Sportunterricht Purzelbäume zu schlagen, dies mit Geschick und ohne jegliches unangenehme Schwindelgefühl.

Heute ist er erwachsen und hat von Seiten des Gleichgewichtes keine Probleme mehr. Zu motorischen Beschäftigungen, insbesondere auch zu Spaziergängen draußen an der frischen Luft zusammen mit seinem Hund, ist er nach wie vor sehr gut zu motivieren.

Drehübungen als Gleichgewichtsreize

Kinder vertragen z.B. das **Gedrehtwerden auf einem Drehstuhl** bereits auch dann schon gut, wenn sie noch Probleme mit dem Schaukeln in alle Richtungen haben. Gerade beim Schaukeln empfiehlt es sich, die Kinder zunächst auf den Schoß einer Bezugsperson zu setzen. Hierdurch gelingt ihnen die Orientierung im Raum wesentlich besser, so dass die Unsicherheit verringert und das Schaukeln allgemein besser akzeptiert wird. Darauf aufbauend kann man die Schaukel so auspolstern, dass das Kind zwar von mehreren Seiten noch von einem Polster umfasst wird, aber bereits keine Person mehr mit dem Kind in der Schaukel sitzen muss.

Das Wichtigste an diesen Übungen ist das Ziel, kontinuierlich die Gleichgewichtsüberempfindlichkeit abzubauen und die mögliche Reizintensität gerade so zu steigern, dass das Kind die Übung als angenehm empfindet.

Auch Kinder, die von Seiten des Gleichgewichts keine Probleme haben, sollten häufig Gleichgewichtsreizen ausgesetzt werden, alleine schon unter der Überlegung, dass das Gehirn zur Ausreifung sensorische Signale gerade auch aus dem Gleichgewichtsbereich benötigt.

Gehen und Stehen auf einer Luftmatratze

Das Sitzen auf einer Luftmatratze ist sehr viel schwieriger als auf dem Boden. Auch sind die Wellen einer Luftmatratze wesentlich unregelmäßiger und somit in diesem speziellen Fall schwerer vorhersehbar, als dies z.B. durch ein Trampolin möglich wäre. Insofern trainiert eine Luftmatratze eher die feinen Ausgleichsbewegungen. Das Stehen auf einer Luftmatratze (oder auf weichen, wackeligen Bettmatratzen) könnte folgen. Ein Trampolin bietet sich dagegen eher bei Kindern an, die gerade beim Schluss-Springen und gefedertem Springen ihre Probleme haben. Geführtes Springen von Matten, Treppenstufen oder auch Kisten kann man ebenfalls als Übung hinzunehmen.

Kombination von Gleichgewichts- und Koordinationsübungen

Ansonsten ist es sehr wichtig, Gleichgewichts- und Koordinationsübungen im richtigen Verhältnis zu kombinieren. Denn es gibt sehr wohl Kinder, deren Gleichgewichtssystem nur minimal beeinträchtigt ist, die sich jedoch aufgrund von schweren Koordinationsstörungen nicht im "Gleichgewicht halten können". Hier z.B. nur reine Gleichgewichtsübungen anzusetzen, wäre falsch. Umgekehrt helfen reine Koordinationsübungen nicht bei Kindern, die hauptsächlich Schwierigkeiten im Gleichgewichtssystem haben. Es ist zu beachten, dass häufig gemischte Formen der Beeinträchtigung auftreten können, die somit auch gemischte Übungen aus den Bereichen Gleichgewicht und Koordination erfordern.

Hierzu kann z.B. auch das Galileotraining eingesetzt werden. Denn die Vibration erfordert einiges an Koordinationsgeschick, bis man ohne Probleme frei auf der Platte stehen kann. Wenn man dies nun in den unterschiedlichsten Positionen durchführt, wird gleichzeitig noch das Gleichgewichtssystem angeregt.

Reiten

Das Reiten ist eine ideale Ergänzung zu jeder Therapie, da hierdurch Gleichgewicht und Koordination geschult werden. Man kann es in den Alltag oder auch in den Urlaub integrieren.

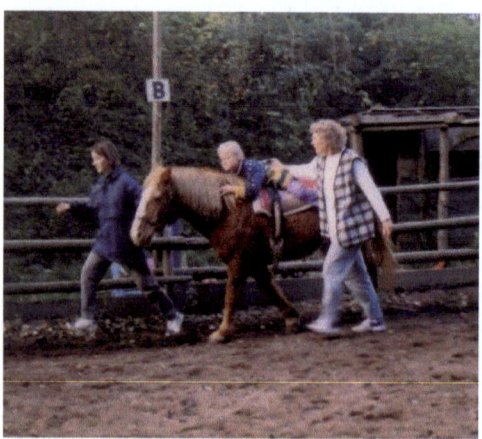

Abb. 44: Für die erste "Reitstunde" wurde ein sehr kleines Pferd herausgesucht, damit Frank liegen und ich ihn nebenhergehend am Oberkörper festhalten konnte.

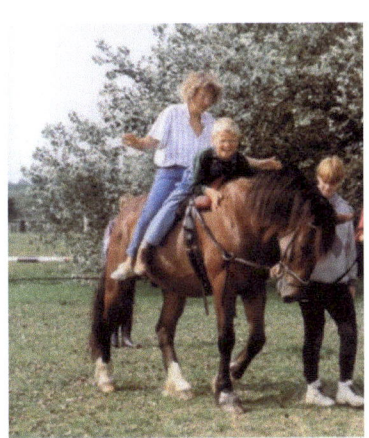

Abb. 45: Unser Mut nimmt zu und die Größe des Pferdes auch. Allerdings benötigte Frank bei dieser Pferdegröße noch die Sicherung durch eine hinter ihm sitzende Person.

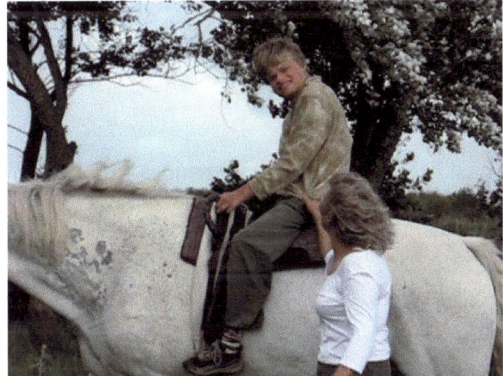

Abb. 46: In den nächsten Urlauben an der Nordsee reichte der Griff an den Hosenbund und dann letztendlich nur noch ans Hosenbein aus. Frank hält sich meistens an den Griffen fest. Auch unsere spezielle Technik aufzusteigen, nämlich über eine Bank, nimmt er nach zwei bis drei Versuchen recht gelassen hin.

Übrigens ist auch das **Drehen des Kopfes** bei der Übung Kreuzmuster-Patterning auf der Stelle als Gleichgewichtstraining anzusehen und sollte deswegen sehr vorsichtig und nicht gegen den Willen des Kindes durchgeführt werden (siehe Abb. 2a – 2d). Manche Kinder müssen an diese Drehbewegungen sehr langsam herangeführt werden, da sich ihr Gleichgewichtssystem zunächst darauf einstellen bzw. entsprechend verbessern muss.

Quellenangaben

1. Atwood, H.L. und William, A.M.: Neurophysiologie, Schattauer-Verlag Stuttgart, 1994
2. Bähr, M. und Frotscher, M.: Duus' Neurologisch-topische Diagnostik, Anatomie – Funktion – Klinik, Thieme-Verlag Stuttgart, 8. komplett überarbeitete Auflage, 2003
3. Beck, H. et al.: Faszinierendes Gehirn, eine bebilderte Reise in die Welt der Nervenzellen, Springer-Verlag Deutschland GmbH 2016, 2018
4. Hick, C. und Hick, A (beide Herausgeber).: Kurzlehrbuch Physiologie, Urban & Fischer Verlag/Elsevier GmbH, 8. Auflage, 2017
5. Keidel, W.D. (Herausgeber): Kurzgefasstes Lehrbuch der Physiologie, Georg Thieme Verlag, 3. überarbeitete Auflage, 1973
6. Schmidt, R. F., Neuro- und Sinnesphysiologie, Springer-Verlag Heidelberg, 1993
7. Thompson, R. F.: Das Gehirn: Von der Nervenzelle zur Verhaltenssteuerung, Springer-Verlag, 3. Auflage, 2016
8. Ayres, A. J.: Bausteine der kindlichen Entwicklung. Die Bedeutung der Integration der Sinne für die Entwicklung des Kindes, Springer, Berlin, 4. Auflage (2002)
9. Kiphard, E. J.: Die Mutter ist Therapeutin ihres Kindes. Auszug aus einem Vortrag, geh. am 1.4.1970 auf der Internationalen. Sonnenberg-Tagung Luxemburg.

Handfunktion
und Fingergeschicklichkeit

Vorab einige anatomische und physiologische Details, mit deren Wissen man vieles leichter beurteilen kann. Ich verzichte jedoch darauf, diese Details und Zusammenhänge direkt und unverändert aus der Fachliteratur zu entnehmen, sondern habe versucht, sie vereinfacht darzustellen. Nachzulesen sind sie bei u.a.: Atwood, H.L. und William, A.M. (1), Bähr, M. und Frotscher, M. (2), Beck, H. et al. (3), Hick, C. und Hick, A. (4); Keidel, W.D. (5), Schmidt, R. F. (6), Thompson, R. F. (7).

Es ist nachgewiesen, dass alle schnelleren komplexen Bewegungsabläufe auf ein intaktes Kleinhirn angewiesen sind: Die motorischen Anteile der Großhirnrinde planen und führen die Rohform der Bewegung durch, das Kleinhirn liefert zusätzlich Signale, die z. B. das Schlenkern, das "Über-das-Ziel-Hinausschießen", Zittern etc. ausgleichen. Somit ist gerade für die Feinmotorik eine intakte Kleinhirnfunktion erforderlich. Dasselbe gilt für die schnelle Drehung der Hände im Sinne einer Supination*/Pronation*. Ist diese Fähigkeit eingeschränkt, nennt man dies Dysdiadochokinese, siehe unten. Hiervon muss man jedoch eine Einschränkung dieser Bewegung aufgrund einer Spastik unterscheiden (8).

Immer wieder muss darauf hingewiesen werden, dass sich zunächst die Grobmotorik entwickelt und erst daran anschließend (zum Teil auch parallel dazu) die Feinmotorik. Denn es hat keinen Sinn, mit Kindern, deren Grobmotorik noch deutlich beeinträchtigt ist, feinmotorische Geschicklichkeitsübungen oder auch Spiele, bei denen eine gezielte Feinmotorik verlangt wird, durchzuführen. Dies kann nur in Ausnahmefällen sinnvoll sein.

Die Bewegungsstörungen im Bereich der Hände haben je nach Ursprung der Gehirnverletzungen bzw. der Störung der Gehirnfunktion ihre speziellen Erscheinungsformen. Bevor ich auf verschiedene Übungen eingehe, möchte ich die wichtigsten dieser Bewegungsstörungen kurz erwähnen, wobei ich darauf hinweisen möchte, dass ausführlichere Beschreibungen den von mir zitierten Literaturstellen zu entnehmen sind:

Feinmotorische Bewegungsstörungen
Ataxie
Dies ist der Oberbegriff für Störungen der Bewegungskoordination. Ursächlich sind Störungen im Kleinhirn sowie der hinführenden als auch

vom Kleinhirn wegführenden Nervenbahnen mit entsprechenden Funktionseinschränkungen (9).

Apraxie
Fehlhandlung bei der Ausführung einfacher oder komplexer Bewegungen, wobei die Kenntnis über die Durchführung der Bewegung vorhanden sind. Diese Personen können also bei anderen erkennen, ob diese eine spezielle Bewegung korrekt ausführen oder nicht. Apraxie ist oft die Folge von Störungen in der dominanten Gehirnhälfte, so dass sie in vielen Fällen zusammen mit Sprachstörungen vorkommt. Es werden etliche unterschiedliche Formen der Apraxie beschrieben (10).

Dyspraxie
Bezeichnet eine abgeschwächte Form der Apraxie.

Myoklonien
Dies sind unwillkürliche Muskelzuckungen. Ihr Ursprung kann entweder in der Großhirnrinde, in anderen Regionen des Gehirns oder im Rückenmark oder in der Muskulatur selbst liegen. Eine Unterscheidung ist optisch nicht zu treffen, dies gelingt nur mittels eines EEGs (11).

Tremor
Das Wort „Tremor" kommt von dem lateinischen Wort „tremere", was „zittern" bedeutet. Mit Tremor wird ein Zittern bezeichnet, welches einem unwillkürlichen (also nicht bewussten) Zusammenziehen einander entgegenwirkender Muskelgruppen entspricht. Bei einigen körperbehinderten Kindern zeigt sich ein Tremor. Dieser Tremor kann feinschlägig oder grobschlägig sein. Interessant zu wissen ist, dass die Muskulatur physiologischerweise einen leichten, jedoch nicht zu sehenden Tremor zeigt. Als pathologisch wird dieser erst angesehen, wenn er stärker und dadurch sichtbar wird. Auch der Tremor kann ganz unterschiedliche Ursachen haben, die bei Bedarf neurologischerseits abgeklärt werden sollten (11). Am bekanntesten ist der Tremor bei Morbus Parkinson (3).
Es ist für die Betroffenen weniger belastend, wenn der Tremor bei einer gezielt und bewusst durchgeführten motorischen Aktivität verschwindet. Leider gibt es jedoch auch die Variante, dass er dann zunimmt, nun Intentionstremor genannt (12).
Die therapeutischen Maßnahmen müssen auch berücksichtigen, dass z.B. bestimmte Medikamente einen Tremor auslösen können. Bewährt haben sich somit Reduktion der Medikamente, vor allem von Valproat. Oder,

wenn dies Medikament weiter erforderlich ist, die Carnitin-Substitution bei Carnitinmangel (siehe Kapitel *„Spezielle Medikamente")*.

Athetose

Athetotische Bewegungsstörungen zeigen langsame und unwillkürliche Bewegungen, die auch als „wurmartig" beschrieben werden (13). Es wird beschrieben, dass etliche Muskeln, die eigentlich als Gegenspieler gedacht sind, gleichzeitig angespannt werden und dadurch bizarre Bewegungen entstehen.

Spastische Bewegungsstörungen mit und ohne Verkürzungstendenz im Bereich der Hände

Diese können in Kombination mit allen hier beschriebenen Bewegungsstörungen auftreten, wobei die Namensgebung in Befundberichten sich meistens nach der Hauptsymptomatik richtet. Bedingt durch die Spastik kommt es besonders häufig zu einer Apraxie. Diese kann durch Übungen verbessert werden, wobei dies ein wichtiges und mögliches, aber langwieriges Unterfangen ist. Bedingt durch diese häufige spastische Fehlstellung kann es auch im Bereich der Ellenbeugen, Hände und Finger zu Verkürzungen kommen. Bei manchen Kindern ist es hilfreich, hier Orthesen einzusetzen. Es ist immer wieder eine Gratwanderung zwischen Stellung der Gliedmaßen in der richtigen Position und zu starker Ruhigstellung mit Einschränkung der Beweglichkeit durch die Orthesen. Ein Kompromiss könnte sein, sogenannte SPIO einzusetzen. Diese Softorthesen bringen keine komplette Korrektur der Fehlstellung, aber durch die deutliche verbesserte Propriozeption* doch eine bessere Einsatzmöglichkeit der Hände/Finger (siehe Seite 124).

Dysdiadochokinese (eingeschränkte Drehbewegungen)

Es fällt auf, dass auch bei den motorisch nur eher leichtgradig beeinträchtigten Kindern die schnelle Drehung beider Hände im Sinne einer Pronation*/Supination* sehr oft beeinträchtigt ist. Man nennt dies dann Dysdiadochokinese, wobei das Wort folgendermaßen abgeleitet wird: Mit Diadochokinese wird die Fähigkeit bezeichnet, rasch aufeinander folgende Bewegungen durchführen zu können. Hierzu gehören auch die schnelle Ein- und Auswärts-Drehung des Unterarms, wie man es z.B. beim Auf- oder Zuschrauben eines großen Schraubverschlusses oder Drehen einer Glühbirne einsetzt (8, 12). Ist diese Bewegung eingeschränkt, wird dies als Dysdiadochokinese bezeichnet. Diese ist naturgemäß umso stärker, wenn spastische Bewegungsstörungen, z.B. bei einer Cerebralparese, hinzukommen.

Kinder, die zu diesen Bewegungsabläufen in der Lage sind, können die Padovan-Übungen einsetzen, siehe die Seiten 101 bis 108.

Jedoch können etliche körperbehinderte Kinder diese Fingerübungen zu Beginn sicherlich nicht selbständig und auch nicht in allen Punkten korrekt durchführen. Für die Eltern ist es jedoch hilfreich, wenn sie wissen, wie die ursprüngliche Übung gedacht ist. Dann können sie dem Kind besser bei den Übungen helfen, z.B. auch bei Bedarf zunächst die Hände führen. Am besten führt man jeweils nur eine Hand und dann anschließend die andere, außer es stehen zwei Helfer gleichzeitig zur Verfügung.

Die Padovan-Übung Nr. 1 kann man z.B. auch folgendermaßen abwandeln: Hierbei gibt man dem Kind beide Hände überkreuz und dreht dann die Hände des Kindes im Bewegungsmuster einer Pronation*/Supination*. Oder als Alternative die typischen Bewegungen zu dem Fingerspiel "Wie das Fähnchen auf dem Turme". Diese Übung dehnt sehr gut insbesondere eine spastische Armmuskulatur.

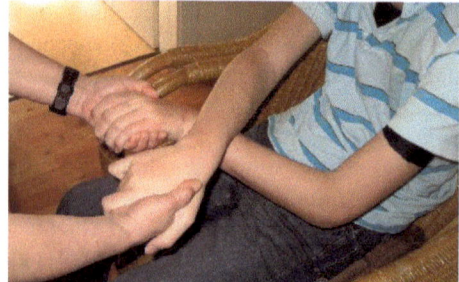

Abb. 47: Man gibt dem Kind überkreuz die Hände und dreht diese.

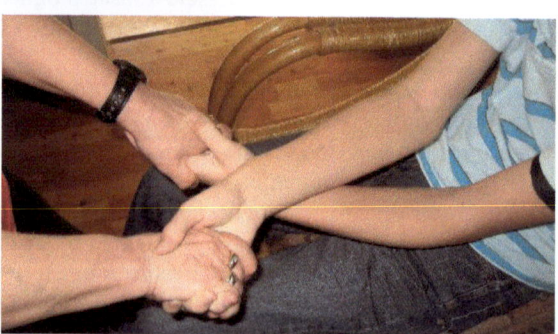

Abb. 48
Wie Sie den Fotos entnehmen können,
wird hierdurch die Drehbewegung trainiert, somit der Dysdiadochokinese entgegengearbeitet.

Zur Verbesserung der Grobmotorik der Arme dient auch das Kreuzmuster-Patterning (siehe Abb. 2 bis 4). Will man darüber hinaus die Arme noch intensiver trainieren, kann man ein sogenanntes Patterning der Arme als zusätzliche Übung durchführen: Hierbei werden aus der Bauchlage heraus alternierend die Arme nach vorne und wieder zurückgeführt (entspricht sozusagen dem "halben" Kreuzmuster-Patterning).

Beeinträchtigte Hand-Augen-Koordination

Gerade Kinder mit einer gestörten Eigenwahrnehmung neigen dazu, die Hände auch bei schwierigeren Beschäftigungen einzusetzen ohne hinzu-schauen. Es muss deutlich davon unterschieden werden, dass zu einem späteren Zeitpunkt bei hervorragender Eigenwahrnehmung und Automatisierung der Bewegungen das Hinschauen nicht mehr erforderlich ist. Entscheidend ist somit die Frage, ob die Hand-Augen-Koordination ausreichend ausgebildet ist oder nicht. Bei vielen Kindern ist dies nicht der Fall und muss somit gezielt in dem erstellten Übungsplan mit berücksichtigt werden, indem z.B. die Kinder immer wieder auf die Möglichkeit, ihre Bewegungen optisch zu kontrollieren, aufmerksam gemacht werden. Interessante Beschäftigungen motivieren selbstverständlich mehr zum Hinschauen als Beschäftigungen, die das Kind weniger interessieren. An Auswahl kann angeboten werden: Türme bauen, Bedienen einer Kugelbahn, Steckspiele und andere möglichst beidhändige Tätigkeiten.

Die Palette der vorgegebenen Übungen sollte immer durch spielerische Beschäftigungen wie z.B. dem Malen mit Fingerfarben oder Stiften, Kneten, Kleinkindspiele etc. ergänzt werden. Es ist von besonderer Wichtigkeit, keine Übungen bzw. Beschäftigungen auszusuchen, denen ein Kind von der Handgeschicklichkeit her noch nicht gewachsen ist. Sogenannte lebenspraktische Fertigkeiten, wie z.B. sich anzuziehen, Knöpfe auf und zu zu machen, einen Reißverschluss zu schließen und zu öffnen oder auch Schuhe zu binden, sind Fertigkeiten, die eine wesentlich höhere Geschicklichkeit erfordern, als den meisten Erwachsenen bewusst ist.

Auch wenn die Handfunktion, worauf ich immer wieder hinweise, sehr häufig durch taktil-kinästhetische Wahrnehmungsstörungen beeinträchtigt sein kann, möchte ich bezüglich der entsprechenden Übungen in diesem Absatz nur auf die motorischen Übungen eingehen. Die entsprechenden Übungen zur Verbesserung der taktil-kinästhetischen Wahrnehmung ent-nehmen Sie bitte den Seiten 119 – 126.

Greifübungen

Die einfachsten Übungen aus dem Bereich der Handfunktion und Fingergeschicklichkeit beziehen sich darauf, dem Kind das gezielte Greifen und Loslassen beizubringen. Sich unauffällig entwickelnde Kinder "üben" diese Greiffunktion den lieben langen Tag, indem sie schon in einem Alter von wenigen Monaten immer wieder Gegenstände ergreifen, dann von einer Hand in die andere geben, wegschmeißen, wieder ergreifen etc. Kinder, deren Handfunktion stark gestört ist (besonders auch die Kinder, die aufgrund eines gestörten Sehvermögens die entsprechenden Gegenstände nicht sehen können), sind zu diesem spielerischen Üben nicht in der Lage. Bei diesen Kindern muss nun gezielt über ein Übungskonzept der Greifvorgang systematisch erarbeitet und erlernt werden. Damit durch diese Greifübungen sich tatsächlich etwas verbessern kann, ist selbstverständlich eine häufige Anzahl von Greifvorgängen pro Tag erforderlich. Auch diese Überlegung ist wieder den sich unauffällig entwickelnden Kindern abgeschaut. Bereits auf diesem einfacheren Niveau halte ich es für wichtig, mehrere sensorische und motorische Bereiche miteinander zu verknüpfen. Damit meine ich, dass dem Kind beim Greifen der taktile Eindruck bewusst gemacht werden sollte, der ergriffene Gegenstand bei Kindern mit Einschränkung im Sehvermögen entweder angestrahlt oder aber leuchtend bunt oder beides sein sollte und auch Gegenstände, die Geräusche von sich geben (z.B. Rasseln), bevorzugt eingesetzt werden sollten. Je mehr für ein Kind das Greifen zur Selbstverständlichkeit wird, desto weniger muss von der Übungssituation her diese Einheit von Sehen, Fühlen, Hören und Ergreifen berücksichtigt werden. Hierzu eignen sich etliche Spiele, die in einer Art Spielbogen angeordnet sind, so dass das Kind dazu motiviert wird, die unterschiedlichsten herabhängenden Gegenstände zu ergreifen.

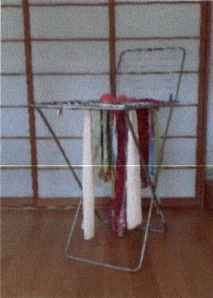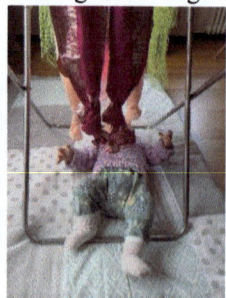

Zum einen gibt es solche Bögen in einer Vielzahl im Handel zu kaufen. Zum anderen kann man auch einen Wäscheständer nehmen und an diesen die unterschiedlichsten Gegenstände hängen, klimpernde und glänzende Schnüre, rasselnde Ketten etc.

Abb. 49a und 49b: Hier ein Wäscheständer mit unterschiedlichsten Materialien bestückt, die zum Greifen anregen

Fingerübungen Nr. 1 - 8 nach PADOVAN (14)
Padovan-Übung Nr. 1

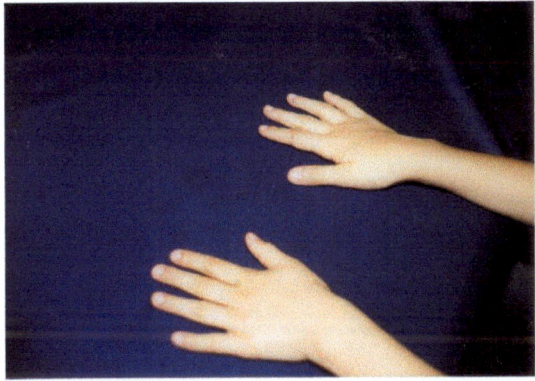

Abb. 50 a

Die Padovan-Übung Nr. 1 in der Pronationsstellung:
Die Hände liegen flach auf dem Tisch, jeweils mit der Handinnenfläche
nach unten. Die Pronationsstellung ist bei allen Übungen identisch und
entspricht der Pronationsstellung der Padovan-Übung Nr. 1

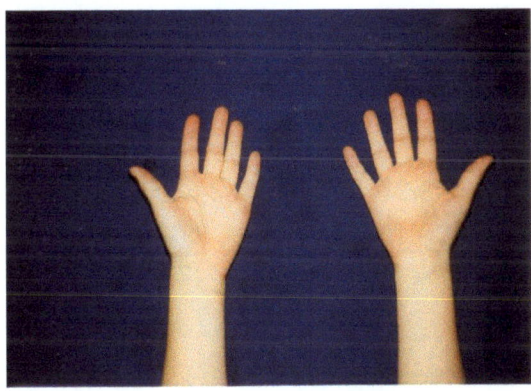

Abb. 50 b

Padovan-Übung Nr. 1 in der Supinationsstellung:
Die Hände liegen flach auf dem Tisch, der Handrücken liegt auf.

Padovan-Übung Nr. 2

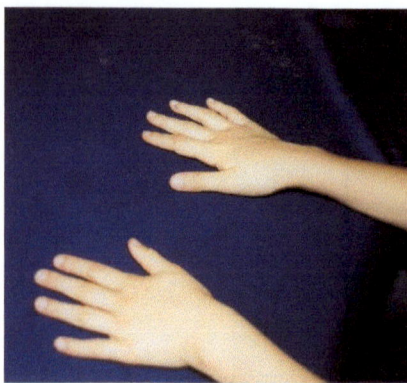

Abb. 51 a
Padovan-Übung Nr. 2 in der
Pronationsstellung

Abb. 51 b
Padovan-Übung Nr. 2 in der
Supinationsstellung (jeweils
aus zwei verschiedenen Blickwinkeln fotografiert):

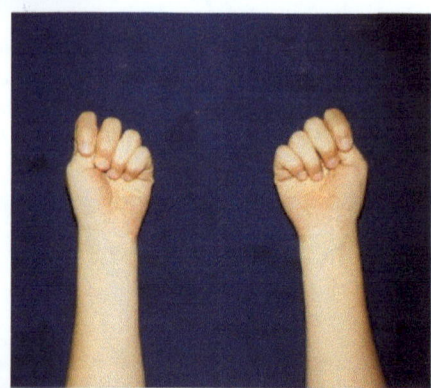

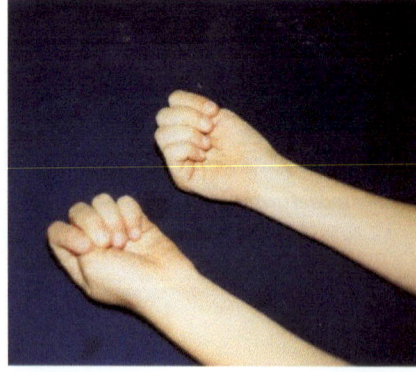

Abb. 51 c
Der Daumen wird von den
Fingern umschlossen.

Padovan-Übung Nr. 3

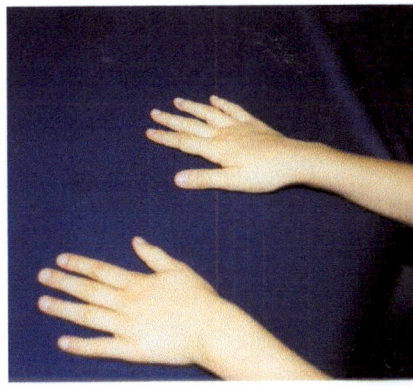

Abb. 52 a
Padovan-Übung Nr. 3 in der Pronationsstellung

Abb. 52 b
Padovan-Übung Nr. 3 in der Supinationsstellung (jeweils aus zwei verschiedenen Blickwinkeln fotografiert):

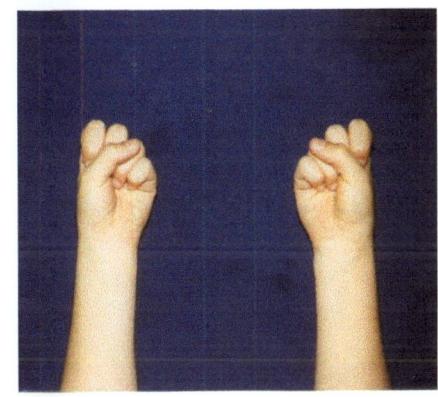

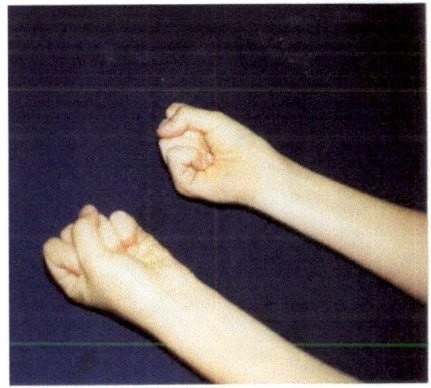

Abb. 52 c
Der Daumen wird bei geschlossener Faust in Höhe von Mittel- und Ringfinger über die anderen Finger gelegt.

Padovan-Übung Nr. 4

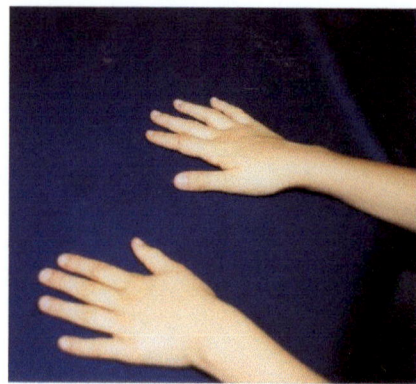

Abb. 53 a
Padovan-Übung Nr. 4 in der Pronationsstellung

Abb. 53 b
Padovan-Übung Nr. 4 in der Supinationsstellung (jeweils aus zwei verschiedenen Blickwinkeln fotografiert):

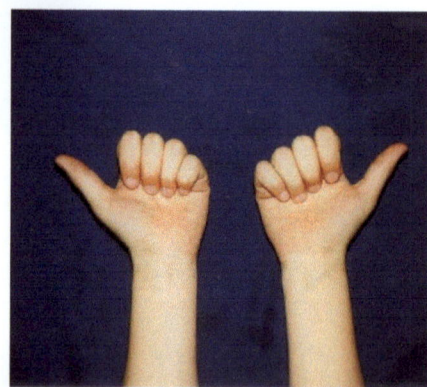

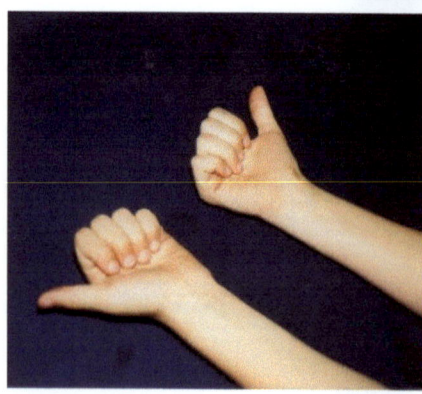

Abb. 53 c
Die Faust ist geschlossen, wobei der gestreckte Daumen den Tisch berührt und der Handrücken auf dem Tisch aufliegt.

104

Padovan-Übung Nr. 5

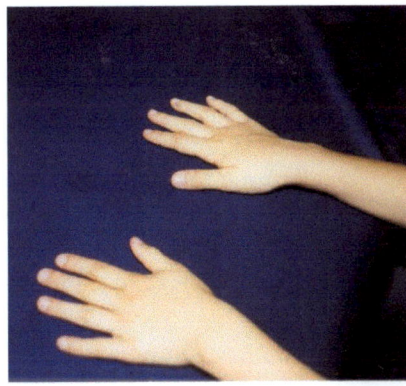

Abb. 54 a
Padovan-Übung Nr. 5 in der Pronationsstellung

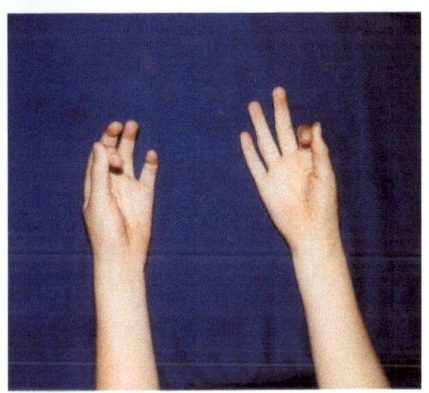

Abb. 54 b
Padovan-Übung Nr. 5 in der Supinationsstellung (jeweils aus zwei verschiedenen Blickwinkeln fotografiert):
Diese Übung wird auch „Kreuzerl" genannt.

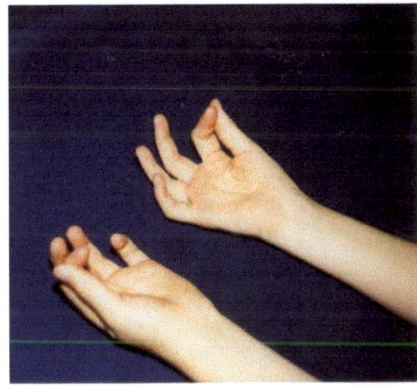

Abb. 54 c
Die Daumenspitze drückt von der Seite gegen die Zeigefingerspitze.

Padovan-Übung Nr. 6

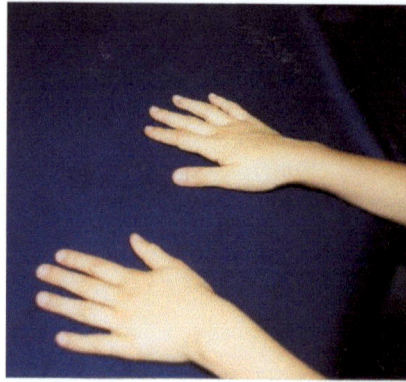

Abb. 55 a
Padovan-Übung Nr. 6 in der
Pronationsstellung

Abb. 55 b
Padovan-Übung Nr. 6 in der
Supinationsstellung (jeweils
aus zwei verschiedenen Blick-
winkeln fotografiert):
Diese Übung entspricht dem
„Pinzettengriff"

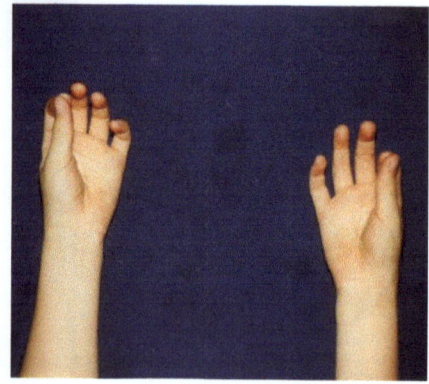

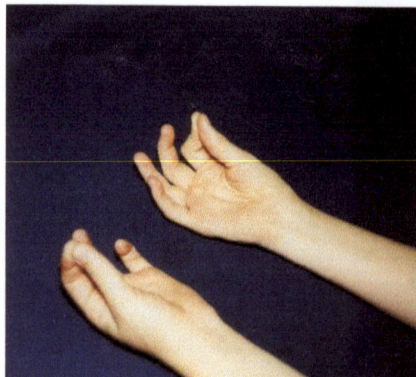

Abb. 55 c
Daumen und Zeigefinger sind
durchgestreckt (wie bei einer
Pinzette), während sich die
Spitzen berühren.

Padovan-Übung Nr. 7

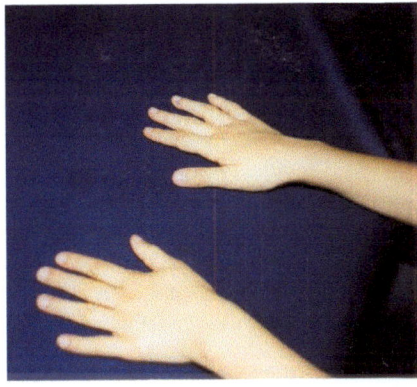

Abb. 56 a
Padovan-Übung Nr. 6 in der
Pronationsstellung

Abb. 56 b
Padovan-Übung Nr. 6 in der
Supinationsstellung (jeweils aus zwei
verschiedenen Blickwinkeln fotogra-
fiert):
Diese Übung entspricht dem
„Zangengriff"

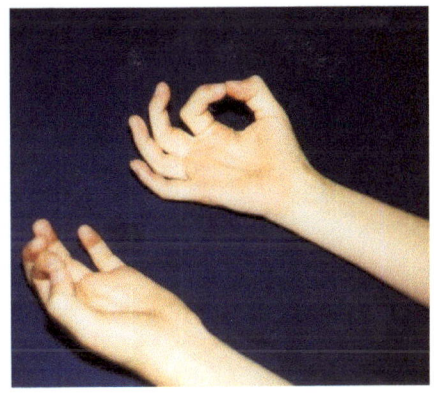

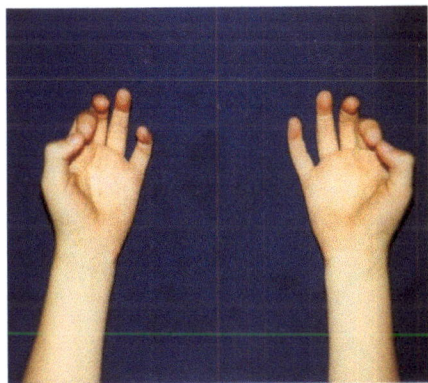

Abb. 56 c
Daumen und Zeigefinger sind
rund (wie bei einer Zange),
während sich die Spitzen
berühren.

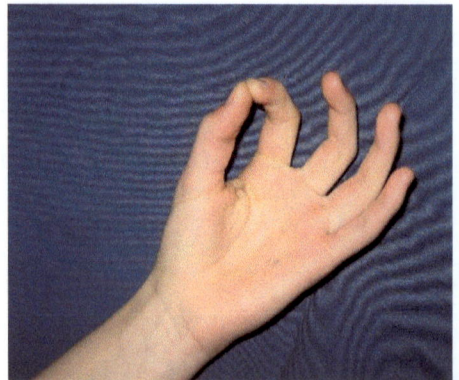

Abb. 57 a -c
Padovan-Übung Nr. 8:
Schnelle Daumenopposition
nacheinander gegen die
Finger derselben Hand mit
beiden Händen gleichzeitig:
Alle Finger tippen nachein-
ander gegen den Daumen
und wieder zurück.

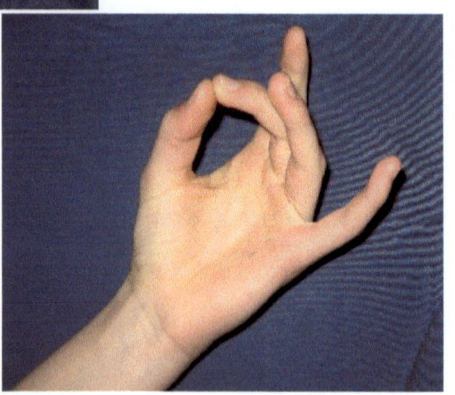

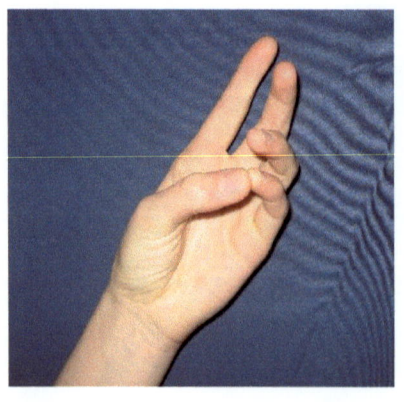

Das Tempo dieser Übung sollte
soweit gesteigert werden, bis die
Bewegungen automatisch erfolgen,
also ohne entsprechende
Konzentration darauf durchgeführt
werden können.

Um zu verdeutlichen, wie ein Kind auf die Padovan-Übungen in Kombination mit einem Gesamtprogramm im Rahmen der Psychomotorischen Ganzheitstherapie anspricht, ein Bericht über Lars:

Hierzu zunächst der Erfahrungsbericht seiner Mutter über 3 Jahre Psychomotorische Ganzheitstherapie (erschienen in den PSYGA-Nachrichten 2003)

Vor 3 Jahren kam unser Sohn Lars per Notkaiserschnitt 2 Monate zu früh und mit 3 Pfund viel zu leicht auf die Welt. Zusätzliche medizinische Probleme erforderten einen wochenlangen Aufenthalt auf der Intensivstation. Nach der Entlassung begannen wir sofort mit einer physiotherapeutischen Behandlung nach Vojta, um motorischen Beeinträchtigungen, wie sie bei Frühgeborenen oft vorkommen, gleich zu begegnen. Der Erfolg war sehr bescheiden. Mit 11 Monaten konnte er sich noch nicht in irgendeiner Weise vorwärtsbewegen.

Gerade zu dieser Zeit stellten wir Lars in der Praxis von Frau Dr. Kannegießer-Leitner in Rastatt vor. Lars wurde sehr eingehend hinsichtlich seiner Fähigkeiten untersucht und ein genau auf seine Situation abgestimmtes Trainingsprogramm wurde von Frau Dr. Kannegießer-Leitner erarbeitet, detailliert erklärt und uns zur Umsetzung mitgegeben.

Psychomotorische Ganzheitstherapie bedeutete konkret eine Umstellung des Tagesablaufes, um eine dreieinhalbstündige Trainingszeit unterzubringen. Dafür mussten alle Familienmitglieder Opfer bringen, aber der erste Erfolg ließ nicht lange auf sich warten und bestärkte uns, mit der Therapie fortzufahren. Bereits nach 2 Wochen Training robbte Lars durch die Wohnung, zwar noch nicht im Kreuzmuster, aber endlich war der Meilenstein des "Sich-allein-Bewegen-Könnens" erreicht. Unterstützt von Verwandten und dem Förderverein für Psychomotorische Ganzheitstherapie konnte die Therapie mit gleichbleibender Intensität weitergeführt werden. Dafür an dieser Stelle ein herzliches Dankeschön an den Förderverein, der uns völlig unbürokratisch notwendige Trainingsgeräte, wie z. B. den Kreuzmuster-Trainer, zur Verfügung stellte.

Nach etlichen Stunden auf diesem Kreuzmuster-Trainer begann Lars im Kreuzmuster zu krabbeln und schließlich auch mit 20 Monaten zu laufen. Jetzt auftretende orthopädische Probleme bezüglich der Fuß- und Beinstellung bekamen wir ebenfalls über das Team Frau Dr. Kannegießer-Leitner und Herrn Krux in den Griff. Selbst die nur langsam anlaufende Sprachentwicklung konnte durch die im Rahmen der Psychomotorischen Ganzheitstherapie durchgeführte Samonas-Klangtherapie sehr positiv beeinflusst werden.

Heute, nach 3 Jahren Psychomotorische Ganzheitstherapie, ist Lars mit knapp 4 Jahren ein fröhliches und aufgewecktes Kind. Er besucht den Regelkindergarten und hält sowohl in geistiger wie auch in sozialer und sprachlicher Hinsicht mit seinen Altersgenossen mühelos mit. Die verbliebenen Defizite im motorischen Bereich schränken ihn schon jetzt im normalen Alltagsgeschehen kaum ein und wir arbeiten daran, diese weiter zu minimieren.

Die großen Vorteile dieser Therapieform liegen für mich darin, dass mein Kind von einer Therapeutin in geistiger, logopädischer, sozialer, ergotherapeutischer und orthopädischer Hinsicht betreut wird und ich das Übungsprogramm zu Hause durchführen kann. Jegliche Anfahrts- und Wartezeiten in den verschiedenen therapeutischen Praxen entfallen. Die gewonnene Zeit kann ich intensiv nutzen und habe außerdem die Möglichkeit, das Übungsprogramm flexibel an die Stimmung des Kindes anzupassen. Natürlich erfordert diese Therapieform, je nach Beeinträchtigung des Kindes, viel Engagement, Zeit, Kraft und Ausdauer, aber wie man am Beispiel von Lars sieht, es lohnt sich!

Nachtrag von mir im Februar 2010

Lars kommt zweimal pro Jahr in meine Praxis. Er ist ein fröhlicher Junge geworden, der inzwischen so viel Selbstbewusstsein besitzt, in seiner Schule an den Bundesjugendspielen teilzunehmen.

Lars entwickelt sich in allen Bereichen sehr positiv. Auch die Grobmotorik sowie die Feinmotorik verbessern sich kontinuierlich, wobei er sicherlich nach wie vor von den Kreuzmuster-Übungen, den Padovan-Übungen und auch dem Training der Low-Level-Funktionen (visuelle und auditive Detailfunktionen) profitiert. Die Kreuzmuster-Reihe kann Lars selbständig und gut durchführen und er zeigt bei den Low-Level-Funktionen in den meisten Funktionen altersentsprechende Zielwerte. Die rechte Hand ist in ihrer Feinmotorik noch spastisch beeinträchtigt, so dass Lars mit links schreibt, bessert sich durch das Übungsprogramm jedoch weiterhin.

Sein genauer Befund im Rahmen der Padovan-Bewegungen lautete 2010:

- Padovan-Reihe: Mit der rechten Hand geht die Supination bei allen Übungen nicht so weit in die Drehung wie mit der linken Hand.
- Padovan 1: Links gut, rechts ist die Figur gut, die Supination noch nicht vollständig.
- Padovan 2: Beidseits gut, ebenfalls rechts schwächere Supination
- Padovan 3: Links gut, rechts liegt der Daumen jetzt besser über dem 3. und 4. Finger.

110

- Padovan 4: Links gut, rechts zeigt der Daumen fast korrekt nach außen.
- Padovan 5 bis 7: Beidseits gut, rechts noch weniger kraftvoll als links
- Padovan 8: Rechts langsam möglich, aber noch mit zu wenig Kraft und optische Kontrolle noch erforderlich, links korrekt und schnell

Zurzeit trainiert er die Padovan-Übungen - natürlich neben anderen Übungen wie z.B. der Kreuzmuster-Reihe - wie folgt:
- 1 x 1 Min. Padovan 1 - 8, zuerst linke Hand, dann beide Hände zusammen und zum Schluss nur isoliert die rechte Hand, möglichst ohne hinzuschauen, damit nach und nach eine Automatisierung der Bewegungen erfolgt.
- 20 x Pronation/Supination, indem Lars die ersten Bewegungen geführt bekommt und er dann die Hand der Hilfsperson führt.

Nachbetrachtung:
Lars trainierte damals täglich ca. eine Stunde, verteilt über den Nachmittag. Er kann frei gehen und auch rennen. Lediglich hängt manchmal sein rechter Fuß minimal nach unten, da der Fußheber noch relativ schwach ist. Auch die Sprache hat sich sehr gut entwickelt, denn Lars hat eine sehr gute Sprachgewandtheit und keine Ausspracheprobleme mehr.
Seine schulischen Leistungen lagen in der 4. Klasse zwischen "1-2" (Mathematik) und "2+" (Deutsch). Lars hatte gute Kontakte zu anderen Kindern und viele Freunde gefunden. Seine Aufmerksamkeit und auch die Ausdauer waren gut. Auch passte er im Unterricht auf und war sehr ordentlich. Seine Hausaufgaben erledigte er selbständig. Er ist ein fröhlicher und aufgeweckter Junge. Seine Entwicklung zu verfolgen, ist nach wie vor eine große Freude. Inzwischen – 2024 - hat er sein Studium beendet und wird nächstes Jahr seine Masterarbeit abgeben können.

Vibrationstraining auch für die Arme
Die Muskelkraft der Arme kann man auch durch das Galileo-Vibrationstraining stärken. Hierbei wird das Kind, wenn es sich noch nicht alleine im Vierfüßlerstand halten kann, über einen Krabbelwagen gelegt, und zwar so, dass sich die Hände auf dem Galileo abstützen. Ansonsten hockt das Kind vor dem Gerät und legt einen großen Teil des Gewichtes auf die stützenden Arme und Hände. Wenn ein Kind dies noch nicht alleine kann, muss es gestützt werden. Auffällig ist immer wieder, dass manche Kinder Das Galileo-Training stehend (also mit den Füßen auf der Platte) sehr wohl akzeptieren, das mit den Händen auf der Platte jedoch verweigern. In diesem Fall sollte man darauf verzichten.

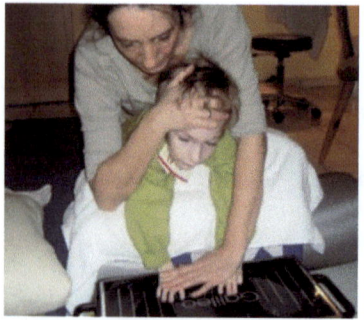

Abb. 58: Auch beim Vibrationstraining der Arme kann man erspüren, welche Muskeln gerade trainiert werden. Links zu sehen das Armtraining auf dem Galileo-Standgerät, Abb. 62a mit dem Hand-Galileo.

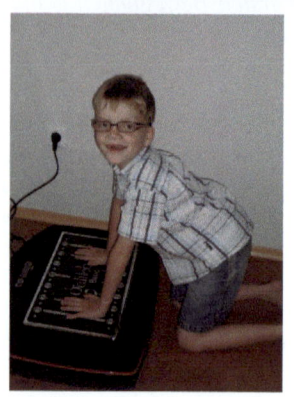
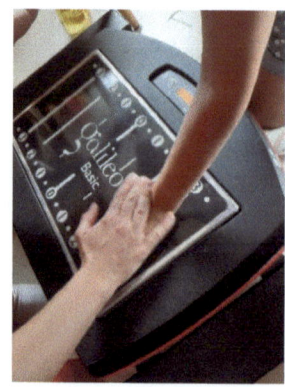

Abb. 59 und Abb. 60: Hier sieht man, wie beide Arme auf dem Galileo-basic aufgelegt werden. Aber nur der linke Arm befindet sich im Stütz. Der rechte Arm ist von einer Lähmung betroffen und wird nur locker aufgelegt.

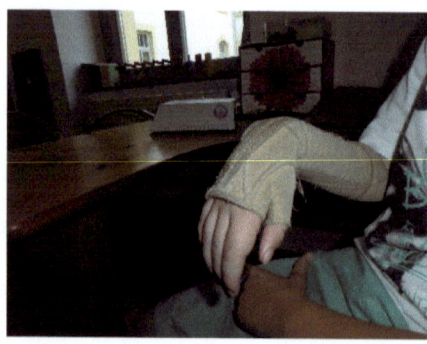

Abb.61: Hier zu sehen, dass die rechte Hand aufgrund der Lähmung nicht bewegt werden kann.

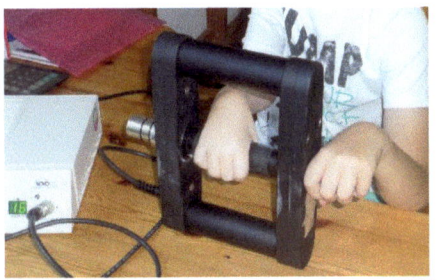

Abb. 62a:
Um dieses lockere Ablegen der gelähmten Seite – Abb. 59 - zu vermeiden, kann man ein sogenanntes **Hand-Galileo-Gerät** *einsetzen.*

Abb. 62b: Nach regelmäßigem Training ist ein vorsichtiges Greifen möglich

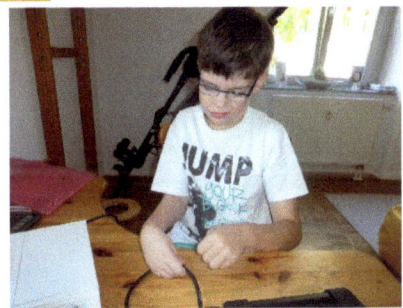

Spielerische Ergänzungen
Veeh-Harfe

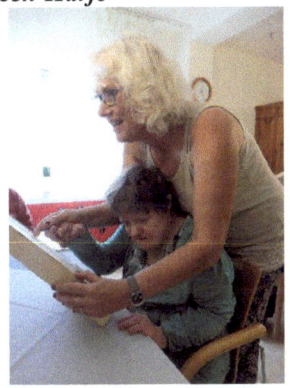 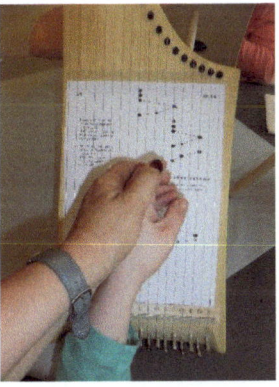

Abb. 63 und 64: Bei der Veeh-Harfe liegt das Notenblatt zwischen Klangkörper und den Saiten. Somit muss man sich weder darum kümmern, auf welcher Höhe, auf welchen Zeilen, zwischen welchen Zeilen die Noten liegen und kann einfach da zupfen, wo der Punkt gemalt ist. Schnell finden Kinder oder auch gehandicapte Erwachsene in ein Melodienspiel hinein.

Abb. 65:
Natürlich muss man das Instrument den feinmotorischen und kognitiven Fertigkeiten anpassen. Auch Selina hat zunächst mit ganz einfachen Instrumenten begonnen. Der spielerische Umgang mit dem Akkordeon des großen Bruders machte ihr Freude und weckte dann das Interesse an der Veeh-Harfe, die sie recht geschickt zuspielen lernte.

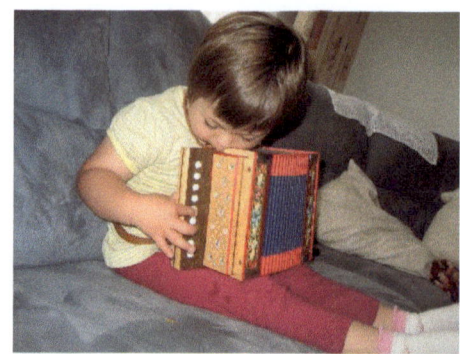

Abb. 66 wurde an meinem 25-jährigen Praxis-Jubiläum aufgenommen, an der sie ein Stück mit der Querflöte vorspielte.

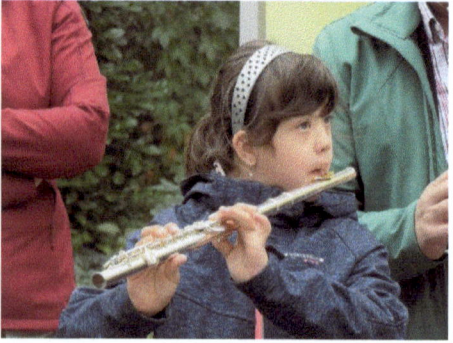

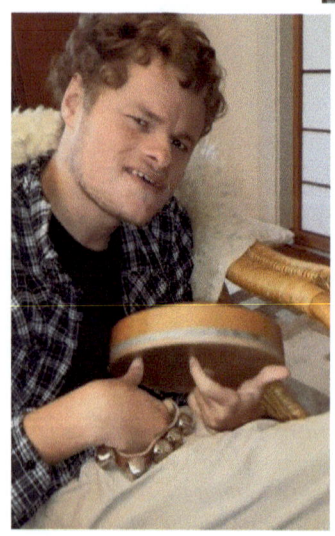

Diese Entwicklung Selinas ist wunderbar. Jedoch haben auch Kinder (oder Erwachsene) mit wesentlich stärkerem Handicap an einfachen Instrumenten, z.B. an Orff'schen Instrumenten, ihre Freude.

Abb. 67: Mit Orff'schen Instrumenten kann jede(r) Töne von sich geben und mitmachen. Entweder halten sie diese Instrumente selbst oder man hilft ihnen dabei und führt die Hände.

114

Strickring

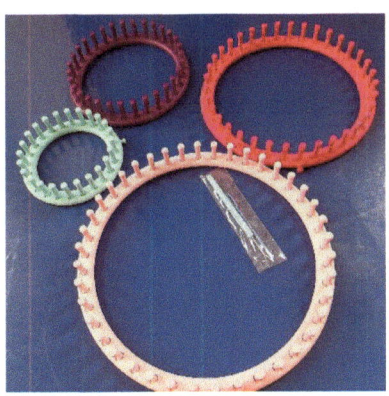

Abb. 68: Wie bei der von früher noch bekannten Strickliesel wird hier der Faden mit einer Spezialnadel über die Drahtschlaufen gehoben. Dies schult beidhändiges Arbeiten, die Hand-Augen-Koordination und obendrein ist hinterher etwas zum Verschenken fertig geworden, z.B. eine Mütze.

Während man beim Stricken mit dem Strickring die Finger des Kindes mit der Nadel und den Faden führen kann, so dass die einzelnen Schritte leichter durchzuführen sind, ist dies beim „richtigen" Stricken kaum möglich.

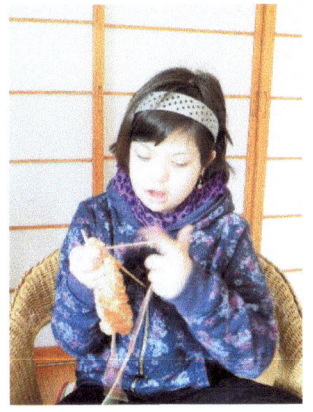

Abb. 69: Wenn die Feinmotorik es erlaubt, ist auch „richtiges" Stricken eine hervorragende Übung.

Abenteuerhaus

Das **Abenteuerhaus** ist ein Trainingsspiel, mit dem grundlegende Fertigkeiten im Vorschulalter spielerisch trainiert werden können und welches somit gut auf die schulischen Anforderungen vorbereitet. Es berücksichtigt die Bereiche „Feinmotorik" „Sehverarbeitung" und „Hörverarbeitung" (siehe jeweils dort). Dass auch stärker beeinträchtigte Kinder ihre Freude daran haben, erlebe ich immer wieder in meiner Praxis.

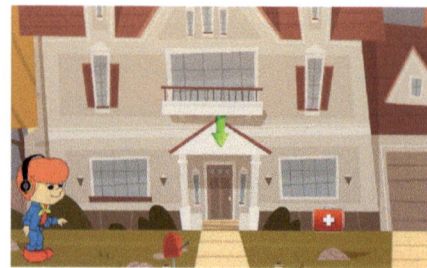

Abb. 70: Hier zu sehen, wie man in das Haus geht

Abb. 71: Im Flur des Abenteuerhauses wählt man dann aus, ob man feinmotorisch, visuell oder auditiv trainieren möchte.

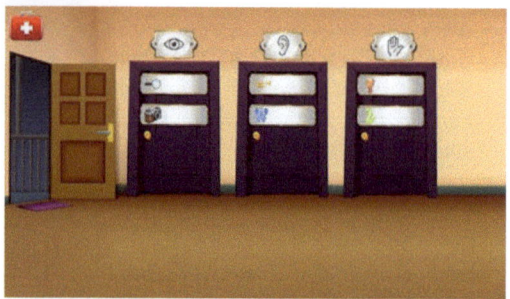

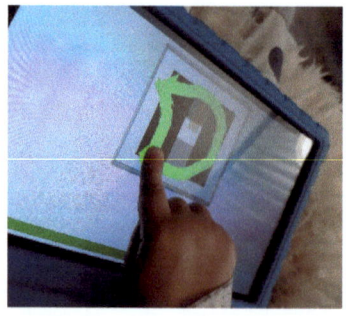

Abb. 72a und 72b: Hier muss man mit dem Finger dem vorgemalten Kreuz bzw. Viereck folgen und möglichst exakt auf der Linie bleiben.

116

Zusammenfassend möchte ich festhalten, dass für die Verbesserung der Fingerfertigkeit mehrere Bereiche miteinander arbeiten müssen, was den korrekten Ablauf so erschwert.

Feinmotorische Bewegungen sind viel komplexer als grobmotorische Bewegungen. Vergleichen Sie nur einmal, was Sie mit den Fingern machen können und was mit den Zehen. Üblicherweise kann man beim Einsatz der Zehen nicht von Feinmotorik sprechen. Einer meiner kleinen Patienten kann auf Grund seiner Hirnverletzung die Finger (noch) nicht feinmotorisch bewegen. Es wird zwar nach und nach etwas besser, aber feinmotorische Aktionen gelingen ihm derzeit noch nicht. Deswegen erledigt er einen Teil der Aufgabe über den Oberarm und Unterarm, was seinen Aktionsradius schon etwas vergrößert hat. Weiteres Training ist jedoch wichtig.

Um die Finger korrekt feinmotorisch einsetzen zu können, muss man erspüren, was sie machen, um dies bei Bedarf korrigieren zu können. Hier sind wir wieder bei der *Propriozeption*, der *Körpereigenwahrnehmung* angelangt. In dem entsprechenden Kapitel habe ich bereits beschrieben, wie wichtig das Erspüren für die korrekte Durchführung einer Bewegung ist. Oliver Sacks berichtet von einer Patientin, die keine Schädigung im motorischen Gehirnareal, aber massive Schädigung in den taktilen Bereichen hatte und deswegen nach langem Training nur gehen konnte, wenn sie ihre Füße betrachtete und die Bewegungen der Füße über die Augen kontrollierte (15).

Dann wiederum muss man auch *verstehen, was zu tun ist* bzw. dies auch tun zu wollen. Hier hat man es natürlich bei kognitiv fitten Personen leichter als wenn das Verständnis für den Ablauf der Tätigkeit – die Handlungsplanung - fehlt.

Also wiederum mein Hinweis, dass man immer den Menschen, sei es ein Kind oder ein Erwachsener mit Handicap, auf der Ebene abholen muss, auf der er sich befindet und nicht auf der, auf der man ihn/sie gerne hätte.

Das schließt bei dem Training zur Verbesserung der Feinmotorik mit ein:
- Übungen aus der Kreuzmuster-Reihe
- Fingerübungen (alleine oder geführt)
- Übungen aus dem taktilen Bereich zur Verbesserung der Propriozeption
- Übungen, die nicht als Übungen in Erscheinung treten, sondern einfach Spaß machen wie z.B. Kleinkindspiele, Musizieren in jedweder Form, Spielen mit dem Abenteuerhaus u.a.

Quellenangaben

1. Atwood, H.L. und William, A.M.: Neurophysiologie, Schattauer-Verlag Stuttgart, 1994
2. Bähr, M. und Frotscher, M.: Duus' Neurologisch-topische Diagnostik, Anatomie – Funktion – Klinik, Thieme-Verlag Stuttgart, 8. komplett überarbeitete Auflage, 2003
3. Beck, H. et al.: Faszinierendes Gehirn, eine bebilderte Reise in die Welt der Nervenzellen, Springer-Verlag Deutschland GmbH 2016, 2018
4. Hick, C. und Hick, A (beide Herausgeber).: Kurzlehrbuch Physiologie, Urban & Fischer Verlag/Elsevier GmbH, 8. Auflage, 2017
5. Keidel, W.D. (Herausgeber): Kurzgefasstes Lehrbuch der Physiologie, Georg Thieme Verlag, 3. überarbeitete Auflage, 1973
6. Schmidt, R. F., Neuro- und Sinnesphysiologie, Springer-Verlag Heidelberg, 1993
7. Thompson, R. F.: Das Gehirn: Von der Nervenzelle zur Verhaltenssteuerung, Springer-Verlag, 3. Auflage, 2016
8. Steiner, T. und Diem R.: Motorik und Lähmungen / Die neurologische Untersuchung und die wichtigsten Symptome in Neurologie (Herausgeber Werner Hacke), 14. Auflage 2016, Springer-Verlag
9. Bürk, K.: Ataxien in Neurologie (Herausgeber Werner Hacke), 14. Auflage 2016, Springer-Verlag
10. Heß, K.: Apraxien / Neurologische Syndrome und Störungen des Bewusstseins in Neurologie (Herausgeber Werner Hacke), 14. Auflage 2016, Springer-Verlag
11. Steiner, T. und Diem R.: Tremor / Die neurologische Untersuchung und die wichtigsten Symptome in Neurologie (Herausgeber Werner Hacke), 14. Auflage 2016, Springer-Verlag
12. Kannegießer-Leitner, C.: Eigene Patientinnen und Patienten 1993 - 2024
13. Steiner, T. und Diem R.: Basalgangliensyndrome / Die neurologische Untersuchung und die wichtigsten Symptome in Neurologie (Herausgeber Werner Hacke), 14. Auflage 2016, Springer-Verlag
14. Padovan, B.: Kursunterlagen über Neurologische Reorganisation (Teil I und II, 1994)
15. Sacks, O.: Der Mann, der seine Frau mit einem Hut verwechselte, rororo, 31. Auflage (2009)

Tastempfinden
und Körpereigenwahrnehmung
(Propriozeption)

Vorab einige anatomische und physiologische Details, mit deren Wissen man vieles leichter beurteilen kann. Ich verzichte jedoch darauf, diese Details und Zusammenhänge direkt und unverändert aus der Fachliteratur zu entnehmen, sondern habe versucht, sie vereinfacht darzustellen.
Nachzulesen sind sie bei u.a.: Atwood, H.L. und William, A.M. (1), Bähr, M. und Frotscher, M. (2), Beck, H. et al. (3), Hick, C. und Hick, A. (4); Keidel, W.D. (5), Schmidt, R. F. (6), Thompson, R. F. (7).

Die einzelnen Qualitäten des Tastsinnes (*Berührung, Druck, Schmerz, Vibration und Temperatur*) gelangen in verschiedenen Bahnen zum Thalamus und von da aus wiederum in verschiedenen Bahnen zur Großhirnrinde, somit müssen nicht alle gleichermaßen beeinträchtigt sein. Eine über dem Körper verteilte unterschiedlich intensive Empfindlichkeit bezüglich des Tastempfindens (unabhängig von der Qualität) beruht auf der unterschiedlichen Verteilungsdichte der Tastzellen. Die Handinnenfläche ist das empfindlichste Organ (6).

Man spricht auch vom Körperschema als Orientierung am eigenen Körper, wobei hier die taktil-kinästhetische Wahrnehmung sehr intensiv einfließt, aber nicht ausschließlich. Ein gestörtes Körperschema kann auf die betroffene Person recht bedrohlich wirken.

Für eine korrekte Fortbewegung (auch schon beim Robben in Bauchlage) ist die taktil-kinästhetische Wahrnehmung und Information über die Auflage der Extremitäten auf dem Boden und die Eigenwahrnehmung (Propriozeption) über die Stellung der Extremitäten im Raum wichtig. Die Propriozeption gibt auch darüber Auskunft, wie ein Gelenk gerade bewegt wird oder auch wie stark ein Muskel bzw. eine Sehne angespannt ist (4).

Wie wichtig das taktile Empfinden für die Entwicklung eines Kindes ist (nicht nur für seine motorische Entwicklung), zeigt Félicie Affolter auf. Denn sie beschreibt in ihrem Buch *„Wahrnehmung, Wirklichkeit und Sprache"* (8) ausführlich die Zusammenhänge zwischen taktilem Empfinden und Sprachentwicklung.

Welche große Bedeutung Berührungsreize für den Menschen haben, kann man daraus ableiten, dass das Nervensystem und die Haut von derselben Gewebeschicht abstammen, so dass hieraus die überaus wichtige Rolle der Berührungsreize für die neurale Organisation folgt (9).

Ohne diesen somatosensorischen (die Körperwahrnehmung betreffenden) Kontrollmechanismus können Bewegungen nicht korrigiert und dem ursprünglichen Bewegungsplan angepasst werden. Dies bedeutet, dass alleine durch Beeinträchtigungen im Tastempfinden enorme Schwierigkeiten in der Fortbewegung bzw. der Motorik auftreten können. Als Ersatzstrategie wird z.B. dann eine verstärkte optische Kontrolle der Bewegungen eingesetzt. Dies ist zwar möglich, erfordert aber viel Kraft und Konzentration. Einfachste Bewegungen, die normalerweise spontan und unbewusst ablaufen, müssen auf diese Weise bewusst gemacht werden. Die Störungsbilder variieren zwischen einer taktilen Überempfindlichkeit bis hin zu einer Unterempfindlichkeit. Auch eine Missempfindung ist möglich, also ein ganz anderes Empfinden, als Nichtbetroffene dies spüren. Sogar ein sogenannter Neglect ist möglich, was bedeutet, dass ein Bereich oder ein Körperteil überhaupt nicht wahrgenommen wird.

Einige weitere Details, die bei etlichen meiner Patienten und Patientinnen zu beobachten sind:
Das *Temperaturempfinden* kann ebenfalls eingeschränkt sein. Etliche Eltern berichten, dass beim Baden in der Wanne oder beim Waschen am Waschbecken die Hand unter das zu heiße Wasser gehalten und erst mit deutlicher Verzögerung weggezogen wird. Inwieweit eine tatsächliche Unterempfindlichkeit oder eher eine verlangsamte Nervenleit-Geschwindigkeit vorliegt, könnte getestet werden. Da sich üblicherweise keine speziellen Maßnahmen hieraus ergeben würden, wird darauf verzichtet. Die Kinder profitieren jedoch davon, wenn in ihrem Übungsprogramm taktile Spiele oder auch Übungen integriert werden. Folgender Trick ist immer wieder ganz hilfreich: Wenn das Kind in der Badewanne sitzt, zum Schluss nochmals kurz das kalte Wasser aufdrehen. Dann kommt als erstes kaltes Wasser, wenn es unbemerkt mit den Wasserhähnen spielen sollte und man kann noch rechtzeitig reagieren und zu heißes Wasser vermeiden.
Auch das *Verhalten* wird oft vom taktilen Empfinden beeinflusst, denn immer wieder berichten Eltern, dass ihr Kind andere kneift, pfetzt oder einfach hart anpackt. Dadurch würde es Ablehnung erfahren und keiner ist sich so ganz sicher, warum es dies so macht. Dies sind motorische Aktivitäten, die typisch sind für eine taktile Unterempfindlichkeit, da derjenige nicht spürt, wie hart er mit dem anderen umgeht, sondern eigentlich nur Kontakt aufnehmen möchte. Kommt dann noch hinzu, dass das gekniffene oder gepfetzte Kind aufschreit (was als spaßig empfunden wird), ist dies eine Motivation, es immer wieder zu versuchen, dies alles ganz ohne böse Absicht, einem anderen weh zu tun!

Viele Kinder beschäftigen sich sehr gerne damit, Dinge hin- und herdzudrehen, von allen Seiten zu befühlen, Papier und Plastik zu zerknäueln und zu zerreißen, auch Papier und Plastik zu essen. Beobachtet man sie dabei, kann man sich des Eindrucks nicht erwehren, dass hier jemand ganz intensiv zum Erkunden dieser Dinge sein Tastempfinden einsetzt und die Reize entsprechend verarbeitet. Was ich hier geschrieben habe, gilt übrigens auch für Sand oder Matsch.

Es gibt nicht nur die unterschiedlichen Tastqualitäten, die in jeweils eigenen Nervenbahnen verlaufen. Auch kann man taktile „Grenzen" erkennen. Hiermit meine ich, dass z.B. der Handbereich überempfindlich ist, die Arme jedoch unterempfindlich. Oder aber der Rumpf und die Extremitäten sind unterempfindlich, der Gesichtsbereich, insbesondere um den Mund herum oder im Mund zeigt sich die taktile Wahrnehmung überempfindlich. Es sind hier jeweils unterschiedliche Nerven und somit unterschiedliche Hirnregionen betroffen, was die unterschiedliche Reaktion erklären kann.

Die Hypersensibilität im Mundinnenbereich führt dazu, dass pieksige oder krümelige Lebensmittel nicht gegessen werden. Ein regelrechtes taktiles Training kann diese Überempfindlichkeit sehr wohl mindern. Seltsamerweise gilt diese Überempfindlichkeit oft nicht für nicht-essbare Dinge. Diese können sehr wohl rau sein und werden trotzdem in den Mund genommen, siehe Papier, Plastik oder auch Sand.

Doch auch wenn solche harten/rauen Lebensmittel eines Tages gegessen werden, kann es trotzdem noch problematisch sein, diesem Kind die Zähne zu putzen. Dies ist dann doch ein Zuviel an taktilen Reizen im Mund! Der Einfallsreichtum einzelner Familien, wie das Zähneputzen doch noch zu lösen ist, kennt keine Grenzen.

Diese Überempfindlichkeit beim Zähneputzen stellt seltsamerweise keinen Widerspruch zum Essen der seltsamsten Materialien dar – und sei es Sand!

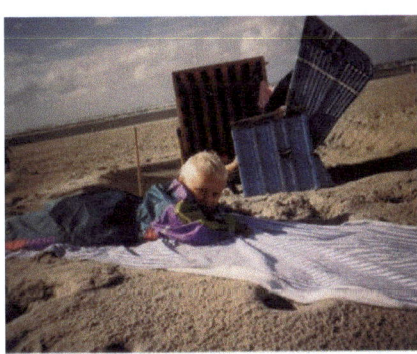

Abb. 73: Tücher, egal wie lang oder breit, dienten hier nur der Optik für die anderen. Frank bewegte sich sofort an deren Rand hin zum Sand, den er pur gegessen hat, so dass er nach kürzester Zeit „versandet" war – von außen, aber auch von innen.

Eine erstaunliche Beobachtung konnte ich machen: Nach diesem Urlaub war es deutlich leichter möglich, ihm die Zähne zu putzen und er aß nun z.B. auch eher etwas krümelige Dinge. Das Essen von Sand hat seine Wirkung gezeigt.

Mögliche Austestung des Tastempfindens

Die Situation, wie es mit dem Tastempfinden aussieht, ist nicht immer leicht auszutesten. Bei guter Mitarbeit des Kindes ist eine Austestung über das Setzen unterschiedlicher taktiler Reize möglich. Bei schwerster Beeinträchtigung muss man genau beobachten und die einzelnen Informationen zu einem Gesamtbild zusammenfügen und hierauf die Übungen abstimmen. Wie in Abb. 74 zu sehen, arbeite ich hier mit einem von mir so genannten Fühlkörbchen. Dies enthält weiche Pinsel, unterschiedlich harte Bürsten und Schwämmchen. Hiermit kann man zart über Hände, Arme, Füße und Beine sowie Rumpf des Kindes streichen und beschreiben, wie es reagiert. Eine Bürste sollte die Standardbürste sein, die gerade nicht mehr als angenehm empfunden werden sollte – außer man ist in gewisser Weise unterempfindlich. Zu beziehen sind diese Tastmaterialien am ehesten auf einem Wochenmarkt oder auch Weihnachtsmarkt. Hier gibt es an den Bürstenständen immer eine große Auswahl.

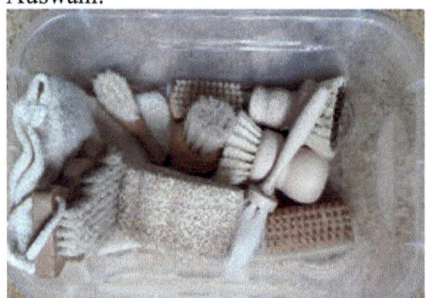

Abb. 74: Fühlkiste mit den unterschiedlichsten Bürsten und Schwämmen zum Austesten des Tastsinnes. Diese findet man am besten auf Wochen- oder Weihnachtsmärkten.

Taktile Reize integriert in den Alltag

Taktile Erfahrung zu sammeln, ist sehr wichtig für jedes Kind, also auch für ein Kind mit Cerebralparese. Dies insbesondere dann, wenn eine Unterempfindlichkeit des Tastsinnes besteht.

Man kann dann mit unterschiedlich weichen Pinseln und Bürsten (siehe Abb. 74) entsprechende taktile Reize setzen. Am besten setzt man eine Fühlkiste ein, aus der man immer wieder mehrere Bürsten/Pinsel nehmen kann. Mit einem Igelball über die Haut zu rollern macht vielen Kindern ebenfalls Freude und fördert darüber hinaus die taktile Empfindung. Erstaunlicherweise beruhigt dies häufig die Kinder.

Igelhalbkugeln (Balance-Halbkugeln) sind eigentlich dazu gedacht, darüber zu gehen, wenn sie auf dem Fußboden liegen – als spielerisches Koordinations- und Geschicklichkeitstraining bei gleichzeitigen taktilen Reizen für die Füße. Sie eignen sich jedoch ebenfalls sehr gut, sie zu betasten und drüber zu streichen, was etliche Kinder zu beruhigen scheint (10).

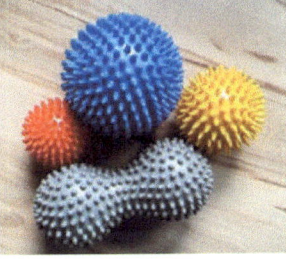

Abb. 75: Igelhalbkugeln   *Abb. 76: Andere Formen*

Muffik-Sensomotorikmatten können ebenfalls dazu dienen, darüber zu gehen und mit den Füßen die unterschiedlichen Formen zu spüren oder sie hin- und herzubewegen und diese Oberflächen mit den Händen zu erspüren.

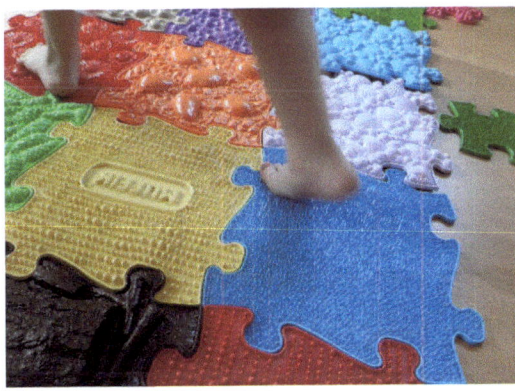

Abb. 77: Hier zu sehen, wie ein Kind darüber läuft und somit die verschiedenen Muster erspürt.

Sensospiele in der Art der unterschiedlichsten Fühlsäckchen sind bei vielen Kindern ebenfalls einzusetzen. Dem Erschwernisgrad nach sollte zunächst mit Gegenständen aus dem Alltag begonnen werden, dann erfolgt der Übergang zu Formen, dann der Übergang zu Materialien.

Neben den erwähnten spielerischen Elementen können taktile Reize auch in den Alltagsablauf integriert werden, z.B. als Ganzkörpermassage mit den unterschiedlichsten Materialien (Feder, Watte, verschiedene Bürsten, Massagegerät etc.), da dies z.B. spielerisch beim An- und Ausziehen eingesetzt werden kann. Diese Ganzkörpermassage stellt im eigentlichen medizinischen Sinne keine Massage, sondern das Setzen von taktilen Reizen zur Verbesserung der Oberflächensensibilität dar. Zur Verbesserung der Tiefensensibilität muss mit etwas mehr Druck gearbeitet werden, um die in der Tiefe liegenden taktilen Rezeptoren zu erreichen. Ein Massagegerät kann auch sehr gut als Vibrationsreiz eingesetzt werden. Wichtig ist, dass das Kind diese Reize als angenehm empfindet. Man sollte diese Übungen aus dem taktil-kinästhetischen Bereich zwar mehrmals täglich, aber nicht länger als 5 Minuten am Stück, durchführen, ja sogar bei manchen Kindern mit kürzeren Einheiten beginnen. Man muss sich dessen bewusst sein, dass nicht nur ein gestörtes Körperschema bedrohlich wirken kann, sondern bei gestörtem Körperschema auch Übungen bzw. bestimmte Reize überfordern können. Insbesondere wenn eine Überempfindlichkeit bei einer Person, die sich nicht äußern kann, besteht, muss man sehr vorsichtig beginnen und diese Person genau beobachten, z.B. in Bezug auf Atmung, Pupillenreaktion und andere Parameter, an denen man das Wohlbefinden ablesen kann. Ist eine Seite stärker unterempfindlich als die andere, beginnt man mit dieser, wechselt zur anderen und nimmt zum Schluss erneut die weniger empfindliche Seite. So werden beide Seiten angeregt, die stärker unterempfindliche jedoch intensiver.

Gezielte Verbesserung der Körpereigenwahrnehmung

Seit Beginn der 90-er Jahre hat Cheryl Allen in Zusammenarbeit mit Nancy Hylton und weiteren Therapeuten und Therapeutinnen in den USA ein flexibles Input-Orthesensystem entwickelt, was zur Unterstützung funktioneller Bewegungskontrolle eingesetzt wird. Daraus entwickelte sich die patentierten "stabilizing pressure input-orthosis", bekannt als "The SPIO Works®" – ein Orthesensystem, welches zu den sogenannten Soft-Orthesen gehört.

Die SPIO erreichen mittels taktiler Stimulation - der Oberflächensensibilität und der Tiefensensibilität - eine sensorische Rückkopplung. Dies bedeutet: Durch die Elastizität des weichen, dünnen Materials, welches für die Kinder angenehm zu tragen ist, spüren sich die Kinder besser und können sich dadurch bedingt leichter aufrichten. Somit fördert die verbesserte Eigenwahrnehmung die Motorik.

Die Herstellung dieser SPIO erfolgt nach Maß, ausgearbeitet je nach Bedarf als Body mit Trägern, T-Shirt, kurze oder lange Radler-Hosen oder als ganzer Anzug, aber auch z.B. speziell als eine Art "Strumpf" für den Arm. Stellen, an denen das Kind zusätzlich eine gewisse Stütze benötigt, können mehrlagig hergestellt werden (11).

Die Körpereigenwahrnehmung wird jedoch nicht nur durch eine solche SPIO verbessert, sondern auch durch Nancy-Hylton-Einlagen. Diese speziellen Einlagen (besser Fußorthesen genannt) haben eine Bauweise, die die Körpereigenwahrnehmung anregt. Das ist der Grund, warum sich z.B. ein hypotones Kind mit solchen Nancy-Hylton-Fußorthesen (DFO) auf einmal gerade hält: Es spürt sich besser und richtet sich deswegen auf. Weiter möchte ich an dieser Stelle nicht auf die Nancy Hylton Einlagen eingehen, da diese im Kapitel „*Motorik*" ausführlicher beschrieben sind.

Frank trug damals seine SPIO ständig, wodurch sich seine Aufrichtung deutlich besserte, dies aufgrund der nun besseren Körpereigenwahrnehmung.

Denn die Sensorik arbeitet für die Motorik: Die Sensorik kommt zuerst und dann erst die Motorik. Die Motorik muss von der Sensorik kontrolliert bei Bedarf korrigiert werden.

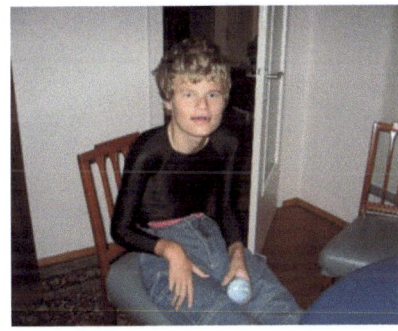

Abb. 78: SPIO, zu sehen als Body mit langen Armen.

Abb. 79: SPIO als Body mit langen oder kurzen Beinen, kann mit einem Shirt kombiniert werden.

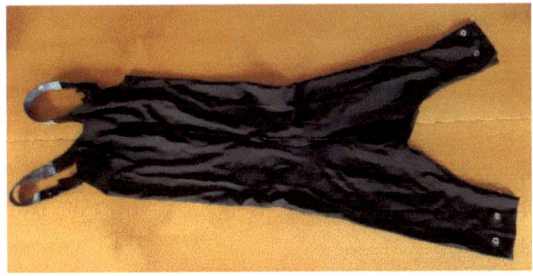

Quellenangaben

1. Atwood, H.L. und William, A.M.: Neurophysiologie, Schattauer-Verlag Stuttgart, 1994

2. BÄHR, M. und FROTSCHER, M.: Duus' Neurologisch-topische Diagnostik, Anatomie – Funktion – Klinik, Thieme-Verlag Stuttgart, 8. komplett überarbeitete Auflage, 2003

3. Beck, H. et al.: Faszinierendes Gehirn, eine bebilderte Reise in die Welt der Nervenzellen, Springer-Verlag Deutschland GmbH 2016, 2018

4. Hick, C. und Hick, A (beide Herausgeber).: Kurzlehrbuch Physiologie, Urban & Fischer Verlag/Elsevier GmbH, 8. Auflage, 2017

5. Keidel, W.D. (Herausgeber): Kurzgefasstes Lehrbuch der Physiologie, Georg Thieme Verlag, 3. überarbeitete Auflage, 1973

6. Schmidt, R. F., Neuro- und Sinnesphysiologie, Springer-Verlag Heidelberg, 1993

7. Thompson, R. F.: Das Gehirn: Von der Nervenzelle zur Verhaltenssteuerung, Springer-Verlag, 3. Auflage, 2016

8. Affolter, F.: Wahrnehmung, Wirklichkeit und Sprache, Neckar-Verlag, 10. Auflage, 2006

9. Ayres, A. J.: Bausteine der kindlichen Entwicklung. Die Bedeutung der Integration der Sinne für die Entwicklung des Kindes, Springer, Berlin, 4. Auflage (2002)

10. Kannegießer-Leitner, C.: Eigene Patienten und Patientinnen 1993 – 2024

11. Eisen, C.: Kursunterlagen des Dynamics Competence Centers Mühltal, The SPIO Works® - Stabilizing Pressure Input Orthosis

Sehvermögen, Augenbeweglichkeit und zentrale Sehverarbeitung

Vorab einige anatomische und physiologische Details, mit deren Wissen man vieles leichter beurteilen kann. Ich verzichte jedoch darauf, diese Details und Zusammenhänge direkt und unverändert aus der Fachliteratur zu entnehmen, sondern habe versucht, sie vereinfacht darzustellen. Nachzulesen sind sie bei u.a.: Atwood, H.L. und William, A.M. (1), Bähr, M. und Frotscher, M. (2), Beck, H. et al. (3), Hick, C. und Hick, A. (4); Keidel, W.D. (5), Schmidt, R. F. (6), Thompson, R. F. (7).

Der **Augapfel** (Bulbus) ist so aufgebaut, dass eine Reihe von lichtdurchlässigen Teilen hintereinander liegt. Von außen nach innen sind dies: Die **Hornhaut** (Cornea) schützt das Auge gegen die Umwelt. Anschließend passiert das Licht die von der **Regenbogenhaut** (Iris) gebildete **Pupille** (Sehloch). Die Pupille verengt sich bei Lichteinfall und weitet sich bei Dunkelheit. Nach Durchtritt durch die Pupillenöffnung fällt das Licht auf die **Linse**, dann auf den sogenannten **Glaskörper**. Die Linse ist verformbar, je nachdem, welche Entfernung scharf eingestellt werden soll. Wenn diese Verformung der Linse nicht richtig gelingt, liegt eine Kurzsichtigkeit oder eine Weitsichtigkeit vor. Zusätzlich kann die Sehschärfe durch eine Hornhautverkrümmung (Astigmatismus) beeinträchtigt sein. Das Licht geht durch den Glaskörper hindurch und trifft schließlich auf die **Netzhaut** (Retina). In der Netzhaut liegen die lichtempfindlichen Rezeptoren. Somit ist die Netzhaut der lichtempfindliche Teil des Auges. In ihr befinden sich die Sehrezeptoren, auch **Fotorezeptoren** genannt. Dies sind die Zapfen und Stäbchen. Eine Stelle der Netzhaut wird als sogenannter **gelber Fleck** (Macula, Stelle des schärfsten Sehens) bezeichnet. Hier liegen die Fotorezeptoren am dichtesten. Von der Netzhaut aus wird der Reiz über Fasern des Sehnervs letztendlich zum Großhirn weitergeleitet.

Die Erregungen, die in der Netzhaut bei Belichtung entstehen, werden erst bewusst, wenn sie das Großhirn erreichen. Die **erste Kreuzung** des Lichtstrahls findet bereits statt, bevor er auf die Netzhaut trifft. **Ein Teil der weiterleitenden Sehnervenfasern kreuzt, ein Teil nicht.** Dies führt dazu, dass die Fasern der beiden linken Netzhauthälften in der linken Gehirnhälfte weiter verarbeitet werden, die der rechten Netzhauthälften in der rechten Gehirnhälfte. Damit auch tatsächlich die Reize verarbeitet werden, die gerade von Interesse sind, muss das Auge so gezielt in die richtige Stellung gebracht werden, dass diese Reize auf die Macula (Stelle des schärfsten Sehens) treffen. Dies wird über ein **kompliziertes System von**

Augenmuskeln erreicht, wobei Abweichungen zum Schielen führen (siehe ab Seite 131). Beim Schielen trifft auf jede Macula jeweils ein anderes Bild, wodurch ein Doppeltsehen entstünde, wenn das Gehirn nicht jeweils einen Seheindruck ausblenden würde. Dieses Ausblenden führt auf Dauer zur Erblindung des schielenden Auges, was durch stundenweises Abkleben des gesunden Auges (sogenannter Okklusionsverband) verhindert werden kann, denn hierdurch wird das schielende Auge gezwungen zu sehen. Auch im Bereich des Sehens muss unterschieden werden zwischen reiner **Sehschärfe und Sehverarbeitung.** Eine beeinträchtigte Sehschärfe kann mit einer Brille ausgeglichen werden. Bei Störungen in der Sehverarbeitung liegt das Problem im Gehirn oder in den zu- oder ableitenden Nerven. Man spricht deswegen von Störungen der zentralen Sehverarbeitung. Auf diese beiden unterschiedlichen Situationen gehe ich im Folgenden näher ein.

Die **Bewegungen der Augen** durch die entsprechenden Augenmuskeln verläuft zwar jeweils im gleichen Muster, wenn die Augen in dieselbe Richtung blicken. Es besteht allerdings ein Unterschied, ob Augenbewegungen gezielt und willkürlich oder reflexartig erfolgen, da die entsprechenden zentralen Bahnen von zwei unterschiedlichen Großhirnzentren stammen. Dies bedeutet, dass z. B. ein Kind sehr wohl gezielt Objekte verfolgen kann, reflexartig jedoch nicht die Augen auf ein zufällig in sein Gesichtsfeld eintretendes Objekt einstellen kann oder umgekehrt. Hinzukommen noch Augenbewegungen, die die Beugung des Kopfes ausgleichen, um die Fixation zu halten sowie Augenbewegungen, die die Fixation halten, wenn ein Gegenstand nahe ans Gesicht kommt.

Aufgrund der anatomischen Verhältnisse der **Sehnervenkreuzung** wird jeweils der Seheindruck des einzelnen Auges in zwei Gehirnhälften weitergeleitet. Die Zusammensetzung des Seheindruckes erfolgt nahtlos, ohne dass man Stufen oder anderweitige Übergänge bemerkt. Gerade bei Kindern mit zentralen Sehstörungen muss man jedoch davon ausgehen, dass diese stufenlose Zusammensetzung vermutlich nicht so übergangslos abläuft oder auch Defekte enthält, den Kindern jedoch die Möglichkeit fehlt, die diesbezüglichen Schwierigkeiten zu beschreiben.

Die **Macula** ist die Netzhautstelle mit der größten Dichte an Sehnervenzellen. Durch die Punkt-zu-Punkt-Weiterleitung in das Sehzentrum nehmen auch im Großhirn die der Macula zugeteilten Nervenzellen den größten Platz ein.

Sehschärfenbestimmung, ein leider oft vernachlässigtes Detail
Bei mehreren Vorsorgeuntersuchungen im Kindesalter sind aus gutem Grund Sehtests vorgesehen. Diese Sehtests sind bei körperbehinderten und

geistig behinderten Kindern nur selten mit den üblichen Sehtafeln durchzuführen. Leider unterbleibt noch viel zu häufig die Weiterleitung solcher Kinder in eine augenärztliche Praxis, wo bei den meisten Kindern eine sogenannte objektive Refraktometrie (Sehschärfenbestimmung) durchgeführt werden kann. Erforderlich hierfür ist das vorherige Weittropfen der Pupillen. Die Untersuchung selbst dauert nur wenige Sekunden, eine aktive Mitarbeit des Kindes ist nicht erforderlich. In von Laien geschriebener Literatur wird sehr gerne gegen das hierfür erforderliche Weittropfen der Pupillen polemisiert, da hierdurch tatsächlich für mehrere Tage das Sehvermögen eingeschränkt wird und in dieser Zeit auch eine Lichtüberempfindlichkeit besteht. Jedoch ist es in meinen Augen nicht einzusehen, warum wegen dieser lediglich ein paar Tage dauernden Beeinträchtigung des Sehvermögens auf ein Ausgleichen einer eventuell vorhandenen Sehunschärfe verzichtet werden soll. Gerade Kinder, bei denen man durch die verschiedensten Übungen Verbesserungen in allen Wahrnehmungsbereichen erreichen möchte, sollten unbedingt eine gute Sehschärfe, zur Not erreicht durch die Korrektur mit einer Brille, besitzen.

Zentrale Sehverarbeitung

Die Sehschärfe gibt allerdings nur über die anatomischen Verhältnisse im Augeninneren Aufschluss. Über die Weiterleitung zum Großhirn und die zentrale Verarbeitung sagt sie nichts aus. Das bedeutet, dass ein Kind aufgrund einer massiven Verarbeitungsstörung im optischen Bereich so gut wie zentral blind sein kann - trotz regelrechter anatomischer Verhältnisse im Auge, also trotz "Normalsichtigkeit".

Bei diesen zentral blinden Kindern muss man die Eltern unbedingt in die Beurteilung des Kindes mit einbeziehen: Greift ein Kind z.B. nach Gegenständen, für die es sich interessiert, kann man davon ausgehen, dass es den optischen Eindruck dieser Gegenstände erfasst. Greift es allerdings nicht danach, muss geklärt werden, ob der optische Eindruck oder aber die Handfunktion eingeschränkt ist. Ist die Handfunktion für den Greifvorgang zu stark gestört, kann man durch Beobachtung des Kindes eventuell in Erfahrung bringen, ob es auf die unterschiedlichen Eindrücke entsprechend reagiert, also sich eventuell beim Anblick ihm bekannter und vertrauter Personen freut oder der Anblick bestimmter Lebensmittel entweder Freude oder Ablehnung hervorruft. Alleine die Fähigkeit, sich bewegenden Gegenständen hinterherzublicken oder Gegenstände zu fixieren, bedeutet noch nicht, dass die Gegenstände als solche erkannt werden.

Kann ein Kind nur Gegenstände als solche erkennen? Kann es Bilder oder Symbole von Gegenständen richtig deuten? Oder ist es dazu in der Lage,

Details auf Bildern zu registrieren? Der Schritt nach dem Erkennen und Deuten von Gegenständen geht über die richtige Beurteilung von Fotografien zum Erkennen von Bildern, dann von Symbolen und letztendlich zum Lesen von Wörtern. Somit stellt das erste Lesen von ganzen Wörtern noch kein eigentliches Lesen, sondern lediglich das optische Erkennen von bestimmten Symbolen dar. Eine Grundvoraussetzung für diese speziellen Übungen ist jedoch, dass das Kind von seiner zentralen Sehverarbeitung her dazu in der Lage ist, optische Signale richtig zu empfangen und zu verarbeiten.

Lichtreize kombiniert mit Musterkarten
Denn bei sehbehinderten bzw. zentral blinden Kindern muss man intensivere Reize setzen, also mit kontrastreichen Elementen und mit Licht arbeiten (8, 9, 10, 11, 12, 13). So sind z.B. einzusetzen: **Lichterketten, Leuchtstäbe, eine sogenannte Light-Box, "Kleiner Raum"** (14), **kontrastreiche Musterkarten** (zu Beginn schwarz-weiß), **angestrahlte Cds, Silberpapier, Laptop-Bildkarten, angeleuchtete Gegenstände** und ähnliches (15).

Mit **Schwarzlicht** angestrahlte Musterkarten stellen einen besonders intensiven Sehreiz dar (8, 9). Hierbei soll das Kind Musterkarten (schwarz-weiß oder fluoreszierend bunt) im Schwarzlicht betrachten. Diese Musterkarten sollten vom jeweiligen Muster her großflächig und klar sein. Bei jedem Durchgang werden mehrere Musterkarten hintereinander eingesetzt. Das Schwarzlicht wirkt intensiver, wenn der Raum ansonsten abgedunkelt ist. Durch diese intensiven Sehreize kann die Sehverarbeitung angebahnt und verbessert werden. Trotzdem wird der Einsatz von Schwarzlicht heftig diskutiert. Die Befürworter erleben, dass zentral blinde Kinder hiervon profitieren. Die Gegner stellen die Gefahren von Schwarzlicht in den Vordergrund.

Ich teile die Meinung der Befürworter, weise jedoch auf Folgendes hin, denn die Gefahren dürfen nicht vernachlässigt werden:

Das Kind darf nicht direkt in das Schwarzlicht blicken (und selbstverständlich auch nicht die Hilfspersonen!), sondern auf die dadurch angestrahlten Musterkarten. Denn es handelt sich hierbei um UV-Strahlung, also um eine schädliche Strahlung. Insofern müssen die Eltern unbedingt darauf hingewiesen werden, dass niemand direkt in die Strahlenquelle hineinblicken darf. Die Betreuung in einer hierin erfahrenen therapeutischen Praxis ist wichtig.

Befürworter man den Einsatz von Schwarzlicht, muss man trotzdem berücksichtigen, dass bestimmte Medikamente die Empfindlichkeit gegenüber Licht bzw. Strahlung erhöhen können (Photosensibilität). Hierüber gibt es insgesamt nur sehr ungenaue Aussagen und auch keine Grenzwerte. Insofern sollte man von einer breiten Anwendung von Schwarzlicht absehen, aber in Einzelfällen unter verantwortungsbewusster Berücksichtigung der erforderlichen Sicherheitsstandards, es als ein mögliches Hilfsmittel in Betracht ziehen und zwar dann, wenn zu vermuten ist, dass man mit anderen Maßnahmen zu wenig Verbesserungen erreicht.

Wie man Bildkarten einsetzt

Das optische Verständnis wird bei vielen meiner Patienten und Patientinnen u.a. mit dem Einsatz von Bildkarten gefördert. Hierbei ist zu fragen: Kann ein Kind bereits Gegenstände richtig identifizieren? Kann es dies auch bei Bildkarten? Je nach Befund steigt man mit dem Zeigen von Gegenständen, mit Gegenstand-Bildkarten-Paaren oder isolierten Bildkarten ein. Da man diese Gegenstände bzw. Bildkarten klar und deutlich benennt, kann man hiermit darüber hinaus auch das Sprachverständnis verbessern (siehe dort).

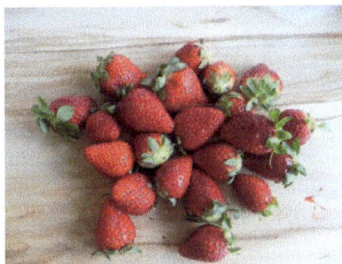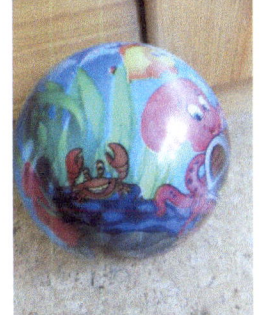

Abb. 80 und 81: Am besten beginnt man mit Gegenstands-Bildkarten-Paaren von beson-ders geschätzten Lebensmitteln oder Spielsachen.

Bildkarten sind meistens Fotos, die allerdings zu Beginn meistens deutlich vergrößert werden müssen. Zeigt ein Kind hieran wenig Interesse oder ist sein zentrales Sehvermögen sehr stark beeinträchtigt, mag es auch sinnvoll sein, diese Bildkarten über einen PC zu zeigen. Denn nun haben die Bilder wesentlich mehr Leuchtkraft als auf Papier.

Schielen als Symptom mit unterschiedlichen Ursachen

Sehr viele hirngeschädigte Kinder zeigen eine Schielstellung der Augen, meistens eine Innenschielstellung entweder eines Auges oder beider

Augen. So wie es bei Kindern, deren Gehirnfunktion nicht beeinträchtigt ist, zu einem Schielen aufgrund unterschiedlicher Länge der Augenmuskeln kommen kann, ist dies auch bei hirngeschädigten Kindern möglich. Jedoch findet man hier sehr viel häufiger eine Schielstellung aufgrund einer zentralen Schädigung. Während im ersteren Fall bei einem hirngeschädigten Kind kein Unterschied in der Versorgung gemacht werden sollte, also auch in diesem Fall eine Operation zu empfehlen sein kann, bietet es sich für den zweiten Fall an, die Augenbeweglichkeit mit bestimmten Übungen zu verbessern. Ob gleichzeitig ein Okklusionsverband zu empfehlen ist oder nicht, sollte augenärztlicherseits entschieden werden. Die Übungen zur Verbesserung der Augenbeweglichkeit können bei neuronalem Schielen sehr oft fast vollständig zu einem Parallelstand der Augen führen, was durch eine Operation, da hierdurch die neuronale bzw. zentrale Schädigung nicht verbessert werden kann, nicht zu erreichen ist (4).

Bei Silvan war es, vermutlich bedingt durch eine Frühgeburt, zu einer schweren Hirnschädigung gekommen. Hiervon war die Motorik im Sinne einer Spastik der Arme und Beine, jeweils rechts stärker als links, sowie die Kopfkontrolle betroffen. Aber auch andere Bereiche waren stark beeinträchtigt.
Silvan gelang es zwar manchmal, die Augen fast parallel einzustellen, jedoch zeigte sich meistens eine deutliche Innenschielstellung des linken Auges. Eine früher durchgeführte augenärztliche Untersuchung hatte den Verdacht auf Weitsichtigkeit ergeben, wobei die Versorgung mit einer Brille noch nicht erforderlich war. Die Hauptschwierigkeiten für Silvan zeigten sich jedoch weniger in der Augenmotorik und der Sehschärfe als in der Verarbeitung und dem Verständnis des optischen Eindruckes. Zwar lächelte er Personen an, verfolgte sie auch mit den Augen oder erkannte sein Fläschchen als solches. Dagegen führte der optische Eindruck von Gegenständen nicht zu dem Bedürfnis, diese auch ergreifen zu wollen.
Die Schwerpunkte des Therapieprogramms legte ich auf motorische Übungen, auf die Verbesserung der Wahrnehmung im taktilen, optischen, akustischen und vestibulären Bereich: Kreuzmuster-Übungen, Robben auf der Schrägen Übungstherapierampe, Schaukeln, Übungen auf dem Therapieball (nicht nur als Gleichgewichtsübung, sondern auch zur Kräftigung der Wirbelsäulenmuskulatur), Greifübungen, Ganzkörpermassage als Setzen von taktilen Reizen, Gegenstände bzw. Licht mit den Augen verfolgen lassen, Geräusche anbieten und benennen, Gegenstände zeigen und benennen sowie Mundfunktionsübungen nach Padovan (16) und Morales (17) waren die Hauptbestandteile des Therapieprogramms.

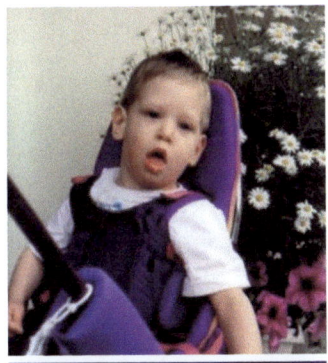

Abb. 82: Diese Bilder zeigen Silvan im Juli 1995, circa ein halbes Jahr vor dem Beginn mit der Psychomotorischen Ganzheitstherapie.

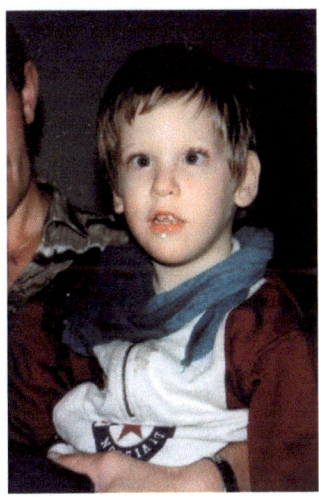

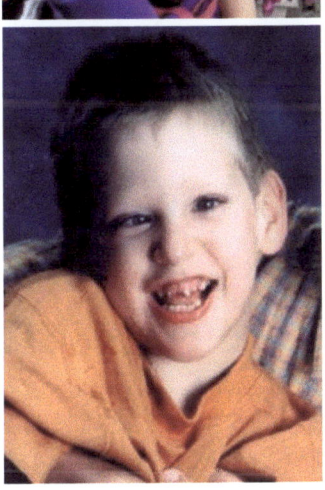

Abb. 83a: Nach einem intensiven sechsmonatigen Training und Abb. 83b nach circa 3 Jahren

Nach 9 Monaten Psychomotorische Ganzheitstherapie ergriff Silvan zum ersten Mal mit der linken Hand gezielt Gegenstände, rechts wollte er zwar ebenfalls greifen, benötigte von der Motorik her allerdings noch Unterstützung.

Besonders auffallend waren die Verbesserung der Augenbeweglichkeit und der Parallelstand der Augen, denn nur noch selten geriet jetzt das linke Auge in eine Innenschielstellung. Silvan konnte inzwischen Gegenstände mit den Augen verfolgen. Er konnte beide Augen nach oben sowie nach beiden Seiten bewegen, auch das linke Auge ganz nach links, was ihm vorher noch nicht möglich war. Vor allem zeigte er jetzt deutlich, dass er gesehene Eindrücke verarbeiten konnte, also immer besser verstand, was er sah.

Manuela (siehe Manuelas Geschichte ab Seite 320) schielte bei ihrem ersten Vorstellungstermin massiv! Heute ist der Schielwinkel so klein, dass *dies kaum noch eine kosmetische Frage ist. Auf eine Operation wurde bewusst verzichtet, da bei Manuela die Ursache in der gestörten Funktion der Nerven, die diese Augenmuskeln versorgen, liegt bzw. lag.*

Zu betonen ist allerdings unbedingt: Nur alleine mit Augenübungen erreicht man eine solche Verbesserung nicht! Ganz entscheidend ist die Kombination von Augenübungen zusammen mit der Kreuzmuster-Reihe im Rahmen der PMG. Denn nur durch einen solchen ganzheitlichen Ansatz kann eine Verbesserung der Gehirnfunktion erreicht werden.

Fixierübungen

Im Säuglingsalter schauen Babys eher über die Peripherie, da sie noch nicht über die Stelle des schärfsten Sehens fixieren können. Diese Fähigkeit entwickelt sich erst nach und nach und muss bei manchen Kindern regelrecht trainiert werden.

Will man erreichen, dass das Fixieren sich verbessert und das Sehen immer weiter ins Zentrum, also zur Stelle des schärfsten Sehens (Macula) wandert, kann man folgende Übung einsetzen: Sich bewegende Gegenstände bzw. Licht mit den Augen verfolgen lassen, bei Schielkindern sowohl mit beiden Augen als auch mit jeweils einem abgedeckten Auge. Als Alternativen sind auch einzusetzen: Kullerbahn, Auto mit Fernbedienung und ähnliches.

Visuelle Low-Level-Funktionen

Im Verlauf der kindlichen Entwicklung wächst die Fähigkeit, auch Details zu erkennen. Anfänglich bezieht sich diese Fähigkeit auf grobe Unterschiede, auf z.B. die Unterscheidung von Personen oder Gegenständen. Die Differenzierung von Formen und Farben basiert auf einer Zunahme der Detailerkennung ebenso wie das Erkennen von Symbolen. Je feinere Unterschiede erkannt werden sollen, umso detaillierter muss die Sehverarbeitung sein.

Die **visuellen Low-Level-Funktionen** (visuelle Detailfunktionen) sind nun die ausgereiftesten Detailfunktionen in der Sehverarbeitung. Sie ermöglichen das Erkennen und die Differenzierung von genau den feinen Details, die man z.B. beim Erlernen des Lesens, Schreibens und Rechnens benötigt. Diese gesamte Thematik habe ich, was die Diagnostik und die Übungen anbelangt, in meinem Buch **"ADS, LRS und Co."** (18); siehe Anhang) ausführlich beschrieben, so dass ich an dieser Stelle darauf verzichten möchte, auch wenn natürlich einige meiner körperbehinderten oder auch mehrfachbehinderten Kinder beim Erlernen des Lesens,

Schreibens und Rechnens genau dieses Training durchführen, um ihre visuelle und auditive Wahrnehmung als wichtige Grundlage für den Erwerb dieser schulischen Fertigkeiten zu verbessern.

Spielerisches Training
Pupillentraining

Ein Pupillentraining der Augen ist dann sinnvoll, wenn die Pupillen sehr träge reagieren: Man leuchtet mit einer Taschenlampe (*Einsatz von bunten und weißen Lichtern*) in das Auge, wartet, bis sich die Pupille verengt hat, beendet den Lichtreiz, wartet, bis die Pupille wieder weit ist, und gibt dann einen neuen Lichtreiz usw. Dies sollte möglichst in abgedunkelter Umgebung und nicht zu schnellem Tempo (also kein Flackerlicht, welches einen epileptischen Anfall auslösen könnte!) durchgeführt werden. Hat ein Kind Freude daran, sind auch bunte Lichterketten, die in unterschiedlichen Farben und unterschiedlicher Intensität leuchten, gute einzusetzen.

Wimmelbücher

Als Vorstufe zu diesem Training der Low-Level-Funktionen (visuelle Detailfunktionen) kann man auch Wimmelbücher oder andere Bilderbücher einsetzen und mit dem Kind nach Details suchen: „Wer hat eine rote Brille auf? Auf welcher Seite gibt es Hunde? Katzen? Enten? Wer hat ein Kleid an? Wer eine kurze Hose?" In diesen Beispielfragen sind ebenfalls spielerisch die Fragen nach Details wie „oben/unten, Farben, rechts/links" etc. versteckt.

Somit muss man das Niveau der Fragen dem kindlichen Verständnis und der Ebene, an der es Freude hat, anpassen.

Visuelles Training mit dem Abenteuerhaus

Der **Brain-Boy-Universal** ist ein Gerät, mit dem man die Basisfunktionen der visuellen und auditiven Verarbeitung trainiert. Im Vorschulalter gelingt dies noch nicht allen Kindern. Nun kann man entweder die optischen Reize mit Taschenlampen nachstellen und so dies Training durchführen. Oder man kann seit ein paar Jahren ein solches visuelles Wahrnehmungstraining spielerisch mit dem **Abenteuerhaus** durchführen, um diese Fertigkeiten als Vorbereitung für die Schule zu trainieren. Hierbei sind die gleichen Fertigkeiten gefragt wie bei dem **Brain-Boy-Universal**, dies aber auf einer sehr viel leichteren und spielerischeren Ebene. Z.B. muss man nicht entscheiden, auf welcher Seite das Licht zuerst geblinkt hat, sondern ob die Bilder gleich oder verschieden sind oder welches Bild nicht zu den anderen passt (siehe Abb. 86a und 86b). Dies wirkt viel mehr wie ein Spiel und nicht wie eine Übung.

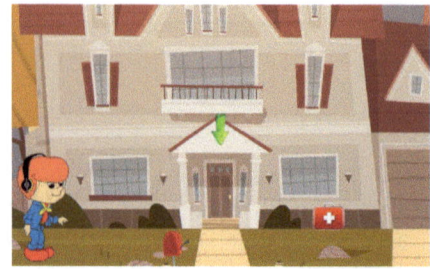

Abb. 84: Hier zu sehen, wie man in das Haus geht

Abb. 85: Im Flur des Abenteuerhauses wählt man dann aus, ob man feinmotorisch, visuell oder auditiv trainieren möchte.

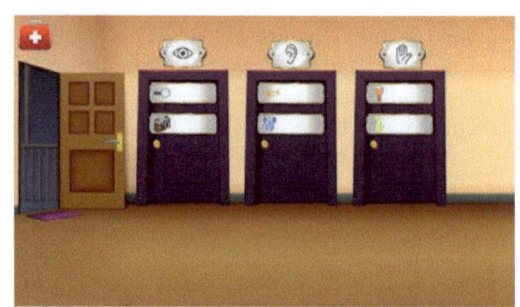

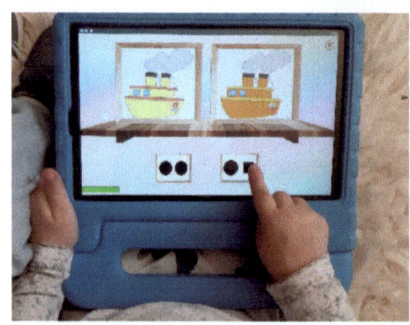

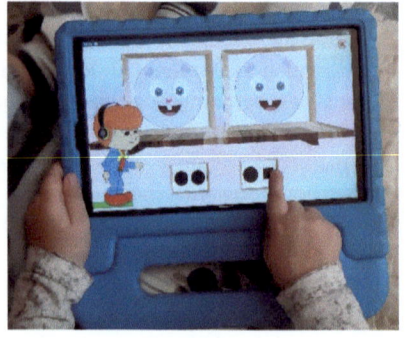

Abb. 86a und 86b.: Hier nun das visuell ausgewählte Spiel mit der Frage „gleich oder verschieden?"

Zum Schluss dieses Kapitels möchte ich noch darauf hinweisen, dass wir jeweils aktuell viel sehen, aber normalerweise von den gesehenen Details nur die für uns wichtigen speichern. Um diese Differenzierung jedoch überhaupt treffen zu können, muss das Gehirn spezielle Details aufnehmen: Form, Größe, Farbe. Hieraus erhält dann das Bewusstsein die Information, um welchen Gegenstand es sich handelt, um welchen Buchstaben, um welches Material usw. Dieser Weg vom reinen Gesehenen zum Verstehen des Gesehenen kann, wie in dem zurückliegenden Kapitel dargelegt, an den unterschiedlichsten Stellen der Verarbeitung gestört sein. Oder er kann extrem gut ausgeprägt sein, was z.B. Beobachtungen an manchen Menschen mit Verhaltensauffälligkeiten aus dem Spektrum der Autismus-Spektrum-Störungen zeigen. Denn diese haben z.T. ein phänomenal optisches Gedächtnis. Bekannt sind z.B. 10-jährige Kinder, die aus dem Gedächtnis heraus unter anderem den Kölner Dom fast naturgetreu nachzeichnen können (19).

Quellenangaben

1. Atwood, H.L. und William, A.M.: Neurophysiologie, Schattauer-Verlag Stuttgart, 1994
2. Bähr, M. und Frotscher, M.: Duus' Neurologisch-topische Diagnostik, Anatomie – Funktion – Klinik, Thieme-Verlag Stuttgart, 8. komplett überarbeitete Auflage, 2003
3. Beck, H. et al.: Faszinierendes Gehirn, eine bebilderte Reise in die Welt der Nervenzellen, Springer-Verlag Deutschland GmbH 2016, 2018
4. Hick, C. und Hick, A (beide Herausgeber).: Kurzlehrbuch Physiologie, Urban & Fischer Verlag/Elsevier GmbH, 8. Auflage, 2017
5. Keidel, W.D. (Herausgeber): Kurzgefasstes Lehrbuch der Physiologie, Georg Thieme Verlag, 3. überarbeitete Auflage, 1973
6. Schmidt, R. F., Neuro- und Sinnensphysiologie, Springer-Verlag Heidelberg, 1993
7. Thompson, R. F.: Das Gehirn, Kapitel 10: Der Lebenszyklus des Gehirns: Entwicklung, Plastizität und Altern (S. 341 ff). Spektrum-Verlag Heidelberg, 3. Auflage (2016)
8. Buser, F.: UV-Strahlung des "Schwarzlichtes" ist nicht stärker als diejenige der Sonne, blind-sehbehindert, Zeitschrift für das Sehgeschädigtenbildungswesens, Heft 2, 2007, 105-109
9. Buser, F.: Es ist Zeit für eine saubere Unterscheidung von 2 Problemen, blindsehbehindert, Zeitschr. f. d. Sehgeschädigtenbildungsw., Heft 4, 2007, 261-264
10. Degenhardt, S.: Zeit für eine Trennung, blind-sehbehindert, Zeitschrift für das Sehgeschädigtenbildungswesens, Heft 3, 2006, 217-232

11. Degenhardt, S.: Alles zurück auf Start! Beruhigung als Maxime?, blind-sehbehindert, Zeitschrift für das Sehgeschädigtenbildungsw., Heft 2, 2007, 111-116
12. Nielsen, L.: Bist Du blind?: Entwicklungsförderung sehgeschädigter Kinder, Johann Wilhelm Klein Akademie (1992)
13. Nielsen, L.: Schritt für Schritt: Frühes Lernen von sehgeschädigten und mehrfachbehinderten Kindern, Johann Wilhelm Klein Akademie (1998)
14. Nielsen, L.: Das ich und der Raum: Aktives Lernen im "Kleinen Raum", Johann Wilhelm Klein Akademie (1993)
15. Kannegießer-Leitner, C.: Eigene Patienten und Patientinnen 1993 - 2024
16. Padovan, B.: Kursunterlagen über Neurologische Reorganisation (Teil I und II, 1994)
17. Morales, R. C.: Die Orafaciale Regulationstherapie. Pflaum Verlag München, 2. Auflage (1998)
18. Kannegießer-Leitner, C.: ADS, LRS und Co. - ein Trainingsprogramm für zu Hause - Erfolg mit der Psychomotorischen Ganzheitstherapie, Sequenz Medien Produktion (2015)
19. Sacks, O.: Der Mann, der seine Frau mit einem Hut verwechselte, rororo, 31. Auflage (2009)

Gehör, Sprachverständnis und Kommunikation

Vorab einige anatomische und physiologische Details, mit deren Wissen man vieles leichter beurteilen kann. Ich verzichte jedoch darauf, diese Details und Zusammenhänge direkt und unverändert aus der Fachliteratur zu entnehmen, sondern habe versucht, sie vereinfacht darzustellen. Nachzulesen sind sie bei u.a.: Atwood, H.L. und William, A.M. (1), Bähr, M. und Frotscher, M. (2), Beck, H. et al. (3), Hick, C. und Hick, A. (4); Keidel, W.D. (5), Schmidt, R. F. (6), Thompson, R. F. (7).

Die Schallwellen treffen auf die Ohrmuschel, verlaufen dann durch das äußere Ohr, das Mittelohr und das Innenohr. Vom Innenohr aus werden die entsprechenden Informationen ans Gehirn weiter geleitet. Zum **äußeren Ohr** gehören **Ohrmuschel, äußerer Gehörgang und Trommelfell, zum Mittelohr Paukenhöhle mit Nebenräumen und mit Gehörknöchelchen-Kette** sowie zum **Innenohr** das eigentliche **Hörorgan**, die **Schnecke** (Cochlea) mit ihrem Haarzellensystem. Die **Ohrtrompete** (Eustachische Röhre) verbindet das Mittelohr (Paukenhöhle) mit dem Nasenrachen und dient dem Luftdruckausgleich. Dieser anatomische Aufbau konzentriert somit die Schallweiterleitung zum Innenohr. Durch die Schallwellen werden Haarzellen in der Schnecke in entsprechendem Muster verbogen, so dass dieser mechanische Vorgang in den Fasern des Hörnerven Aktionspotentiale auslöst. Der **Hörnerv (VIII. Hirnnerv oder Nervus vestibulo-cochlearis)** leitet die Aktionspotentiale über seine Fasern dem Gehirn zu. Diese Informationen gelangen über den Hirnstamm und anderen Zwischenstationen letztendlich zur oberen Schläfenwindung. Die Abbildung der Hörinformationen in der Hirnrinde erfolgt nach Signalen, die, sortiert nach einzelnen Frequenzen oder auch nach komplexen Schallmustern, abgebildet werden (sogenannte **tonotope Abbildung**). Auch im Bereich des Hörens erfolgt nach der Abbildung in den primären Projektionsfeldern eine Verschaltung mit den Assoziationsfeldern.

Diese Assoziationsfelder (**Wernicke Areal**) entschlüsseln den Inhalt und die Bedeutung der Hörempfindung. Fallen diese Assoziationsfelder aus, können Geräusche zwar noch gehört, aber nicht mehr verstanden werden (auditorische Agnosie, Seelentaubheit). Verbunden damit ist meistens ein fehlendes Sprachverständnis, eine sogenannte sensorische Aphasie bzw. sensorische Spracherwerbsstörung. Diese Störungen können (z.B. bei Erwachsenen nach Schlaganfall) ganz isoliert einzelne Bereiche (Wortgruppen u.ä.) betreffen.

Auch bezüglich des Gehörs ist es erforderlich, sensorische Eindrücke zu filtern, da ansonsten eine absolute Reizüberflutung stattfinden würde. Als Beispiel möchte ich anführen, dass man sehr wohl dazu in der Lage ist, sich mit einer anderen Person zu unterhalten, sich somit auf deren gesprochenen Aussagen zu konzentrieren, und dabei andere Geräusche (z.B. Straßenverkehr, Uhrenschlagen) nicht oder kaum mehr wahrzunehmen.

Gerade konzentrationsschwache Kinder haben häufig die Schwierigkeit, solche für sie weniger wichtige Informationen aus dem Bewusstsein auszublenden. Extrem ist dieses Phänomen bei Autisten, die bei zu viel auf sie einströmenden Reizen (in unterschiedlichen Wahrnehmungsbereichen möglich) seelisch zusammenbrechen können.

Die Hörbahn von der Schnecke des Innenohrs bis zur Großhirnrinde kreuzt mehrfach auf die andere Seite. Diese Kreuzungen finden an unterschiedlichen Stellen statt, so dass letztendlich die Großhirnregion auf der linken Seite sowohl von Informationen aus dem rechten Ohr als auch aus dem linken Ohr versorgt wird. Gleiches gilt umgekehrt für die rechte Großhirnregion. Dies führt dazu, dass es eine sogenannte zentralbedingte Schwerhörigkeit auf nur einem Ohr nicht geben kann.

Für die korrekte akustische Wahrnehmung ist von Bedeutung, dass nicht nur Einzeltöne korrekt wahrgenommen werden, sondern das gesamt Frequenzspektrum. Fallen durch eine zentrale Störung z.B. Frequenzen, die die menschliche Sprache enthält, aus, ist ein korrektes Sprachverständnis kaum möglich. Das menschliche Ohr hört Frequenzen von etwa 20 bis etwa 16.000 Schwingungen pro Sekunde (20 Hertz bis 16 kHertz). Kleine Kinder können sogar bis über 20 kHertz hören, über 70-jährige Menschen, deren Empfindlichkeit des Gehörs für höhere Frequenzen stark abgenommen hat, hören häufig nur noch bis 4 - 5 kHertz.

Unterscheidung zwischen Innenohrschwerhörigkeit und zentraler Hörverarbeitungsstörung

Man unterteilt in eine periphere Hörminderung (Ursache im Außenohr, Gehörgang oder Mittelohr) und eine Innenohrschwerhörigkeit. Die Innenohrschwerhörigkeit muss unbedingt abgegrenzt werden von einer **zentralen Hörverarbeitungsstörung** (Verständnis des Gehörten). Aufgrund der bereits bei Säuglingen möglichen Frühdiagnostik bezüglich des reinen Hörvermögens ist heutzutage davon auszugehen, dass man eine Hörminderung wirklich frühzeitig entdecken kann.

Es gibt aus diesem Grund Aussagen, dass eine Hörgeräteversorgung, welche nach dem 6. Lebensmonat durchgeführt wird, keine Frühversorgung mehr ist. Leider widerspricht auch dieser optimistischen Aussage die Realität, denn noch zu häufig erfolgt bei Kindern erst gegen Ende des zweiten Lebensjahres eine Hörgeräteversorgung, da die Hörminderung vorher nicht aufgefallen ist. In diesen Fällen der "Spätversorgung" sind häufig die Eltern diejenigen gewesen, die immer wieder auf das auffällige Hörvermögen ihres Kindes aufmerksam gemacht haben, denen aber kein Glaube geschenkt wurde. Kinder mit eingeschränktem Hörvermögen besitzen enormes Geschick, dieses durch den optischen Bereich auszugleichen. So können sie sprachliche Informationen alleine durch ein Ablesen vom Munde erfassen, so dass sie unbewusst ihre Umgebung über ihre tatsächliche Hörminderung hinwegtäuschen.

Somit sollte man es sich auch hier zum obersten Gebot machen, bereits bei lediglich geringen Zweifeln am Hörvermögen eines Kindes einen Hörtest durchführen zu lassen. Als grobe Information mag dienen (allerdings nur, wenn das Sprachverständnis bereits vorhanden ist), leise gestellte Fragen hinter dem Kind (oder im Nebenzimmer) zu stellen.

Bei Säuglingen ist unbedingt darauf zu achten, dass der Test mit einer Geräuschquelle ebenfalls hinter dem Kind durchgeführt wird und somit das Kind nicht die hierfür erforderliche Bewegung sehen kann und nur auf die akustischen Signale reagiert. Bei behinderten Kindern erlebe ich es sehr oft, dass diese vom reinen Befund her zwar eine Innenohrschwerhörigkeit zeigen, dieser Befund jedoch im Alltag nicht bestätigt werden kann. So z.B. reagieren sie mit und ohne Hörgeräte gleich auf ihre Umgebung. Oder aber sie lächeln, wenn man ihnen leise Musik vorspielt - die sie eigentlich vom Befund her gar nicht hören "dürften". Hier liegt meiner Meinung nach eine Störung der zentralen Hörverarbeitung vor, die eine Innenohrschwerhörigkeit vortäuscht. Bei behinderten Kindern ist eine Abgrenzung manchmal nur schwer möglich. Von meiner Seite aus empfehle ich in Zweifelsfällen, wenn die übliche **BERA** (Brainstemed Electric Response Audiometrie) nicht zum Alltag passt, zusätzlich eine **ERA** (Electric Response Audiometrie) durchzuführen. Meiner Erfahrung nach sind deren Ergebnisse aussagekräftiger als die der üblichen Untersuchungen (8).

Entwicklung des Sprachverständnisses
Die Entwicklung des Sprachverständnisses geht über den Schreckreflex zum Wahrnehmen und Erkennen von Geräuschen, zur Diskrimination von Lauten aus gesprochener Sprache heraus, zum Verstehen von Einzelwörtern (anfangs gegenständlicher Art, dann auch abstrakter Art), hin zum Verstehen von ganzen Sätzen bis hin zum kompletten Sprachverständnis. Eine bestimmte Phase dieser Entwicklung ist in vielen Fällen nur sehr schwer richtig zu beurteilen. Und zwar meine ich die Situation, wenn Kinder Aussagen situationsentsprechend richtig verstehen, außerhalb dieser Situationen

dieselben Wörter jedoch noch nicht verstehen. Es erfolgt häufig dann die Aussage, dass noch überhaupt kein Sprachverständnis vorhanden sei, nur weil in der Testsituation keine Reaktion erfolgt. Eine gründliche Befragung der Eltern kann hier weiter helfen.

Um die richtigen Übungen zusammenstellen zu können, ist die Ebene des Laut- bzw. Sprachverständnisses des Kindes wichtig. Hier setzt man dann an: Bei dem einen Kind trainiert man das Erkennen von Alltagsgeräuschen, dem anderen benennt man täglich mehrere Begriffe (verbunden mit Bildkarten oder dem Zeigen auf Gegenstände), bei dem nächsten kann man gleich mit Symbolen beginnen.

Abschließende Gedanken zum Sprachverständnis

Einige Gedanken, bezüglich des Sprachverständnisses zum Schluss dieses Kapitels:

Wenn Sie z.B. Ihrem Kind die Hosen hinhalten und sagen, dass es mit den Beinen hineinschlüpfen soll – und es macht dies. Dies ist nicht auf ein Sprachverständnis zurückzuführen, sondern auf ein situatives Verständnis. Fordern Sie Ihr Kind auf, die Beine NICHT in die Hosen hineinzuführen und es folgt tatsächlich dieser ungewöhnlichen Aufforderung, hat es dagegen die sprachliche Aufforderung verstanden!

Erzählen Sie mit Namens-Nennung von netten Erlebnissen und Ihr Kind lacht dabei spitzbübisch, kann es auch sein, dass es nur auf seinen Namen reagiert und sich an Ihrer fröhlichen Stimme erfreut. Wenn Sie dann z.B. dieselbe Geschichte mit ganz ernster Stimme und ohne den Namen zu nennen, erzählen und es wieder so reagiert, kann man davon ausgehen, dass es tatsächlich das Erzählte verstanden hat, also ein Sprachverständnis vorhanden ist.

Loben Sie Ihr Kind und es reagiert hocherfreut, kann es auch sein, dass es auf Ihre positive, stolze Stimmlage reagiert. Sagen Sie einmal in einer solchen Situation einen blödsinnigen oder sogar beleidigenden Satz mit erfreuter und stolzer Stimme. Reagiert Ihr Kind erstaunt oder empört, hat es die Aussage verstanden. Reagiert es erfreut, hat es lediglich die Stimmlage bzw. Sprachmelodie richtig gedeutet.

Wenn Sie nun auf diese Weise bei Ihrem Kind ein gutes Sprachverständnis festgestellt haben, freuen Sie sich von ganzem Herzen darüber!

Haben Sie jedoch ein deutlich eingeschränktes Sprachverständnis bei Ihrem Kind beobachtet oder von anderer Seite – Kindergarten, Schule, Wohnheim – beschrieben bekommen, was sollte dann die Konsequenz sein?

Etwa nicht mehr mit ihm sprechen? Oder nun erst recht ein Kommunikationsprogramm heraussuchen oder ein vorhandenes entsprechend verändern, damit es zu Ihrem Kind passt und besonders intensiv die tägliche Kommunikation trainieren – dies jedoch auf der Ebene Ihres Kindes?

Sie ahnen vermutlich, was ich empfehlen würde! Da dies sehr viel mit Entwicklung des Sprachverständnisses zu tun hat, gehe ich im Folgenden hierauf näher ein.

Nur noch vorab ein Hinweis: Es ist sehr wohl möglich, dass ein Kind mit Cerebralparese sprachliche Aussagen in gewisser Weise versteht, aber das zentrale Sehvermögen so eingeschränkt ist, dass es visuell keine Dinge oder Personen erkennt. Genauso ist es aber auch möglich, dass es visuelle Details erkennt, aber keinerlei Sprache versteht. Schwer nachzuvollziehen ist dies dann, wenn dieses Kind ausgesprochen deutlich einen Musikgeschmack zum Ausdruck bringen kann oder sich gerne in munterer, sprechender Gesellschaft aufhält.

Deswegen hier die Stadien, die das Sprachverständnis in detaillierter Form durchläuft

Physiologische Entwicklung des Gehörs / Sprachverständnisses
- **Reagieren auf akustische Signale (Neugeborenen-Screening)**
- **Erkennen des Tonfalls**
- **Erkennen (Diskriminieren*) von Silben**
- **Verstehen von gegenständlichen Wörtern**
- **Verstehen von abstrakten Wörtern**
- **Verstehen von ganzen Sätzen**
- **Verstehen von Fremdsprachen als Fremdsprachen**
- **Verstehen von Zahlen**
- **Verstehen von Unsinns-Wortfolgen**

Je nach Schädigung des Gehirns kann die Entwicklung des Sprachverständnisses auf jeder dieser Stufen stehen bleiben, sich manchmal durch intensives Training noch weiter entwickeln, manchmal auch nicht.

Als Beispiel möchte ich an dieser Stelle mal wieder meinen Sohn Frank-Udo nennen. Er versteht Stimmungen, die Lautmalerei einer Aussage, aber keinerlei Sprache. Vielleicht versteht er seinen Namen, wobei man sich da nicht ganz sicher sein kann, da er auch aufschaut, wenn man ihn laut und fröhlich mit einem anderen Wort anspricht.

Frank liebt Marzipankartoffeln über alles. Fragt man ihn, ob er welche möchte mit diesem Wort, zeigt er keinerlei Reaktion, egal wie laut und deutlich man spricht. Zeigt man ihm dann jedoch das Foto – in Papier oder auf seinem Talker, richtet er sich sofort auf und schaut strahlend, wo sie denn sein könnten.

Neben diesem komplett fehlenden Sprachverständnis zeigt er einen ausgesprochen eindeutig entwickelten Musikgeschmack und zwar für klassische Musik, flotte melodiöse Musik (wie z.B. in den Konzerten von André Rieu zu finden), wohingegen er moderne basslastige Musik verabscheut.

Dies kann man nur mit den differenziert arbeitenden Hirnfunktionen erklären, auch wenn man ohne tiefergehende Diagnostik keine sichere Topik* der Verarbeitung benennen kann.

Spielerische Übungen zur Verbesserung der Hörverarbeitung

Gerade auch in diesem Bereich muss man sich nur einmal anschauen, wie man mit kleinen Kindern, die noch Sprache erlernen möchten, umgeht: Man spricht etwas lauter, legt mehr Sprachmelodie in seine eigene Sprache, benennt Gegenstände, erklärt in kurzen Sätzen, was man damit macht usw. Hinzukommen Spiele, die das Lauschen (das genaue Hinhören) fördern, z.B. Gegenstände oder Handlungen nach deren Klang erraten oder auch ein Hördosenmemory. Heute kann man ein Hördosenmemory in unterschiedlichen Varianten kaufen. Man kann es aber auch selbst herstellen, indem man kleine Plastikdöschen nimmt, in jeweils 2 Dosen identische Dinge in identischer Anzahl hineinfüllt und nun durch Schütteln der Dosen heraushören möchte, in welchen beiden Dosen die identischen Dinge erklingen. Bei den klanglich zu erratenen Handlungen kann man das Kind auf nehmen und durch die Wohnung gehen. „Dieses Geräusch kommt von der Spülmaschine, dieses Geräusch kommt vom Wasserhahn, so hört sich ein heruntersausender Rolladen an usw.". Die meisten Kinder sind hiervon begeistert und man muss sich einfach sagen: Ein nicht motorisch beeinträchtigtes Kind kann überall in der Wohnung hingehen und Geräusche ausprobieren. Ein Kind mit Cerebralparese kann das nicht unbedingt. Wenn ein Kind also nicht in die Welt hinaus kann, um diese zu entdecken, müssen wir zumindest am Anfang die Welt zu ihm bringen oder es in die Welt und sei die Welt eine Wohnung hintragen. Etliche Eltern haben mir bereits berichtet, dass dies allen Freude bereitet, umso mehr dann, wenn das Kind irgendwann das Geräusch des Drehens eines Schlüssel im Schloss richtig deutet und sich darüber freut, dass jemand kommt! Näherkommende Schritte sind ein ähnliches Beispiel.

Auditive Low-Level-Funktionen

Bezüglich der Wahrnehmung bzw. der auditiven Verarbeitung sind sogenannte Detailfunktionen von großer Bedeutung. Diese werden auch im auditiven Bereich als *Low-Level-Funktionen* (auditive Detailfunktionen) bezeichnet. Sie sind wie die visuellen Low-Level-Funktionen für das Gehör, Sprachverständnis und auditive Verarbeitung sowie für das Erlernen des Lesens, Schreibens und Rechnens von großer Bedeutung. Hinzukommt noch im auditiven Bereich, dass auch die Entwicklung der Sprache hiervon abhängt. Bezüglich deren Austestung und des Trainings verweise ich ebenfalls auf mein Buch *"ADS, LRS und Co."* (9), siehe im Anhang.

Auch im auditiven Bereich gibt es sogenannte Vorübungen. Dies z.B. mit Tönen, die man selbst produziert und das Kind nach Seitigkeit, Tonhöhe oder Rhythmus unterscheiden muss.

Auditives Training mit dem Abenteuerhaus

Der *Brain-Boy-Universal* ist ein Gerät, um die Basisfunktionen der visuellen und auditiven Verarbeitung zu trainieren. Es gilt auch hier: Ist ein Kind noch zu klein oder zu stark beeinträchtigt, um die Low-Level-Funktionen (auditive Detailfunktionen) mit dem *Brain-Boy-Universal* zu trainieren und findet an dem Umgang mit den selbst hergestellten Tönen nach und nach weniger Interesse, kann man seit ein paar Jahren dies auditive Training spielerisch mit dem Abenteuerhaus durchführen. Hier sind die gleichen Fertigkeiten gefragt, dies aber auf einer sehr viel leichteren und spielerischeren Ebene. Z.B. muss man nicht entscheiden, auf welcher Seite der Ton der tiefere ist, sondern den Ton von Alltagsgegenständen erkennen (siehe Abb. 90).

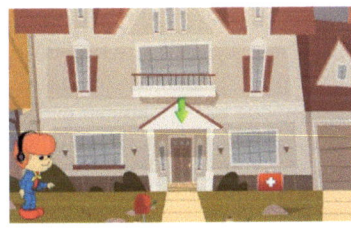

In Abb. 87 zu sehen, wie man in das Haus geht

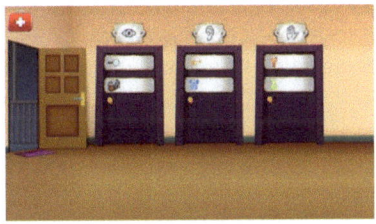

Abb. 88: Im Flur des Abenteuerhauses wählt man dann aus, ob man feinmotorisch, visuell oder auditiv trainieren möchte.

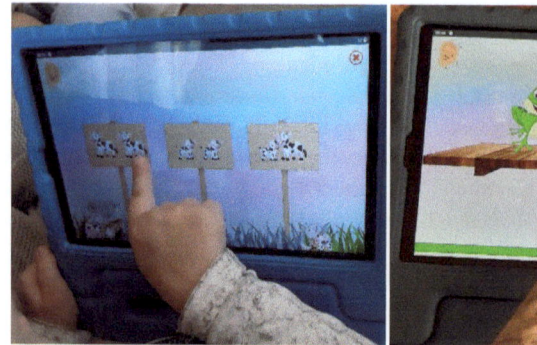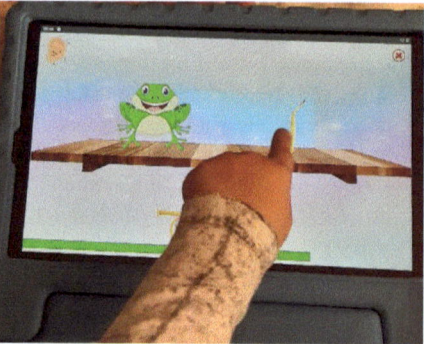

Abb. 89: Foto links: Hier zu sehen, wie man heraushören soll, ob zwei große Kühe oder zwei Kälbchen oder eine Kuh und ein Kälbchen gemuht haben.
Abb. 90: Foto rechts, z.B. zu unterscheiden, ob der Frosch quakt oder das Saxophon ertönt.

> **Da für eine korrekte Sprache ein korrektes Hören mit Sprachverständnis erforderlich ist, denn man kann nur das sprechen, was man auch genau hört, gehe ich nun zu den Bereichen Mundmotorik, Sprache und Kommunikation über und lasse die weiteren Details aus der Hörverarbeitung an passender Stelle einfließen.**

Wie entsteht Sprache?

Bereits 1861 hat der französische Chirurg Paul Broca die Bedeutung dieser später nach ihm benannten Broca-Region erkannt. In der **Broca-Region** entsteht die grammatikalische Struktur von Sätzen. Eine andere Region, nach dem deutschen Psychiater Karl WERNICKE benannt, der sich vor bereits 120 Jahren eine Vorstellung über die bei der Sprache ablaufenden neuronalen Prozesse erarbeitete, ist für den Sinn der sprachlichen Aussage zuständig. Bei dieser sogenannten **Wernicke-Aphasie** ist die grammatikalische Konstruktion der Sätze normal, eine sinnvolle Beziehung der einzelnen Worte zueinander ist jedoch nicht vorhanden. Gleichzeitig kommt es zu vielen Wortneuschöpfungen. Somit werden in der Wernicke-Region die Wörter mit ihren Bedeutungen verbunden. Die Grundzüge, die BROCA und WERNICKE entdeckt haben, gelten nach wie vor. Allerdings sind heute noch viele weitere neurophysiologische Details bei der Entstehung von Sprache bekannt, jedoch noch längst nicht alle.

Um nachvollziehen zu können, was sich hinter einer Sprachstörung verbirgt, muss man den Ablauf der Sprache kennen. Folgende Abläufe beim Sprechen sind von Bedeutung (10): Zwischen der Frage "Was war gestern für ein Wetter?" und der Antwort "Hauptsächlich Sonnenschein" läuft in Millisekunden im Gehirn eine komplexe Kette von Reaktionen ab. Die Frage wird in der **Hörrinde** aufgenommen und ihr Sinn im **Schläfenlappen** (Wort- und Satzverständnis) entschlüsselt. Die gesamte bisherige Lebenserfahrung wird abgerufen, um ein Urteil fällen zu können, wobei dies in der **Sehrinde** geschieht. Dann sucht das Gehirn nach dem geeigneten Wort (**Wernicke-Areal** als Lexikon bezüglich der Wortbedeutung) und entscheidet sich für die Form der Antwort (was im **Broca-Areal** mit der Vorformulierung der grammatikalisch bereits jetzt strukturierten Antwort geschieht). Zum Schluss erst werden die Lippen in Bewegung gesetzt, wobei hierfür der motorische Befehl vom motorischen Cortex erteilt wird.

Kinder lernen die Sprache durch Hören und Sprechen. Dies gilt nicht nur für die Aussprache, sondern auch für die Sprachgewandtheit bzw. die Grammatik. Manfred Spitzer beschreibt die Entwicklung von grammatikalischen Strukturen (11, 12) bei Kindern und wie sie zu diesen kommen, wie sie also von Beispielen zu Regeln kommen, so: „Im Vorschulalter wissen Kinder bereits, dass die Verben, die auf „-ieren" enden, das Partizip Perfekt ohne „ge" bilden. …

Man könnte meinen, dass die Kinder die richtigen Partizipien wie auch die Infinitive und alles andere einfach „aufgeschnappt", also auswendig gelernt haben. Dem ist jedoch nicht so. Erzählt man ihnen die Geschichte von den Zwergen, die am Abend quangen und sich am nächsten Morgen daran erinnern, dann sagt der Zwerg „Gestern haben wir wieder einmal so richtig schön gequangt". Und wenn die Zwerge am nächsten Abend patieren, berichtet der Zwerg am darauffolgenden Tag, man habe gestern so richtig schön - patiert (ohne „ge"). Auf diese Weise, also dadurch, dass man Kinder mit Wörtern grammatikalisch hantieren lässt, die es gar nicht gibt, kann man nachweisen, dass sie tatsächlich eine Regel gelernt haben und nicht lediglich viele Beispiele gehört haben. Diese Regel jedoch hat ihnen niemand beigebracht. Sie haben sie selbst generiert. Gehirne besitzen diese Fähigkeit zum spontanen Generieren von Regeln aufgrund von Beispielen (11, 12). Alles, was es hierzu braucht, sind die richtigen Beispiele und zwar möglichst viele davon.

Beide Gehirnhälften haben gerade im Bereich der Sprache unterschiedliche Aufgaben, die nebeneinander sehr wichtig sind, da sie sich ergänzen. Die rechte Gehirnhälfte geht z.B. mit Metaphern besser um. Dafür scheint die linke Gehirnhälfte bei abstrakten Begriffen und langen Satzkonstruktionen überlegen zu sein. Die Sprachmelodie wiederum wird von der rechten Gehirnhälfte gesteuert. Bei gesunden Menschen kommunizieren die beiden Hirnhälften über den **Balken** (Corpus callosum). Die ***normal gesprochene***

Sprache ist also das Werk beider Hemisphären, aber nur die linke Gehirnhälfte "spricht". Sie ist dafür zuständig, dass die Wörter auch nach außen dringen. Dies hat zur Folge, dass bei einer Lähmung der rechten Körperseite (bei einem Rechtshänder) sehr oft zusätzlich die aktive Sprache betroffen ist, z.B. auch bei Patienten und Patientinnen nach einem Schlaganfall. (3)

Bei der Beurteilung der aktiven Sprache muss differenziert werden, inwieweit bei gestörter Sprache eine eingeschränkte **Mundfunktion** hierfür verantwortlich ist oder die **Sprachanbahnung** an sich gestört ist.

Die Motorik der einzelnen Mundmuskeln, die für die Sprache, aber auch für das Kauen bzw. Schlucken zuständig sind, läuft bedingt durch die vielen verschiedenen kleineren Muskeln äußerst kompliziert ab.

Hierdurch ergeben sich die unterschiedlichsten Kombinationen an Störungen, die letztendlich alle auf Störungen im Kerngebiet oder Verlauf einzelner oder mehrerer Hirnnerven zurückzuführen sind. Um bei einer Sprachentwicklungsstörung bzw. Sprachentwicklungsverzögerung die richtigen Therapieschritte einsetzen zu können, muss im Vorfeld - durch die gründliche Untersuchung des Kindes und durch die Befragung der Eltern - geklärt werden, wo die Ursachen dieser Entwicklungsstörung liegen.

Sprachentwicklungsstörungen werden folgendermaßen eingeteilt:

1. *Die Sprache als solche wird nicht verstanden*, *unabhängig davon,* ob das Kind Geräusche versteht oder nicht. Eine aktive Sprache ist aufgrund des fehlenden Sprachverständnisses nicht möglich. Diese Art der Spracherwerbsstörung wird als sensorische Aphasie bzw. **sensorische Spracherwerbsstörung** (man sollte nur jenseits des 10. Lebensjahres von Aphasie sprechen, denn der Begriff bedeutet "Sprachverlust") bezeichnet. Eine sensorische Sprachentwicklungsstörung geringeren Ausmaßes besteht dann, wenn eine falsche Aussprache oder ein Dysgrammatismus auf eine gestörte zentrale auditive Verarbeitung zurückzuführen ist.

Zur Erinnerung: Man kann nur das exakt und korrekt aussprechen, was man exakt und korrekt hören kann.

---

2. *Die Sprache wird zwar verstanden. Die Antwort kann im Geist jedoch nicht formuliert werden.* Daraus resultiert eine **motorische Spracherwerbsstörung**. Man beachte, dass dieser Ausdruck, auch wenn er immer wieder so benutzt wird, irreführend ist, denn die Motorik des Mundbereiches kann hierbei sehr wohl in Ordnung sein.

3. *Die Sprache wird als solche verstanden, die Antwort kann im Geist formuliert werden, aber die Weiterleitung in den motorischen Cortex (Gesichts- und Mundmuskulatur der Area 4) ist gestört.* Auch bei dieser Störung ist die aktive Sprache nicht möglich, es resultiert ebenfalls eine **motorische Spracherwerbsstörung**, wobei wiederum die reine Mundmotorik nicht unbedingt beeinträchtigt sein muss.

4. *Die Sprache wird als solche verstanden, die Antwort kann im Geist formuliert werden, die Weiterleitung zum motorischen Cortex (Area 4) erfolgt korrekt.* Doch entweder in diesem Bereich oder in den von dort zu den Mundmuskeln ziehenden Nervenbahnen (zum Beispiel Hirnnerven VII, IX, X, XI und XII) liegt die Störung. Die aktive Sprache kann somit ganz, teilweise oder leicht gestört sein, je nach Ausprägung und Lokalisation der Hirnschädigung. Auch dies wird als **motorische Spracherwerbsstörung** bezeichnet und ist streng logisch gesehen die einzige Spracherwerbsstörung, die wirklich in der eingeschränkten Mundmotorik ihre Ursache hat.

Mundfunktionsübungen

Ist nun die Mundmotorik betroffen, ziehe ich folgende Übungen heran, wobei man sich bei jedem Kind aufs Neue die Frage stellen muss:

- **Ist die Mundfunktion gestört**, da die Muskulatur bedingt durch die Schädigung entsprechender Nerven oder Hirnareale nicht richtig arbeitet? *Die Sprache ist beeinträchtigt wegen der zentral bedingten muskulären Situation (zentrale Fehlsteuerung der Muskulatur).*
- **Oder ist die Mundfunktion gestört**, weil ein Kind nicht spricht und somit für den Mundbereich zu wenig "Bewegungstraining" erfolgt? *Dann fehlt den Muskeln das Training, weil das Kind nicht spricht und nicht umgekehrt.*
- **Oder aber: Werden intakte Mundmuskeln (mit intakter zentraler Steuerung) nicht richtig eingesetzt**, weil das Kind sich nicht richtig auditiv wahrnimmt und dann auch nicht korrigieren kann? *Die Sprache ist beeinträchtigt, da die auditive Verarbeitung gestört ist.*
  Diese Situation findet man bei vielen kleineren Kindern und sie gehört zu einer unauffälligen Entwicklung dazu. Allerdings nur bis zu einem gewissen Alter. Am häufigsten findet man die Aussprache von „gr" statt „dr". Die Kinder sagen dann „Wir gehen nach graußen" statt „nach draußen". Mit zunehmender Verbesserung der Hörverarbeitung sprechen sie diese Buchstabenkombination richtig aus.

*An Mundfunktionsübungen wähle ich zunächst relativ einfach durch-
zuführende aus, wodurch ein Kind den Mundbereich spürt, aber auch die
Muskulatur kräftigt, so z.B.:*

- **Backen beklopfen und massieren**
  Man klopft vorsichtig mit den Fingerspitzen beider Hände
  kreisförmig auf die Backen des Kindes oder massiert diese Stellen
  mit den Fingerspitzen ganz zart.

- **Mundinnenraum massieren (z.B. mit weicher Zahnbürste)**
  Mit einer Zahnbürste (Noppenzahnbürste oder auch elektrische
  Zahnbürste) bürstet man nicht nur die Zähne, sondern auch die
  Schleimhaut im Mundinnenbereich.

- **Über einen Luftballon Vibration auf die Lippen geben**
  Man legt einen aufgeblasenen Luftballon zwischen den eigenen und
  den kindlichen Mund. Wenn man jetzt gegen den Luftballon lautiert,
  übertragen sich die Schwingungen auf den kindlichen Mund, bei
  jedem Ton, bei jedem Laut in einer anderen Frequenz. Mit keiner
  anderen Übung kann man die Mundregion mit so feinen Vibrationen
  massieren.

- **Kreisförmig um die Lippen herum die Mundregion beklopfen**
  Mit einem Finger bzw. mit der Fingerspitze die Muskulatur um den
  Mund herum beklopfen.

- **In Gaze eingeknotete Lebensmittel zum Kauen geben**
  Hierdurch wird das Kauen angeregt, der Geschmack gespürt (z.B.
  bei Gummibärchen), aber es besteht nicht die Gefahr, dass das Kind
  sich daran verschluckt (z.B. bei Apfelschnitzen). Man kann so dem
  Kind die Kaubewegungen führen. Das Kind schmeckt etwas Gutes
  und wird dadurch motiviert, beim Kauen mitzumachen. Das richtige
  Kauen stellt eine sehr komplizierte Mahlbewegung der Kiefer dar,
  wobei die Kinder meistens zunächst mit einer Aufwärts- und
  Abwärtsbewegung beginnen und erst nach und nach richtig
  mahlenderweise kauen. Dies ist auch speziell über extra hierfür
  hergestellte Kausäckchen möglich.

- **NUK-Trainer nach Padovan** (13)
  Man gibt dem Kind den Trainer (NUK- Sauger) in den Mund und
  fordert es auf, den Trainer alleine mit den Lippen festzuhalten,
  während man vorsichtig versucht, den Trainer aus dem Mund zu
  ziehen. Hierdurch erfolgt ein besonders intensives Training der
  ringförmigen Mundmuskulatur.
  Diese Mundbewegungen stellen eine Art Saugen dar, so dass man
  dieselben Bewegungen auch erreichen kann, indem man das Kind
  aus einer Flasche mit Sauger trinken lässt. Aus diesem Grund bin ich

nicht dafür, den Kindern so früh, wie es üblicherweise geschieht, das Trinken aus der Saugflasche abzugewöhnen. Selbstverständlich heißt das nicht, dass man den Kindern die Flasche zum "Nuckeln" überlassen soll.

- **Kauschlauch nach Padovan** (13)

   Das Kauen kann man noch zusätzlich durch den Einsatz des Kauschlauchs fördern. Hierbei soll das Kind auf dem Kauschlauch herumkauen, möglichst jeweils mit dem offenen Ende gegen die Zunge gehalten und abwechselnd mit den verschiedenen Zähnen. Die offenen Enden des Kauschlauchs erzeugen beim Kauen an der Zunge ein Vakuum, so dass diese vom Kauschlauch regelrecht massiert wird, was den Trainingseffekt erhöht. Vor dem ersten Einsatz sollte man den Schlauch in Wasser mit einem Schuss Milch auskochen, damit dessen Geschmack neutralisiert wird. Die *Abbildung 91 zeigt den Kauschlauch und die Abbildungen 92 a - c zeigen, wie mein Sohn Frank einen Apfel isst. Viele, viele Einheiten an Kauen eines Kauschlauches gingen voraus, bis er dies das erste Mal gemacht hat.*

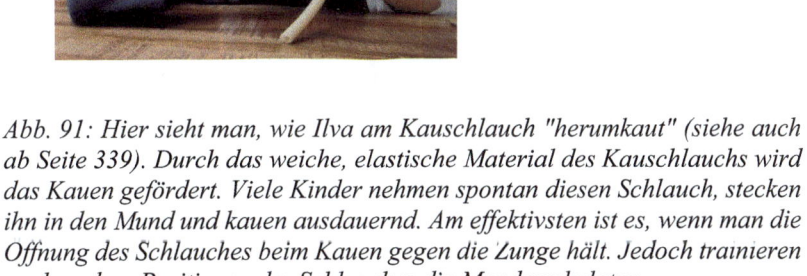

Abb. 91: Hier sieht man, wie Ilva am Kauschlauch "herumkaut" (siehe auch ab Seite 339). Durch das weiche, elastische Material des Kauschlauchs wird das Kauen gefördert. Viele Kinder nehmen spontan diesen Schlauch, stecken ihn in den Mund und kauen ausdauernd. Am effektivsten ist es, wenn man die Öffnung des Schlauches beim Kauen gegen die Zunge hält. Jedoch trainieren auch andere Positionen des Schlauches die Mundmuskulatur.

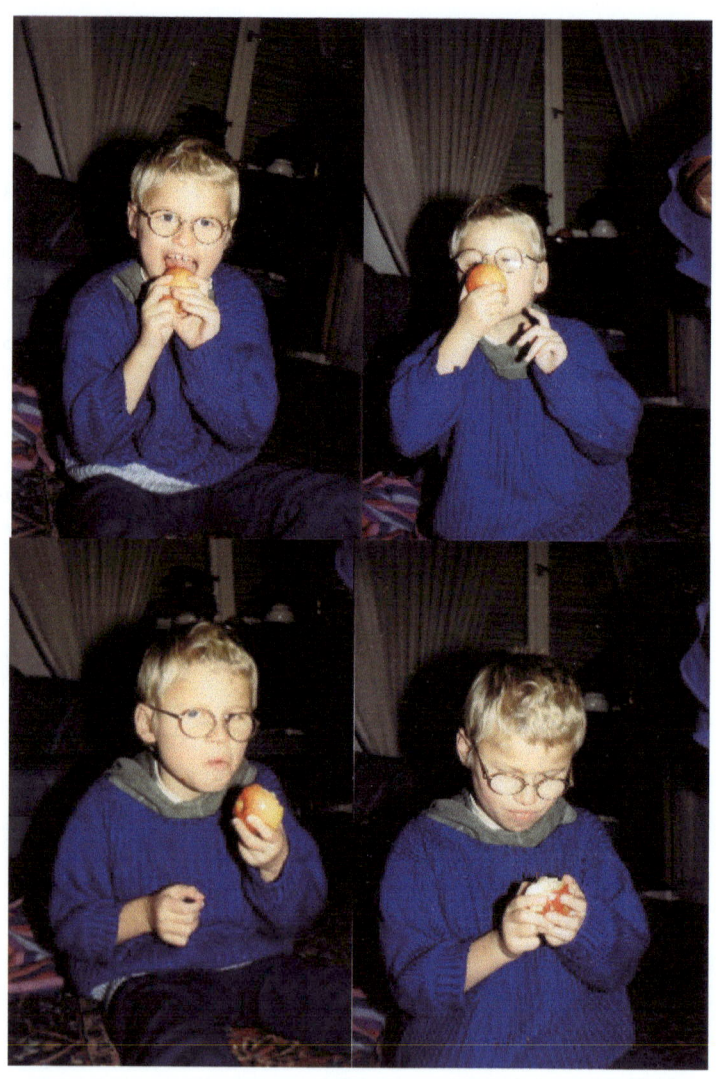

Abb. 92 a - c: Diesen Bildern sieht man wohl an, welche Konzentration und welches Zusammenspiel von Hand, Auge, Mundsensorik und Mundmotorik das selbständige Essen eines Apfels erfordert. Insofern kann ein Mundfunktionstraining auch bei einem Kind sinnvoll sein, dessen Sprachanbahnung sich hierdurch nicht verbessern lässt und zwar als Esstraining.

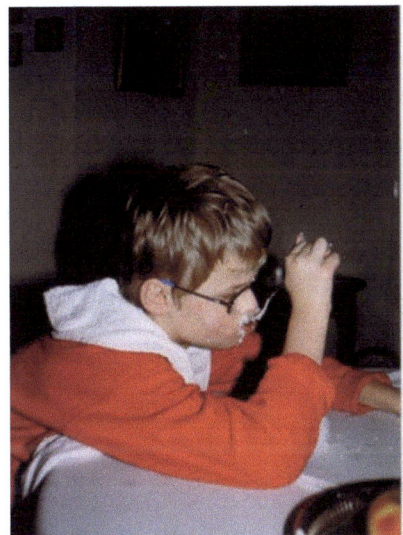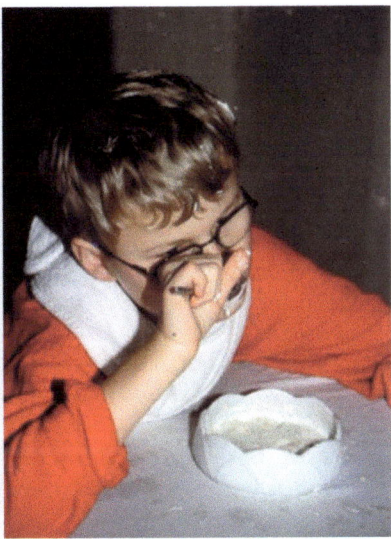

Abb. 93 und 94: Wie man hier sieht, kann Frank-Udo auch alleine mit dem Löffel essen. Allerdings isst er nur das, was ihm schmeckt, also z.B. wie auf diesen Bildern Schlagsahne. Er würde nie und nimmer Fisch, Blumenkohl, Fleisch oder ähnlich Herzhaftes alleine essen. Ist dies nun ein Fortschritt oder nicht? Auch wenn wir ihn weiterhin füttern müssen, soll er am Ende der Mahlzeit auch wirklich satt sein, denke ich schon, dass man hier von Fortschritten sprechen kann. Doch bei vielen würde dies wohl nur als solcher zählen, wenn Frank eine vollständige Mahlzeit alleine zu sich nähme.

Sind weitere Mundfunktionsübungen erforderlich, sollte zusätzlich eine logopädische Betreuung erfolgen.

Zum Abschluss des Themas eingeschränkte Mundmotorik noch folgende Überlegung: Wann ist eine PEG (Percutane endoskopische Gastrostomie) erforderlich?

Sicherlich seltener als sie gelegt und eingesetzt wird. Ruths Mutter musste sich z.B. immer wieder rechtfertigen, warum sie ihrer Tochter (siehe S. 48) diese Ernährungssonde nicht legen lassen wollte. Ihre Argumentation war diese, dass man mit viel Geduld und Erfahrung Ruth sehr wohl mit dem Löffel füttern könne - und Ruth so das Geschmackserlebnis genießen konnte. Lange Jahre hielt sie mit Erfolg durch. Erst während der Chemotherapie wurde Ruth vorübergehend so schwach, dass die PEG tatsächlich erforderlich wurde.

Doch bereits beim darauffolgenden Termin in meiner Praxis berichteten Ruths Eltern, dass sie wieder zufüttern konnten und die gefütterte Nahrungsmenge ständig zunimmt. Hauptsächlich Flüssigkeit wird noch durch die PEG gegeben. So ist zu hoffen, dass mit viel Liebe und Geduld der Zeitpunkt, an dem die PEG wieder entfernt werden kann, näher rückt.

Eine PEG wird häufig mit der Argumentation gelegt, die Zeit des Fütterns dauere zu lange, das Kind verschlucke sich womöglich, und man könne ja auch bei liegender PEG zufüttern. Doch leider ist sehr oft der prozentuale Anteil des Zufütterns viel geringer als ursprünglich vorgesehen. Insbesondere der zeitliche Faktor dürfte für viele Einrichtungen entscheidend sein, eine PEG zu empfehlen.

Für mich steht fest, dass die Meinung der Eltern in die Entscheidung, ob eine PEG gelegt werden soll, unbedingt mit einbezogen werden muss.

Verbesserung von Aussprachefehlern

Wie oben bereits beschrieben, muss man bei Aussprachefehlern zunächst nach der Ursache suchen. Sind tatsächlich muskuläre Störungen bzw. Störungen der die Muskeln versorgenden Nerven die Ursache für die Ausspracheproblematik, können motorische Übungen - neben einem Gesamtprogramm - sinnvoll sein.

Ansonsten können motorische Übungen zwar die Mundfunktion verbessern, somit zum Beispiel als Esstraining eingesetzt werden, ändern aber in der Sprachentwicklung kaum etwas.

Kreuzmuster-Übungen haben sich als äußerst wichtig zur Verbesserung der Sprachanbahnung herausgestellt, vermutlich über die Verbesserung der Zusammenarbeit der rechten mit der linken Gehirnhälfte. Denn gerade diese Rechts-Links-Aufteilung bezüglich der Sprache zeigt deutliche Prioritäten: Die rechte Gehirnhälfte ist für die Sprachmelodie, die linke für die sprachliche Gliederung zuständig (3).

Insofern sollten diese Kreuzmuster-Übungen bei jeder Form der Spracherwerbsstörung eingesetzt werden, auch wenn sich bei Aussprachefehlern, die auf eine gestörte Mundfunktion zurückgehen, diese positive Wirkung der Kreuzmuster-Reihe nicht so eindeutig zeigt wie bei Aussprachefehlern, die auf eine gestörte auditive Verarbeitung zurückgehen.

Ist die **zentrale auditive Verarbeitung** massiv beeinträchtigt, kann das Sprachverständnis und somit die aktive Sprache gänzlich fehlen. Bei Aussprachefehlern muss man jedoch ebenfalls prüfen, inwieweit die auditive Wahrnehmung beeinträchtigt ist. Denn zunächst nehmen Kinder bei ähnlich klingenden Lauten bzw. Wörtern (Nagel / Nadel, Kissen / Kisten, Kasse / Tasse) die Unterschiede in der Aussprache auch bei anderen Personen nicht wahr. Dann registrieren sie feinere Unterschiede bzw. Aussprachefehler

154

bei anderen Personen, bei sich selbst jedoch noch nicht. Erst wenn sie von der auditiven Wahrnehmung her in der Lage sind, ihre eigene Aussprache korrekt wahrzunehmen, macht es Sinn, motorisch-logopädische bzw. Mundfunktionsübungen einzusetzen.

Vorher irritiert man mit Mundfunktionsübungen diese Kinder nur, denn sie verstehen überhaupt nicht, was man von ihnen will. Sensorische Reize unterschiedlichster Art für den Mundbereich, individuell auf die Situation des Kindes abgestimmt, können oder sollten selbstverständlich auch begleitend zu einem früheren Zeitpunkt schon eingesetzt werden, vorausgesetzt sie werden von dem Kind toleriert.

Sprachverständnis kommt vor aktiver Sprache und natürlich das korrekte Hören vor dem Sprachverständnis.

Nun wie oben angekündigt zu dem Bereich der Sprachanbahnung in Verbindung mit der auditiven Verarbeitung

Wie Affolter in ihrem Buch "Wahrnehmung, Wirklichkeit und Sprache" (14) sehr ausführlich dargelegt hat, ist für eine korrekte Sprachanbahnung auch die ungestörte Entwicklung der **taktil-kinästhetischen Wahrnehmung** erforderlich. Dieses "Erspüren" kann auch außerhalb eigentlicher Übungssituationen sehr gut in den Alltag integriert werden, um so dem Kind zu helfen, besser mit seiner Umgebung zurechtzukommen bzw. deren Reize besser zu verarbeiten.

Sprachanbahnung und Sprachtraining mit dem Lateraltrainer®

Im Rahmen der **sensorischen Spracherwerbsstörung** (aufgrund einer zentralen auditiven Verarbeitungsstörung) ist erwähnenswert, wie wichtig die Automatisierung des Hörens bzw. die Automatisierung der Hörverarbeitung ist. Denn nur, wenn das Hören und die Hörverarbeitung automatisiert sind, kann Sprache so verstanden werden, dass sie ohne Probleme in aktive Sprache umgesetzt werden kann. Dieser Automatisierungsprozess verläuft bei jedem gesunden Kleinkind aufgrund der vorgegebenen Entwicklung *bei altersentsprechender Förderung* von selbst. Doch schon bei nicht entwicklungsauffälligen Kindern zeigt sich, dass eine verminderte Ansprache (weniger Gespräche mit dem Kind bei erhöhtem passivem Konsum der neuen Medien) zu einem geringen passiven und aktiven Sprachwortschatz führt. Umso mehr führen Störungen in Automatisierungsprozessen durch z.B. ein genetisches Syndrom, durch pränatale, perinatale oder auch postnatale

Schädigung des kindlichen Gehirns zu Sprachentwicklungsstörung bzw. Sprachentwicklungsverzögerung und zwar mit sensorischem Ursprung. Hier setzt der sogenannte Lateraltrainer an. Ein Lateraltrainer ist ausgerüstet mit 2 Mikrofonen, 2 Kopfhörern und einem Verstärker. Das Training verläuft dahingehend, dass das Kind entweder über den Kopfhörer Texte hört, die ihm die Mutter vorspricht (Erzählungen, Beschreibung von Bilderbüchern, Vorlesen von Büchern etc.).

Der zweite Schritt ist - wenn möglich - der, dass das Kind den einen Kopfhörer und das eine Mikrofon einsetzt, der Helfer das zweite Mikrofon und den zweiten Kopfhörer. Beide unterhalten sich dann miteinander. Hier hört das Kind nicht nur die Sprache des Helfers ganz exakt und deutlich (insbesondere nach Drücken der Taste, die die sogenannte "Konsonantenveredelung" herstellt), sondern auch seine eigene. Gleichzeitig "wandert" der Ton zwischen dem rechten und dem linken Ohr hin und her. Hierbei ist das Ziel, die Rede und Antwort, aber auch das gleichzeitige Miteinander-Sprechen.

Über dieses intensive Hören der anderen und der eigenen Sprache (hintereinander und gleichzeitig) wird die Spracherkennung automatisiert, was sich in einer positiven Weiterentwicklung der aktiven Sprache zeigt.

Insbesondere kann so bei Kindern mit einer auditiven zentralen Verarbeitungsstörung als Ursache der Sprachentwicklungsstörung mit regelmäßigem und konsequentem Training bzw. Einsatz des Lateraltrainers eine deutliche Verbesserung sowohl der Aussprache als auch der Sprachgewandtheit erreicht werden.

Man sieht den Kindern regelrecht an, mit welcher Konzentration sie mit dieser neuen Hörerfahrung der Sprache der anderen (und der eigenen) lauschen. Das so exakte Hören von Sprache, wie man es sonst nicht gewohnt ist, führt sehr oft zum Lautieren bzw. zu spontaner Sprache. Durch das Sprechen wiederum wird die Mundfunktion trainiert – auch ohne Mundfunktionsübungen.

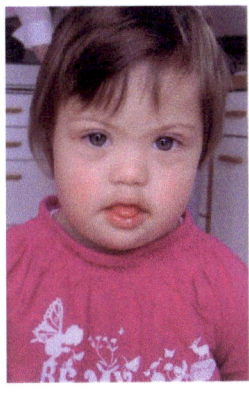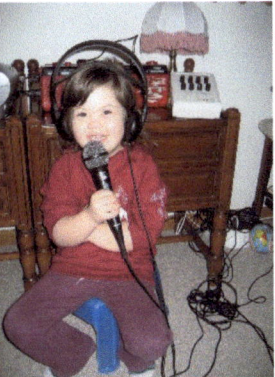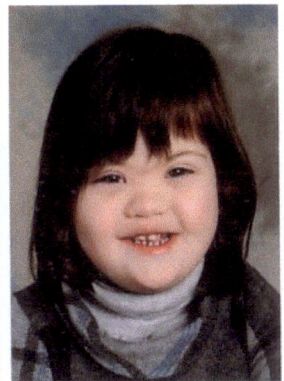

Abb. 95 a - c: Selina vor Beginn mit der Psychomotorischen Ganzheitstherapie, auf dem mittleren Foto beim Lateraltraining und heute im Alter von fast 4 Jahren nach knapp 2 Jahren Psychomotorischer Ganzheitstherapie - u.a. auch unter Einbeziehung der Kreuzmuster-Reihe.
Hier ist gut zu sehen, wie sich bei Selina die Hypotonie der Mundfunktion dadurch besserte, dass sie mehr sprach.

Rückblickend berichtet heute ihre Mutter, dass die ersten Fortschritte in der aktiven Sprache mit Einzelwörtern sich eingestellt hatten, nachdem eine Weile mit Selina die Kreuzmusterübungen durchgeführt worden waren. Ihre Sprachanbahnung verbesserte sich, die Sätze wurden länger, nachdem zusätzlich der Lateraltrainer eingesetzt wurde und wird. Diese Fortschritte konnten nur durch ein intensives tägliches Training, welches ihre Mutter mit Selina zu Hause durchführte, erreicht werden.

Lars (siehe Seite 109) war viereinhalb Jahre alt, als er mit dem Lateraltrainer zu trainieren begann. Seine Mundfunktion war inzwischen recht gut geworden. Trotzdem bewegte er beim Sprechen den Mund relativ wenig. Konsonantenverbindungen waren in seiner Spontansprache noch recht undeutlich. Beim gezielten Nachsprechen konnte er diese jedoch bereits wiederholen. Das Training mit dem Lateraltrainer - integriert in das Gesamtprogramm - führte dazu, dass Lars ein Jahr später auch in der Spontansprache eine gute Mundbewegung zeigte.
Er hatte keine Ausspracheprobleme mehr und hatte sich auch von seiner gesamten Sprachgewandtheit sehr positiv weiterentwickelt, denn er sprach nun in langen Satzen - mit Haupt- und Nebensätzen und ohne jeglichen Dysgrammatismus. Dies war nur zu erreichen, indem Lars lernte (natürlich

eher unbewusst), die Sprache der anderen und seine eigene deutlicher wahrzunehmen, und er dadurch seine eigene Sprache korrigieren konnte.

Sprachtraining mit dem Language Master

Ein technisch sehr einfach zu bedienendes Gerät ist der Language Master. Ich habe dessen Entwicklung bereits als Kind miterlebt, denn meine jüngere Schwester trainierte auf einem der ersten Geräte in Deutschland. Bei diesem Gerät werden von einer anderen Person Karten mit Magnetstreifen besprochen. Das Kind kann sich dann durch einfachen Knopfdruck das gesprochene Wort anhören, selbst darauf sprechen und nun sich selbst anhören. Auch auf diese Weise wird durch die Vergleichsmöglichkeit die auditive Wahrnehmung trainiert.

Ich kann mich heute noch daran erinnern, wie begeistert meine Schwester dieses Gerät selbständig bediente und hochmotiviert war, diese Karten nachzusprechen, was nach und nach dazu führte, dass sie diese Worte auch im Alltag sprach.

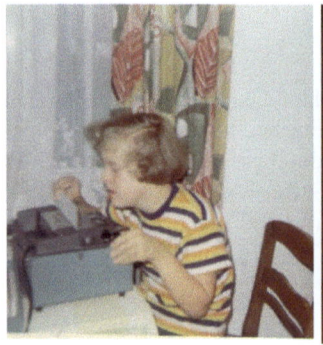 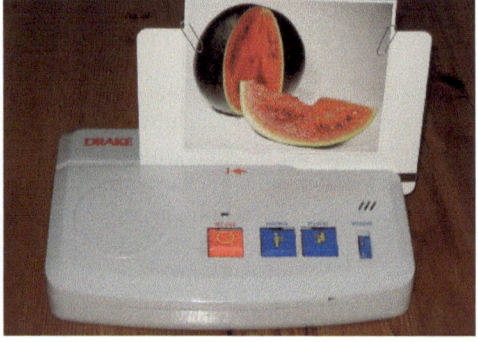

Abb. 96 a und b: Auf dem Bild oben rechts ist das heutige Gerät zu sehen. Links daneben meine Schwester beim Training mit dem damaligen Language Master, den sie sowohl mit besprochenen Bildkarten als auch mit besprochenen Lesekarten einsetzte.

Mit diesem Gerät haben etliche der von mir betreuten Kinder erfolgreich trainiert. Leider gibt es derzeit – Sommer 2024 – Lieferschwierigkeiten, so dass die Beschaffung nicht mehr problemlos möglich ist. Z.T. kann man ähnliche Effekte erreichen, wenn man Spieltiere einsetzt, die das gesprochene Wort wiederholen. Die Hauptsache ist, dass das Kind sein eigens gesprochene Wort hört und mit der Aussprache anderer vergleichen kann – dies rein spielerisch und ohne Übungscharakter.

Förderung der Kommunikationsfähigkeit bei nicht sprechenden Menschen

Dies ist in meiner täglichen Arbeit ein sehr wichtiges Thema, da etliche meiner schwerstbetroffenen Kinder und auch Erwachsene keine aktive Sprache aufbauen können oder dies nur sehr erschwert, so dass sie nur einzelne Wörter sprechen können.

Eine Kommunikation beginnt schon dann, wenn man einem Kind eine Frage stellt und ein Kopfnicken oder ein Kopfschütteln als Antwort erhält. Insofern muss man sich darüber im Klaren sein, dass die wichtigste Grundvoraussetzung für Kommunikation nicht die aktive Sprache, sondern das Sprachverständnis darstellt. Denn eine Antwort muss nicht in Worten formuliert sein, aber um zu antworten, muss man die vorausgehende Frage verstanden haben.

Was zählt nun zur Kommunikation?
- **Gesten, so z.B. Kopfschütteln**
- **Zeigen auf einen Gegenstand, z.B. auf einen Trinkbecher**
- **Zeigen auf ein Bild**
- **Zeigen auf ein Symbol**
- **Zeigen auf eine Lesekarte bzw. Wortkarte**
- **Zeigen auf ein Bild, ein Symbol oder eine Lesekarte ist eine wichtige Voraussetzung, um eine sogenannte elektronische Kommunikationshilfe nutzen zu können.**

Einsatz von Gesten

Hierzu zählen das bereits erwähnte Kopfnicken und Kopfschütteln, aber auch die gesamte Gebärdensprache. Während Kopfnicken und Kopfschütteln eher spontan erlernte Gesten sind, erfordert die Gebärdensprache sehr viel mehr Verständnis und ist darum nicht für alle Kinder geeignet.

Es ist auch etwas anderes, ob man einem Kind die gesamte Gebärdensprache beibringen möchte oder nur einzelne unterstützende Gebärden. Sowohl bei einzelnen Gebärden als auch bei der gesamten Gebärdensprache ist es wichtig, dass sowohl das Elternhaus als auch Schule und Kindergarten die gleichen Gebärden verwenden.

Zeigen auf einen Gegenstand

Man bietet einen Trinkbecher, eine Scheibe Brot oder anderes zur Auswahl an und muss an der Reaktion des Kindes erkennen, was dieses möchte. Einfühlungsvermögen und ein Überblick, welcher Wunsch jetzt gerade am wahrscheinlichsten sein könnte, helfen hier weiter. Das Zeigen durch das

Kind kann direkt über die Finger oder auch über Blickwendung (der Augen oder Drehung des Kopfes) geschehen.

Zeigen auf Bildkarten

Das Kind sucht aus mehreren Bildkarten aus, was es haben bzw. machen möchte. Hierfür ist Voraussetzung, dass das Kind Bilder erkennen und die Bedeutung verstehen kann - und dass es versteht, einen Wunsch äußern zu dürfen. Um dieses Verständnis zu fördern, empfehle ich, zunächst so zu beginnen, dass man dem Kind zwei Bilder mit Lebensmitteln zeigt, die es entweder sehr gerne oder überhaupt nicht mag. Dann weiß der Erwachsene schon ohne die Antwort des Kindes, was dieses wohl möchte, kann sich also nicht in der Deutung der kindlichen Antwort irren, so z.B. bei der Auswahl zwischen Blumenkohl und einem Stück Schokolade! Hat das Kind seine Auswahl getroffen, erhält es das Gewünschte.

Dieses Kommunikationstraining sollte auf jeden Fall so durchgeführt werden, dass das Kind diese Lebensmittel nicht bereits auf dem Esstisch stehen sieht. Es würde sonst womöglich auf die echten Lebensmittel zeigen und nicht auf die Karten.

Zeigen auf Symbolkarten

Kann ein Kind nicht nur Bilder, sondern auch Symbole verstehen und richtig deuten, kann man zur Auswahl Symbole, die man vorher mit dem Kind erarbeitet hat, einsetzen.

Zeigen auf Lesekarten bzw. Wortkarten

Gleiches gilt für Lesekarten, die man ebenfalls vorher mit dem Kind erarbeitet haben sollte.

Einsatz einer elektronischen Kommunikationshilfe

Aufbauend auf diese Kommunikation über Bilder, Symbole und auch Lese- und Wortkarten, z.B. auch über eine etliche dieser Materialien enthaltenden Kommunikationsmappe, kann eine elektronische Kommunikationshilfe eingesetzt werden, so dass nach und nach der Wortschatz vergrößert wird. In der Auswahl des Gerätes muss berücksichtigt werden, wieviele unterschiedliche Bilder man einem Kind anbieten kann, damit es hieraus eines auswählt. Ist das Kind motorisch geschickt genug, die Bilder bzw. Tasten zu treffen? Kann es eventuell zwischen den Bildern angebrachte Leisten mit den Händen überwinden oder muss man eine Kommunikationshilfe ohne solche Leisten auswählen? Kann es fest genug drücken?

Eine Kommunikationshilfe sollte immer so strukturiert sein, dass das Kind hierüber eine Auswahl treffen kann, mindestens aus zwei oder vier Begriffen, bei etlichen Kindern aus noch deutlich mehr Begriffen auf einer Seite.

Hat man eine bestimmte Kommunikationshilfe ausgewählt, sollte diese immer zunächst zur Erprobung der Familie zur Verfügung gestellt werden. Dann kann man nämlich noch die Variante wechseln, sollte die zunächst getroffene Wahl nicht zum Kind passen. Damit eine solche Erprobung leichter fällt und effektiver ist, empfehle ich immer, bereits vorher schon in der oben beschriebenen Art und Weise dem Kind Bildkarten, Symbolkarten oder Lesekarten (je nach Kind unterschiedlich) zur Auswahl anzubieten, wenn es einen Wunsch äußern möchte. Denn dann beginnt man nicht erst mit dieser Arbeit, wenn die Erprobungszeit bereits läuft.

Macht eine elektronische Kommunikationshilfe ein Kind "sprechfaul" oder "bequem"? Prinzipiell kann man wohl davon ausgehen, dass ein Kind immer lieber selbst sprechen würde als über ein Hilfsmittel mit Tasten. Es kann allerdings sein, dass ein Kind, für das die aktive Sprache aufgrund der Beeinträchtigung der Sprechmuskulatur oder der Atmung sehr anstrengend ist, auf eine Kommunikationshilfe ausweicht. Hier ist wiederum die genaue Beobachtung des Kindes wichtig. Verzichtet ein Kind vor lauter Anstrengung beim Sprechen auf die aktive Sprache, verhilft ihm eine elektronische Kommunikationshilfe zu mehr Selbständigkeit, da es sich nun ohne fremde Hilfe oder zumindest mit nur wenig fremder Hilfe ausdrücken kann. Gleiches gilt z.B. für ein Kind, welches so angestrengt spricht, dass die außerfamiliäre Umgebung es nicht versteht.

Es kann auch z.B. so sein, dass man nur mit einer Kommunikationshilfe zeigen kann, was das Kind tatsächlich an kognitiven Leistungen erreicht, was wiederum ein Grund sein kann, das Kind bis zur Einschulung an eine solche Hilfe gewöhnt zu haben. Wenn die Familie die aktive Sprache dieses Kindes versteht, kann man die Kommunikationshilfe in der Schule einsetzen und zu Hause die aktive Sprache fördern.

Ich versuche immer, zunächst eine aktive Sprache anzubahnen und empfehle erst, wenn man sieht, dass dies für das Kind nicht zu erreichen ist oder zu anstrengend ist, eine elektronische Kommunikationshilfe. Diese wird dann von ihrem Niveau her passend zum Entwicklungsstand des Kindes ausgesucht.

Nach diesen eher etwas allgemein gehaltenen Informationen über Kommunikation und wie man diese fördert, möchte ich speziell auf die sogenannte UK (Unterstützte Kommunikation) eingehen:

Formen der Unterstützten Kommunikation (UK)

Diese wird im englischsprachigen Raum AAC (*A*ugmentative and *A*lternative *C*ommunication) (15, 16, 17) genannt. UK und AAC umfassen die Kommunikation mit Bildkarten und Symbolkarten als Modelling, über PECS (Picture Exchange Communication Systems) oder auch über einen Talker oder Tablet mit entsprechenden Programmen sowie Gebärdensprache. Hinzukommt noch die Möglichkeit der FC (Facilitated Communication), auch Gestützte Kommunikation (18) genannt.

Modelling

An den Beginn möchte ich das Modelling nach Claudio Castañeda und Monika Waigand stellen. Wer sich ausführlicher mit dem Modelling beschäftigen will, sei auf folgenden Artikel verwiesen, auf den man freien Zugriff im Internet hat: *Ein Weg für jeden?! Modelling in der Unterstützten Kommunikation* (19). Hier eine kurze Zusammenfassung dieses Artikels, wobei ich an dieser Stelle nur einige wenige Hinweise hieraus zitiere, jedem Interessierten jedoch diesen Artikel und weitere Literatur von den beiden Autoren ans Herz lege (20).

Das Modelling orientiert sich am Miteinander der Sprechenden bzw. der Kommunikations-Partner.
Wie in der regulären Sprachentwicklung kleiner Kinder auch dient derjenige, der bereits sicher und gut sprechen kann, als Vorbild, sozusagen als Model. Daher kommt der Name „Modelling" (engl.: modeling, oder auch aided language input).

Die Aktionen werden beim Modelling von der reinen Übungssituation in den Alltag verlagert. Es ist das Ziel, dass das Training ganz nebenbei erfolgt. Dies hat den Vorteil, dass hierdurch eine gewisse Zeitersparnis erreicht wird und zusätzlich das Modelling überall durchgeführt werden kann.
Man beginnt mit einem gewissen Stamm an Wörtern und steigert diesen intuitiv.
Nach Castañeda und Weigand kann man auch z.B. ein iPad® mit Metacom-Symbolen oder Karten mit diesen Symbolen einsetzen. Wie bereits im Bereich „Sehverständnis" beschrieben, beginne ich bei etlichen Kindern nicht mit Symbolen, sondern mit Fotografien, diese z.B. auf dem Smartphone in verschiedenen Alben sortiert, um einen schnelleren Zugriff zu haben. Prinzipiell ist die Vorgehensweise jedoch die gleiche. Fotos auf einem Smartphone üben häufig eine größere Ausstrahlung bzw. Faszination auf Kinder aus als Fotos oder Symbole auf Papier.

Aufbauend auf diesen Karten kann man z.B. auch ein sogenanntes Flip-Kommunikationsbuch einsetzen, welches es in verschiedenen Ausführungen gibt. Flip bedeutet: Flexible interaktive Partnerstrategie. Flip wird insbesondere eingesetzt, wenn der UK-Nutzer noch eher wenig Erfahrung mit einem Kommunikationstraining hat, wenn eine regelrechte Kommunikation bis dahin noch nicht erreicht worden ist, aber weiterhin angestrebt wird.

Auf alle hier eingesetzten Materialien kann ich an dieser Stelle nicht eingehen, sondern verweise auf die entsprechenden Seiten: http://www.ukcouch.de/?page_id=1204

Entscheidend nach Castañeda und Waigand ist, dass möglichst die gesamte Umgebung in dieses Kommunikationssystem eingearbeitet ist und alle es einsetzen, damit diese Technik für alle zur Routine, also der Umgang damit automatisiert, wird.

Abb. 97: Eine ähnlich gute Variante, von einer findigen Mutter ausgedacht,

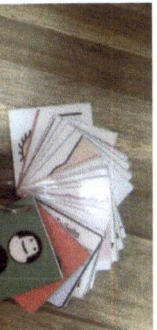

ist die Kartensammlung (Metacom-Symbole) am Schlüsselbund. So hat man zu Hause immer die allerwichtigsten Fokus-Wörter griffbereit und auch im Kindergarten (in der Schule) kann das Personal jeweils einen solchen Schlüssel-bund am Gürtel tragen (hier zu sehen mit Metacom-Symbolen)

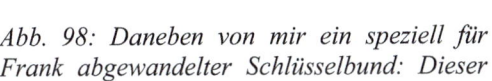

Abb. 98: Daneben von mir ein speziell für Frank abgewandelter Schlüsselbund: Dieser hier umfasst Lebensmittelfotos und ein anderer Aktionen, Räume, Spiele und Ausflüge. Ein solcher Schlüsselbund kann alternativ oder abwechselnd zu den Bildern auf dem Smartphone eingesetzt werden, je nachdem, was gerade schneller zur Hand ist.

PECS (Picture Exchange Communication Systems)

Die Materialien und Fortbildungen über PECS werden im deutschsprachigen Raum von Pyramid® angeboten.

PECS arbeitet mit Symbolkarten und z.B. Tafeln oder Mappen, von denen die Karten abgenommen und an den Trainingspartner/Lehrer weiter gegeben werden sollen. In dieses Kommunikationstraining fließen verschiedene Elemente aus ABA (Applied Behavior Analysis /Angewandte Verhaltensanalyse) mit ein, und zwar diejenigen, die die Basis für die Entwicklung funktioneller Kommunikationsfertigkeiten bilden. Es ist das Ziel dieses Trainings, nach und nach Symbole zuzuordnen und in einfache bzw. später komplexere Sätze umzuformen. Hierbei werden im Idealfall sechs Phasen durchlaufen:

In der ersten Phase nimmt das Kind einen Gegenstand wahr, den es begehrt, nimmt das dazu passende Kärtchen und gibt es weiter an den Trainer/Lehrer. Die Handlung und somit die Kommunikation wird von Phase zu Phase komplexer bis hin zur Bildung von Satzstrukturen. Aussagen wie „Ich möchte", Antworten auf „Was möchtest Du?" usw.

Weitere Informationen sind der Homepage (http://www.pecs-germany.com/) zu entnehmen, dem PECS-Trainingshandbuch (21) und den entsprechenden angebotenen Kursen, in denen diese spezielle Vorgehensweise zusammen mit den Kursteilnehmern erarbeitet wird, so dass diese dann dazu in der Lage sind, das erlernte Wissen daheim mit ihrem Kind im praktischen Alltag umzusetzen.

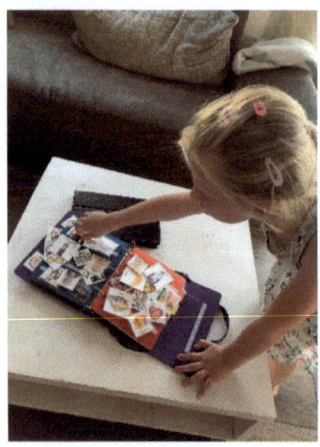

Abb. 99 und 100: Sophie sucht sich die PECS-Symbole aus und legt ihren Wunsch: „Ich möchte ein Eis essen!"

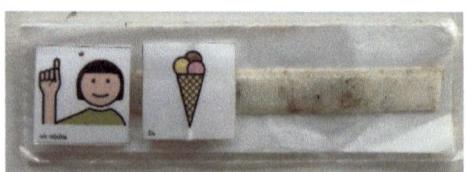

Sophies Sprachverständnis ist recht gut, so dass sie auf Fragen antworten oder auch inzwischen gezielt Wünsche und Bedürfnisse äußern kann. Sophie hat mit Bildkarten/Fotos begonnen, dann weiter gemacht mit Symbolkarten nach PECS, anschließend zusätzlich ihr Tablet mit GoTalkNow- und Metacom-Symbolen eingesetzt. Hiermit wird sie immer sicherer.

Unterstützte Kommunikation mit dem Talker oder Tablet

Hierbei ist das Entscheidende, dass entweder auf einem Talker oder einem Tablet, meistens iPad®, variationsreiche Programme zum Einsatz kommen können. Die Symbole oder auch Fotos können besprochen werden, wie es zum Nutzer passt.

Am meisten verbreitet sind die Programme GoTalkNow sowie MetaTalk.de, beides auch als App für das iPad® erhältlich. Auch hierbei ist ein intensives Training in der Anwendung Grundbedingung bzw. hilfreich. Dann bieten sich hierdurch jedoch sehr gute Möglichkeiten der Kommunikation.

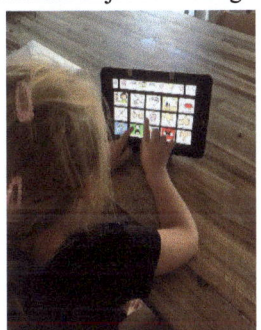

Sophie, ein Mädchen mit Angelman-Syndrom, habe ich in gewissen Abständen gesehen und konnte mich daran erfreuen, wie ihre Fähigkeit in der Kommunikation zugenommen hat. Sie kann inzwischen Fragen nach Erlebnissen beantworten und Wünsche äußern. Wegen der noch bestehenden Probleme in der Feinmotorik hat ihre Mutter für Sophie eine Art Fingerführungsgitter herstellen lassen, mit dem Sophie jetzt gut zurechtkommt und die entsprechenden Stellen auf ihrem iPad® sicher trifft.

Abb. 101: Sophie kommuniziert mit dem Tablet.

Facilitated Communication (FC)

FC wird auch *Gestützte Kommunikation* genannt. Es ist eine Unterform der UK (Unterstützte Kommunikation) und darf nicht mit dieser verwechselt werden. Man benötigt immer eine Hilfsperson für die Kommunikation, diese werden Stützer bzw. Stützerinnen genannt (18.).

Die FC wird heutzutage bei Personen mit einer schweren Störung in der Kommunikation eingesetzt. Allerdings ist Voraussetzung, dass diese Personen die Schriftsprache beherrschen oder gezielt Symbole oder Bilder aussuchen können, sei es mit Hand/Finger oder Blickwendung. Bei etlichen nicht sprechenden Menschen wird diese Form der Kommunikation eingesetzt. Man hat den Eindruck, dass dies früher häufiger war als heute,

165

dass heute eher die UK über Talker/iPad zum Einsatz kommt (14). Dies mag an der Entwicklung der Talker im Allgemeinen und speziell am möglichen Einsatz von Tablets mit den entsprechenden Kommunikationsprogrammen im Speziellen liegen.

Es mag aber auch daran liegen, dass es nicht immer leicht ist, geeignete Personen zum Stützen zu finden. Diese müssen von den Betroffenen akzeptiert werden und dürfen sich selbst nicht einbringen. Es soll nur eine leichte Hilfestellung durch Berührung im Sinne einer Minimal-Stützung gegeben werden. Insofern ist es erforderlich, dass das Stützen in Kursen geschult werden, damit nicht, wie häufig die Kritik gegen FC lautet, diese Personen unbeabsichtigt ihre eigene Meinung schreiben.

Jakob hat das Angelman-Syndrom* und kann dadurch bedingt nicht aktiv sprechen. Er und seine Mutter sind ein gutes Team. Als Stützerin sucht er sich jedoch am liebsten eine ganz bestimmte Therapeutin aus. Mit ihr als Stützerin berichtet er von Erlebnissen und Erfahrungen, die diese Stützerin nicht wissen kann, so dass sie unbedingt glaubwürdig und beeindruckend sind.

Jakob berichtet selbst mittels FC über seine erste Erfahrung mit der HEG (Hämoenzephalographie):
Ich habe da ein spiel gemacht das war sehr schlau gemacht da habe ich auswaelen was das andere machen kann und ivch durfte das sagen was dann passieren soll.
Das hat sehr viel spass gemacht.
Schicken.
(Jakob, möchtest du deiner Mutter noch etwas schreiben?)
Liebe mama ich hatte sehr viel spass

Ein weiteres Gespräch fand statt, nachdem seine Mutter mit ihm zusammen den Film über das Angelman-Syndrom und Frank angeschaut hat, der im SWR anlässlich des IAD 2018 gesendet wurde. Auch hierbei kommunizierte Jakob über FC:
(Jakob, Franks Mama ist Ärztin und schreibt ein Buch über das Angelman-Syndrom. Sie möchte gern von dir wissen, was sie aufschreiben soll. Weil du schreiben kannst.)
Es ist wichtig über epilepsie zu schreibenweil die medikamente nichtg hilfe b ringen ein doktgor mujss da gut immer zuhören
(Was hilft dir?)
Keine ahnung
Ich kkann schhreiben immer ich bin froh ddiese möglichbkeit zu habben

(Was möchtest du über das Angelman-Syndrom sagen?)
Ich will nicht bedhinderft sein ich leide ujnter ganz immensen zitterkrämfen
und ich schlafe nicht .
Ich arbeite kkaum weil ich wirklich oft müde und schlapp bin es ist wichtig
uns zu beob achten
ich will auch selbst tun was ich will und ich kann en tscheiden
Es ist sehrunmögvlich verheiratet zu sein ich kann nicht kümmern .
Ich habe freunde im bruckwald und leider lebt   nadine nicht mehr
Ich habe im hau zaukönig hendrik ich mag ihn und kann gut mit ikhm schreib
en .
Ich kann immer zhuhause komenm da bin   ich am liebsten .
Ich nmöchbte gern auch mal allein l,eben.dieses ist leider nicht   möglich.
Fertig ich möchte noch spätger   weiter
(Schreibweise und Formulierungen von Jakob wurden nicht geändert)

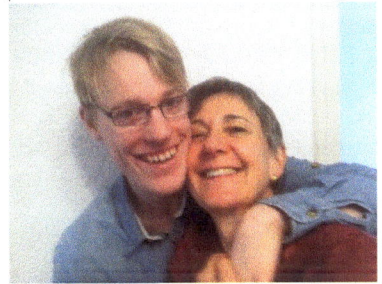

Abb.102: Jakob und seine Mutter,
halten zusammen, nicht nur in der
Kommunikation

Diese Fähigkeiten eines jungen Mannes mit Angelman-Syndrom finde ich
sehr beeindruckend. Was daran betrübt, ist allerdings die Tatsache, dass
diese Kommunikations-Fähigkeiten im Alltag der Einrichtungen nicht so
genutzt werden wie dies sein könnte. Dies bedeutet, dass Jakob trotz dieser
guten Kommunikationsfähigkeit nicht immer seine Wünsche und Bedürfnisse
äußern kann und dadurch manchmal ein herausforderndes Verhalten
entwickelt, welches nicht sein müsste.
Da es immer schwieriger wurde, eine geeignete Person zum Stützen zu
finden, wurde 2023 begonnen, mit Jakob zusammen die Fertigkeit, einen
Talker bedienen zu können, zu erarbeiten.

Insbesondere diejenigen, die bereits in einem Wohnheim leben, kommen zu
selten und zu wenig in den Genuss des Kommunikationstrainings. Zum einen
mag eine Rolle spielen, dass für das Personal in Wohnheimen UK oft noch
etwas Neues, Ungewöhnliches darstellt. Zum anderen ist es jedoch sicherlich
auch eine Frage der Zeit, die dem Personal für ein solches Kommunikationstraining mit den Betroffenen zur Verfügung gestellt wird bzw. eben nicht zur

Verfügung gestellt wird. Zum Glück ist dies bei jüngeren Betroffenen anders. Inzwischen ist UK hier nichts mehr „Exotisches". Hier ist ein Wechsel in der Einstellung eingetreten, denn bei Kindergartenkindern und Schülern und Schülerinnen wird inzwischen mehr Augenmerk auf den Erwerb der Kommunikations-fähigkeiten gelegt als dies noch vor einiger Zeit üblich war. Zumindest nehmen die Einrichtungen, in denen mit UK gearbeitet wird, zu. Bis diese „Hilfsmittel" der UK jedoch eine Selbstverständlichkeit in deren Einsatz wird, dauert es vermutlich noch eine Weile.

Diese UK (Unterstützte Kommunikation) anzubahnen, ist, egal mit welcher Methode, sehr arbeitsaufwendig und anstrengend, aber es lohnt sich auf jeden Fall.

Mir liegen momentan insbesondere die Betroffenen am Herzen, die so stark beeinträchtigt sind, dass viele denken, hier würde UK eh nicht funktionieren. Über diese Menschen schreibe ich im Folgenden. Für die Fitteren gibt es bereits etliche gute UK-Literatur und auch Kurse, siehe oben. Besonders schwierig wird es, wenn bei den Trainierenden kein Sprachverständnis vorhanden ist. Wieder einmal mehr muss man das Kind da abholen, wo es steht. Nur dann kann man in kleinen Schritten vorwärtskommen. Umso schöner, wenn es irgendwann größere Schritte werden!

Im Folgenden ein Beispiel über die Entwicklung hin zur besseren Kommunikation (auch wenn noch längst nicht das angestrebte bzw. erhoffte Ziel erreicht ist):

Es betrifft einen Angelman-Jugendlichen mit Deletionsklasse 1, also sehr schwer betroffen. Dieser junge Mann (Sie kennen ihn schon, es ist mein Sohn Frank-Udo) hat schon sehr früh, gerne und intensiv mit Fotos trainiert (22, 23, 24). Offensichtlich verstand er die Bedeutung vieler Fotos, die Bedeutung von den meisten Symbolen versteht er jedoch auch heute überhaupt nicht. Bei den Symbolen schaute er kaum richtig hin und interessierte sich überhaupt nicht dafür. Mit Fotos ging er von Anfang an ganz anders um, deren Bedeutung verstand und versteht er.
Also wechselte ich das tägliche Training komplett auf ein Training mit Fotos. Während Frank täglich viele Fotos sehr gerne und auch interessiert betrachtete, die Bedeutung vieler Gegenstände speicherte, sich die Bezeichnung zwar sagen ließ, diese als Wort aber nicht speicherte, war er nicht dazu in der Lage, aus zwei Fotos eines als Äußerung eines Wunsches herauszusuchen. Trotzdem machten wir mit dem Bildkartentraining weiter.

168

Hin und wieder versuchte ich, ihm Karten zur Auswahl vorzulegen (phasenweise reichlich frustriert).

Was mich darin bestätigte, nicht aufzugeben, sondern weiter zu trainieren, war die Tatsache, dass Frank beim Anblick eines Films, in dem z.B. jemand etwas trank, sich lautstark meldete, wenn er ebenfalls Durst hatte.

Im April 2016 kam die Wende: Plötzlich suchte er eine Karte aus. Dies Lebensmittel und nur dieses wollte er dann haben, sei es Pudding, Wasser oder einen Apfel. Eine Karte aus dreien! Welche Freude dies in mir auslöste, können nur die Familien nachempfinden, deren Kind ebenfalls große Probleme in diesem Bereich hat.

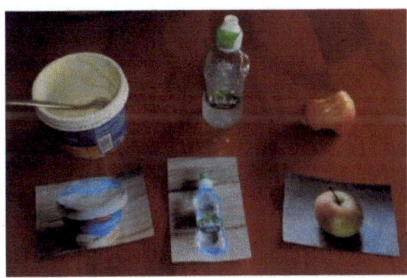 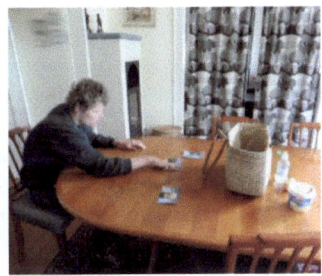

Abb. 103: Die Gegenstände zusammen mit den Fotos
Abb. 104: Hier sind die Gegenstände durch die Tasche verdeckt, so dass Frank nur die Fotos sieht. Er deutet auf das Foto oder ergreift es.

Viele reagieren auch heute noch eher ungläubig und skeptisch auf diese Möglichkeit der deutlichen Beeinträchtigung des Sprachverständnisses bei schwerst beeinträchtigten Personen. Umso mehr erfreuen diese kleinen Fortschritte!

Seit dieser Zeit der veränderten Kommunikationsmöglichkeit ist bei ihm eindeutig ein neues Verhalten hinzugekommen: Frank hat Wünsche und versucht diese mit Lauten, Blickwendung oder entsprechenden Bewegungen

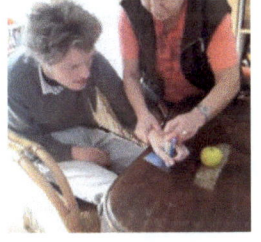

zu diesen Gegenständen oder Lebensmitteln hin zu äußern.

Abb. 105: Auch ein sprechender Stift (Tellimero) kommt nun zum Einsatz. Der Umgang damit macht Frank Freude, er ist konzentriert dabei. Die „Sprachpunkte" kleben auf seinen bekannten Karten.

Inwieweit tatsächlich so zu kommunizieren lernt, wird die Zukunft zeigen. Da wir in dieser Zeit an dem gesamten Therapiekonzept der PMG nichts geändert hatten, gehe ich davon aus, dass diese kognitive Verbesserung, die zu einer Verbesserung in der Kommunikation geführt hat, auf CBD (Cannabidiol) zurückzuführen ist, welches er als antikonvulsives Mittel bekam und bekommt, siehe Kapitel „Epilepsie". Somit dürfte dies einer Verbesserung der Gehirnfunktion entsprechen.

An dieser Stelle kann ich über folgendes sehr motivierende Erlebnis mit Frank berichten (22), welches 2020 sich zutrug:
Schon längere Zeit spielten wir das Spiel, dass er sich aus drei Fotos eines heraussuchen soll und zwar das, was er essen und trinken möchte. Jedoch traf diese Aufforderung bei Frank nicht immer auf Begeisterung. Das erste Mal gelang es ihm vor vier Jahren. Es ging weiter in seinem berühmt langsamen Tempo, aber immerhin, es ging weiter.
Nun ereignete sich folgendes: Frank trainierte auf dem Galileo und ich bot ihm dabei Fotos an, was er denn essen/trinken möchte. Es ist ihm gelungen, sich "durchzufuttern". Drei Fotos gezeigt, das mit der Schokolade ausgesucht, Schokolade bekommen und gegessen. Er hat dann erwartungsvoll geschaut, ich habe ihm wieder drei Karten gezeigt, Trinkflasche ausgesucht, dann getrunken, dann geschaut, Schokolade ausgesucht, gegessen, geschaut, Müsli ausgesucht, gegessen, geschaut, Trinkflasche ausgesucht, getrunken, geschaut, Apfel ausgesucht usw. usw. Bis er zum Schluss eine Stunde immer wieder Galileo trainiert hatte und satt war. Solch eine ausdauernde Kommunikation habe ich bei ihm noch nie erlebt. Ich bin überglücklich und wiederum einfach nur froh, bei Fotos geblieben zu sein.

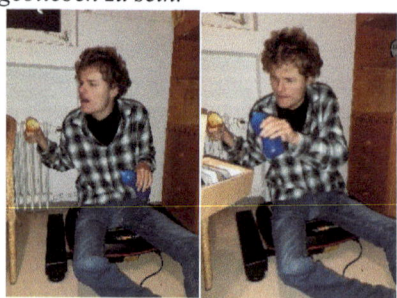

Abb. 106a und 106b: Beginn einer intensiven Kommunikation über Fotos

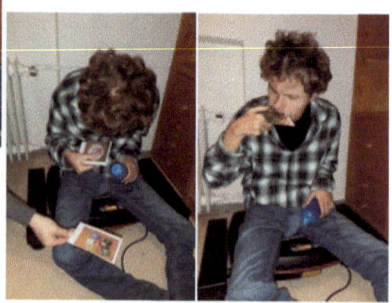

Abb. 107a und 107b: Nach 30 Minuten zu sehen, wie Frank sich durch aktive Kommunikation über Bildkarten weiter „durchfuttert".

Symbole versus Bildkarten

Bei den unterschiedlichsten Kommunikationssystemen (sei es nun Modelling, PECS oder UK über ein Tablet) werden Symbole eingesetzt. Man liest oft die Aussage, es sei zu Beginn nicht entscheidend, dass das Symbol auch wirklich verstanden und richtig zugeordnet wird.

Dies sehe ich ganz anders. Vielleicht liegt dies an zwei Dingen: Zum einen bin ich als Ärztin gewohnt, in neurophysiologischen Zusammenhängen zu denken: Es ist eine Tatsache, dass es Menschen gibt, die Symbole nie verstehen werden, auch wenn sie Fotos bzw. Bildkarten verstehen können. Dies liegt an der Neurophysiologie, an den neuronalen Strukturen, die gestört sind bzw. nicht so wie üblicherweise funktionieren. Zum anderen habe ich auf den Vorseiten beschrieben, wie dieses Erkennen von Symbolen bei meinem eigenen Sohn nach wie vor unmöglich ist.

Nochmals sei daran erinnert, dass das Verstehen beim Gegenstand beginnt, über das Foto zum gut gezeichneten Abbild geht, von da zum Symbol hin und von da zum geschriebenen Wort geht. Man hat schneller Erfolg und die Kommunikation macht mehr Freude, wenn man mit der richtigen Ebene beginnt.

Hinzukommt, dass man zusätzlich zur richtigen Auswahl der Materialien genau beobachten muss. Man kann nicht immer erwarten, wie dies z.B. bei Sophie inzwischen problemlos möglich ist, dass gezielt auf eine Karte gezeigt oder eine Karte gegeben wird.

Frank zeigt inzwischen oft auf Karten (aber nur am Tisch sitzend). Beim Einsatz der Smartphone-Fotos muss man ihn beobachten – seine Mimik, seinen Blick, seine Stimmung: Ein gelangweilter Gesichtsausdruck beim Anblick des Fotos mit der Wasserflasche oder dem Glas heißt ganz einfach, dass er keinen Durst hat. Ein strahlendes Lachen zeigt an, dass man genau das Richtige erwischt hat. Ein typisches Nicken mit dem Kopf als zustimmende Äußerung darf man nicht erwarten, da er auch den Kopf heftig schüttelt, wenn er von etwas begeistert ist.

Seine Meinung herauszufinden, ist nicht immer leicht. Und doch ist es manchmal mehr als offensichtlich. Während ich diese Zeilen schreibe, haben wir gerade Adventszeit. Der Duft im Advent nach Pfefferkuchen lässt Frank annehmen, dass nun nichts anderes mehr als Pfefferkuchen und Marzipan gegessen wird. In dieser Zeit doch noch mit Müsli, Früchtequark (oder gar Gemüse!) und anderen gesunden Mahlzeiten bei ihm zu landen, ist eine pädagogische Herausforderung. Dies hat allerdings weniger mit Kommunikation zu tun als mit Erziehung (und nicht zu verlierendem Humor). Insofern ist hier der Einsatz von Karten nicht unbedingt geeignet. Eher stellt es immer wieder neu eine Gratwanderung dar, wann man nach dem Essenswunsch fragt und wann lieber nicht.

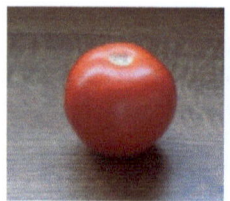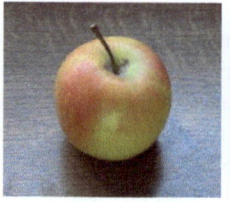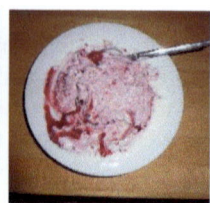

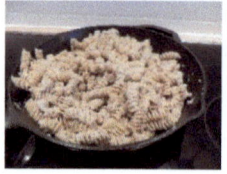 *Abb. 108 a - d: Hier beispielhaft die Bildkarten/Fotos, deren dazugehörige Symbole nur sehr viel weniger ansprechend sind als das Foto und auch sicherlich schwieriger zu erkennen (Tomate, Apfel, Früchtequark, Gestreute Nudeln). Bei den Symbolen ähnelt die Tomate doch sehr einem roten Apfel. Früchtequark und gestreute Nudeln sind noch schwerer als Symbol darzustellen.*

Man kann natürlich auch im Umgang mit dem Modelling, mit PECS oder auch bei GoTalkNow sowie METATALK.DE Bildkarten bzw. Fotos und Symbolkarten mischen bzw. nebeneinander einsetzen. Dies je nach Eindeutigkeit und Verständlichkeit der Symbole und kognitiver Situation der Betroffenen. Einige Betroffene verfahren so und dies mit Erfolg. Die Kommunikation von Gefühlen ist schwieriger. Hierbei erfordern Symbolkarten nicht nur ein noch größeres visuelles, sondern auch ein noch wesentlich größeres kognitives Verständnis und Abstraktionsvermögen.

Ganz anders als mit Frank konnte man mit Ilva die UK (Unterstützte Kommunikation) „gemischt" beginnen. Denn sie versteht auch in ihrem kleinen Alter nicht nur Fotos, sondern auch Symbole.

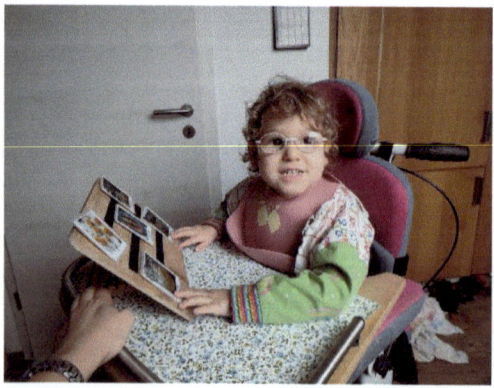 *Abb. 109: Hier der Aufbau mit Bildkarten nach dem PECS-Modell. Schon kurze Zeit später konnten bei Ilva einige der Fotos durch Symbole ersetzt und das Training mit einem Talker intensiviert werden.*

Doch nun zurück zu Frank-Udo

Mit dem Talker haben wir begonnen, als Frank 32 Jahren alt war, nachdem das Aussuchen aus Fotos zu schwierig zu organisieren war, da diese nicht

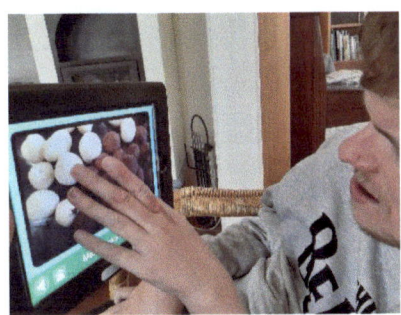

immer greifbar waren und auch von Frank in einem unbeachteten Moment zerknickt, zerfleddert und angekaut wurden. Frank-Udo tippt dann auf das ausgewählte Foto des Essens oder Trinkens, wenn er dies haben möchte. Ich zeige ihm das Lebensmittel in echt, lege es aus seiner Reichweite und zeige dann den Talker mit dem Foto. Es klappt nicht immer aber doch immer besser.

Abb. 110 Bei diesem Foto muss ich ihn eigentlich überhaupt nicht fragen. Marzipankartoffeln gehen immer über die Auswahl über Papierfotos und Talker gleichermaßen.

Beginn gerade aktuell auch mit Gegenständen bzw. Beschäftigungen, wie z.B. mit dem „Hörbert"*. Das Verständnis von Bildern bzw. Fotos entwickelte sich recht früh, dagegen für Symbole immer noch nicht.
Zurzeit sind wir dabei, über das Talker Fotos zur Auswahl anzubieten derart, dass nur ein Lebensmittel hiervon Frank tatsächlich schmeckt, so dass von Vorneherein ersichtlich ist, was er aussuchen wird. Oder aber ganz neu: Man bietet ihm 4 Fotos an, zwei mit einem Lebensmittel/Getränk und zwei mit einer Beschäftigung/einem Spiel.
Wichtig zu Beginn ist, dass man das Ergebnis schon vorher kennt, so dass man ein klein wenig den Ablauf beeinflussen kann. Denn nur der Erfolg motiviert.

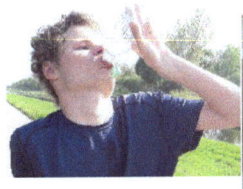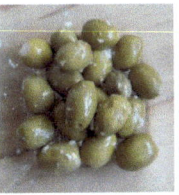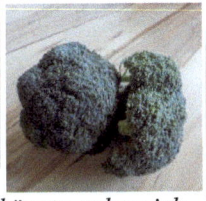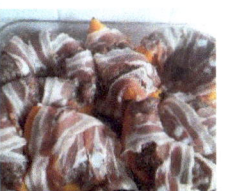

Abb. 111 a – d:
Wenn ich ahne, dass er Durst haben könnte, nehme ich z. B. die Auswahl dieser 4 Fotos.

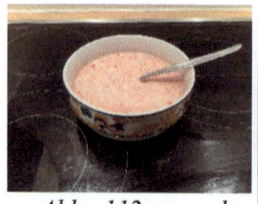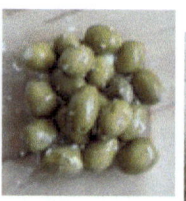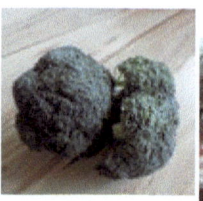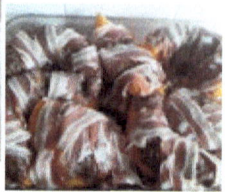

Abb. 112 a – d:
Gehe ich eher von Hunger aus,
nehme ich diese Kombination.
Natürlich weiß ich schon vorher, was er will...

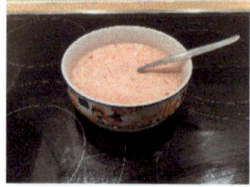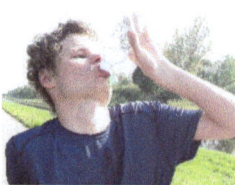

Abb. 113 a und b: Auch die
Auswahl zwischen Essen
und Trinken ist schon
geglückt.

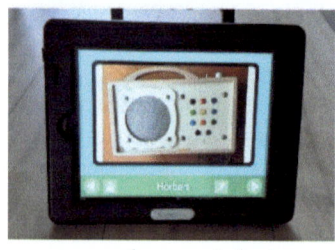

Abb. 114: Manchmal muss man Frank auch
austricksen: Denn immer mal wieder hat er
Hunger, will aber absolut nicht auf den
Talker tippen. Wenn ich ihm aber dann das
Bild mit dem „Hörbert"* zeige, tippt er
sofort. Also beginnt jetzt oft das Essen mit
dem Hören von Musik über den „Hörbert",
denn nach ein paar Takten Musik hat er
vergessen, dass er nicht tippen will.

Und gerade kürzlich gab es wieder einen Fortschritt: Zuerst auf den „Hörbert" getippt, ein wenig Musik gehört, dann aufs Müsli. Nun war Frank dies womöglich zu gesund, sprich zu wenig süß. Nach 4 Löffeln ging nichts mehr. Ich zeigte ihm dann das Bild mit "Fruchtjoghurt". Aber hallo! Sofort hat er getippt und letztendlich alles gegessen. Also hat er nicht nur eine Differenzierung des Geschmackes, sondern auch das jeweilige Foto dem gesunden bzw. dem süßen Geschmack zugeordnet.
Nun habe ich auch damit begonnen, Schlüsselszenen aus Fernsehsendungen oder besonders beliebte Spielsachen zu fotografieren und in GoTalkNow zu installieren. Es wäre falsch zu sagen, dass es schon wunderbar funktioniert, aber wir bleiben dran. Diese Ebene der UK ist nicht unbedingt mit dem Niveau zu vergleichen, in dem bereits Wünsche nach Beschäftigung oder Ausflügen geäußert werden können. Vor dem Hintergrund jedoch, dass kein

Sprachverständnis vorhanden ist und Frank trotz mehr als intensiven Trainings mit UK erst mit 27 Jahren (!!!) zum 1. Mal eine Fotokarte aus drei Karten herausgesucht hat, ist dies eine Leistung, die einen als Mutter, Ärztin und Therapeutin begeistert.
Ich freue mich daran und wir arbeiten jeden Tag ein kleines Stück weiter.

Zusammenfassende Fragen und Empfehlungen

Man soll diejenigen zum UK-Training nicht da abholen, wo man meint, dass sie stehen müssten, sondern da abholen, wo sie tatsächlich stehen.

Um das richtige Niveau der UK zu treffen, sollte man sich folgende Fragen stellen:
Versteht derjenige/diejenige die Bedeutung von gezeigten Gegenständen?
Dies lässt sich im Alltag relativ einfach feststellen, je nachdem wie mit den einzelnen Dingen umgegangen wird. Wenn jemand einen Becher nimmt und daraus trinkt, kennt er dessen Funktion. Genauso, wenn er etwas gerne isst und sich dies nimmt und hineinbeißt. Dies ist auch dann so zu sehen, wenn verschiedene Menschen sich gerne Plastikteile nehmen und diese kauen. Auch wenn dies nicht deren ursprüngliche Funktion ist, sehen diese Plastikteile eben so aus, dass manche Kinder gerne hineinbeißen und darauf herumkauen.
Letztendlich kann man in diese Richtung auch so ganz nebenbei trainieren, indem man die Dinge des Alltags immer wieder zeigt, benennt und damit agiert, wie viele Familien dies sicherlich schon ganz automatisch tun.

Versteht derjenige/diejenige die Bedeutung von Fotos? In welcher Größe?
     a.   Visitenkartengroß?
     b.   Postkartengroß?
     c.   DIN A4 oder größer?
Auch bei Fotos kann man meistens feststellen, ob sie erkannt werden. Wenn nein, hilft es, immer wieder den Gegenstand passend zum Foto zu zeigen. Ich nenne dies Bildkarten-Gegenstandspaare. Nach und nach – nach vielen Wiederholungen – werden diese Zuordnungen dann oft erkannt und gespeichert. Die Größe der Fotos muss passen. Sind die Fotos zu klein, kann es sein, dass sie deswegen noch nicht erkannt werden. *Als Frank klein war, habe ich z.B. mit Fotos DIN A3 begonnen, von denen ich zum Training 20 verschiedene eingesetzt habe. Kleinere Fotos haben ihn nicht interessiert. Heute kann er schon längst Fotos von Visitenkartengröße erkennen.*

Versteht derjenige/diejenige die Bedeutung von Symbolen?

Symbole zu erkennen, kann ungemein schwierig sein. Von der Gehirnphysiologie her gesehen stimmt es eben nicht, dass man ein und dieselben Symbole nur immer wieder zeigen muss und sie werden dann irgendwann verstanden. Es kann tatsächlich auch sein, dass Symbole nie verstanden werden, Fotos dagegen schon. Natürlich kommt es auch auf das jeweilige Symbol an. Das für BANANE ist sehr einfach zu verstehen. Aber es gibt auch unter den Einstiegssymbolen zu viele, die für manche Menschen nicht zu verstehen sind. Auch wenn immer wieder gesagt wird, dass man einfach nur regelmäßig mit Symbolen arbeiten müsse, damit sie irgendwann verstanden werden, spricht die Erfahrung des Alltags bei etlichen Personen dagegen.

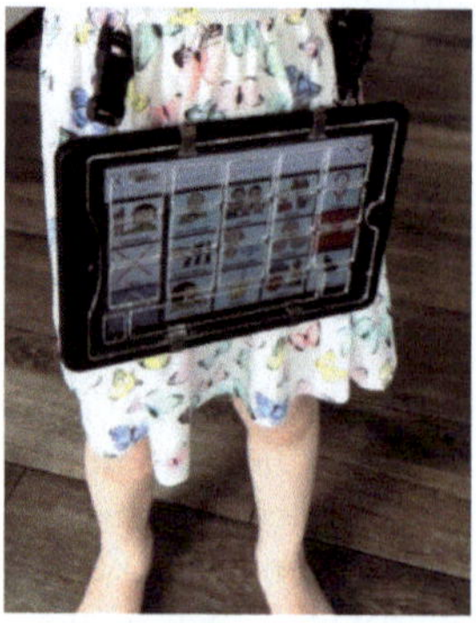

Abb. 115: Wunschvorstellung vieler Familien – allzeit bereit zur Kommunikation

Versteht derjenige/diejenige die Bedeutung von gesprochenen Wörtern?
a) Situationsentsprechend?
b) Unabhängig der Situation?

Oft wird zunächst ein Wort/ein Satz nur im Zusammenhang mit der jeweiligen Situation richtig verstanden. *Z.B. reagiert Frank auf die Aussage „Jetzt geht's ins Bett!" am hellichten Tag überaus gelassen. Spricht man diese Worte jedoch um Mitternacht bei Dunkelheit, erfolgt Protest. Sind es die Wörter, ist es mein Tonfall oder die Tatsache, dass ich sprechend aufstehe? Auf jeden Fall erkennt er den Ernst der Lage und protestiert.*

Will man kommunizieren, muss man Gestik oder den emotionalen Kanal nutzen – oder die visuelle Möglichkeit von Fotos. Fotos wie z.B. auf den Seiten 174/175) von Lebensmitteln oder auch Gegenständen, Personen oder Beschäftigungen werden zusammen mit dem gesprochenen Wort eingesetzt. Man kann mit großen Fotos beginnen, die Fotos dann immer kleiner machen (und zahlreicher). Es bietet sich z.B. ein Karteikasten für die Fotos an, damit man weiß, wo sie sind und man sie nicht suchen muss. Man kann auch mehrere Fotos an einen Schlüsselanhänger fixieren, diesen am Gürtel tragen, um die wichtigsten immer griffbereit zu haben.

Versteht derjenige/diejenige die Bedeutung von gesprochenen Sätzen?
Die Entwicklung vom Sprachverständnis von Wörtern zu dem von Sätzen geschieht meistens nach und nach ohne spezielles Üben.

Versteht derjenige/diejenige die Bedeutung von abstrakten Begriffen?
Etwas Anderes ist es mit dem Verständnis von abstrakten Begriffen. Diese sind nicht zu zeigen, nicht anzufassen, riechen und schmecken nicht. Man kann manchmal Hilfestellungen anbieten wie z.B. für „morgen" gleichbedeutend mit „noch einmal schlafen". Allerdings geht dies nicht immer so leicht. Hier braucht es Übung und ein gewisses kognitives Verständnis, was sich nach und nach entwickeln kann, aber nicht unbedingt entwickeln muss.

Versteht derjenige/diejenige die Bedeutung von komplexen Aussagen?
Das Verständnis von komplexen Aussagen oder auch Aussagen im übertragenen Sinn ist noch viel schwieriger. Z.B. ist es sehr schwer zu erklären, dass der Begriff „mir hat es die Sprache verschlagen" absolut nichts mit „schlagen" zu tun hat und was er dann bedeutet.

Ist lediglich Blickwendung in Richtung des Gewünschten möglich?
Es ist auch dann schon Kommunikation, wenn jemand in die richtige Richtung blickt. Also, wenn z.B. ein gewünschter Gegenstand angeschaut oder auf eine Karte geblickt wird. So beginnen viele mit der Kommunikation und bauen nach und nach darauf auf.

Kann auf den Gegenstand/das Foto/die Symbolkarte oder auch auf den Talker gezeigt bzw. darauf getippt werden?
Der nächste Schritt ist, dass auf den Gegenstand, die Karte gezeigt bzw. beim Talker darauf getippt wird. Dies muss bei manchen Menschen gezielt durch das Training der Hand-Augen-Koordination geübt werden. Am besten, indem man immer wieder solche Spiele mit dem Tippen auf Dinge oder Bilder einsetzt.
Etwas ganz Anderes ist es dann, wenn wie bei PECS erwartet wird, dass die bestimmte Karte genommen und „abgeklettet" und der Hilfsperson gegeben wird. Hier geht es dann nicht mehr nur um die Fingerfertigkeit, sondern auch um spezielle Charaktereigenschaften der Betroffenen: *Mein Sohn würde nie und nimmer eine laminierte Bildkarte mit knisterndem Klett auf der Rückseite wieder hergeben, wenn er sie bereits erobert hat! Keine Chance! Belohnungen, die hier greifen könnten, gibt es bei ihm nicht.* Bei anderen dagegen funktioniert dies wunderbar, so dass PECS gut eingesetzt werden kann, z.T. auch als Vorbereitung auf den Umgang mit dem Talker.

Kann lediglich eine Karte bestätigend gewählt oder kann aus mehreren Karten ausgewählt werden?

Man fängt wohl immer mit einer Karte an und geht nach und nach über zur Auswahl aus zwei Karten, dann aus drei, dann aus vier usw. Die Talker-Oberflächen enthalten ja z.T. sehr viele Symbole nebeneinander. Es ist jedoch falsch davon auszugehen, dass man gleich mit vielen nebeneinander als Auswahl anfangen sollte.

Kann bei einem Talker das System so genutzt werden, dass man sich durch mehrere Ebenen hindurcharbeiten muss oder gelingt nur die „einfache Anwendung"?

Mit „einfacher Anwendung" eines Talkers meine ich, dass man selbst das Bild oder die zwei, drei oder vier Bilder aussucht, aus denen dann derjenige/diejenige auswählt. Hier wird also nur mit einer Ebene gearbeitet. Die Talker-Programme (GoTalkNow/MetaTalk) bieten jedoch die Möglichkeit, mit mehreren Ebenen zu arbeiten, sich also von einer Ebene zur anderen durchzuarbeiten, bis man bei dem, was man mitteilen möchte, angelangt ist. Dies stellt eine wunderbare Möglichkeit der Kommunikation dar, ist aber doch für viele zu komplex.

Abschließende weiterführende Gedanken zu diesem Thema

- Man muss den/die Trainierenden auf der richtigen Ebene treffen bzw. ansprechen, wie auf den vorigen Seiten dargelegt.
- Ob man nun mit einem jungen Mann wie meinem Sohn, der kein Sprachverständnis und kein Verständnis für Symbole hat, trainiert oder mit sehr viel fitteren Menschen. Es ist anstrengend, zeitintensiv und nicht immer von einem Moment zum anderen erfolgreich! Aber Geduld lohnt sich.
- Die Umgebung ist wichtig. Kindergärten, Schulen, Tageförderstätten, Wohnheime und andere Einrichtungen müssen sehr viel zunächst an sich selbst arbeiten und sich in der UK und deren Möglichkeiten fortbilden. Dann können sie betroffene Familien auch besser unterstützen und motivieren. Es muss nach und nach selbstverständlich werden, UK einzusetzen – dies auch in Einrichtungen.
- Viele problematische Situationen im Umgang mit nicht sprechenden Menschen könnten vermieden werden, wenn durch den Einsatz von UK beide Seiten sich gegenseitig besser verstünden. Dass das Fehlverhalten oder auch das sogenannte Herausfordernde Verhalten häufig eher ein verzweifeltes Verhalten ist, da diese Menschen Gedanken, Gefühle und Wünsche haben, die niemand versteht, wird noch viel zu selten berücksichtigt.

- Stichwort Motivation: Wenn man den richtigen und passenden Weg gefunden hat, wird man meistens durch die Alltagserlebnisse motiviert. Doch bis dahin ist es auch gut, Motivation von außen zu erhalten, sei dies von Familie oder Freunden oder anderen Betroffenen.

> *Die gesamte Umgebung muss den Eltern mehr Gehör schenken. Die Familie kann im Alltag am besten feststellen, ob ein Sprachverständnis vorhanden ist oder auch ob Symbole erfasst werden können. Die Aussagen, dass man nur lange und intensiv genug trainieren müsse, berücksichtigt nicht die tatsächliche Situation und führt nur zu viel Frustration und Abbrechen der UK. Und das sollte vermieden werden.*

Und nun der für mich oberste Grundsatz:

ES IST NIE ZU SPÄT!

Vielleicht lässt sich ja der Eine oder die Andere dazu motivieren, mit UK zu beginnen oder die bereits eingesetzte UK etwas zu intensivieren.

Auch diejenigen, denen UK scheinbar ganz leichtfällt, haben hart dafür trainiert. Sie könnten bei Ihrem Kind mit dem Modelling über Fotos oder über Symbole starten, je nachdem. Dies auch in der Absicht, dass Ihr Kind mehr Informationen über die anstehenden Pläne oder die nächste Mahlzeit oder den nächsten Besuch bekommt. Entscheidend ist, dass man auf der Ebene trainiert, die zu dem Kind, Jugendlichen oder Erwachsenen passt. Viel Freude dabei!

Quellenangaben:

1. Atwood, H.L. und William, A.M.: Neurophysiologie, Schattauer-Verlag Stuttgart, 1994
2. BÄHR, M. und FROTSCHER, M.: Duus' Neurologisch-topische Diagnostik, Anatomie – Funktion – Klinik, Thieme-Verlag Stuttgart, 8. komplett überarbeitete Auflage, 2003
3. Beck, H. et al.: Faszinierendes Gehirn, eine bebilderte Reise in die Welt der Nervenzellen, Springer-Verlag Deutschland GmbH 2016, 2018
4. Hick, C. und Hick, A (beide Herausgeber).: Kurzlehrbuch Physiologie, Urban & Fischer Verlag/Elsevier GmbH, 8. Auflage, 2017
5. Keidel, W.D. (Herausgeber): Kurzgefasstes Lehrbuch der Physiologie, Georg Thieme Verlag, 3. überarbeitete Auflage, 1973
6. Schmidt, R. F., Neuro- und Sinnesphysiologie, Springer-Verlag Heidelberg, 1993

7. Thompson, R. F.: Das Gehirn: Von der Nervenzelle zur Verhaltenssteuerung, Springer-Verlag, 3. Auflage, 2016
8. Kannegießer-Leitner, C.: Eigene Patienten und Patientinnen 1993 – 2024).
9. Kannegießer-Leitner, C.: ADS, LRS und Co. - ein Trainingsprogramm für zu Hause - Erfolg mit der Psychomotorischen Ganzheitstherapie, Sequenz Medien Produktion (2015)
10. Kurten, L.: Das Puzzlespiel der Neuronen, Bild der Wissenschaft,11, 1994
11. SPITZER, M.: Entwicklungsbiol. höherer geistiger Leistungen, Nervenheilk. 22 184 (2): 98 – 103, 2003
12. SPITZER, M.: Musik im Kopf: Hören, Musizieren, Verstehen und Erleben im neuronalen Netzwerk, Schattauer, 2. Auflage 2014
13. Padovan, B.: Kursunterlagen über Neurologische Reorganisation (Teil I und II, 1994)
14. AFFOLTER, F.: Wahrnehmung, Wirklichkeit und Sprache, Neckar-Verlag, 10. Auflage, 2006
15. Calculator, S.: So much to say: Reflections on fostering belonging in individuals with Angelman Syndrom, verlegt über Angelman Syndrome Foundation, 2018
16. Sheldon, E.: Angelman-Syndrome for Educators, Editor and Layout - Ursula Cranmer, Copyright © 2014 Erin Sheldon, PDF published by The Angelman Network. This is a free resource for families and professionals. http://barnabaslive.s3.amazonaws.com/final-angelman-syndrome-for-educators_1497664316043.pdf
17. Sheldon, E.: Educating children with Angelman Syndrome: Moving beyond social inclusion, A project submitted to the Faculty of Education In conformity with the requirements for the degree of Masters of Education Queen's University Kingston, Ontario, Canada (1/ 2014)
18. Gesellschaft für Unterstützte Kommunikation e.V., Homepage, 2015 - http://www.gesellschaft-uk.de/index.php/unterstuetzte-kommunikation
19. Castañeda, C. und Waigand, M.: Ein Weg für jeden?! Modelling in der Unterstützten Kommunikation – METACOM-Symbole, 2016, Internet
20. Castaneda, C.; Fröhlich, N. Waigand, M.: Modelling in der Unterstützen Kommunikation – ein Fachbuch für Eltern, pädagogische Fachkräfte, Therapeuten und Interessierte, www.ukcoach.de
21. Frost, L und Bondy, A.: Das Picture Exchange Communication System/ Trainingshandbuch, 2. Auflage, Verlag Pyramid Educational Products, 2011
22. Kannegießer-Leitner, C.: „Kaktus, Charme und Sonnenblumen – Familienleben mit dem Angelman-Syndrom", Sequenz-Medien-Produktion, 2020
23. Kannegießer-Leitner, C.: Das Angelman-Syndrom besser verstehen – Handbuch für Eltern und andere Fachleute, 2018, Sequ. Medien Prod.
24. Kannegießer-Leitner, C.: Das Angelman-Syndrom besser verstehen / Band 2 – Erwachsenenleben mit dem Angelman-Syndrom, 2023, Book on Demand

Intelligenz, Merkfähigkeit und Lernverhalten

Früherfahrung und Interaktion mit der Umgebung steuern Wachstum und Verbinden von Nervenzellen. Unter Lernen verstehen wir den Erwerb eines neuen Verhaltens, das bisher im Verhaltensrepertoire des Organismus' nicht vorkam. Damit wird dies von Reifung unterschieden.

Die Voraussetzung für Lernvorgänge aller Arten liegt nicht nur in der genetischen Steuerung der Reifung synaptischer Verbindungen, sondern in der Ausbildung synaptischer Verbindungen durch frühe Umwelterfahrungen. Umgekehrt führt die fehlende Stimulation (in der frühesten Kindheit) zum Verschwinden bestimmter Funktionen. So z. B. konnte man feststellen, dass bei Schielkindern, die wegen des Schielens ein Auge vernachlässigt hatten, dieses Auge im Verlauf der ersten sieben Jahre erblindet ist. Lernen und Erfahrung führt zu verschiedenen strukturellen Veränderungen, vor allen an corticalen* Dentriten*, sowie zur Ausbreitung somatotopischer* Repräsentationen.

Gedächtnis

Es werden unterschiedliche Formen des Gedächtnisses beschrieben: **Kurzzeitgedächtnis** (rund 10 Sekunden anhaltendes Erinnerungsvermögen), **Arbeitsgedächtnis** (Gedächtnis von mittlerer zeitlicher Dauer, somit über Minuten) und **Langzeitgedächtnis** (gespeicherte Erinnerungen, die aus dem Arbeitsgedächtnis übertragen worden sind), wobei hinter jeder dieser Gedächtnisformen eine andere biochemische Reaktionskette steht (1). Man hält die Kapazität und Dauerhaftigkeit des Langzeitgedächtnisses fürunbegrenzt. Das Kurzzeitgedächtnis ist am störungsanfälligsten.

Es gibt aber auch eine andere Unterscheidung bezüglich des Gedächtnisses und zwar betrifft eine Unterscheidung den Inhalt. Das episodische Gedächtnis betrifft Ereignisse und das semantische Gedächtnis betrifft Fakten. Eine andere Unterscheidung betrifft das Bewusstsein für das Erinnerte: Das episodische und semantische Gedächtnis gehören zum deklarativen Gedächtnis, denn wir können uns exakt an diese Details erinnern. Das nicht-deklarative Gedächtnis umfasst Bewegungen (prozedurales Gedächtnis), Erkennen von Personen (perzeptuelles Gedächtnis) und Training mit Belohnung (Konditionierung) (2, 3).

Was ist Intelligenz?

Diese Frage ist nur sehr schwer zu beantworten. Eine allgemeingültige Definition aus dem medizinischen Wörterbuch Pschyrembel (4) lautet folgendermaßen: "Die Intelligenz ist eine zusammengesetzte Fähigkeit, nämlich die individuelle geistige Fähigkeit, richtig und weitgehend zu abstrahieren, kombinieren, transformieren und implizieren. Die Intelligenz ist wesentlich (ca. 80 Prozent) genetisch terminiert... Intelligenzleistungsformen sind zum Beispiel Einfallsreichtum und Produktivität, Konzentration und Tempomotivation, Verarbeitungskapazität, logisches Denken und Urteilsfähigkeit, zahlen- und sprachgebundenes Denken."

Eine ganz andere Definition findet sich bei Calvin. In seinem Buch „Wie das Gehirn denkt" (5) gibt er auf diese Frage folgende bildliche Antwort, die ich hier etwas verkürzt, aber sinngemäß wiedergebe: "Rennt ein Affe durch den Wald, findet auf einer Waldlichtung eine üppige Bananenstaude mit vielen reifen Früchten, stößt sodann seinen Affenschrei aus, mit dem er seine Herde herbeirufen will, ist dies Instinkt. Rennt er weiter zur nächsten Lichtung, stößt dort diesen Schrei aus und rennt zurück zur ersten Lichtung, wo er in Ruhe und völlig ungestört alle Bananen alleine essen kann, ist dies intelligentes Verhalten!"

Wen wundert es, dass bei dieser breit gefächerten Definition der neuroanatomische Sitz der Intelligenz noch nicht gefunden worden ist und vermutlich als einzelne Lokalisation auch gar nicht existiert! Sicher ist, dass viele unterschiedliche Fertigkeiten zusammenspielen müssen, damit hieraus intelligentes Denken und Handeln entstehen kann. Dieses Zusammenspiel wird durch eine ausgeprägte Vernetzung der einzelnen Gehirnbereiche untereinander erreicht. Somit leuchtet ein, dass diese dichte synaptische Vernetzung zwischen ganz unterschiedlichen Gehirnregionen eine wichtige Voraussetzung für Intelligenz ist. Oder umgekehrt formuliert:

Eine anlagebedingte Intelligenz kann bei vorhandenen Wahrnehmungsstörungen nicht sicher im Alltag umgesetzt werden, da das Kind die Informationen aus den einzelnen Sinneskanälen nicht korrekt verarbeitet (6, 7).

Da es somit in der aktuellen Wissenschaft noch keine allgemein verbindliche Übereinstimmung darüber gibt, aus welchen einzelnen Fähigkeiten sich Intelligenz zusammensetzt, gibt es auch ganz unterschiedliche Intelligenztests. Auf jeden Fall gehören in diesen Bereich die Lernfähigkeit, das abstrakte Denken, die Fähigkeit, Probleme zu lösen, sowie unterschiedliche Wahrnehmungs- und Gedächtnisbereiche. Aus diesem Grund ist letztlich weniger der errechnete Zahlenwert (IQ = Intelligenzquotient) entscheidend, sondern es sollte vielmehr auf das Gesamtleistungsprofil geachtet werden, d.h. die einzelnen Unterbereiche eines Intelligenztestes getrennt voneinander beurteilt werden, denn hierdurch kann man verhältnismäßig gut einen Überblick über die Stärken und Schwächen in verschiedenen Leistungsbereichen erhalten.

Eine isolierte Anwendung solcher Intelligenztests ergibt nie ein ausreichendes Bild. Zur Beurteilung gehört auch immer die Befragung der Umgebung (Eltern, Kindergarten, Schule usw.). Die Beobachtung des Kindes in der allgemeinen Alltagssituation gibt ebenfalls hilfreiche Aufschlüsse. Auffällige Ergebnisse in diesen Tests müssen nicht unbedingt gleichbedeutend sein mit einer beeinträchtigten Leistung in diesem Bereich. Denn solche auffälligen Ergebnisse können auch zustande kommen, wenn ein Kind nicht genügend zur Mitarbeit motiviert werden konnte, wenn es nur lustlos mitgearbeitet hat oder auch wenn es kein Vertrauen zu dem Untersucher fassen konnte.

Auf mehrere Beispiele möchte ich hier eingehen: Aus meiner Arbeit mit ADS/ADHS- Kindern sind mir etliche Kinder bekannt, die zu Beginn oder vor Beginn mit der PMG einen Intelligenztest absolviert hatten, dessen Ergebnis im Bereich „Lernbehinderung" oder „zwischen Lernbe-hinderung und geistiger Behinderung" lag, die dann aber dank des Einsatzes ihrer Eltern regelmäßig trainierten und so ihre Wahrnehmung verbessern konnten und letztendlich in die Regelschule wechseln konnten und in der Schule gute bis sehr gute Leistungen brachten. Sie sind durch die Psychomotorische Ganzheitstherapie nicht intelligenter geworden, konnten aber nun ihre Intelligenz besser einsetzen, da die Wahrnehmungsstörungen deutlich reduziert werden konnten.

Hier als Beispiel ein kleines Mädchen, welches im Kindergarten einen Intelligenztest mitmachen musste, da sie trotz ihrer ausgeprägten Tetraspastik* von den Eltern in einen Regelkindergarten wechseln sollte, die Erzieherinnen des Körperbehindertenkindergartens jedoch dagegen waren. Die Mutter war bei dem Intelligenztest anwesend und versank – wie sie mir anschließend berichtete – vor Peinlichkeit in den Boden, denn ihre Tochter antwortete auf keine einzige Frage. Anschließend darauf angesprochen, antwortete die Kleine: „Mit dieser blöden Kuh habe ich noch nie gesprochen. Warum soll ich es dann heute tun?". Trotz des vernichtenden Ergebnisses wurde zum Glück der Kindergartenwechsel *genehmigt. Danach ging es auf die Regelschule, danach auf das Gymnasium und heute ist aus der jungen Dame eine sehr kompetente Übersetzerin geworden.*

Solche Beispiele sollten uns sehr vorsichtig machen, den Ergebniszahlen von Intelligenztests zu sehr zu glauben.

Da gerade die intellektuelle Entwicklung auf den einzelnen Wahrnehmungsbereichen aufbaut, ist die Verbesserung der sensorischen Integration für die Kinder besonders wichtig, somit dienen hierzu die Übungen zur Verbesserung der visuellen und auditiven Verarbeitung.

Je stärker ein Kind in seinen gesamten Leistungen beeinträchtigt ist, umso schwieriger ist es, eine exakte Aussage über seine Intelligenz zu machen. Letztendlich hilft diese Eingruppierung auch nicht unbedingt weiter. Somit halte ich es auch in diesem Bereich für wichtiger zu erkennen, über welche Fertigkeiten ein Kind verfügt, über welche gerade eben noch nicht, um dann auf diesem Wissen aufbauend die richtigen Übungen zusammenzustellen. Schon viele meiner schwerstbetroffenen Kinder sind schon alleine über die Intensivierung der motorischen Übungen und einfacher Wahrnehmungsübungen wacher und interessierter an der Umgebung geworden (6).

Intelligenzfördernde Übungen

Ansonsten sind gerade in diesem Bereich die Übungen nur sehr schwer aufzuzählen, da doch die Kinder äußerst unterschiedlich entwickelt sind. So benötigen z.B. meine Patienten und Patientinnen mit einer Cerebralparese, die auf ein Gymnasium gehen, wenn sie zusätzlich Wahrnehmungsstörungen im visuellen und auditiven Bereich haben, eine ganz andere kognitive Förderung als z.B. mein Sohn mit Angelman-Syndrom: Bei Frank ist die gewachsene Erkenntnis für die Tatsache, dass man bei einem durchsichtigen Trinkbecher den Mund nicht an die Stelle setzt, an der sich die Flüssigkeit befindet, sondern an die andere Seite mit der Öffnung, an die nämlich die Flüssigkeit fließt, wenn man den Becher zum Trinken kippt, bereits eine Leistung, über die man sich freut. Bei einer solchen Entwicklung ist sicherlich auch ein gewisser Trainingseffekt zu verzeichnen, so dass es nicht unbedingt um das Verständnis geht, dass und warum Flüssigkeiten abwärts fließen. Übungen, versteckte Gegenstände zu finden, gehen in dieselbe Richtung - zu wissen, der Gegenstand ist noch da, auch wenn man ihn nicht mehr sieht.

Sortieraufgaben nach Farben und Formen sowie spielerische Übungen zur Differenzierung von Symbolen und Mengen, Lottospiele, Memory (offen und verdeckt) und eine ganze Reihe anderer Spiele kommen hier in Frage. Diese Übungen werden als "Intelligenzfördernde Übungen" bezeichnet, da dies einfach kürzer ist. Korrekt wäre die Bezeichnung "Übungen, die das Verständnis für die Umgebung und deren Zusammenhänge fördern".

Je besser das Sprachverständnis ist, umso mehr kann man einem Kind Details und Zusammenhänge aus seiner Umgebung nahebringen. Um das Sprachverständnis zu verbessern, kann man z.b. Bildkarten und natürlich auch Bilderbücher einsetzen. Das Training mit diesen Bildkarten wurde bereits beim Kapitel "Sehen" und im Kapitel „Kommunikation". beschrieben. Auch Lesekarten gehören in diesen Bereich.

Intelligenz im Zusammenhang mit anderen Bereichen

Näher eingehen möchte ich z.B. auf folgende Möglichkeiten, mit ganz anderen Bereichen die kognitive Entwicklung zu fördern:

- **Visuelles und auditives Wahrnehmungstraining**
  Hierauf bin ich bereits auf den Seiten ab 134 und ab 155 näher eingegangen, siehe dort
- **Kreuzmusterübungen**
  Da die Erfahrung im praktischen Alltag zeigt, dass Kreuzmusterübungen, insbesondere das Robben, die Kinder wacher, aufmerksamer macht sowie Sprache, Rechtschreibung, Lesen und auch Rechnen verbessern kann, sind diese Übungen unbedingt hier zu erwähnen (siehe Seiten 27 und 28 und auch in den Quellenangaben die unter 7. genannte).
- **HEG basiertes Neurofeedback (Hämoenzephalographie)**
  Mit der HEG (Hämoenzephalographie) können nicht nur Konzentration und Ausdauer verbessert werden, sondern dadurch bedingt auch die gesamte Wachheit des/der Trainierenden. Zusätzlich hat sich bei den betroffenen Kindern, Jugendlichen und Erwachsenen das Verhalten verbessert, da sie auf einmal interessierter an der Umgebung waren und auch mehr kommunizierten (siehe HEG-Artikel am Ende des Buches sowie Erfahrungsberichte). Eingesetzt werden konnte die HEG (Hämoenzephalographie) nicht nur bei Personen, die verstehen, worum es geht, sondern auch bei Personen, die Freude am Film haben und natürlich diesen zum Laufen bringen möchten, siehe Kapitel HEG.
- **Cogmed**
  Mit Cogmed kann das Arbeitsgedächtnis verbessert werden. Das

Programm arbeitet über einen PC oder Laptop und hier hauptsächlich über die visuelle Verarbeitung

- **UK (Unterstützte Kommunikation)** (siehe Seiten ab 159).

   Da sehr oft der Betroffene wegen fehlender Kommunikations-Möglichkeiten nicht zeigen kann, was in ihm steckt und was er versteht, kann über die UK (Unterstützte Kommunikation) eine deutliche Verbesserung dieser Möglichkeiten erreicht werden

- **Lesekarten**

   Die Lesekarten dienen bei Doman (8, 9) nicht nur dem Erlernen des Lesens, sondern auch als optische Reize. Diese Lesekarten enthalten in Druckschrift geschriebene Wörter. Es spricht meiner Meinung nach nichts dagegen, hiermit auch schon im Vorschulalter zu beginnen. Jedoch ist eine wichtige Voraussetzung die, dass die Kinder zum einen Spaß daran haben, zum anderen Symbole erkennen und deuten können.

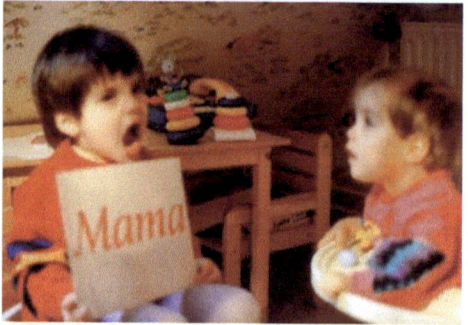

Abb. 116: Das Training mit den Lesekarten macht nicht nur den von mir betreuten Kindern, sondern auch oft den Geschwistern Freude.

Man muss sich darüber im Klaren sein, dass die ersten Leseerfolge, wenn einzelne Wörter auf Lesekarten gelesen werden können, noch keinem eigentlichen Lesen entsprechen, sondern dies eine Vorstufe darstellt, auf der allerdings sehr wohl aufgebaut werden kann, bis hin zu ganz unterschiedlichen Ergebnissen.

Die hier angesprochene Vorstufe stellt das Erkennen von Symbolen dar. Ein Kind, welches noch keine Symbole erkennen kann, kann auch keine Lesekarten richtig erkennen.

Das erfolgreiche Training mit diesen Lesekarten kann auch als Hinweis für Kindergarten und Schule dienen, dass dieses Kind vielleicht doch Leseunterricht in der Schule erhalten sollte. Meiner Meinung nach wird bei vielen Kindern hierauf zu schnell verzichtet. Zu Beginn geht es mir z.B. bei kognitiv beeinträchtigten Kindern auch gar nicht um das Lesen von Texten als Ziel. Man erlebt des Öfteren, dass Kinder zu Buchstaben keinerlei Bezug haben, zu Ganzwörtern jedoch schon und sie tatsächlich, wenn man ihnen zunächst zwei, dann drei Karten nacheinander zeigt und benennt, die richtige Lesekarte nach Aufforderung zeigen können.

Es kann für einen geistig behinderten Jungen auch bereits ein beachtlicher Alltagserfolg sein, wenn er in einem Restaurant sich alleine die richtige Toilette ausgewählt hat, da er das Wort "Herren" korrekt erlesen hat! Mit diesem Erlebnis hat einer meiner Patienten seine Familie überrascht.

Ein Beispiel, wie genau man hinsehen muss, um die kognitiven Leistungen einer Patientin mit Cerebralparese und Sprachproblemen zu erfassen

2010 kommunizierte Teresa zu Hause (siehe auch ab Seite 335) mit ihrer aktiven Sprache, da ihre Familie sie gut genug verstand. In der Schule war dies leider nicht so möglich, hier setzte Teresa zur Kommunikation den Aladin-Talk ein. Teresa war über die einfachen Kommunikationsgeräte "hinausgewachsen", da sie sehr viel mitdachte und dieses auch mitteilen wollte. Mit Hilfe des Aladins konnte Teresa sogar in der Schule beweisen - die Familie zu Hause wusste dies schon längst -, dass sie gut im Zahlenraum bis 1000 rechnen und auch mit Textverständnis lesen kann. Zu diesem Zeitpunkt hat Teresa eine Klassenlehrerin bekommen, die Teresas kognitive Möglichkeiten erkannte und nach Kräften förderte - ein Glücksfall für Teresa, denn Menschen wie Teresa müssen nicht nur gefördert, sondern auch gefordert werden. Dann arbeitet Teresa – auch heute noch - besonders gerne und mit Freuden mit. Beim darauffolgenden Vorstellungstermin Teresas berichtete ihre Lehrerin, dass sie Teresas Leseverständnis ganz einfach mit Testsätzen getestet habe: Sätze waren zu lesen und Teresa musste angeben, ob der Satz jeweils einen Sinn machte oder nicht. Teresa hat mit dem Aladin-Talk geantwortet und dies mit Bravour.

Seitdem wurde das Training mit dem Lateraltrainer nicht nur zu Hause, sondern auch in der Schule als Lesetraining eingesetzt.

Das Schreibtraining erfolgte damals - übernommen von zu Hause - mit einem sogenannten Buchstabenbrett.

Der Wechsel auf die Tagesförderstätte gestaltete sich sehr schwierig, denn wiederum wurde dort Teresa von ihren kognitiven Fähigkeiten her deutlich unterschätzt.

Inzwischen wird Teresa zu Hause gefördert, wodurch eine wesentlich bessere und effektivere Trainingsintensität erreicht werden konnte – nicht nur im kognitiven, sondern auch im motorischen Bereich.

Das Beispiel Teresas zeigt, dass deutliche Probleme in der Motorik und in der aktiven Sprache sehr schnell dazu führen, dass die Umgebung das Kind nur schwer versteht und dadurch unterschätzt. Insbesondere bei diesen Kindern halte ich es für so wichtig, sich von der Erfahrung der Eltern berichten zu lassen. Denn die Eltern kennen ihr Kind am besten und können häufig am besten die Sprache des Kindes verstehen und somit die Intelligenz ihres Kindes am besten einschätzen. Gleiches gilt für die nonverbale Kommunikation. Hier können Eltern oft sicherer mit ihrem Kind kommunizieren als die restliche Umgebung und somit können sie ihr Kind auch oft im kognitiven Bereich sicherer einschätzen als die Umgebung dies kann.

Quellenangaben
1. Thompson, R. F.: Das Gehirn: Von der Nervenzelle zur Verhaltenssteuerung, Springer-Verlag, 3. Auflage, 2016
2. Beck, H. et al.: Faszinierendes Gehirn, eine bebilderte Reise in die Welt der Nervenzellen, Springer-Verlag Deutschland GmbH 2016, 2018
3. Bähr, M. und Frotscher, M.: Duus' Neurologisch-topische Diagnostik, Anatomie – Funktion – Klinik, Thieme-Verlag Stuttgart, 8. komplett überarbeitete Auflage, 2003
4. Pschyrembel, W.: Pschyrembel - Klinisches Wörterbuch, Walter de
5. Calvin, W. H.: Wie das Gehirn denkt, Spektrum – Akademischer Verlag, 2004
6. Kannegießer-Leitner, C.: Eigene Patienten und Patientinnen 1993 – 2024
7. Kannegießer-Leitner, C.: ADS, LRS und Co. - ein Trainingsprogramm für zu Hause - Erfolg mit der Psychomotorischen Ganzheitstherapie, Sequenz Medien Produktion (2015)
8. Doman, G.: Wie kleine Kinder lesen lernen. Hyperion Verlag Freiburg (1968)
9. Doman, G.: Was können Sie für Ihr hirnverletztes Kind tun? Hyperion Verlag Freiburg (1980)

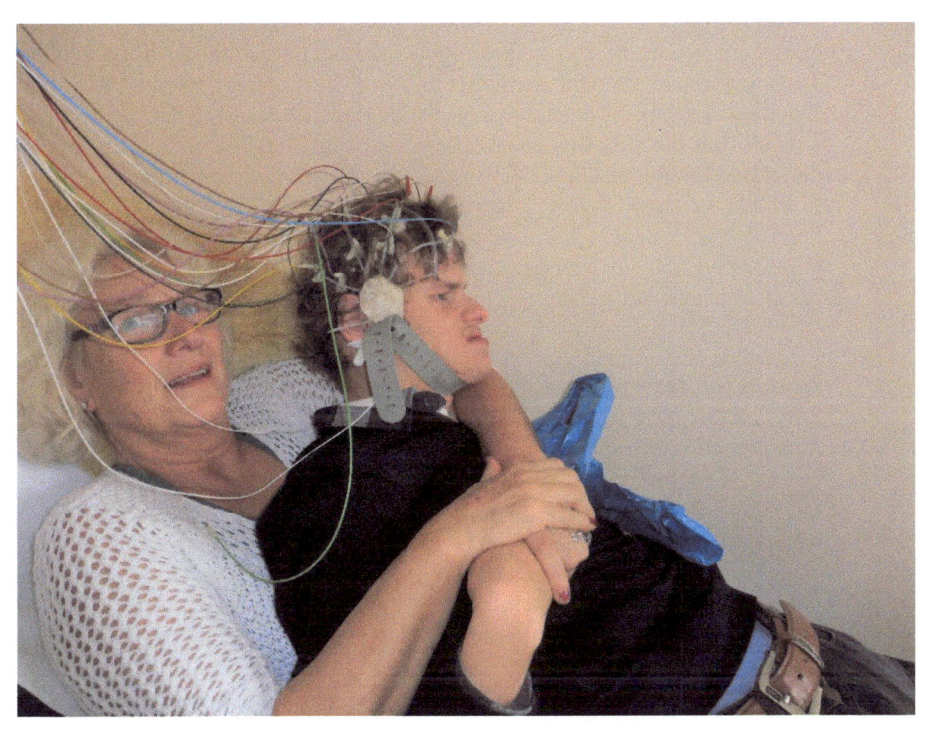

Neurotransmitter
und
Epilepsie

Das nun folgende Kapitel habe ich zum besseren Verständnis in drei Unterkapitel aufgeteilt. Erstens halte ich das Wissen um Neurotransmitter, insbesondere um die Neurotransmitter, die bei epileptischen Anfällen zum Tragen kommen, für sehr wichtig.

Zweitens sollten sich Eltern von zu epileptischen Anfällen neigenden Kindern um die verschiedenen Zusammenhänge und Details die Epilepsie betreffend kundig machen. Dies wichtige umfassende Wissen kann ich nicht in einem einzigen Kapitel unterbringen. Deswegen verweise ich auf die bereits erschienenen Fachbücher – speziell für betroffene Familien geschrieben, da die wichtigsten Fakten rund um das Thema „Epilepsie" verständlich erklärt werden.

Zu denken ist z.B. an:
Unser Kind hat Epilepsie: Ursachen, Behandlung, Auslöser, Alltag. Wie Sie Ihr Kind stark machen - der Elternratgeber für ein möglichst normales Leben von Uwe Brandl (1, siehe Quellenhinweise)
sowie
Diagnose Epilepsie: Die Krankheit verstehen. Die besten Therapien nutzen. Den Alltag gestalten von Günter Krämer (2, siehe Quellenhinweise).

Drittens gehe ich in diesem Kapitel auf die bei meinen Patienten am häufigsten auftretenden Epilepsieformen und auf die Erfahrung, die ich zu diesem Thema beisteuern kann, ein.

Somit unterteilt sich dies Kapitel in:
- *Neurotransmitter*
- *Allgemeine Bemerkungen über Epilepsie*
- *Formen der Epilepsie* sowie *Ergänzungen aus Erfahrungen mit meinen Patienten und Patientinnen*

Neurotransmitter

In meinen beiden Büchern über das Angelman-Syndrom (3, 4) habe ich ausführlich beschrieben, wie und vor allem auch welche Neurotransmitter beim Angelman-Syndrom und in punkto Epilepsie von Bedeutung sind. Sicherlich sind nicht alle diese Fakten und Zusammenhänge bei meinen anderen Patienten und Patientinnen mit Epilepsie ebenfalls zutreffend. Doch einige sind bei jedem Menschen mit Epilepsie zu berücksichtigen. Insofern gehe ich auch im Rahmen dieses vorliegenden Buches näher darauf ein und beschreibe zunächst, bevor wir tiefer in das Thema „Epilepsie" einsteigen, einige Details über Neurotransmitter.

Das Wissen um die Neurotransmitter und deren Funktion ist nicht erst in den letzten Jahren entstanden. Physiologie-Bücher aus meiner Studienzeit (5) genauso wie aus der Zeit der Praxisgründung (6) beschreiben bereits etliche Details hierüber, die auch heute noch ihre Gültigkeit haben. Neu hinzugekommene Wissensdetails betreffen oft die speziellen Zusammenhänge um GABA (Gamma-Aminobuttersäure). Braat und Kooy erläutern in einem ihrer Artikel (7) die große Bedeutung von GABA und dessen Mangel. Insofern ist es erklärlich, wie viele Medikamente und Maßnahmen über eine Erhöhung von GABA wirken, also GABA-erg sind.

Im vorliegenden Kapitel möchte ich schwerpunktmäßig auf die Konstellation der wichtigsten Neurotransmitter in puncto Epilepsie eingehen. Insofern gebe ich über das Thema „Neurotransmitter im Allgemeinen" nur einen kurzgefassten Überblick.

Den darüber hinaus Interessierten empfehle ich entsprechende weiterführende Literatur, aus der ich auch die einzelnen Details zitiert habe, z.B. von Beck, H. et al (8), Hacke, W. und Dichigans, M. (9), Hamer, H. und Winkler, F. (10), Hick, C. und Hick, A. (11), Hoffmann, G.F. (12), Wachtel, U. (13) oder auch Thompson, R. (14)

Neurotransmitter sind chemische Substanzen, die als sogenannte Botenstoffe im Zentralnervensystem (ZNS) die Informationen von einer Nervenzelle zur anderen übermitteln. Die Umschaltstelle zwischen zwei Nerven wird Synapse genannt, der Zwischenraum synaptischer Spalt. Über diesen synaptischen Spalt hinweg wirken die Neurotransmitter. Der Weg geht immer nur in eine Richtung. Bei der klassischen synaptischen Übertragung werden elektrische Impulse in chemische Signale umgewandelt (9).

Unabhängig hiervon ist zusätzlich noch zu berücksichtigen, dass für das Gehirn ein spezielles chemisches Milieu dadurch gesichert wird, dass die sogenannte Blut-Hirn-Schranke nur gewisse Stoffe durchlässt (6). Dies ist zur Sicherung dieses Milieus sicherlich hilfreich, erschwert aber z.T. die Medikation mit bestimmten Stoffen, u.a. mit GABA (Gamma-Aminobuttersäure) oder auch Dopamin, die die Blut-Hirn-Schranke nicht gut passieren können.

Die Anzahl der Neurotransmitter ist im Moment noch nicht genau bekannt, da zum einen kontinuierlich weitere als solche entdeckt werden und zum anderen deren Funktion im Einzelnen noch nicht vollständig nachgewiesen werden konnte.

Entscheidend ist auch, dass der Effekt nicht vom Neurotransmitter alleine abhängt, sondern vom jeweiligen Rezeptor der Zielzelle, an den der

Neurotransmitter bindet. Dieser „entscheidet" z.B. darüber, ob der Transmitter erregend oder hemmend wirkt (5, 8).

Neurotransmitter müssen entweder aus der Nahrung aufgenommen oder vom Organismus gebildet werden. Genauso müssen sie wieder abgebaut werden. Dieser Kreislauf sorgt dafür, dass immer am richtigen Ort eine genau festgelegte Menge an Neurotransmittern vorhanden ist. Ist dem nicht so, folgen hieraus gewisse Fehlfunktionen. Dies wird auch Neurotransmitter-Dysbalance genannt.

Neurotransmitter-Dysbalance als Möglichkeit, einen epileptischen Anfall auszulösen

Einig ist man sich darüber, dass ein Mangel an dem dämpfenden Neurotransmitter GABA bei einem Überschuss an dem erregenden Neurotransmitter Glutamat einen Anfall auslösen kann (9, 15). Jedoch spielen auch andere Neurotransmitter hierbei eine Rolle, wobei die direkten Zusammenhänge noch nicht so eindeutig herausgearbeitet werden konnten wie bei GABA und Glutamat.

Insbesondere kann man bei zu Epilepsie neigenden Personen gestörte Werte der erregenden Neurotransmitter Glutamat, Adrenalin, Noradrenalin, Dopamin und der hemmenden Neurotransmittern GABA, Serotonin und Dopamin finden, wobei der Schwerpunkt der Neurotransmitter-Dysbalance bei Epilepsie auf dem Ungleichgewicht zwischen GABA und Glutamat liegt.

Chemische Struktur und Synthese der Neurotransmitter

An dieser Stelle kann ich nicht auf alle bisher entdeckten Neurotransmitter eingehen, sondern beschränke mich auf die Neurotransmitter, die bei Epilepsie eine tragende Rolle spielen. Auch diese Neurotransmitter haben eine unterschiedliche chemische Struktur. Zu den Katecholaminen gehören Dopamin, Noradrenalin und Adrenalin. Das Serotonin ist ein Monoamin*. GABA, Glycin und Glutamat gehören zu den Aminosäuren* unter den Neurotransmittern und eine weitere Gruppe sind die Neuropeptide*.

Es gibt hemmende und erregende Neurotransmitter, wobei es, wie bereits erwähnt, auch auf den Rezeptor, an den sie binden, ankommt:

Zu den erregenden Neurotransmittern gehören:
> Dopamin, Noradrenalin, Adrenalin, Glutamat

Zu den hemmenden Neurotransmittern gehören:
> Serotonin, Glycin, GABA (Gamma-Aminobuttersäure) und auch z.T. Dopamin

Für die Synthese der *Katecholamine (Dopamin, Noradrenalin und Adrenalin)* ist Tyrosin die Ausgangssubstanz, welche natürlicherweise als Aminosäure in eiweißhaltiger Nahrung vorkommt.

Die Vorstufe von Tyrosin ist Phenylalanin. Zur Umwandlung von Phenylalanin in Tyrosin ist als Enzym die Phenylalanin-Hydroxylase erforderlich. Ist die Aktivität der Phenylalanin-Hydroxylase gestört, reichert sich Phenylalanin im Organismus an, was zu einer Schädigung des Gehirns und somit zu einer deutlichen Entwicklungsstörung führt. Diese Stoffwechselerkrankung wird als „klassische Phenylketonurie" (PKU) bezeichnet. Die Phenylalanin-Hydroxylase benötigt zur Umwandlung des Phenylalanins jedoch noch einen Cofaktor und zwar das BH4 (Tetrahydrobiopterin). Durch dessen beeinträchtigte Aktivität kann eine wesentlich mildere Form der Phenylketonurie entstehen, die „atypische Phenylketonurie" genannt wird. Somit gibt es sehr viele unterschiedliche Formen und Ausprägungen der Phenylketonurie.

Nun wieder zurück zu Tyrosin: Tyrosin wird umgewandelt zu L-Dopa, dieses dann in *Dopamin*. Dopamin wird umgewandelt in *Noradrenalin* und dieses wiederum in *Adrenalin*. Für jeden dieser Schritte werden bestimmte Enzyme benötigt. Die Nervenzellen besitzen genau die Enzyme, die sie zur Herstellung des gewünschten Transmitters benötigen, aber nicht die Enzyme für die Herstellung der gesamten Reihe bis hin zum Adrenalin (12, 13, 14).

Nun zu den einzelnen Katecholaminen:
Dopamin
- wirkt hauptsächlich anregend (exzitatorisch).
- kann aber auch hemmend wirken.
- beeinflusst die Aktivität von anderen Neurotransmittern, wirkt also auch als Neuromodulator.
- dominiert das Glücksempfinden.
- steuert über das Belohnungszentrum auch die Motivation. Die dopaminergen Neurone im Mittelhirn (Limbisches System) reagieren auf Belohnungen mit einer verstärkten Dopamin-Ausschüttung. Dadurch entstehen Glücksgefühle und Freude (8, 11).
- ist dadurch auch an der Entwicklung eines Suchtverhaltens beteiligt.
- spielt eine wesentliche Rolle bei der Steuerung von Wahrnehmungs- und Denkvorgängen (11).
- fördert den Antrieb, so dass Dopaminmangel zu Tagesmüdigkeit, Antriebsstörung, Motivationsverlust und zu Depression führen kann.

- wird auch für Bewegungsabläufe benötigt, so dass Dopaminmangel zu Bewegungsstörungen führt, wobei Symptome wohl erst auffallen, wenn 70% der Dopaminneurone ausgefallen sind.
- Die Parkinson'sche Erkrankung ist eine Extremform des Dopaminmangels mit vorzeitigem Verlust dopaminerger Neurone und Rezeptoren. Die typischen Bewegungsstörungen sind im Bild der Erkrankung lange Zeit vorherrschend.
- Die genauen Mechanismen und der pathophysiologische Einfluss von Dopamin auf die Epilepsie sind zwar noch unbekannt. Es konnten jedoch mithilfe der Positronen-Emissions-Tomographie (PET) erstmals Veränderungen des Dopaminstoffwechsels sowohl bei fokalen als auch bei generalisierten Epilepsien nachgewiesen werden. Bei Patienten mit einer bestimmten Epilepsieform beispielsweise zeigte sich eine deutliche Reduktion von Dopamin-Bindungsstellen auf der Oberfläche von Nervenzellen – den sogenannten D2-Rezeptoren – in der erkrankten Hirnregion (16). Wie der Homepage der Johan-Gutenberg-Universität Mainz zu entnehmen ist, ist genau dies zurzeit Thema eines wissenschaftlichen Projektes.

Noradrenalin

- ist ein reiner Neurotransmitter.
- ist der wichtigste exzitatorische Mittler der Stressreaktion, wird darum auch als Stresshormon bezeichnet. In Notfallsituationen sowie unter körperlicher und seelischer Belastung wird im Vergleich zu Ruhephasen ein Vielfaches an Noradrenalin und Adrenalin ausgeschüttet. Gesteuert wird dies maßgeblich vom Hypothalamus und vom Limbischen System.
- wirkt peripher auf sympathische Fasern aktivierend.
- wirkt im ZNS psychisch stimulierend.
- erhöht das Aufmerksamkeits-/Wachheitsniveau und die Konzentration.
- fördert ebenfalls den Antrieb, so dass Noradrenalinmangel zu Antriebs-/Konzentrationsschwäche, depressiven Reaktionen und Angststörungen führt (11).
- Noradrenlin wirkt speziell limbischen Krampfanfällen entgegen. Dafür sind verschiedene Rezeptoren in unterschiedlichen Hirnarealen verantwortlich (17).

Adrenalin

- wird im Nebennierenmark gebildet und nicht in den postganglionären sympathischen Neuronen.

- hat auch eine periphere Wirkung, es steigert die Pulsfrequenz, das Herzminutenvolumen und den Blutdruck, steigert somit die Leistungsfähigkeit.
- hat einen Einfluss auf die Bronchien und die Hautgefäße (8, 11).
- steuert als adrenales Hormon über die Glykogenolyse die Bereitstellung von Energie für das Gehirn und zwar von Glukose. Erhöht dadurch die mentale Aktivität, dient somit auch der besseren Verarbeitung von Stressreaktionen.
- Um die Auswirkung von Adrenalin auf Menschen mit Epilepsie beurteilen zu können, wurden mehrere Studien untersucht, die das Thema „Epilepsie und Sport" in den unterschiedlichsten Varianten zum Thema hatten. Die Ergebnisse waren nicht homogen, hatten aber doch mehrheitlich zu dem Schluss geführt, dass sportliche Aktivität nicht zu einer Anfallszunahme, sondern – wenn überhaupt ein Einfluss besteht – moderate sportliche Aktivitäten eher zu einer Anfallsabnahme führt (18).

Serotonin
- wird aus der Aminosäure Tryptophan über 5-HTP (5-Hydroxytryptophan) unter Mitwirkung von Vitamin B6 und Folat gebildet. Die Bildung erfolgt sowohl im Magen-Darm-Trakt als auch im ZNS. Serotonin wird partiell bei Dunkelheit weiter umgewandelt in Melatonin (12). Melatonin ist ein Hormon, welches zum Einschlafen benötigt wird.
- hat u.a. auch periphere Wirkungen: Es beeinflusst die Gefäßmuskulatur, die Bronchien und den Darm (11).
- wirkt im ZNS interaktiv mit Dopamin stark stimmungsaufhellend, entspannend, schlaffördernd, antidepressiv und motivationsfördernd.
- hat Einfluss auf Migräne und weitere Schmerzleitung.
- wird vermutlich bei Gemütsstörungen nicht ausreichend freigesetzt, wobei die genauen Wege noch nicht bekannt sind. Serotoninmangel, insbesondere potenziert durch Melatonin- und Dopaminmangel, führt zu Depressionen, Angstzuständen, Konzentrationsmangel, Schlafstörungen, Migräne, Reizdarm, sensorische Überempfindlichkeitsreaktionen und schwere Abgeschlagenheit.
- Die Rolle von Serotonin bei Epilepsie ist noch nicht eindeutig geklärt worden. Es gibt jedoch Hinweise, dass hier Zusammenhänge bestehen können, entsprechende Forschungen laufen (19).

Glycin
- ist als Aminosäure sehr einfach gebaut.
- wirkt überwiegend hemmend.

- wirkt im Rückenmark (14), so dass Glycinmangel zu erhöhter spinaler Erregbarkeit wie z.B. Spastizität, spinalen Myoklonien und Hyperekplexie* führt (9).

GABA (Gamma-Aminobuttersäure)
- wird mit Hilfe der Glutamatdecarboxylase aus Glutamat (s.u.) gebildet.
- wirkt über unterschiedliche Rezeptoren, wobei 60 – 80% aller Neurone GABA-Rezeptoren aufweisen.
- ist der wichtigste inhibitorische und nach Glutamat der zweithäufigste Neurotransmitter (8). Die hemmende Wirkung von GABA wird z.T. von Neuropeptiden unterstützt (11).
- wirkt anxiolytisch, analgetisch, relaxierend und blutdrucksenkend.
- hemmt die präsynaptische Freisetzung exzitatorischer Neurotransmitter. Die Beeinträchtigung wichtiger hemmender GABAA-Rezeptoren scheinen eine Epilepsie zu begünstigen (9, 10).
- begrenzt die Erregungsausbreitung. Dadurch erklärt sich, dass GABA-Mangel die Ausbreitung epileptischer Anfälle erleichtert (9, 10). Mit entsprechenden GABA-Antagonisten (Bicucullin) konnte man in Tierversuchen epileptische Anfälle auslösen, da nun die GABA-Neurone nicht länger ihre Aufgaben erfüllen konnten (14). Diese Beobachtung passt dazu, dass bei einer Epilepsie die physiologischen GABA-ergen Hemmungsvorgänge zwischen den Zellen abgeschwächt sind, die Nervenzellen in ihrer Aktivität unterdrückt oder erregende Transmitter wie z.B. Glutamat verstärkt freigesetzt werden (8, 9). Eine Neurotransmitter-Dysbalance mit z.B. sehr niedriger Konzentration an GABA findet man bei Epilepsie oder Schizophrenie.
- kann durch Benzodiazepine bzw. durch deren agonistische Wirkung auf den GABAA-Rezeptor positiv beeinflusst werden (11).

Glutamat
- ist der mengenmäßig wichtigste exzitatorische Neurotransmitter. Circa 70% der neuronalen Aktivität wird durch Glutamat gewährleistet.
- ist die Vorstufe von GABA und auch gleichzeitig dessen Gegenspieler.
- kann wohl auch Migräne auslösen: Bei speziellen Genmutationen im Tiermodell konnte belegt werden, wie hierdurch die Glutamat-Ausschüttung anstieg, was zur Auslösung einer Migräne-Aura passen könnte (14).
- steigt an bei Freude, positiven Aufregungen, Infekten, Ärger, Schmerzen usw. (also bei Eustress und Disstress), damit diese Situationen vom Organismus besser verarbeitet werden können.
- fördert motorische Funktionen (Muskelarbeit, Koordination), wird also auch bei motorischer Aktivität benötigt.

- hat große Bedeutung für Sinneswahrnehmung sowie Kognition, ist erforderlich für Lernvorgänge, dies über Glutamat-erge Synapsen. Eine Blockierung der Proteinsynthese verhindert im Tierversuch dauerhafte Lerneffekte (11).
- entwickelt jedoch im Überschuss neurotoxisches Potential.
- kann in zu hoher Konzentration einen epileptischen Anfall auslösen.
- kann durch Akkumulation (Anhäufung) einen Status epilepticus unterhalten. Dies könnte erklären, warum in einem solchen Fall die übliche Vorgehensweise mit den entsprechenden GABA-ergen Antiepileptika nur für den Moment hilft und nicht immer langfristig (10), man jedoch mit einem zusätzlichen Glutamatblocker oft eher zum Ziel kommt. Auch aus diesem Grund sind die meisten Antiepileptika als GABA-erges Mittel oder dieses in Kombination mit einem Glutamatblocker aufgebaut.

Nun zum Thema Epilepsie

Epileptische Anfälle sind Störungen der Gehirnfunktion aufgrund paroxysmaler (anfallsartiger), synchroner Entladungen von kortikalen Nervenzellen bzw. Nervenzellengruppen. Hierbei können sich Bewusstsein, Psyche, Motorik, autonome oder sensorische Wahrnehmung verändern.

Der Begriff "Epilepsie" ist eine Sammelbezeichnung für etliche Formen von Epilepsie-Syndromen und epileptischer Anfälle, die durch das Zusammenspiel pathologischer Erregungsbildung und fehlender Erregungsbegrenzung in den Nervenzellverbänden des ZNS entstehen (1, 2, 10, 20, 21, 22).

Die Ursachen hierfür sind ebenfalls sehr zahlreich, wobei auch die Möglichkeit besteht, dass die Ursache für die bestehende Epilepsie nicht geklärt werden kann.

Bis vor einiger Zeit ging man davon aus, dass ein einziger epileptischer Anfall noch nicht zur Diagnose Epilepsie führt. Inzwischen hat sich diese Definition etwas gewandelt: Nun spricht man auch von Epilepsie, wenn nach einem einzigen Anfall aufgrund zusätzlicher Befunde, z.B. auch im EEG, anzunehmen ist, dass das Auftreten weiterer Anfälle hochwahrscheinlich ist. Auch wenn 5% der Menschen einmal in ihrem Leben einen epileptischen Anfall erleiden (10), kommt es letztendlich bei nur 1 % zur Diagnose „Epilepsie" (10, 23). Auch diese Zahlen sprechen dafür, dass nicht jeder epileptische Anfall zu der Diagnose „Epilepsie" führt.

Da ich an dieser Stelle zwar auf allgemeingültige Details zu Epilepsie eingehe, jedoch dies immer im Hinblick auf mein in diesem Buch angesprochenes Patientenklientel – Menschen mit Cerebralparese und Mehrfachbehinderung – ausführe, verweise ich auf die entsprechende Fachliteratur bzw. Elternratgeber, z.B. von Gerd Dannhardt (21), Werner Hacke (Hrsg/9), Günter Krämer (2, 15, 22, 38) oder Ulrich Brandl (1).

Pathophysiologie eines Anfalls

Bei einem epileptischen Anfall entladen sich einzelne Neurone spontan, woraus Entladungsserien folgen können. Allerdings würde die Störung in einer einzigen Zelle niemals dazu ausreichen, einen epileptischen Anfall auszulösen. Damit es hierzu kommt, müssen mehrere Nervenzellen gleichzeitig übermäßig reagieren. U. Brandl beschreibt dies als „außer Kontrolle geraten" (1).

Die eingeschränkte Hemmung führt dazu, dass sich diese Entladung weiter, also von Zelle zu Zelle, ausbreiten kann.

Bei Anfällen unterschiedlichster Ursache findet man eine Abschwächung der physiologischen GABA-ergen Hemmungsvorgänge zwischen den Zellen (siehe die Seiten „Neurotransmitter") und oder oder eine verstärkte Freisetzung von erregenden Transmittersubstanzen wie z.B. Glutamat, so zu lesen in dem Fachbuch „Neurologie" von Werner Hacke (9).

Damit eine Erregung weiter geleitet werden kann, muss sich die Durchlässigkeit der Zellmembran der Neurone für Kalzium, Kalium und Natrium ändern. Ein pathologischer plötzlicher Kalzium- und Natriumeinstrom führt zu einer paroxysmalen Depolarisation der Zelle (zu deren plötzlichen Entladung). Aufgrund der mangelnden Hemmung breitet sich diese Depolarisation weiter aus und führt zu epileptischen Symptomen. Braat und Koy (7) haben in ihrem Artikel dargelegt, bei wie vielen Syndromen ein GABA-Mangel ursächlich für etliche Probleme, so auch für die Epilepsie ist.

Zwei hierzu passende Meinungen zu GABA und Glutamat von anderer Seite: *„Die Ionenkanäle für Kalzium sind aktiviert, z.T. als Folge der erhöhten extrazellulären Glutamat- und Aspartatkonzentration. Der durch Glutamat aktivierte NMDA-Rezeptor (N-methyl-d-aspartate receptor), der einer der Transporter für Kalzium in das Zellinnere ist, soll stärker exprimiert sein. Glutamat wird verzögert abgebaut. Das GABA-erge inhibitorische System ist* *weniger aktiv. Das Anfallsende wird durch inhibitorischen Mechanismen eingeleitet."* (10).

Glutamat aktiviert den NMDA-Rezeptor (N-methyl-d-aspartate receptor), der wiederum für die Elektrolytverschiebungen der Depolarisation der Zelle zuständig ist. NMDA Rezeptoren (NMDARs) sind eine Klasse von ionotropen Glutamat-Rezeptoren (iGluRs), sie wirken auf den Ionen- und Elektrolythaushalt und sind entscheidend für die neuronale Entwicklung, Plastizität der Synapsen, Lernen und das Überleben der Zellen (24).

An dieser Stelle nochmals der Hinweis, wie wichtig Glutamat für das Funktionieren des menschlichen Organismus' bzw. für dessen Funktionieren ist. Letztendlich ist Glutamat der wichtigste exzitatorische (erregende) Neurotransmitter. Lediglich in einer zu großen Menge schädigt Glutamat die Zellen oder führt zu einem epileptischen Anfall.

Auch Magnesium spielt hier eine Rolle: Auf der Homepage der Universitätsklinik Freiburg findet man einen Hinweis bezüglich der Zusammenhänge zwischen NMDA-Rezeptoren und Magnesium: *„Eine Blockade der inhibitorischen, GABA-ergen Synapsen kann zur Auslösung epileptischer Aktivität führen (Beispiele: Wirkungen von PTE, Bicucullin, Penicillin, Quinolonen). Paradoxerweise kann aber eine exzessive Aktivierung GABA-erger Synapsen durch Umkehr des Chlorid-Gradienten zu proepileptischer Aktivierung von Neuronen-Verbänden führen. Auch die Aktivierung exzitatorischer Synapsen (z.B. des NMDA-Kanals durch Minderung der Magnesium-Konzentration) kann epileptische Aktivität induzieren"* (25).

Zum besseren Verständnis will ich nun kurz die wichtigsten Formen der Epilepsie beschreiben. Denn Epilepsie ist nur der Oberbegriff. Hierzu zählt eine äußerst vielseitige Symptomatik. Diese Symptomatik ist bezüglich der Auswahl der Medikamente wichtig und auch für die Entscheidung, ob tatsächlich sofort medikamentöser Handlungsbedarf besteht oder ob man zuwarten und beobachten kann.

Nicht vergessen darf man hierbei, dass etliche berühmte Persönlichkeiten eine Epilepsie hatten und dies zu einer Zeit, als es noch keine Antiepileptika gab, sie also ohne diese auskommen mussten. Theo Löbsack schreibt auf www.zeit.de: „Richelieu litt an Epilepsie ebenso wie Händel, der als das Opfer von *„Anfällen fürchterlicher Heftigkeit"* beschrieben wird. Tschaikowski hatte epileptische Krämpfe. Auch Charles Dickens und Molière litten an der Fallsucht. Berühmte Epileptiker waren Cäsar, Caligula, Karl V. von Spanien, Rousseau, Buffon, Helmholtz, Schumann, Beethoven, Nobel und Paganini" (26).

Die neurophysiologischen Details bezüglich Epilepsie sind im Folgenden zum besseren Verständnis verkürzt dargestellt. Ich verweise zur ausführlicheren Erläuterung auf die bereits erwähnten entsprechenden Quellen.

Formen der Epilepsie

Ein einzelner epileptischer Anfall führt wie bereits beschrieben noch nicht zur Diagnose Epilepsie. Lediglich, wenn weitere zukünftige Anfälle mehr als wahrscheinlich sind, spricht man von Epilepsie. Dies bedeutet, dass sogenannte Gelegenheitsanfälle noch nicht zu dieser Diagnose führen müssen. Zu den Gelegenheitsanfällen zählen die Fieberkrämpfe bei Infektionskrankheiten im Kindesalter genauso wie Anfälle nach Alkoholexzessen, plötzlichem Alkoholentzug oder Schlafentzug, um nur einige Möglichkeiten zu nennen. Allerdings hat man die Erfahrung gemacht, dass etwa 15% der Kinder nach einem Fieberkrampf eine regelrechte Epilepsie entwickeln (10).

Je nach der Menge der betroffenen Neuronen folgt hieraus ein lokal begrenzter Anfall (fokaler Anfall) oder ein auf das ganze Gehirngebiet ausgedehnter Anfall (generalisierter Anfall).

Fokale Epilepsie

Zu den fokalen Epilepsien gehören die einfachen fokalen Anfälle (Jackson-Anfälle) ohne Bewusstseinsstörungen und die komplexen fokalen Anfälle mit Bewusstseinsstörung.

Generalisierte Epilepsie

Zu den generalisierten Epilepsieformen gehören die tonisch-klonischen Anfälle (Grand-Mal), die Myoklonien (myoklonisch-atonische Anfälle) und die Absencen (Petit-Mal). Generalisiert bedeutet, dass sich der Anfall nicht auf einen bestimmten Gehirnbereich beschränkt. Es kann zu einer Bewusstseinsstörung kommen (Grand-Mal) oder der Anfall kann auch ohne Bewusstseinsstörung ablaufen (Myoklonien, Absencen).

Typische Anfallsarten

Im Folgenden gehe ich speziell auf die bei meinen Patienten am häufigsten auftretenden Epilepsieformen, die Diagnostik und die speziellen Behandlungsmöglichkeiten ein. Die allgemeine Symptomatik dieser Anfälle ist der erwähnten Literatur entnommen. Wie sich ein Anfall äußert, hängt

200

damit zusammen, wo er entsteht. Da sich das Anfallsgeschehen ausbreiten kann, ist häufig nur der erste Moment ein Hinweis auf den Entstehungsort. Einfache Anfälle gehen ohne Bewusstlosigkeit einher, komplexe mit Bewusstlosigkeit. Auch wird zwischen Herdanfall (betrifft eine bestimmte Region) und generalisiertem Anfall (betrifft beide Gehirnhälften) unterschieden.

> **Myoklonien**
> **Absencen**
> **West-Syndrom**
> **BNS**
> **Grand-Mal**
> **Status epileptikus (SE)**
> **NCSE (Non-Convulsiver Status Epilepticus)**

Myoklonien

Dies sind Muskelzuckungen (Muskelkontrakturen), die vereinzelt oder an mehreren Muskeln auftreten und maximal 200 bis 400ms andauern (10). Das Bewusstsein bleibt erhalten. Es werden verschiedene Stärken beschrieben. So kann es bei milden Formen lediglich zu einem Nicken des Kopfes kommen. Ausgeprägte Myoklonien betreffen dagegen die gesamte Körpermuskulatur. Myoklonische Anfälle beginnen und enden plötzlich. Vom optischen Eindruck her könnte man auch eine plötzlich einsetzende Schreckhaftigkeit annehmen.

Bei etlichen Personen sieht man auch lediglich das Zucken des Lides, dies ebenfalls nur für einen kurzen Moment, aber z.T. länger andauernd, sozusagen ebenfalls als Status. Diese Form kann auch als Lidmyoklonie bezeichnet werden.

Es gibt die Möglichkeit, dass bei bestimmten Patienten die Myoklonien immer in bestimmten Situationen auftreten:

Bei manchen Menschen kommt es zu nur sehr kurzen Episoden dieser Art, insbesondere bei Schlafmangel. Ganz typisch ist die Neigung zu Myoklonien bei manchen Betroffenen, die zu früh geweckt wurden. Lässt man dann eine kleine Runde weiteren Schlafes zu, verläuft das Aufwachen problemlos. Ist die Aufwachphase letztendlich vollständig überwunden, sind von einem Moment zum anderen auch die Myoklonien verschwunden. Hier sind keine Maßnahmen erforderlich.

Gleiches gilt für Myoklonien ausgelöst durch Stress, Aufregung oder Angst. Nach Ende des Eustresses/Disstresses geht auch die Neigung zu Myoklonien zurück, ohne dass Medikamente gegeben werden mussten.

Treten die Myoklonien besonders dann auf, wenn die Hand gezielt zum Greifen ausgestreckt wird, ist dies für die Betroffenen viel schwieriger als wenn das Gegenteil passiert, wenn nämlich die Myoklonien bei gezielter Handlung verschwinden.

Es besteht auch ein Unterschied, ob heftige Ganzkörper-Myoklonien bei Personen auftreten, die frei gehen, in diesem Moment dann also zusammensinken bzw. stürzen. Oder ob die Myoklonien bei Personen auftreten, die in einem Laufgerät gehen, also nicht stürzen können. Bei den letztgenannten wird es jedoch auch dann problematisch, wenn man sie führen muss und es genau in diesem Moment zu Myoklonien kommt. Trifft dies wiederum nur auf die Situation zu, dass die Betroffenen zu langsam vom Schlafzustand ganz in den Wachzustand kommen, wird man anders reagieren müssen als wenn man keine Systematik erkennt. (27).

Myoklonien erscheinen nicht nur im Kindesalter, sondern oft auch erst im Erwachsenenalter, sie sind nicht immer im EEG sichtbar (10, 28).

Myoklonien können auch als Serie auftreten: Es kommt oft zu stundenlangen Episoden, sozusagen zu einem Myoklonie-Status (siehe unten). Hier entsteht im Vergleich zur einfachen Myoklonie dringender Handlungsbedarf! Es sollte sofort ärztlicher Rat eingeholt werden, zur Not über den Rettungsdienst.

Absencen

Absencen dauern nur wenige Sekunden. Man kann sie auch als „Aussetzer" oder kurze „Abwesenheit" beschrieben oder als „seelische Pause" (10). Oft wird das Kind etwas blass, hält in seiner Tätigkeit inne, dies ohne hinzustürzen und reagiert nicht auf Ansprache.

Ein Kind, welches gerade Fahrrad fährt, während die Absence auftritt, hört zum Beispiel für einen Moment auf zu treten, fährt anschließend jedoch einfach weiter, als sei nichts geschehen, dies alles ohne zu stürzen. Oder sitzt man einer Person gegenüber, die eine Absence hat, könnte man meinen, diese überlege einen Moment und spricht dann weiter. Da diese Form der Anfälle so harmlos erscheint, werden sie (neben anderen) zu den Petit-Mal-Anfällen (dies bedeutet: Kleine Anfälle) gerechnet. Es gibt jedoch auch den sogenannten Absence-Status (29, 30) Hier tritt nicht nur eine kurze Absence auf, sondern über eine längere Zeit immer wieder Absencen, somit ebenfalls als Serie. In diesem Fall sind die Absencen nicht mehr so harmlos wie man im Allgemeinen annimmt und sollten möglichst rasch unterbrochen werden, siehe unten. Das Bewusstsein hierfür muss geschärft sein, denn zu schnell wird gerade bei älteren Menschen eher an Verwirrtheitszustände als an einen Absence-Status gedacht. Nur so können die richtigen Maßnahmen eingeleitet werden.

West-Syndrom

Hiermit werden ganz unterschiedliche Arten von Situationen bei Kindern mit Epilepsie zusammengefasst. Es gibt das West-Syndrom genetischer Ursache, metabolischer Ursache und unbekannter Ursache. Darüber hinaus wird es als seltenes Epilepsie-Syndrom des Säuglingsalters beschrieben (1, 2).

So unterschiedlich wie das West-Syndrom oft beschrieben wird, ist es recht einheitlich, dass sogenannte spastische Anfälle dazu gehören, die oft in Serie auftreten. Diese spastischen Anfälle werden auch BNS-Anfälle (Blitz-Nick-Salaam-Anfälle) genannt. BNS-Anfälle treten häufig nach dem Aufwachen auf. Kommt es zu längeren Serien, können auch bereits erlernte Fertigkeiten wieder verloren gehen.

BNS-Anfälle

Auch wenn die BNS-Anfälle zum West-Syndrom dazugehören, stellen sie eine eigenständige Art von Anfällen dar. Der Name setzt sich daraus zusammen, dass ein Muskelzucken der Nackenmuskulatur eine Art Nicken darstellt. Isoliert auch als Nickanfall möglich. Wird der Kopf und der Rumpf blitzartig gebeugt bei gleichzeitigem Werfen der Arme nach oben, ist dies ein Blitz-Anfall. In verlangsamter Form ähnelt es einem speziellen Gruß, so dass hieraus der Name Salaam-Anfall entstand. Diese Bestandteile können isoliert oder auch hintereinander und auch in Serie auftreten (1, 2). Da die Kinder hierbei oft weinen, wurde eine Weile vermutet, dass auch Bauchschmerzen dazu gehören könnten.

Grand-Mal-Anfälle

Diese werden auch „generalisierte tonisch-klonische Grand-Mal-Anfälle" genannt. Sie sind die heftigste, dramatischste Form der epileptischen Anfälle. Deswegen die Bezeichnung „Grand-Mal" (Großes Übel).

Meistens läuft ein Grand-Mal-Anfall in drei Phasen ab: Er beginnt mit der tonischen Phase, dann folgt die klonische Phase, anschließend wird er durch eine sogenannte Nachphase beendet.

Mit tonischer Phase bezeichnet man einen Zustand, in dem die Muskulatur angespannt wird, ein Bewusstseinsverlust eintritt, der Patient stürzen kann, die Pupillen weit und lichtstarr sind und es zu einem Atemstillstand kommt. Es schließt sich die klonische Phase an, womit das Krampfen und Zucken des ganzen Körpers beschrieben wird. Nun kommt es auch zu einer Zyanose (Blaufärbung der Haut), zu einem Zungenbiss, womöglich zu weiteren Verletzungen und zum Einnässen.

In der Nachphase setzt die Atmung wieder ein, das Bewusstsein kehrt zurück, wobei im Allgemeinen ein gewisser Erschöpfungszustand beobachtet werden kann. Oft folgt nun ein tiefer Schlaf, dies auch ohne spezielle Medikation.

Anstelle der klonischen Phase kann es auch zu einer atonischen Phase mit Tonusverlust der Muskulatur kommen.

Insgesamt dauert ein Grand-Mal-Anfall Sekunden bis Minuten. Bei etlichen Kindern kann man beobachten, dass die Neigung zu einem weiteren Grand-Mal-Anfall in den ersten Stunden direkt nach einem solchen sehr groß ist. Dies bedeutet, dass man ein Notfallmedikament nicht unbedingt zur Beendigung des aktuellen Anfalls gibt (dieser ist meistens sehr schnell vorbei), sondern um den zweiten Anfall zu vermeiden.

Personen, die eine Beschreibung abgeben können, berichten oft von einer dem Grand-Mal vorausgehenden Aura. Diese Aura kann bestehen in viszeralen Empfindungen, also Empfindungen, die den Magen-Darm-Trakt betreffen, in einem Kribbeln oder in Taubheitsgefühlen (10, 15). Medizinisch gesehen gehört die Aura bereits zum epileptischen Anfall.

Man kann vor dem Grand-Mal-Anfall oft eine innere Unruhe beobachten, die zu einer Verhaltensänderung führt: Der Betroffene setzt sich ständig auf und legt sich wieder hin und dies im Takt von nur wenigen Sekunden Abstand. Manche Familien beschreiben, dass sie durch solches Verhalten regelrecht auf das drohende Einsetzen eines Anfalls aufmerksam gemacht werden, so dass sie dann auch bereits jetzt schon medikamentös gegensteuern können, also nicht abwarten müssen, bis der Anfall tatsächlich eingetreten ist (27).

Status epilepticus

Die Definition des epileptischen Status' beschreibt die Situation, wenn ein einzelner Anfall länger als 5 Minuten dauert oder eine Anfallsserie länger als 20 Minuten (10).

Status epilepticus convulsivus (oder auch konvulsivus)

Konvulsiv bedeutet „krampfhaft, zuckend". Es beschreibt also einen epileptischen Anfall mit motorischen Zuckungen. Der Betroffene erlangt bei den Anfallsserien oft zwischen den einzelnen Anfällen nicht wieder das Bewusstsein.

Ein Status epilepticus konvulsivus erfordert unbedingtes sofortiges Handeln, denn er stellt eine lebensbedrohliche Situation dar, die möglichst schnell durchbrochen werden muss, so dass ohne langes Zögern notärztliche Hilfe in Anspruch genommen werden muss und eine Krankenhauseinweisung erfolgen sollte (1, 2, 10).

Status epilepticus non-convulsivus

Der NCSE (nicht-convulsiver Status epilepticus) ist eine Sonderform der Epilepsie und ist in der Praxis noch wenig bekannt. Die Abkürzung NCSE kommt aus dem Englischen „Non-Convulsive Status Epilepticus". Aus diesem Grund wird er auch oft nonkonvulsiver Status genannt. Ein NCSE ist ein länger andauernder epileptischer Anfall, der sich in erster Linie durch Veränderung des Bewusstseins oder des Verhaltens äußert. Zu motorischen Krämpfen wie z.B. bei einem Grand-Mal-Anfall kommt es hierbei nicht. Die differentialdiagnostische Abgrenzung gegenüber Bewusstseinsstörungen anderer Ursache kann schwierig sein (31).

Es gibt mehrere Formen von NCSE, die sich jeweils in ihrem Erscheinungsbild, ihrer Ursache und ihrem erwarteten Ausgang unterscheiden. 2015 wurde eine Klassifikation des Status epilepticus (SE) eingeführt, wozu auch die Definition des NCSE als Unterform des SE gehört (32). Der NCSE gehört zu der Form „ohne prominente motorische Symptome und ohne Koma". Sie wird als generalisiert beschrieben. Entscheidende Kriterien sind die Motorik (tonisch-klonische Anfälle bzw. die Tatsache, dass diese beim NCSE fehlen) und die Dauer. Man spricht inzwischen von einem NCSE nach 5 Minuten Dauer.

In der Fachliteratur geht man davon aus, dass ein nicht-konvulsiver Status epilepticus schwierig zu diagnostizieren ist. Die Inzidenz ist unklar, da eine hohe Dunkelziffer nicht erkannter Anfälle vermutet wird. Diese Situation wird mir auch immer wieder von meinen Patientenfamilien berichtet, so dass ich hier näher darauf eingehen werde, denn die Form des NCSE ist zwar seltener als andere Formen der Epilepsie, sie führt jedoch oft zu viel Unsicherheit, welches Handeln angebracht ist.

„Bei allen Patienten, die eine unerklärte Bewusstseins- oder Verhaltensstörung aufweisen, sollte an einen NCSE gedacht werden und dringend eine weitere Diagnostik durchgeführt werden" (33).

Minussymptome stehen im Vordergrund, sagte Professor Christian Elger von der Klinik für Epileptologie Bonn bei einer Tagung in Leipzig: So sei das Bewusstsein der Betroffenen eingeschränkt, wobei das Spektrum von einer Konzentrationsstörung bis zu einem antriebsarmen, verlangsamten Zustand reichen kann. Leichte Handlungen können durchaus ausgeführt werden. Ein nicht-konvulsiver Status kann mehrere Stunden anhalten, ohne dass Lebensgefahr besteht (1, 2, 34).

Eine Beschreibung dieses non-konvulsiven Status' ist schwierig, da er sehr viele unterschiedliche Formen annehmen kann. Vermutlich ist dies der Grund, warum er weniger bekannt ist als die anderen Formen der Epilepsie. Es gibt jedoch deutliche Hinweise, dass es sich um einen solchen handeln könnte, wenn ein ansonsten sehr fröhliches Kind nur starr geradeaus schaut, nicht auf Plastikrascheln reagiert (dies verursacht sonst immer Begeisterung), stereotyp alles ankaut, also „in einer anderen Welt" ist. Diagnostisch kann man weiter kommen, wenn man unter EEG-Bedingungen Diazepam gibt und dann sieht, wie sich das EEG und die Gesamtsituation verändern. Es wird beschrieben, dass unter Diazepam das Bewusstsein wieder zurückkommt. Schwierig wird es bei Betroffenen, die so gut wie keine Medikamente gewöhnt sind, denn diese schlafen unter Diazepam ein. Hier könnte man es lediglich am EEG ablesen.

Der non-konvulsive Status wird in der Literatur über Epilepsie als im Allgemeinen nicht lebensbedrohlich beschrieben, auch wenn er wegen der zeitlichen Dauer oft als beängstigend erlebt wird. Aufgrund dieser Erkenntnis entwickelte Thibert das sogenannte Reset (35).

In einer Studie über Patienten und Patientinnen, die sich in einem non-konvulsiven Status befunden haben, kam man zu dem Schluss, dass nach einem längerdauernden Status eine intensive Therapie gerechtfertigt ist, auch wenn nicht unbedingt von einem dauerhaften Verlust an Fertigkeiten, seien diese kognitiver oder motorischer Art, ausgegangen werden kann (36).

Meiner Erfahrung nach ist es am schwierigsten, einen non-konvulsiven Status als solchen zu erkennen bzw. die Umgebung so zu sensibilisieren, dass diese ihn erkennt. Immer wieder berichten Eltern, dass selbst Familienangehörige und enge Freunde einen solchen non-konvulsiven Status nicht richtig einordnen. Gleiches ist auch bereits, wie mir berichtet wurde, in Klinken passiert. Es wird in einer solchen Situation angenommen, der Betroffene sei gelangweilt, habe schlechte Laune oder schlecht geschlafen (37, 27). Aus diesem Grund, um die Umgebung Betroffener für das Erkennen eines NCSE zu sensibilisieren, bin ich auf dieses Thema näher eingegangen. Z.B. haben etliche betroffene Familien berichtet, dass über mehrere Tage hinweg ihr Kind einfach vollkommen anders war: Blick stumpf in die Ferne gerichtet (oder nach „innen"), durch nichts zu erfreuen. Automatisierte Handlungen wie das Essen, Trinken oder auch das Gehen waren möglich, aber ansonsten nur abgestumpfte Reaktionen auf alles. Zwischendurch besserte sich die Situation für ein bis zwei Stunden, dann ging es wieder mit dieser „dumpfen Phase" weiter. Diazepam half dahingehend, dass das Kind einschlief. Jedoch kurz nach dem Aufwachen zeigte sich wieder die Situation wie vorher. Gleiches gilt für die Kinder, die auf Diazepam mit Munterkeit reagieren: Anschließend war die Situation wieder so schlecht wie vorher.

Der gesamte Verlauf war z.T. unterschiedlich, dies auch bei ein und demselben Kind: Mal war der „Spuk" nach ein paar Tagen vorbei, die alte Fröhlichkeit kam zurück. Hier Fotos, die den Unterschied zwischen non-konvulsivem Status und der Situation danach sehr gut zeigen:

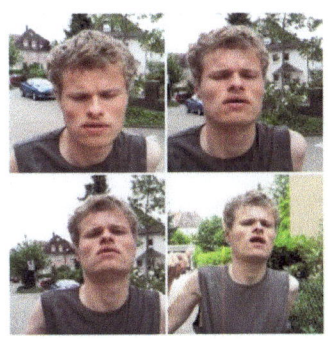 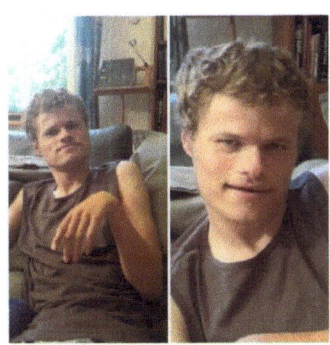

Abb. 117a bis f: Die linken vier Fotos zeigen meinen Sohn Frank im non-konvulsiven Status (der über mehrere Tage gedauert hat, immer wieder mit Unterbrechungen von mehreren Stunden, dann jedoch zurückkam). Die rechten beiden Fotos ca. 30 Minuten nach Ende des Status'

Es konnte jedoch auch passieren, dass ein kurzer, aber heftiger Reiz wie das Anknipsen des Lichtes ausreichte, um einen Grand-Mal-Anfall auszulösen. Nach diesem Anfall war auch der non-konvulsive Status beendet. Selten kam es aus dieser Situation heraus zu zwei Grand-Mal-Anfällen hintereinander.

In einem solchen non-konvulsiven Status sind gerade noch die automatisierten Funktionen wie das alternierende Setzen der Beine beim geführten Gehen oder das Öffnen des Mundes beim Anblick eines Glases aufrechterhalten. Blickkontakt oder überhaupt Kontaktaufnahme ist nicht möglich. Anschließend zeigen viele Betroffene das gleiche Muster: Das Lächeln und der Blickkontakt sind wieder so, als sei nichts gewesen.

Aus diesem Grunde sollten Eltern, die den Verdacht haben, dass sich ihr Kind in einem non-konvulsiven Status befinden könnte, dies Kind sofort in einer neurologischen Praxis vorstellen. Am besten werden hierzu Fotos und Filme mitgenommen, um zu zeigen, wie sich das Kind sonst verhält. Ich halte es für wichtig, mit dem Neurologen oder der Neurologin nicht nur die aktuelle Situation zu besprechen, sondern auch zu besprechen, wie in Zukunft in einer solchen Situation vorgegangen werden sollte.

Zum Schluss dieser Überlegungen über den non-konvulsiven Status noch ein Merksatz, den ich aus dem Buch von Gerd Krämer (38) entnommen habe und mit dem man die Problematik des non-konvulsiven Status' recht gut beschreiben kann:

> ***„Nicht alles, was zuckt, ist ein epileptischer Anfall,***
> ***und Epilepsie muss nicht zucken!"***

EEG als diagnostische Maßnahme

EEG bedeutet ausgeschrieben Elektroenzephalogramm, womit bezeichnet wird, dass die elektrische Aktivität der Nervenzellen des Gehirns abgeleitet wird. Somit misst das EEG Spannungsschwankungen.

In aller Regel wird bereits nach dem ersten epileptischen Anfall ein EEG angefertigt.

Das EEG ist üblicherweise auch in Phasen auffällig, in denen es nicht zu einem Anfall kommt: Allerdings schließt ein normales oder nur unspezifisch verändertes EEG eine Epilepsie nicht aus. Auch ist es so, dass selbst epilepsietypische Potentiale noch keine Epilepsie beweisen (10).

Laut Krämer wird die Aussagekraft eines EEGs jedoch oft überschätzt (2). Denn es gibt sowohl Menschen mit auffälligem EEG ohne epileptische Anfälle als auch Menschen mit epileptischen Anfällen, deren EEG, welches in den Pausen abgeleitet wird, unauffällig ist.

Insgesamt ist es bei vielen Betroffenen, über die ich hier schreibe, eher schwierig, überhaupt ein EEG zu schreiben (siehe Kapiteleingangsfoto), denn das Aufsetzen der Elektroden wird oft nicht sehr geschätzt. Sie sind dann schneller wieder abgezogen als angebracht.

Insofern ist es hilfreich, wenn die Familie von einer neurologischen Praxis betreut wird, nur unbedingt nötige EEGs angefertigt werden und ansonsten auf den medizinischen Sachverstand der Ärzte und der Ärztinnen vertraut wird. Ein EEG ist zur Diagnosestellung wichtig. Ein automatischer Rhythmus von drei oder sechs Monaten Abstand zwischen den Kontroll-EEGs ist höchstens während einer Medikamentenumstellung oder bei speziellen Fragestellungen tatsächlich erforderlich (27).

Antikonvulsive Medikation

Zunächst muss immer die Frage geklärt werden, ob eine antikonvulsive Medikation erforderlich ist. Hierzu gehört auf jeden Fall die Abwägung, inwiefern die Betroffenen hiervon profitieren würden. Bei einem einzigen Anfall wird heutzutage eher noch zugewartet. Bei sehr seltenen Anfällen, z.B. nur bei Fieber, Stress oder Aufregung ist das jeweils eine individuelle Entscheidung, die von den Ärzten und Ärztinnen mit den Familien besprochen werden. Bei Krämer (2) kann man lesen, dass eine unüberlegte zu rasche medikamentöse Behandlung durch medizinisches Fachpersonal genauso falsch ist wie ein unüberlegtes grundsätzliches Ablehnen von Medikamenten durch die Familie. Dem ist nur zuzustimmen.

Von meiner Seite aus möchte ich noch hinzufügen, dass man möglichst immer das Medikament mit dem geringsten Nebenwirkungspotential wählen sollte. Aus diesem Grund stelle ich hier in diesem Kapitel auch Überlegungen zu GABA (Gamma-Aminobuttersäure), Cannabidiol (CBD), Magnesium und auch Ketogene Diät gegen Epilepsie vor.

Besteht ein vertrauensvolles Verhältnis zwischen dem Arzt oder der Ärztin und der Patientenfamilie könnten diese Alternativen ausprobiert werden und man müsste dann nur zu wesentlich nebenwirkungsreicheren Medikamenten übergehen, wenn das gewählte Mittel nicht anschlägt (27).

Die Reaktion vieler Betroffener oder Angehöriger „Oh, der Beipackzettel, den lese ich erst gar nicht. Da graust es mir nur!" halte ich für vollkommen falsch, habe ich aber leider schon des Öfteren erlebt, wenn auch bei meinen eigenen Patienten und Patientinnen eher selten, sondern eher in Diskussionen mit anderen betroffenen Familien. Deswegen habe ich in diesem Buch auch ein eigenes Kapitel mit etlichen der für diese Personengruppe wichtigsten Medikamente geschrieben. Denn ich bin der Meinung, dass man viel besser mit einer Dauermedikation zurechtkommt, wenn man diese nicht verteufelt, sondern über Wirkung und Nebenwirkung informiert ist, so dass man diese erkennen kann. U. Brandl hat in seinem Buch (1) dem Thema „Beipackzettel" sogar ein eigenes sehr informatives Kapitel gewidmet.

Auch sollten einige einfache Sätze bezüglich der Vorgehensweise besprochen werden, z.B. dass man, wenn ein Mittel nicht wie erwünscht wirkt, nicht einfach ein zweites dazugibt, sondern das erste ausschleicht und dann das zweite einschleicht. Vor dem Ausschleichen sollte man jedoch bei guter Verträglichkeit versuchen, in der Dosierung höher zu gehen. Gerade bei den Erwachsenen, die ich betreue, bin ich immer wieder fassungslos, dass tatsächlich nicht gerade selten 4 bis 5 Antiepileptika nebeneinander gegeben werden (27). Die hierdurch entstehenden Interaktionen, wie die Medikamente sich gegenseitig beeinflussen, kann niemand wissen. Denn üblicherweise sollte man mit deutlich weniger Antiepileptika nebeneinander hinkommen, oft reicht sogar ein einziges aus (2).

Dass Antiepileptika regelmäßig eingenommen werden sollen und man sie nicht plötzlich absetzen darf, hat sich herumgesprochen. Das war bei meinen Patientenfamilien noch nie ein Thema.

Insofern verweise ich am Ende dieses Absatzes über die antikonvulsive Medikation auf die im Kapitel „Spezielle Medikamente" hierüber notierten Details.

Notfallbehandlung bei einem epileptischen Anfall

Auch wenn eine Epilepsie gut eingestellt ist, kann es zu einem epileptischen Anfall kommen. Dies wird verursacht durch Stress (Eustress genauso wie Disstress), also durch übergroße Freude, Aufregungen oder auch einen Infekt. Denn wie im Kapitel „Neurotransmitter" beschrieben, wird in einer Stress-Situation Glutamat ausgeschüttet, was auf der einen Seite wichtig ist, damit der Organismus den Stress bewältigen kann. Auf der anderen Seite kann ein Zuviel an Glutamat bei dazu neigenden Personen einen epileptischen Anfall auslösen.

Insofern sollte man sich vorher einen Plan machen, bzw. mit dem behandelnden Neurologen einen Plan zurechtlegen, damit man im Notfall sofort weiß, was zu tun ist. Denn im drohenden Notfall herumzuexperimentieren, kann nur schlecht sein.

Diazepam ist bei einem epileptischen Anfall das bekannteste unter den Notfallmedikamenten. Am häufigsten werden bei kleinen Kindern, aber auch bei größeren Kindern und Jugendlichen, noch Rectiolen verordnet, die im tatsächlichen Notfall, z.B. unterwegs, wesentlich schwieriger zu verabreichen sind als Diazepam-Tropfen. Tropfen können insbesondere dann möglich sein, wenn die Erfahrung gezeigt hat, dass nur wenige Tropfen ausreichen, also die Gefahr des Verschluckens nicht besteht. Häufig wirken die Tropfen, die über die Mundschleimhaut aufgenommen werden, wesentlich schneller als ein Zäpfchen oder Rectiolen, da es bei diesen auch darauf ankommt, wie „sauber" der Darm in dem aktuellen Moment gerade ist. Der Nachteil an Diazepam ist seine lange Halbwertszeit von bis zu 24 bis 48 Stunden (oder gar länger). Etliche Familien beschreiben, dass das Kind nach dieser Applikation sehr lange sediert und schlapp ist. Diese lange Halbwertszeit wird allerdings beim Reset nach Thibert ausgenutzt, wenn man die Wirkung über einen längeren Zeitraum benötigt (29, 39).

Eine deutlich kürzere Halbwertszeit hat *Midazolam*, nämlich eine Halbwertszeit von 30 Minuten. Insofern ist dies Mittel für den Notfall sehr geeignet. Es liegt als in einer in den Mund zu träufelnden Flüssigkeit (Buccolam) vor, der Wirkungseintritt erfolgt rasch.

Ein weiteres Notfallmedikament stellt *Lorazepam* dar. Dies legt man als kleines Plättchen (sogenannte Schmelztablette) auf die Zunge. Es dauert allerdings zum Teil mehr als 40 Minuten, bis es beginnt zu wirken. Insofern ist es als Akutmedikament nicht so gut geeignet, sondern eher bei wiederkehrenden Anfällen. *Lorazepam* hat eine Halbwertszeit, die zwischen der von *Diazepam* und *Midazolam* liegt (siehe ausführlichere Beschreibung dieser drei Medikamente im Kapitel „Spezielle Medikamente" und bezüglich deren GABA-ergen Wirkung im Kapitel „Neurotransmitter").

Man sollte mit dem betreuenden Arzt oder der Ärztin besprechen, welches dieser Mittel für das spezielle Kind das Notfallmittel der Wahl sein könnte. Dieses Mittel sollte dann zu Hause bereitliegen, am besten auch in der Tages-Einrichtung. Ob es wichtig ist, ein solches Mittel möglichst früh zu geben, sollte ebenfalls mit dem Arzt oder der Ärztin des Vertrauens abgesprochen werden. Wenn ja, sollte man es auch in der üblichen Handtasche, die man als Elternteil mit sich führt, unterbringen.

Kurz zusammengefasst.

Ein Grand-Mal-Anfall kann für denjenigen, der ihn bei einem anderen Menschen das 1. Mal erlebt, erschreckend aussehen: Das Zucken der Gliedmaßen, der Zungenbiss und vor allem der vorübergehende Atemstillstand ängstigen die Umgebung. Wichtig zu wissen ist, dass ein solcher Grand-Mal-Anfall normalerweise nach 2 bis 3 Minuten von alleine aufhört und dass somit ärztliche Hilfe nicht unbedingt erforderlich ist. Man sollte auf die Uhr schauen, dafür Sorge tragen, dass sich die Betroffenen im Anfall frei bewegen können. Wegen der Gefahr des Beißens sollte man nichts in den Mund der krampfenden Person schieben, insbesondere nicht die eigenen Finger, um den Zungenbiss zu lösen. Wenn das Bewusstsein langsam wieder zurückkehrt, sollte man beruhigend auf die Betroffenen einsprechen und Angehörige benachrichtigen. Dauert der Anfall länger als 5 Minuten, unbedingt den Rettungsdienst rufen (Telefon: 112).

Wie oben bereits geschrieben, ist nicht unbedingt ein Notfallmedikament erforderlich. Ich empfehle, eine solche Situation mit dem Kinderarzt oder der Kinderärztin zu besprechen, damit man dann sicher weiß, wie man handeln soll und auch weiß, ob man alleine damit zurechtkommt oder sich doch ärztlichen Rat holen möchte.

Genauso sollte man diese Informationen mit der jeweiligen Tagesbetreuung besprechen, sei dies eine Privatperson, Kindergarten, Schule oder Werkstatt. Je mehr man sich mit diesem Thema auseinandergesetzt hat, umso mehr verliert es von seinem Schrecken.

Weitergehend Hinweise zum Verhalten im Notfall eines epileptischen Anfalls – auch im Hinblick auf Empfehlungen bezüglich einer speziellen Lagerung der Betroffenen - sind in der auf Seite 224 erwähnten „Weiterführenden Literatur" zu finden – sowie z.B. bei Brandl (1).

Alternative bzw. ergänzende Möglichkeiten in der antikonvulsiven Therapie

Hinzukommen in der Therapie der Epilepsie ergänzende Maßnahmen, die zwar noch nicht allgemeingültig anerkannt sind, aber trotzdem von vielen betroffenen Patientenfamilien als hilfreich erlebt werden.

Supplementierung mit Magnesium

Wie bereits im Absatz „Pathophysiologie eines epileptischen Anfalls" beschrieben, spielt Magnesium hierbei eine große Rolle, auch wenn dies lange Zeit nicht so gesehen wurde. Da die Möglichkeit, Magnesium effektiv gegen Epilepsie einsetzen zu können, immer noch recht häufig belächelt wird, habe ich im Folgenden etliche Literaturstellen zusammengetragen, die diese Wirkung des Magnesiums bestätigen können.

Chen (40) und sein Team beschreiben in ihrem Artikel von 2016 eine Fallserie von drei Personen, bei denen offensichtlich die Neigung zu epileptischen Anfällen unter der Substitution mit Magnesium zurückging. Sie erläutern, dass wohl durch die moderne westliche Ernährung ein Magnesiummangel entstünde und dieser zu gewissen gesundheitlichen Problemen führen könne. Im Tiermodell könne durch herbeigeführten Magnesiummangel der Grenzwert bezüglich eines epileptischen Anfalls unterschritten werden und sogar gezielt hierdurch ein Anfall ausgelöst werden. Magnesium wirke sehr gut gegen Epilepsie, da es zum NMDA-Rezeptor eine antagonistische Wirkung zeige. Auch berichten Chen und sein Team von Studien, in denen gezeigt wird, dass Personen mit Epilepsie niedrigere Magnesiumwerte haben als Personen ohne Epilepsie. Darüber hinaus berichten sie von Fallberichten, in denen man epileptische Anfälle unter bestimmten Bedingungen durch die Gabe von Magnesium erfolgreich therapieren konnte.

Yuen und Sander (41) gehen von der Möglichkeit aus, dass Magnesium die Neigung zu Krampfanfällen beeinflussen könne, indem es antagonistisch zum NMDA-Rezeptor/N-methyl-d-aspartate receptor (also zum Glutamat) wirkt. Zusätzlich stellten sie Details aus einigen Studien zusammen, die ebenfalls darauf hinweisen, dass Personen mit Epilepsie niedrigere Magnesiumwerte haben als Personen ohne Epilepsie, so dass auch Yuen und Sander einen Zusammenhang zwischen Magnesium und der positiven Beeinflussung einer Epilepsie sehen.

Osborn beschreibt in ihrem Artikel (42), dass sie und ihr Team ausführliche Literaturrecherchen durchführen mussten, bis sie aus den zusammengetragenen Daten ebenfalls den Schluss ziehen konnten, dass Magnesium bei Epilepsie hilfreich einzusetzen ist.

Osborn und ihr Team gehen nach ihren Literaturrecherchen davon aus, dass Magnesium-Supplementierung die Anfalls-Schwelle bei Menschen und Tieren erhöhe. Der genaue Mechanismus, wie Magnesium antikonvulsiv wirke, sei noch nicht bekannt. Sie halten weitere Studien für erforderlich. Dieser Meinung kann ich mich nur anschließen.

Osborn verweist in diesem Artikel sogar auf eine Textstelle, die ursprünglich aus einem 1849 (!!) herausgegeben Buch stammt, in der zu lesen ist: *„Bei Nervenleiden wie z.B. Hysterie, Hypochondrie, Geisteskrankheit und Epilepsie ist das calcinierte Magnesium (Magnesiumoxid) gut brauchbar."* (43).

Diese Aussage ist nach wie vor gültig. Die physiologischen und biochemischen Abläufe während eines Anfalls und die Gegensteuerung durch Magnesium sind auch heute noch nicht restlos geklärt. Erfreulicherweise wächst jedoch, wie an den von mir hier zitierten Studien gezeigt, erneut das Interesse an diesen Zusammenhängen zwischen Magnesium und Epilepsie.

In dem Artikel von DiNicolantonio über die verschiedenen Wirkungen von Magnesium bzw. die Auswirkungen eines Magnesiummangels wird u.a. beschrieben, dass ein Magnesiummangel zu neuromuskulären Irritationen (Tremor), athetotischen Bewegungsstörungen und epileptischen Anfällen führen kann (44).

Diese Details aus der Literatur konnten durch entsprechende Erfahrungen mehrerer meiner Patientenfamilien im Alltag bestätigt werden, da man beobachtet hatte, dass einige Betroffene unter Stress nicht mehr so leicht zum Auftreten eines non-konvulsiven Status' neigten, wenn sie rechtzeitig vor dem Eintreten des Eustress' oder des Disstress' zusätzlich Magnesium erhalten hatten (27, 37).

Zu betonen ist, dass dieser Magnesiummangel unter Alltagsbedingungen bei etlichen Personen nicht nachzuweisen war, aber vermutlich spontan entstand, wenn der Organismus in den beschriebenen Situationen in den Magnesiummangel hineingerutscht ist, da bei Stress (Eustress/Disstress) mehr Magnesium verbraucht wird.

Magnesium ist für etliche physiologische Prozesse von großer Bedeutung. Es ist z.B. erforderlich für den Aufbau von Knochen und Zähnen, für die Erregungsleitung des Nervensystems und somit für die Muskelkontraktion und dient als Cofaktor in mehr als 300 enzymatischen Prozessen (42).

Dies erklärt, dass insbesondere körperlicher und psychischer Stress einen erhöhten Magnesiumbedarf zur Folge hat. Beim Sport verliert der Mensch sehr viel Magnesium über den Schweiß. Insofern kann man auch bei guter Magnesiumversorgung des Organismus' durch schweißtreibenden Sport in einen spontanen Magnesiummangel rutschen. Auch seelische Anspannung erfordert Magnesium, so dass heftigste Aufregungen zu einem spontanen Magnesiummangel führen können.

Ausgehend von dieser Überlegung wurde versucht, in solchen Situationen mit der Gabe einer höheren Dosis an Magnesium über mehrere Tage gegenzusteuern, um die positive Wirkung des Magnesiums auszunutzen bzw. der anfallsfördernden Wirkung des Magnesiummangels entgegenzuwirken.

Dieser Tatbestand ist der Hauptunterschied zu den von mir erwähnten Studien bzw. Literaturrecherchen, da hier jeweils nur von einem allgemeinen Magnesiummangel gesprochen wurde, nicht aber gezielt darauf eingegangen wurde, dass trotz ausreichender Magnesium-Versorgung plötzlich Situationen eines höheren Magnesiumbedarfes eintreten können.

Es kann auch zu der Situation kommen, dass ein länger dauernder non-konvulsiver Status zwar mit Diazepam zurückgeht, nach Abklingen des Diazepams jedoch wieder neu beginnt. Diese Möglichkeit konnte ich bei meinen eigenen Patienten und Patientinnen beobachten. Zusätzlich wird sie auch in der medizinischen Fachliteratur beschrieben (9).

Etliche Eltern haben bereits in dieser Situation mit der zusätzlichen Gabe von Magnesium gute Erfahrungen gemacht. Zwar ist – wie bereits beschrieben - die genaue Wirkungsweise noch nicht eindeutig sicher. Der positive Effekt von Magnesium auf einen non-konvulsiven Status könnte jedoch tatsächlich auf seine Wirkung als Glutamatblocker zurückzuführen sein (45).

Entsprechende Literaturstellen, die den dringenden Verdacht nahelegen, wenn nicht sogar belegen, dass Magnesium-Substitution gegen epileptische Anfälle eingesetzt werden kann, habe ich erwähnt. Was allerdings im Moment noch diskutiert wird, ist die von mir bereits angesprochene Frage, ob man Magnesium nicht auch über mehrere Tage höher dosiert (bei ansonsten normalen Magnesium-Haushalt) einsetzen kann, wenn ein Anfall sich droht zu entwickeln, sozusagen prophylaktisch, wenn man genau weiß, dass Aufregungen anstehen - oder im non-konvulsiven Status. Ähnlich wie Sportler dies machen, wenn sie intensiver trainieren oder vor einem besonders intensiven Training.

*Mein Sohn Frank ist hierfür ein sehr gutes Beispiel: Bei seiner Ernährung mit viel (frischem) Vollkorn, Bananen, Nüssen und auch Quark konnte ich mir einen Magnesium-Mangel nicht vorstellen. Dieser Verdacht bestätigte sich bei einer durchgeführten Labor-Kontrolle. Da er im Alltag anfallsfrei war, aber im Frühjahr 2017 begann, nach Aufregungen der unterschiedlichsten Art in einen non-konvulsiven Status zu rutschen, ließ mich dieses Thema nicht mehr los. Denn es verlief wie bereits von mir beschrieben: Durch das **Diazepam-Reset** konnte der Status beendet werden, kam jedoch z.T. nach Nachlassen der Wirkung des **Diazepams** wieder zurück.*

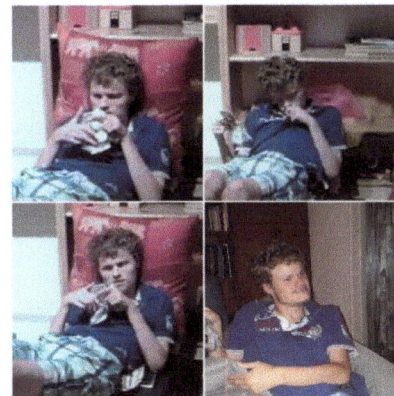

Abb. 118 a - d: Mit hoher Dosis an Magnesium ungewöhnlich schnell aus dem non-konvulsiven Status herausgekommen.

Nach der Lektüre der hier bereits erwähnten Literatur war ich überzeugt davon, dass Magnesium (wie ich annahm, als Glutamatblocker) helfen müsste. Letztendlich nahm ich mir vor, beim nächsten drohenden Anfall oder non-konvulsiven Status Magnesium höher dosiert zu geben. Auf den Abbildungen 118 c – d sieht man vier Fotos, in denen man sieht, wie bewusstseinsgetrübt Frank durch diesen Status war, wie aber doch noch Stereotypien abliefen (unendliches Kauen an Plastik). Das 4. Foto zeigt ihn 30 Minuten nach der oralen Gabe von Magnesium: fröhlich, als sei nichts gewesen.

Dies war für mich der Anlass, ihm in den darauffolgenden Wochen bei Disstress wie z.B. fieberhaften Infekten oder auch negativen Aufregungen genauso wie bei Eustress, wie z.B. vor Familienfeiern, vor Festen anderer Art, vor der Teilnahme an für ihn wunderschönen Veranstaltungen Magnesium zu geben. Genauso ging ich vor, wenn wir zusammen eine sehr lange Strecke (z.B. 10 km entlang dem Flüsschen Murg und über Feldwege neben Rastatt) zu Fuß zurücklegten und das Wetter sehr warm, also schweißtreibend war. Rückblickend kann ich nur sagen, dass diese Entscheidung richtig war.

Die ersten Gespräche, in welcher Dosierung Magnesium möglicherweise einzusetzen sei, führte ich mit Ausdauersportlern. Zugegeben, der gedankliche Schritt, in meinem Frank einen Ausdauersportler zu sehen, mag gewagt erscheinen. Wenn man sich jedoch überlegt, wie aufgeregt er in manchen Situationen (auf die prompt einen Tag später ein Anfall folgte) reagierte, erlebte er hier eine langdauernde Anstrengung. Oder mit welchen unergonomischen Bewegungen der einzelnen Muskelgruppen er seine langen Lauf-Strecken zurücklegt, so dass diese ihn wesentlich mehr anstrengen und ihn auch mehr zum Schwitzen bringen als dies bei motorisch nicht *beeinträchtigten Personen der Fall ist. Dann muss man schon gewisse Parallelen sehen.*

Nicht nur bei ihm zeigte sich eine solche positive Entwicklung der Epilepsie auf Magnesium hin. Ganz unabhängig von uns machten inzwischen auch andere Eltern dieselbe positive Erfahrung von der Wirkung des Magnesiums auf Epilepsie. Die Eltern sind davon überzeugt, dass ihre Kinder hiervon profitieren. Ob diese bei meinem Sohn beschriebene Notfall-Situation ein Einzelfall war/ist, in der oral höher dosiertes Magnesium gegen einen non-konvulsiven Status geholfen hat oder ob dies in anderen Fällen ebenso helfen würde, kann im Moment noch nicht sicher gesagt, aber wohl doch vermutet werden. Ich bin immer sehr vorsichtig, von einem Einzelfall auf „alle" zu schließen. Man sollte jedoch daran denken, bevor man zu Maßnahmen greift, die wesentlich mehr Nebenwirkungen haben.

Berücksichtigt man die hier von mir aus der Literatur zusammengetragenen Daten und die Erfahrungen, die Betroffene gemacht haben, darf man wohl von Magnesium als Glutamatblocker und somit bei Epilepsie als hilfreich einzusetzendes Mittel sprechen. (siehe die oben bereits erwähnten Literaturstellen).

Zu hoffen ist, dass sich weitere Studien mit dieser Frage beschäftigen werden, dies nicht nur mit der Auswirkung eines Magnesiummangels bei Epilepsie, sondern auch mit der von mir beobachteten prophylaktischen Wirkung gegen einen drohenden non-konvulsiven Status (dann jedoch in höherer Dosierung als üblichen täglichen Dosierung).

Medikation mit GABA (Gamma-Aminobuttersäure)

Wie bereits im Kapitel „Neurotransmitter" beschrieben wirkt GABA antikonvulsiv, beruhigend und schlaffördernd.

Bei zu Epilepsie neigenden Personen finden sich sehr oft zu niedrige GABA-Spiegel bzw. eine Neurotransmitter-Dysbalance (9). Egawa zieht zur Verbesserung der Motorik eine GABA-Substitution als Möglichkeit in Betracht (46). So kam die Überlegung auf, GABA auch zur Behandlung der Epilepsie einzusetzen.

Leider kommt es jedoch bei etlichen Kindern zu einer Gewöhnung, so dass nach ca. drei Monaten eine Pause eingelegt werden muss (47). Manche Familien wechseln aus diesem Grund die GABA-Präparate, geben zwei gleichzeitig oder kombinieren mit Cannabidiol oder wechseln z.B. mit Melisse-Präparaten ab, um eine solche Gewöhnung zu vermeiden. Die perfekte Lösung ist hier noch nicht gefunden.

GABA hilft wie bereits beschrieben gegen epileptische Anfälle. Leider ist es jedoch nicht so, dass „viel auch viel hilft". In manchen Fällen konnte man beobachten, dass ein Mehr an GABA-ergen Mitteln (GABA selbst, CBD, Clobazam, Ketoester, Curcumin und weitere) das Gegenteil bewirkten. Eine solche Möglichkeit der negativen Auswirkung von einer zu hohen Menge an GABA wird auch von der Freiburger Universitätsklinik beschrieben (25). Insofern gilt GABA zwar als Nahrungsergänzungsmittel, wirkt jedoch auch als Medikament und sollte auf keinen Fall unkritisch eingesetzt werden, was auch für die ganzen anderen GABA-ergen Mittel gilt (48).

Cannabidiol (CBD)

Auch CBD (Cannabidiol) scheint für viele noch recht neu in der Behandlung der Epilepsie zu sein, während andere Familien es bereits seit mehreren Jahren erfolgreich einsetzen. In etlichen Artikeln habe ich bereits dargelegt, wie CBD bei Epilepsie helfen kann. Diese und weitere Erläuterungen sind z.B. in meinen beiden Fachbüchern über das Angelman-Syndrom zu lesen (3, 4)

Da CBD auch bei anderen zugrundeliegenden Störungen mit Epilepsie sinnvoll einzusetzen ist, kann ich auch über positive Erfahrungen aus meiner Praxis bei meinen anderen Patienten und Patientinnen berichten (27).

Vorab ein wenig Theorie:

Damit keine Missverständnisse aufkommen – denn leider werden CBD (Cannabidiol) und THC (Tetrahydrocannabinol) noch sehr häufig gleichgesetzt bzw. verwechselt -, findet sich im Anhang zusätzlich folgender Artikel, den ich im Sommer 2017 in der Fachzeitschrift NOT veröffentlichen durfte. „Cannabidiol (CBD), der vernünftige Bruder von THC (Tetrahydrocannabinol), auch als antikonvulsive Medikation einzusetzen" (ab Seite 365).

In Bezug auf das Thema meines vorliegenden Buches bzw. dieses Kapitels ist die Tatsache, dass CBD die Wirkung von GABA-hemmenden Substanzen hemmt (49), am interessantesten. In dem Artikel von Grotenhermen aus dem Deutschen Ärzteblatt steht u.a.: „Im zentralen und im peripheren Nervensystem besteht eine vielfältige Wechselwirkung zwischen dem CB1-Rezeptorsystem und zahlreichen Neurotransmittern und Neuromodulatoren (50). So führt die Aktivierung von CB1-Rezeptoren zu einer retrograden Hemmung der neuronalen Freisetzung von Acetylcholin, Dopamin, GABA, Histamin, Serotonin, Glutamat, Cholezystokinin, D-Aspartat, Glyzin und Noradrenalin. Der CB1-Rezeptor ist der im ZNS am weitesten verbreitete G-Protein-gekoppelte Rezeptor. Diese komplexen Interaktionen erklären nicht *nur die Vielzahl der physiologischen Wirkungen der Endocannabinoide, sondern auch die pharmakologischen Wirkungen von Cannabiszubereitungen (.........) Manche Effekte von Cannabiszubereitungen werden durch die Wirkungen anderer Cannabinoide als THC verursacht. So hat beispielsweise CBD – das Cannabinoid, das in vielen Cannabissorten nach THC in der höchsten Konzentration vorkommt – antiemetische, neuroprotektive und antiinflammatorische Eigenschaften. Zu seinen komplexen Wirkmechanismen zählen eine antagonistische Wirkung am CB1-Rezeptor (......)."*

Diese antagonistische Wirkung am CB1-Rezeptor bedeutet eine Hemmung der Hemmung von GABA. Fazit von Grotenhermen: *„Es macht Sinn, einen Versuch mit CBD zu unternehmen. Die Nebenwirkungen sind im Vergleich zu anderen Antiepileptika sehr gering."*

In einer Stellungnahme aus der Filderklinik über CBD in der Epilepsiebehandlung wird von Forschungsergebnissen der letzten Jahre aus den USA berichtet, die zum Inhalt haben, dass insbesondere der Inhaltsstoff Cannabidiol (CBD), nicht so sehr das psychotrop wirkende THC (Tetrahydro-Cannabinol), gegen Epilepsie wirkt. Die Behandlungsversuche, von denen Madleyn berichtet, wurden an schwer behandelbaren anfallskranken Kindern, mit u.a. Dravet-Syndrom und Lennox-Gastaut-Syndrom, durchgeführt. Auch wenn diese Fallzahlen noch relativ gering sind, ermutigen diese Ergebnisse, denn mehr als die Hälfte der Kinder verbesserten sich bei der Anwendung dieses Präparates aus Hanföl, einige Patienten wurden sogar anfallsfrei. Auch das Schlafverhalten und die Aufmerksamkeit verbesserten sich (51), wie mehrere Patienten aus den Filderkliniken berichteten.

Brandl (1) berichtet ebenfalls darüber, dass Cannabidiol (CBD) bei Epilepsie hilfreich eingesetzt werden kann. Da er von erforderlich hohen Dosen schreibt, gehe ich davon aus, dass er sich eher auf synthetisches CBD und nicht auf CBD-Vollextrakt oder isoliertes reines CBD bezieht. Er erwähnt hauptsächlich das Dravet-Syndrom und das Lennox-Gastaut-Syndrom. Denn hierüber gibt es bereits offizielle Studien. Über die Wirkung von CBD bei Epilepsie in Reinform oder als Vollextrakt gibt es etliche positive Erfahrungsberichte, Studien laufen derzeit noch.

Was tun bei therapierefraktärer Epilepsie?
Ketogene Diät (KD) und Low-Carb-Diät (LGIT)

Erreicht man mit den unterschiedlichsten Maßnahmen keine Anfallsfreiheit, bleibt noch die Ketogene Diät als Möglichkeit.

Die Ketogene Diät als antikonvulsive Maßnahme hat sich eher in den angelsächsischen Ländern durchgesetzt als bei uns. In Deutschland wird sie hauptsächlich dann eingesetzt, wenn andere antikonvulsive Maßnahmen nicht ausreichend greifen. Sie basiert auf dem Erreichen einer Ketose bzw. dem Aufbau von Ketonkörpern im Organismus, was antiekonvulsiv wirkt. Eine Ketose erreicht man mit einer Ernährung, die einen hohen Fettanteil, niedrigen Kohlenhydratanteil und gemäßigt Proteine enthält (52, 53).

Der Wirkmechanismus der Ketogenen Diät auf die Neigung zu epileptischen Anfällen ist noch nicht eindeutig geklärt. Hypothesen gehen dahin, dass u.a. durch die Ketose im Körper eine Veränderung der Neurotransmitter, insbesondere von GABA und Glutamat oder auch eine Veränderung des Elektrolythaushaltes u.a erreicht wird. (53). Oder eine andere Hypothese ist die, dass durch die Ketose eine verbesserte Magnesium-Regulation erreicht wird (42).

Einig ist man sich darin, dass es nicht nur für die Betroffenen, sondern auch für das ganze familiäre Umfeld sehr anstrengend ist, diese strengen Diätrichtlinien zu erfüllen. Entscheidend ist es auch, dass der Beginn mit dieser strengen Diätform unter stationären Bedingungen durchgeführt und hinterher die Familie auch ärztlich betreut wird. Allerdings haben die Erfahrungen von Familien, die dies in Eigenregie so durchgeführt haben, gezeigt, dass auch, wenn es sich nur um Nahrungsergänzungsmittel handelt, diese Art des Diätaufbaus unbedingt ärztlich begleitet werden sollte. Denn es kann auch ein Zuviel an Ketonkörpern im Organismus geben, der dann das Gegenteil bewirkt, nämlich eine Zunahme der Anfälle.

Letztendlich kann man beobachten, dass die Ketogene Diät wirklich dazu beitragen kann, die Anfälle zu reduzieren.

Andere Familien dagegen haben sich gefragt, ob diese Diätform die richtige Vorgehensweise ist, da ihre Kinder ständig Hunger hatten und darum sogar nachts an den Kühlschrank schlichen. Dies wurde als ein Hinweis darauf genommen, diese strengen Diätformen nochmals zu überdenken.

Cortisonstoßtherapie

Auch die Cortisonstoßtherapie ist nicht das Mittel erster Wahl, sondern wird dann eingesetzt, wenn ansonsten keine Anfallsfreiheit zu erreichen ist. Die allgemeinen Hinweise (20) gehen dahin, dass die Cortisonstoßtherapie entweder mit einem Cortisonpräparat selbst oder mit ACTH durchgeführt wird. ACTH (Adrenocorticotropes Hormon) ist ein Hormon, welches die Bildung von Cortison steuert. Sobald eine Besserung eintritt, wird die Dosierung ausgeschlichen. Studien liegen leider nicht vor, jedes Behandlungszentrum verfolgt sein eigenes Therapiekonzept. Die Therapie mit Cortison ist wohl etwas weniger wirksam als die mit ACTH, hat dafür aber auch weniger Nebenwirkungen. Die Therapie mit Cortison oder ACTH wird ansonsten hauptsächlich bei BNS-Anfällen bzw. dem West-Syndrom eingesetzt oder andere schwer behandelbare Epilepsien des Kindesalters (1). Allerdings gibt es inzwischen auch Erfahrungen mit der Cortisonstoßtherapie, wenn ansonsten keine der antiepileptischen Maßnahmen gewirkt haben. Diese betreffen – wie in der Literatur zu finden - hauptsächlich Patienten und Patientinnen mit rezidivierend auftretenden epileptischen Anfällen.

Osteoporose als mögliche Folge antikonvulsiver Medikation

Menschen mit Epilepsie haben im Vergleich zur Allgemeinbevölkerung ein 2- bis 6-mal höheres Frakturrisiko (54), wobei diese Frakturen nicht alle durch die Anfälle selbst verursacht werden.

Christian Meier von der Klinik für Endokrinologie, Diabetes und Metabolismus der Universitätsklinik Basel beschreibt in seinem Artikel *„Epilepsie, Antiepileptika und Osteoporose“*, dass schätzungsweise ca. 35% der Frakturen direkt anfallsbedingt sind.

Eine weitere Möglichkeit für dies erhöhte Frakturrisiko könnte seiner Meinung nach in einer Osteoporose, also in einer erniedrigten Knochendichte liegen.

Wie bei anderen Personen auch kann sich durch den Bewegungsmangel eine Osteoporose entwickeln.

Insofern sollte als begleitende Therapiemaßnahme auf jeden Fall die Bewegung wieder intensiviert und eventuell sogar durch ein Galileo-Training der Osteoporose entgegengearbeitet werden – neben eventueller Supplementierung mit Kalzium und Vitamin D.

Hinzukommt die Tatsache, dass viele Antiepileptika den Vitamin-D-Stoffwechsel und Kalziumstoffwechsel negativ beeinflussen (54 55, 56) und somit zu einer verminderten Knochenmineraldichte führen.

In dem Artikel von Meier *„Epilepsie, Antiepileptika und Osteoporose“* sind die einzelnen Antiepileptika, die bereits anerkanntermaßen zu einer Osteoporose führen, genauso aufgeführt wie diejenigen, bei denen im Moment nur der diesbezügliche Verdacht besteht.

Meier beschreibt eine sogenannte „Case-Finding"-Strategie, um Personen mit einem erhöhten Frakturrisiko zu erfassen. Eine sogenannte Knochendichtemessung ist hiervon nur eine der empfohlenen Maßnahmen.

Allerdings gibt es sehr wohl Menschen mit geringer Knochendichte, die keine Fraktur erleiden bzw. erlitten haben.

Auch hier bleibt meiner Meinung nach nichts anderes übrig, als dass die Eltern den Beipackzettel des gewählten Antiepileptikums genau durchlesen und mit ihrem Neurologen besprechen, inwieweit diese hier aufgezählten Maßnahmen sinnvoll und hilfreich einzusetzen sind, da man ja nicht einfach auf ein Antiepileptikum verzichten kann. Inwieweit es sinnvoll sein mag, das Mittel zu wechseln, kann ebenfalls nur der behandelnde Neurologe entscheiden.

Ebenfalls werden in diesem Artikel Maßnahmen beschrieben, mit denen man einer Osteoporose entgegenwirken kann. Hierzu gehören auszugsweise:
- Ausreichend Kalziumzufuhr in der Nahrung, eventuell sogar die Gabe von Kalzium
- Regelmäßige Kontrollen des Vitamin-D-Spiegels
- Genügend Sonnenlichtexposition, Gabe von Vitamin D3
- Ausgeglichene Ernährung mit genügender Eiweißzufuhr
- Regelmäßige körperliche Aktivität sowie das Vermeiden von Immobilisation
- Reduktion des Sturzrisikos
- Krafttraining, Koordinationstraining, Geh- und Sturztraining

Als Abschluss dieses Kapitels die wichtigsten Details als Zusammenfassung, wobei die ausführlichen Beschreibungen oder auch Erläuterungen im Text selbst zu finden sind:
Betonen möchte ich nochmals, dass das Auftreten einer Epilepsie keinen Grund für Panik darstellt, aber gewisse Grundätze berücksichtigt werden müssen. Für mich als Ärztin ist der oberste Grundsatz, dass sich die betroffene Familie ärztlichen Rat suchen muss. Denn eine Selbstmedikation, lediglich auf Empfehlung anderer Eltern oder auf Tipps aus dem Internet hin kann gefährlich werden.
Dies betrifft sowohl die Medikation mit regelrechten Antiepileptika als auch mit sogenannten Nahrungsergänzungsmitteln als auch den Einsatz der Homöopathie. Genauso betrifft es natürlich auch den Verzicht auf jegliche Medikation.
- Ein epileptischer Anfall stellt eine plötzliche Erregung mehrerer Nerven gleichzeitig dar und geht auf ein Missverhältnis von hemmendem GABA und erregendem Glutamat zurück.
- Hieraus resultiert die Wirkung der Antiepileptika, die größtenteils GABA erhöhen und Glutamat senken.
- DAS EINZIGE und bei allen Epilepsieformen erfolgreiche Antiepileptikum gibt es (noch) nicht.

- Die Antiepileptika, die zur Verfügung stehen, werden nach dem bisher bekannten Wissen ausgewählt. Helfen sie nach gewisser Zeit nicht, ist es sinnvoll, ein anderes Mittel auszuprobieren und möglichst nicht die Anzahl der Mittel immer weiter zu steigern.
- Die möglichen Nebenwirkungen sollten dabei immer im Blickfeld behalten werden, damit man sie rechtzeitig erkennt.
- Nebenwirkungsarme Vorgehensweisen wie z.B. die Gabe von Magnesium (bei Bedarf regelmäßig oder lediglich bei Stress) wird noch viel zu selten eingesetzt.
- Genauso ist es mit der Medikation von CBD. Hierfür wäre allerdings erforderlich, dass man sich damit auseinandersetzt, welches CBD zu wählen ist und in welcher Dosierung. Denn nur unter dieser Voraussetzung kann man auf eine effektive Wirkung von CBD hoffen. Es wäre schon hilfreich, wenn hierdurch andere nebenwirkungsreicheren Mittel in geringerer Dosis eingesetzt werden könnten. Hiervon könnten dann hoffentlich auch diejenigen profitieren, die auf CBD-Vollextrakt gut angesprochen haben und auf die isolierte Form weniger gut.
- Bei einer medikamentösen Einstellung müssen die Umstände stimmen, denn nur, wenn der Betroffene sich in der Umgebung wohlfühlt, kann die antikonvulsive Einstellung erfolgreich werden.
- Ein konvulsiver Status ist unabhängig der zugrundeliegenden Diagnose ein lebensbedrohliches Ereignis. Der Patient sollte sofort in die Klinik gebracht werden.
- Ein non-konvulsiver Status, also ein Absencen-Status oder ein Myoklonie-Status, ist anders zu bewerten.
- Beim non-konvulsiven Status kann das sogenannte Reset mit Diazepam nach Thibert eingesetzt werden, aber bitte nur nach ärztlicher Beratung (siehe Seite 381).
- Bei vielen zu Epilepsie neigenden Menschen kann ein Magnesium-Mangel festgestellt werden, so dass eine Bestimmung der Elektrolyte unbedingt zu empfehlen ist.
- Neuere Ergebnisse, die allerdings noch nicht in der wissenschaftlichen Literatur verankert sind (27), weisen darauf hin, dass man auch mit einer hohen Dosis an Magnesium über mehrere Tage einen non-konvulsiven Status so beenden kann, dass er nicht sofort wieder auftritt und somit die vorherige Medikation belassen werden kann.
- Des Weiteren wird bereits bei etlichen Kindern, Jugendlichen und Erwachsenen mit Epilepsie erfolgreich CBD (Cannabidiol-

Vollextrakt oder isoliertes, gereinigtes CBD) als Antiepileptikum eingesetzt, dies auch als Monotherapie. Hier gibt es sehr viel seltener einen Gewöhnungseffekt als bei GABA.

- CBD hat darüber hinaus noch den Vorteil, dass es antientzündlich wirkt, also bei bestehender Neigung zu einer Reflux-Ösophagitis (GERD) deren Symptome ebenfalls deutlich mindern kann.

- Im Moment ist die Anzahl der Kinder, die mit CBD anfallsfrei geworden sind (unabhängig der zugrundeliegenden Störung), zwar bemerkenswert, aber letztendlich noch zu klein, als dass sie wissenschaftlichen Ansprüchen genügen könnte. Da oft sehr unterschiedliche CBD-Präparate eingesetzt werden, ist eine Objektivierung dieser Daten bzw. deren wissenschaftliche Aussagekraft derzeit schwierig, sie geben aber Hoffnung.

- Bei jedem Anfallsereignis hilft es weiter, sich die aktuelle Situation des GABA-Glutamat-Gleichgewichtes vorzustellen, unabhängig der gegebenen antikonvulsiven Medikation. Denn man muss auch bei guter Einstellung der Epilepsie davon ausgehen, dass plötzlich eintretender oder über lange Zeit andauernder Stress, der das GABA-Glutamat-Verhältnis verschiebt, Anfälle auslösen kann, dies hin bis zum Status. Die Gefahr liegt immer in der GABA-Glutamat-Dysbalance in Richtung zu wenig GABA und zu viel Glutamat.

- Einige Antiepileptika führen zu einer Osteoporose mit der hieraus resultierenden Gefahr einer erhöhten Neigung zu Knochenbrüchen. Entsprechende Maßnahmen wie die Gabe von Kalzium und Vitamin D sowie regelmäßige Bewegung sollten in die Alltagsmaßnahmen mit aufgenommen werden.

- Letztendlich müssen sich die Eltern informieren und sich selbst darüber im Klaren werden, wie sie vorgehen wollen. Es müssen die zu erwartenden Wirkungen der Medikamente den zu erwartenden Nebenwirkungen gegenübergestellt werden.

- Man kann den Eltern nicht pauschal raten, bei jedem Grand-Mal-Anfall den Rettungsdienst zu holen. Genauso wenig kann man ihnen jedoch raten, einfach hierauf zu verzichten und alles alleine zu regeln. Es kommt auf das Kind an, auf die Art und Dauer der Anfälle und letztendlich auch darauf, wie lange es dauern würde, bis der Rettungsdienst eintrifft.

- Entscheidend für die Eltern ist es, die Vorgehensweise zusammen mit dem betreuenden Kinderarzt oder der Kinderärztin abzustimmen und das Für und Wider bestimmter Möglichkeiten zu besprechen, damit sie als Eltern mit in die Entscheidungen eingebunden werden. Denn sie müssen im familiären Alltag mit der Epilepsie ihres Kindes leben. Und sie müssen ihr eigenes Leben darauf einstellen.

- Sicherlich hilft es auch vielen Eltern, zusammen mit ihrem Kinderarzt oder ihrer Kinderärztin von Vorneherein einen Plan zu machen, wie sie im Ernstfall, wenn tatsächlich ein Grand-Mal-Anfall oder ein non-konvulsiver Status eintreten sollte, reagieren sollten.

- Genauso macht es Sinn, verschiedene Situationen gedanklich durchzuspielen und sich die möglichen Vorgehensweisen zu überlegen. Ist ein Anfall oder ein non-konvulsiver Status eingetreten, hilft es auch weiter, sich die Umstände zu notieren. So bekommt man nach und nach ein sichereres Gefühl dafür, welche Situationen anfallsfördernd sein könnten.

- Dies ist zwar bei vielen Betroffenen ähnlich, aber trotzdem recht verschieden. Der Eine regt sich bereits sehr auf, wenn er im Wohnungsflur gepackte Koffer sieht. Der Andere nimmt dies ganz gelassen, reagiert aber beim Anblick von hübsch gedeckten Tischen, die eine Familienfeier erwarten lassen, gestresst. Hier kann man keinen pauschalen Rat geben, sondern die Eltern müssen individuell ihr Kind beobachten und dann auch individuell handeln.

- Im Umgang mit Epilepsie sollte man demütiger denken und handeln sowie sich darüber im Klaren sein, dass man noch längst nicht alles weiß.

- Vielleicht wird man offener für neue Gedanken, wenn man sich eingesteht

„Ich weiß, dass ich nichts weiß!"
(„Scio nescio!" von Sokrates)

An dieser Stelle möchte ich noch auf die von mir geschriebenen Artikel hinweisen, die folgende Problematik, die auch mit Epilepsie zu tun haben, erläutern:

- Um darzulegen, welche große Rolle der GABA-Stoffwechsel spielt, nicht nur in punkto Epilepsie, habe ich 2015 folgenden Artikel geschrieben. Man sieht, Braat und Kooy haben mich überzeugt und mit ihren Forschungsergebnissen angesteckt und ich habe mich weiter umgetan:

Der GABA-Stoffwechsel als Schlüsselfunktion in der medikamentösen Therapie bei entwicklungsneurologischen Störungen, insbesondere beim Angelman-Syndrom, siehe S. 351

- Die Unterscheidung von Tetrahydrocannabinol (THC) und Cannabidiol (CBD)

Cannabidiol – der vernünftige Bruder von THC, Zeitschrift not 4/2017, siehe Seite 365

- Schlafproblematik und wie hierbei mit Melatonin umzugehen ist

Melatonin bei Angelman-Syndrom – Details aus der Wissenschaft sowie Alltagserfahrungen betroffener Familien zu finden auf www.angelman.at/forschung/, siehe Seite 369

- Was man an Medikation einsetzen kann, um bei einem NCSE ein weiteres Medikament, eine Erhöhung der Dosierung oder einen Stationären Aufenthalt zu vermeiden

Reset nach Thibert, erläutert und mit Fallbeispielen verdeutlicht zu finden auf www.angelman.at/forschung/, siehe Seite 381

- Aus meinem Vortrag vom 7. Internationaler ASA-Kongress in Wien

Cannabidiol als antikonvulsive Medikation beim Angelman-Syndrom – Hype oder realistische Hoffnung? Erfahrungen aus den letzten Jahren, siehe Seite 388

Weiterführende Literatur:

www.aerztezeitung.de/Medizin/Nicht-konvulsiver-Status-epilepticus-ist-kein-Notfall-63604.html?utm_campaign=SocialMediaShare&utm_source=Story&utm_medium=Email, 20.02.2009 (34).

www.epilepsie-vereinigung.de/epilepsie/erste-hilfe/ (57)

www.magnesium-ratgeber.de/tipps/magnesium-bei-epilepsie-das-sollten-siebeachten/ (58) von Hack, H.

Quellenangaben

1. Brandl, U.: Unser Kind hat Epilepsie: Ursachen, Behandlung, Auslöser, Alltag. Wie Sie Ihr Kind stark machen - der Elternratgeber für ein möglichst normales Leben; TRIAS Veerlag in Georg Thieme Verlag KG, 2024

2. Krämer, G.: Diagnose Epilepsie: Die Krankheit verstehen. Die besten Therapien nutzen. Den Alltag gestalten, TRIAS Veerlag in Georg Thieme Verlag KG, 2021

3. Kannegießer-Leitner, C.: Das Angelman-Syndrom besser verstehen – Handbuch für Eltern und andere Fachleute, 2018, Sequ. Medien Produktion

4. Kannegießer-Leitner, C.: Das Angelman-Syndrom besser verstehen / Band 2 – Erwachsenenleben mit dem Angelman-Syndrom, Book on Demand, 2023

5. Keidel, W.D. (Herausgeber): Kurzgefasstes Lehrbuch der Physiologie, Georg Thieme Verlag, 3. überarbeitete Auflage, 1973

6. Atwood, H.L. und William, A.M.: Neurophysiologie, Schattauer-Verlag Stuttgart, 1994

7. Braat, S. und Kooy, R. F.: The GABAA Receptor as a Therapeutic Target for Neurodevelopmental Disorders, Neuron-Perspective 86, 2015

8. Beck, H. et al.: Faszinierendes Gehirn, eine bebilderte Reise in die Welt der Nervenzellen, Springer-Verlag Deutschland GmbH 2016, 2018

9. Hacke, W. und Dichigans, M.: Genetische und molekulare Grundlagen neurologischer Krankheiten in Neurologie (Herausgeber Werner Hacke): 14. Auflage 2016, Springer-Verlag

10. Hamer, H. und Winkler, F.: Epilepsien in Neurologie (Herausgeber Werner Hacke), 14. Auflage 2016, Springer-Verlag

11. Hick, C. und Hick, A (beide Herausgeber).: Kurzlehrbuch Physiologie, Urban & Fischer Verlag/Elsevier GmbH, 8. Auflage, 2017

12. Hoffmann, G.F.; /Grau, A.: Stoffwechselerkrankungen in der Neurologie, Georg Thieme Verlag KG, 2004

13. Wachtel, U.: Phenylketonurie: Ein Modellfall für die Entwicklung der Kinderheilkunde, Schattauer-Verlag, 2003

14. Thompson, R.: Das Gehirn: Von der Nervenzelle zur Verhaltenssteuerung Springer; Auflage: 3, 2016

15. Krämer, G.: Epilepsie; Antworten auf die häufigsten Fragen / Hilfreiche Informationen für Betroffene und Interessierte, TRIAS 1998

16. Dillinger-Reiter, R.: Pressestelle Klinik und Poliklinik für Neurologie der Johannes-Gutenberg-Universität Mainz: Epilepsie und Dopamin, / Wissenschaftliche Projekte: Veränderungen der Dopamin D2-Rezeptor Dichte bei Patienten mit Epilepsie, 2009

17. Biagioni, F; Celli, R.; Puglisi-Allegra, F.; Giorgi, F.; Fornai, F.: Noradrenaline and Seizures: A Perspective on the Role of Adrenergic

Receptors in Limbic Seizures, National Library of Medicine, Curr Neuropharmacol 2023

18. van den Bongard F, Hamer HM, Sassen R, Reinsberger C: Sport and physical activity in epilepsy—a systematic review. Dtsch Arztebl Int 2020; 117: 1–6. DOI: 10.3238/arztebl.2020.0001

19. Sourbron J, Lagae L. Serotonin receptors in epilepsy: Novel treatment targets? Epilepsia Open. 2022 Jun;7(2):231-246. doi: 10.1002/epi4.12580. Epub 2022 Feb 2. PMID: 35075810; PMCID: PMC9159250.

20. Kurlemann, G.; Fiedler, F.: Antiepileptische Therapie bei Kindern und Jugendlichen, Idiopathisch fokale Epilepsien – 4. Teil, Epikurier, Ausgabe 3-2015

21. Dannhardt, G.; Seddigh, S.; Vogt, T.: Epilepsie, Grundlagen und Therapie (Optimierte Arzeimitteltherapie), Springer-Verlag, 2013
Ausgabe 3-2015

22. Krämer, G.: Das große TRIAS-Handbuch Epilepsie, TRIAS ärztlicher Rat, Trias-Verlag, 3. Auflage (2005)

23. Kurlemann, G.: Epilepsie bei Angelman-Syndrom "Altes" und "Neues", Vortrag auf dem Jahrestreffen des Angelman-Vereins Deutschland am 16.04.2016

24. Glasgow, N.G., Siegler Retchless, B. and. Johnson, J.W., Department of Neuroscience and Center for Neuroscience, University of Pittsburgh, Pittsburgh, PA 15260, USA: Molecular bases of NMDA receptor subtype-dependent properties. The Journal of Physiology Neuroscience, J Physiol 593.1 (2015) pp 83–95 83

25. Schulze-Bonhage. A.: Homepage – 2018 - des Epilepsiezentrums der Unviersitätsklinik Freiburg, https://www.uniklinik-freiburg.de/epilepsie/ueber-epilepsie.htm

26. Löbsack, T.: Man muß darüber sprechen, www.zeit.de, 17. Februar 1961, aktualisiert am 21. November 2012

27. Kannegießer-Leitner, C. eigene Patienten 1993 – 2024)

28. Château, A. und Piquerez, O.: Le syndrome d'Angelman, parcours de vie des adultes, Verlag L'Harmattan, 2015

29. Thibert, R.L; Shaaya, E.A.; Grocott, O.R; Laing, O.;.: Seizure treatment in Angelman syndrome: A case series from the Angelman Syndrome Clinic, Department of Neurology, Massachusetts General Hospital, Boston, MA, United States, Epilepsy & Behavior 60 (2016) 138–141, Elsevier

30. Bilo L, Pappatà S, De Simone R, Meo R. The syndrome of absence status epilepsy: review of the literature. Epilepsy Res Treat. 2014;2014:624309. doi: 10.1155/2014/624309. Epub 2014 Feb 10. PMID: 24660061; PMCID: PMC3934526.

31. Chang AK, Shinnar S. Nonconvulsive status epilepticus. Emerg Med Clin North Am. 2011 Feb;29(1):65-72. doi: 10.1016/j.emc.2010.08.006. PMID: 21109103.

32. Trinka, E., Leitinger, M. Neue Definition und Klassifikation des Status epilepticus – Was ändert sich für die Praxis? *Z. Epileptol.* 31, 233–236 (2018). https://doi.org/10.1007/s10309-018-0214-x

33. Rosenow, F. S. et al.: Nonkonvulsiver Status epilepticus, Modeerscheinung oder behandlungspflichtige Realität?, Der Nervenarzt | Ausgabe 12/2012

34. https://www.aerztezeitung.de/Medizin/Nicht-konvulsiver-Status-epilepticus-ist-kein-Notfall-63604.html?utm_campaign=SocialMediaShare&utm_source=Story&utm_medium=Email, 20.02.2009

35. Kannegießer-Leitner, C.: Reset nach Thibert, erläutert und mit Fallbeispielen verdeutlicht zu finden auf www.angelman.at/forschung/

36. Ohtsuka, Y.; Kobayashi, K.; Yoshinaga, H.; Ogino, T.; Ohmori, I.; Ogawa, K.; Oka, E.: Relationship between severity of epilepsy and developmental outcome in Angelman syndrome, Department of Child Neurology, Okayama University Graduate School of Medicine and Dentistry, 2-5-1, Shikatacho, Okayama, 700-8558, Japan, Brain & Development 27 (2005) 95–100

37. Angelman-Verein Deutschland e.V., Erfahrungen mit Angelman-Patienten, Forschungsgruppe des AS-Vereins Deutschland, zusammengetragen 2015-2018, noch nicht veröffentlicht

38. Krämer, G.: Epilepsie: Die Krankheit erkennen, verstehen und gut damit leben, TRIAS, 4. Auflage, 2013

39. Thibert, R.; Worden, L; Grocott, O; Tourjee, A.; Fonda Chan, F.: Diazepam for outpatient treatment of nonconvulsive status epilepticus in pediatric patients with Angelman syndrome, Epilepsy & Behavior 82 (2018) 74–80, Elsevier

40. Chen, B.B.; Prasad, C.; Kobrzynski, M.; Campbell, C.; Guido Filler, G.: Seizures Related to Hypomagnesemia. A Case Series and Review of the Literature, Published online 2016 Oct 27. doi: 10.1177/2329048X16674834

41. Yuen, A.W.; Sander, J.W.: Can magnesium supplementation reduce seizures in people with epilepsy? A hypothesis. Epilepsy Res. 2012 Jun;100(1-2):152-6. doi: 10.1016/j.eplepsyres.2012.02.004. Epub 2012 Mar 8.

42. Osborn, K.E.; Shytle, R.D.; Frontera, A.T.; Soble, J.R.; Schoenberg, M.R.: Addressing potential role of magnesium dyshomeostasis to improve treatment efficacy for epilepsy: A reexamination of the literature. J Clin

Pharmacol. 2016 Mar;56(3):260-5. doi: 10.1002/jcph.626. Epub 2015 Oct 26.

43. Capron, G., Slack, D.B. eds.: New England Popular Medicine: A Work in which the Principles and Practice of Medicine are Familiarly Explained, Druck Curtis, G.A., 1849, Boston

44. DiNicolantonio, J.J.; O'Keefe, J.O.; Wilson, W.: Subclinical magnesium deficiency: a principal driver of cardiovascular disease and a public health crisis, Open Heart. 2018; 5(1): e000668. Published online 2018 Jan 13. doi: 10.1136/openhrt-2017-000668PMCID: PMC5786912, PMID: 29387426

45. Dean, C.: Magnesium: Das Wundermineral als Schlüssel für Ihre Gesundheit, Kopp Verlag; 1. Auflage 2016

46. Egawa, K.: Decreased tonic inhibition in cerebellar granule cells causes motor dysfunction in a mouse model of angelman syndrome, Science Translational Medicine 5.22.2012, Vol. 4, Issue 163

47. Kannegießer-Leitner, C.: Zwischenbericht, zusammengestellt nach Informationen aus einer Fragebogenaktion des Angelman-Vereins vom 28.10.2015, Gibt es eine Toleranzentwicklung in der Medikation mit GABA und CBD beim Angelman-Syndrom?, geschrieben für den Angelman e.V., abgedruckt in Kannegießer-Leitner, C.: Das Angelman-Syndrom besser verstehen – Handbuch für Eltern und andere Fachleute, 2018, Sequ. Medien Produktion

48. Kannegießer-Leitner, C.: Der GABA-Stoffwechsel als Schlüsselfunktion in der medikamentösen Therapie bei entwicklungsneurolog. Störungen, insbesondere beim AS, Newsletter 2/2015 des Angelman-Vereins

49. Grotenhermen, F., Müller-Vahl, K.: Das therapeutische Potenzial von Cannabis und Cannabinoiden/The therapeutic potential of cannabis and cannabinoids, Dtsch Arztebl Int 2012; 109(29-30): 495-501; DOI: 10.3238/arztebl.2012.0495, In einem Interview mit Dr. Franjo Grotenhermen beschreibt der Angelman Verein eine mögliche neue Therapie der Angelman Epilepsie mit CBD-Öl. 51. Madleyn

50. Grotenhermen F.: Cannabinoids. Curr Drug Targets CNS Neurol Disord 2005; 4: 507–30. CrossRef MEDLINE

51. Madeleyn, R.: Informationen zur Verwendung von CBD-Öl (Hanf) in der Epilepsiebehandlung, Stellungnahme aus der Filderklinik, 2014

52. Kröll, J.; Otten, K.; Kurthen, M.: Ketogene Diät in der Therapie pharmakoresistenter Epilepsien Indikationen und Wirksamkeit, Schweizerisches Epilepsie-Zentrum Zürich, Nervenheilkunde 2014; 33: 362–367

53. Baumeister, F.A.M.: Ketogene Diät, Ernährung als Therapiestrategie,

54. Meier, C.; Kraenzlin, M.E.: Epilepsie, Antiepileptika und Osteoporose, Klinik für Endokrinologie, Diabetes und SPS Verlagsgesellschaft Heilbronn, 2004Metabolismus, Universitätsspital Basel.
https://www.epi.ch/_files/Artikel_Epileptologie/Meier_1_11.pdf
55. Gröber, U.: Arzneimittel und Mikronährstoffe - Medikationsorientierte Supplementierung. 4. Auflage 2018, Wissenschaftliche Verlagsgesellschaft
56. Gröber, U. und Kisters, K.: Arzneimittel als Mikronährstoff-Räuber: Was Ihr Arzt und Apotheker Ihnen sagen sollten, neueste und erweiterte Ausgabe August 2022, Wissenschaftliche Verlagsgesellschaft
57. www.epilepsie-vereinigung.de/epilepsie/erste-hilfe/)
58. Hack, H.: Magnesium bei Epilepsie | Das sollten Sie beachten
https://www.magnesium-ratgeber.de/tipps/magnesium-bei-epilepsie-das-sollten-siebeachten/

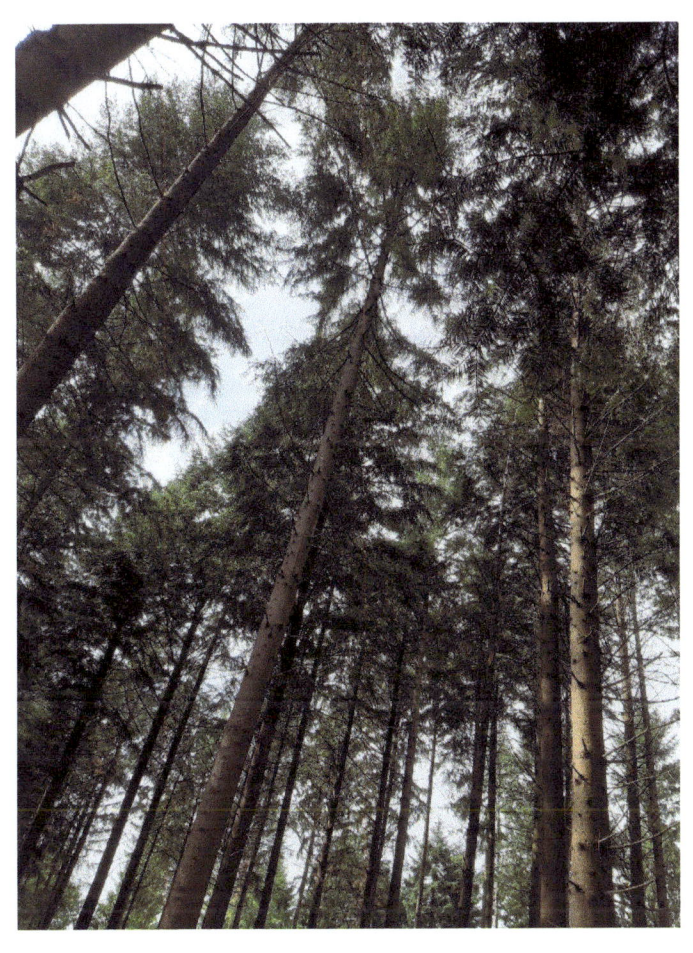

Spezielle Medikamente

Es wäre ja wunderbar, wenn alle gesundheitlichen Probleme durch das sogenannte Waldatmen oder Waldbaden (Institut für Waldatmen und Naturerfahrung / IWAN /waldbaden-schwarzwald.com) therapiert werden könnten. Hier wären keine Nebenwirkungen oder auch Interaktionen mit anderen Maßnahmen zu befürchten. Da dem jedoch nicht so ist, muss man in vielen Fällen auf regelrechte Medikamente zurückgreifen.

Im folgenden Kapitel möchte ich auf die *wichtigsten Phänomene, die gerade bei meinen Patienten und Patientinnen eine Rolle spielen,* eingehen. Ich habe schwerpunktmäßig die Medikamente ausgewählt, die hier besonders häufig eingesetzt werden und wegen deren Wirkungen, Nebenwirkungen und Interaktionen mit anderen Medikamenten ich besonders häufig um Rat gefragt werde.

In meinen Augen würde es wenig Sinn machen, wenn ich hierzu die einzelnen *Beipackzettel* einfach abschreiben würde. Denn diese liegen den Familien ja vor und sollten unbedingt gelesen werden, damit die Wirkung eines Mittels besser beurteilt werden kann. Gleiches gilt für die möglichen Nebenwirkungen.

Denn nur so kann eine Abwägung erfolgen, welche Nebenwirkungen bei den erhofften Wirkungen noch zu akzeptieren sind.

Die *möglichen Nebenwirkungen* müssen nicht eintreten, sollten jedoch, wenn sie eintreten, als solche erkannt werden, damit man gegensteuern kann. Allerdings ist es mir nicht möglich, auf alle Nebenwirkungen einzugehen, da diese doch z.T. eine recht lange Liste umfassen, die dieses Buch sprengen würde. Hier verweise ich unbedingt auf die Lektüre der jeweiligen Beipackzettel oder noch besser darauf, diese Fragen mit medizinisch-pharmakologischen Spezialisten zu besprechen.

Insofern sollten die im Folgenden notierten Kurzbeschreibungen der Medikamente nicht als Ersatz für eine ausführliche Information, sondern als Anregung dienen, sich intensiver mit den ausführlicheren Informationen über die gegebenen Medikamente zu beschäftigen.

Um den Familien, die sich für dieses Thema und somit für spezielle Medikamente interessieren, die Suche zu erleichtern, habe ich den oder die jeweiligen *Wirkstoffnamen des Medikamentes* angegeben und mit den am meisten vorkommenden Handelsnamen ergänzt. Diese Nennung der Handelsnamen soll jedoch keine Wertung darstellen.

Besonders wichtig sind die *Wechselwirkungen mit anderen Medikamenten oder Nahrungsmitteln*. Da diese Wechselwirkungen auf dem jeweiligen Abbauweg bzw. auf der Metabolisierung eines Stoffes basiert, stelle ich allgemeine Überlegungen zu diesem Aspekt an den Anfang des Kapitels.

Wechselwirkung von Medikamenten

Es gibt mehrere Wege der Verstoffwechselung eines Medikamentes, die zu Wechselwirkungen führen können. Zum einen ist die Metabolisierung, also der Abbau der einzelnen Mittel, über die zahlreichen CYP-Enzyme aus der Obergruppe der *CYP-450-Enzyme* von großer Bedeutung. Zum anderen erfolgt der Abbau über die *Glucuronidierung* und noch weitere Abbauwege. 70% der Medikamente werden über die *CYP-450-Enzyme* abgebaut (1).

CYP3A4 ist das wichtigste CYP-Enzym, da 30 – 40% der Medikamente hierüber metabolisiert werden können. Etliche Antiepileptika werden jedoch über das insgesamt etwas seltener zum Einsatz kommende CYP2C19 abgebaut. Insofern sind diese beiden Enzyme für die hier besprochenen Medikamente am wichtigsten.

Ein Medikament kann ein bloßes *Substrat* sein, also vom CYP-Enzym abgebaut werden. Es kann aber auch ein *Inhibitor*, aber auch ein *regelrechter Blockierer* sein, demnach die Arbeit des CYP-Enzyms hemmen oder blockieren. Oder es kann ein *Induktor* sein, somit den Abbau des CYP-Enzyms forcieren.

Insofern muss es noch nichts Gravierendes bedeuten, wenn zwei nebeneinander gegebene Medikamente über das gleiche CYP-Enzym abgebaut werden. Man sollte aber wachsam sein und versuchen, die Situation zu klären. Je intensiver ein Medikament auf seine Weise auf das CYP-Enzym wirkt und je mehr in die gleiche Richtung wirkende Medikamente nebeneinander gegeben werden, umso eher kommt es zu unerwünschten Wechselwirkungen.

CYP-Substrate sollten möglichst nicht mit CYP-Induktoren oder CYP-Inhibitoren oder CYP-Blockierern kombiniert werden. Wenn es nicht anders möglich ist, muss die Dosis angepasst werden, dies am besten über Kontrolle der Serumspiegel.

Ein weiterer Abbauweg läuft über die sogenannte *Glucuronidierung* eines Medikamentes ab. Auch hier gibt es verstärkende und abschwächende Varianten bei den Medikamenten. Die Glucuronidierung durch UDP-Glucuronyltransferasen betrifft 15% aller Medikamente (1).

Hinzukommt noch, dass *sogenannte Transporter* einen gewissen Einfluss haben und so Wechselwirkungen zwischen Medikamenten hervorrufen können.

Eine weitere Möglichkeit, die dazu führt, mögliche Wechselwirkungen nur schwer beurteilen zu können, besteht darin, dass es bei verschiedenen CYP-Enzymen mehrere genetische Normalvarianten an Ausprägung gibt, also einen sogenannten Polymorphismus. Dies bedeutet, dass bei den einen Personen das betroffene Enzym aktiver sein kann als bei anderen.

Wer sich in dieses Thema intensiver einarbeiten möchte, kann dies über pharmakologische Bücher, die gut verständlich geschrieben sind, tun, z.B. *„Wenn Arzneimittel wechselwirken"* von Geisslinger und Menzel (1). Oder, wenn es mehr um den Einfluss von Medikamenten auf die Mikronährstoffe geht, über *„Arzneimittel als Mikronährstoff-Räuber: Was Ihr Arzt und Apotheker Ihnen sagen sollten"* von Gröber und Kisters (2), siehe Literaturliste.

Für den praktischen Alltag, um besser zu wissen, ob die Medikation des eigenen Kindes zu viele Wechselwirkungen enthält und ob Handlungsbedarf besteht, empfehle ich jedoch, zusätzlich den behandelnden Neurologen hierauf anzusprechen oder den Medikamentenplan mit dem zuständigen Apotheker durchzusprechen. Insbesondere Apotheker können auf Computerprogramme zurückgreifen, die hier sehr gut einzusetzen sind und relativ problemlos beantworten können, ob bestimmte Medikamenten-kombinationen problemlos sind, geändert werden müssten oder zumindest die Dosis angepasst werden müsste.

Noch ein Hinweis am Schluss dieses Themas: In etlichen Beipackzetteln steht bereits der Hinweis, mit welchen Medikamenten das spezielle Medikament nicht kombiniert werden sollte. Hierauf ist unbedingt zu achten – mit der Vermeidung dieser Kombination oder mit einer Dosisanpassung. Manchen fällt es jedoch leichter, dies zu beurteilen, wenn sie sich darüber informieren, welchen Weg der Metabolisierung (welches CYP-Enzym oder Glucuronidierung) Medikamente durchlaufen. Denn wenn bei mehreren Medikamenten nebeneinander immer wieder dieselben Begriffe auftauchen, ist das ein deutlicher Hinweis, der Frage der Wechselwirkungen nachzugehen. In letzter Zeit wird immer häufiger in dem jeweiligen Beipackzettel der Medikamente dieser Abbauweg über die CYP-Enzyme oder über Glucuronidierung angegeben, so dass man sich hierüber ein Bild verschaffen kann. Hieraus ist auch zu entnehmen, welche Laborparameter bei welchen Medikamenten besonders häufig kontrolliert werden sollten. Diese Empfehlungen sollten nicht vernachlässigt werden.

Zunächst möchte ich gerne auf spezielle Eigenschaften der Antiepileptika eingehen:

Vorab ist zu erwähnen, dass Carbamazepin, Phenytoin, Phenobarbital, Primidon, Valproinsäure Medikamente mit geringer therapeutischer Breite sind, also zwischen richtiger Dosis und zu hoher Dosis nur eine relativ kleine Menge liegt (1).

Wechselwirkungen:

Antiepileptika gehören zu den Medikamenten mit z.T. starken Wechselwirkungen mit anderen Medikamenten. Hinzukommt, dass sie auch den Haushalt etlicher Mikronährstoffe stören können. Deswegen werden sie direkt als „Mikronährstoffräuber" bezeichnet (3). Betroffen ist hier vor allem das *Vitamin D*, so dass man sogar von antiepileptikabedingter Osteoporose spricht. So wird bei Antiepileptika-Medikation die zusätzliche Gabe von Vitamin D empfohlen. Speziell bei der Medikation mit Valproat kann es zu einem *Carnitin-Mangel* kommen. Hier ist es sinnvoll, L-Carnitin im Serum zu testen und bei Bedarf zu substituieren.

Mehr als 50% der Betroffenen, die Antiepileptika erhalten, zeigen einen *Folsäuremangel.* Mit der Gabe von Folsäure kann man diesem entgegenwirken. Allerdings darf die Dosis nicht zu hoch sein, denn sonst könnte sich die antiepileptische Wirkung der Mittel abschwächen.

Der Stoffwechsel von *Homocystein, Biotin, Vitamin K, und Vitamin E* wird ebenfalls durch Antiepileptika beeinflusst, so dass Kontrollen sinnvoll sind und bei Bedarf auch eine Substitution erfolgen sollte.

- **Benzodiazepine:** Der Begriff stellt einen Oberbegriff dar und umfasst mehrere Medikamente. Bei Menschen mit Cerebralparese und Mehrfachbehinderung werden Benzodiazepine oft wegen Epilepsie, aber auch zum Einschlafen oder auch Durchschlafen gegeben, siehe bei den einzelnen hier aufgeführten Benzodiazepinen. Sie wirken sedierend, angstlösend und muskelrelaxierend, jedes Benzodiazepin mit eigenem Schwerpunkt.

Diese Wirkung basiert auf der Tatsache, dass Benzodiazepine GABA-erg sind, was bedeutet, dass sie GABA im Organismus erhöhen, allerdings nicht, indem sie GABA liefern, sondern mittels ihrer aktivierenden Wirkung auf den $GABA_A$-Rezeptor. Dies führt zu einer Verstärkung der GABA-ergen Hemmung (4). Im Folgenden werden getrennt besprochen: *Clonazepam, Clobazam, Diazepam, Lorazepam und Midazolam.* Es gibt sogenannte kurz wirkende, mittellang wirkende und lang wirkende Benzodiazepine. Je nach Bedarf sollte man das Präparat auswählen: Bei einem einfachen epileptischen Anfall wird man als Notfallmedikament ein kurz wirkendes Benzodiazepin vorziehen, damit anschließend nicht ein so langer Überhang entsteht. Tritt der Anfall jedoch im Rahmen eines fieberhaften Infektes auf, macht ein lang wirkendes Mittel mehr Sinn, denn der Infekt besteht ja länger als eine halbe Stunde, so dass der Schutz auch gleich vor dem nächsten Anfall (der dann hoffentlich nicht eintritt) besteht.

Eine Dauermedikation mit Benzodiazepinen sollte vermieden werden, denn sie bergen die große Gefahr der Toleranzentwicklung. Diese Gewöhnung führt dazu, dass zunächst die Dosis immer weiter gesteigert werden muss und letztendlich das Mittel seine Wirkung verliert. Aus diesem Grund sollten alle Benzodiazepine nur über einen kurzen Zeitraum, also nicht länger als maximal 2 bis 3 Wochen, hinweg eingesetzt werden. Bei zu schnellem Ausschleichen oder gar abruptem Absetzen der Benzodiazepine kann es zu entsprechenden Entzugserscheinungen kommen, die bis hin zu epileptischen Anfällen gehen können.

Wechselwirkungen:

Benzodiazepine sind z.T. sensitive CYP3A4-Substrate, manche auch CYP2C19-Substrate. Opioide dürfen nicht gleichzeitig mit zentral wirkenden Medikamenten wie z.B. Benzodiazepinen eingenommen werden, da die zentral wirkende Dämpfung sich erhöht und Sturzgefahr droht (1).

- **Briviact (Brivaracetam)** ist ein Medikament, welches für die sogenannte Add-on-Therapie* bei fokalen Anfällen mit oder ohne sekundäre Generalisierung bei Erwachsenen und Jugendlichen ab 16 Jahren zugelassen ist (5), somit nicht als einzelnes Medikament, sondern nur als Ergänzung zu weiterer Medikation eingesetzt wird. Es gehört von der Stoffgruppe her zu den Racetamen. Die beschriebenen Nebenwirkungen erfordern eine engmaschige und kontinuierliche Kontrolle bzw. Betreuung.

Wechselwirkungen:

Insbesondere, da es ein Medikament ist, welches zusätzlich zu anderen gegeben wird, müssen die möglichen Wechselwirkungen beachtet werden. Auf dem Internationalen Workshop in der Universitätsklink Freiburg „Cannabinoide in der Epilepsie-Behandlung" (22.2.2019) wurde u.a. dargelegt, dass Brivaracetam mit CBD (Cannabidiol) zu Wechselwirkungen führt und die Plasmawerte von Briviact bei gleichzeitiger Gabe von CBD deutlich anstiegen. Der genaue Wirkmechanismus hierfür ist noch nicht geklärt. Man nimmt an, dass es zumindest teilweise über den gemeinsamen Abbauweg mittels des Enzymsystems CYP450 und zwar über CYP2C19 geschehen könnte (6).

- **CBD (Cannabidiol):**

In letzter Zeit werden immer mehr Wirkungen von CBD entdeckt, z.T. nur empirisch, z.T. jedoch auch bereits in regelrechten Studien beschrieben. (7):

- Wirkt sedierend, so dass es zum Einschlafen eingesetzt werden kann.
- Inwieweit es zu sehr sediert und dann tagsüber müde macht, ist individuell verschieden und muss ausprobiert werden. In diesem Fall könnte man die Hauptdosis abends geben.

- Wirkt antikonvulsiv, so dass es entweder als Monotherapie oder mit anderen Medikamenten zusammen gegen Epilepsie eingesetzt wird.
- Wirkt entzündungshemmend, somit kann es bei einer Reflux-Ösophagitis erfolgreich eingesetzt werden.

Siehe hierzu auch den Artikel (Seite 365) der die Unterschiede zwischen CBD (Cannabidiol) und THC (Tetrahydrocannabinol) erläutert („CBD, der vernünftige Bruder von THC, auch als antikonvulsive Medikation einzusetzen").

Es ist jedoch nicht nur der Unterschied zwischen CBD (Cannabidiol) und THC (Tetrahydrocannabinol) zu berücksichtigen. Die Unterschiede der einzelnen Formen von CBD sind ebenfalls zu beachten:

- *CBD-Vollextrakt* enthält alle natürlichen Stoffe der Cannabis-Pflanze. THC jedoch darf aufgrund gesetzlicher Bestimmungen in Deutschland nur in einer Menge von weniger als 0,1% darin enthalten sein.
- *Synthetisches CBD* ist von der Formel her identisch, aber synthetisch hergestellt.
- *Natürliches CBD-Isolat* stammt aus der Cannabis-Pflanze und enthält nur CBD in Reinform.

CBD ist bei Epilepsie wirkungsvoll einzusetzen, die Auswahl des CBDs ist von Bedeutung, bitte keine dubiosen Internetprodukte verwenden, sondern über die Apotheke beziehen. Synthetisches CBD wirkt schlechter als natürliches CBD (8). Die sogenannte Glockenkurve (Bell-Shaped Dose-Response/Inverted U-Shaped Dose-Response) mit richtiger Dosierung ist zu beachten, Interaktion mit anderen Medikamenten ebenfalls. Siehe Artikel Seite 388.

Wechselwirkungen:
CBD wird über das Enzymsystem CYP 450 (CYP2C219) (9) abgebaut. Hier steht es dann in Konkurrenz z.B. mit Melatonin, Valproat und Benzodiazepinen wie z.B. Clobazam, aber auch mit Omeprazol und Pantoprazol sowie wie oben beschrieben mit Briviact. Dies muss bei der gesamten Dosierung berücksichtigt werden und kann dann z.B. auch beim Ausschleichen dieser Medikamente genutzt werden oder von Beginn an dazu, deren Dosis niedrig zu halten. Zusätzlich erfolgt der Abbau noch über CYP3A4 (10). und über UDP-Glucuronosyltransferase (UGT).

- Clobazam (Frisium) ist ein Benzodiazepin. Die Hauptindikationen liegen bei der Therapie von Spannungszuständen, Angstzuständen und als zusätzliches Mittel bei Epilepsie. Es gehört zu den langwirkenden Benzodiazepinen. (11). Es wird von etlichen Angelman-Familien wegen der sedierenden Wirkung eingesetzt, damit der Betroffene ruhiger wird, wobei es in den allermeisten Fällen als Einschlafmittel benutzt wird. Allerdings hat es ein großes Potential, eine Toleranz zu entwickeln (also eine Gewöhnung), so dass man deswegen bei vielen Personen erlebt, dass sie zum einen keine Wirkung mehr spüren, es zum anderen jedoch auch nicht absetzen (ausschleichen) können oder höchstens eine extrem lange Ausschleichzeit einplanen müssen. In der Fachinformation steht, dass es bei akuten Situationen nur wenige Tage am Stück gegeben werden soll und bei chronischen Erkrankungen nicht länger als 8 bis 12 Wochen. Ansonsten ist eine Abhängigkeit zu befürchten.

Allerdings muss man auch berichten, dass etliche Menschen mit Schlafproblematik schon seit langer Zeit Frisium zum Ein- und Durchschlafen bekommen. Ob sie dies noch brauchen, ist die Frage, da es wegen der Toleranzentwicklung seine Wirkung verloren haben müsste. Es abzusetzen, ist jedoch nicht möglich, da es in der Zwischenzeit zu einer Abhängigkeit gekommen ist und man es sehr langsam ausschleichen muss. Insofern muss man festhalten, dass es oft sehr gut wirkt, wegen der Gefahr der Gewöhnung jedoch nicht unbedingt zu empfehlen ist oder nur, wenn es nicht anders geht, eingesetzt werden sollte. Hier muss man abwägen.

Wechselwirkungen:
Clobazam wird mit Hilfe von Isoenzymen des Cytochrom P450-Systems, insbesondere CYP3A4 und CYP2C19, abgebaut (11). Entsprechende Wechselwirkungen sind unbedingt zu beachten.

- **Diazepam** gehört zu den lang wirkenden Benzodiazepinen. Seine Halbwertzeit wird mit 20 bis 100 Stunden angegeben (12). Im Zusammenhang mit Epilepsie interessiert am meisten die antikonvulsive Wirkung von Diazepam. Hier scheint es auf Grund seiner speziellen Wirkung auf den Neurotransmitter GABA über die Wirkung auf den $GABA_A$-Rezeptor besonders effektiv zu sein.

Leider wird meistens noch die rektale Gabe von Diazepam als Notfallmedikament empfohlen. Zum einen muss man sich hierbei darüber im Klaren sein, dass längst nicht die ganze Dosis die Darmwand passiert, insbesondere wenn der Enddarm nicht leer ist. Zum anderen ist es bei einem Erwachsenen, der aktuell gerade krampft, mehr als schwierig, wenn nicht gar unmöglich, diesen in der Öffentlichkeit so von der Kleidung zu befreien, dass ein Zäpfchen gegeben werden kann.

Aus diesem Grund sind in meinen Augen Diazepam-Tropfen als Notfallmedikation unbedingt der rektalen Gabe vorzuziehen. Da man nur wenige Tropfen an Diazepam in die Backentasche gibt, ist die Gefahr des Verschluckens nicht gegeben. Hinzukommt, dass die Wirkung der Tropfen schneller einsetzt als bei einer rektalen Gabe (7)

- **Epidyolex** ist ein Cannabidiol-Präparat. Eine Zulassung ist für Menschen mit dem Lennox-Gastaut-Syndrom und dem Dravet-Syndrom vorhanden (13).

Im klinischen Alltag ist es inzwischen auch möglich, Epidyolex bei ansonsten therapierefraktären Epilepsieformen anderer Ursachen einzusetzen.

Die angestrebte Dosis von Epidyolex liegt bei 20 mg / kg Körpergewicht (14), ist also 10 x so hoch wie bei natürlichem, isolierten CBD oder auch bei CBD-Vollextrakt

Studien, haben ergeben, dass zum einen ein synthetisches CBD nicht so effektiv ist in der Wirkung und zum anderen schneller eine Toleranzentwicklung zu beobachten ist (8). Von der Wirkung her ist es wie in der oben genannten Studie beschrieben: Man benötigt eine wesentlich höhere Dosis und es wirkt oft trotzdem nicht so effektiv wie isoliertes, natürliches CBD.

- **Petnidan** (**Ethosuximid**) ist ein bei Angelman-Syndrom und Epilepsie recht häufig eingesetztes Antiepileptikum, insbesondere bei *Absencen und Myoklonien* (15), auch bei einem Status dieser beiden Formen. Der genaue Wirkmechanismus ist noch nicht vollständig aufgeklärt. Es wird von einer möglichen Leistungsminderung unter langdauernder Einnahme von Ethosuximid berichtet, ebenso von einer Beeinträchtigung des Blutbildes, von Schlafproblemen, psychischen Nebenwirkungen (16).

Es scheint nur so zu sein, dass ein recht enger Wirkspiegel besteht. Sowie dieser unterschritten ist, kommt es erneut zu Anfällen, wie dies von mehreren Familien beschrieben wurde (17, 18).

- **Lamictal (Lamotrigin)** ist ebenfalls ein Antiepileptikum, welches bei Absencen und Myoklonien eingesetzt wird. Es führt allerdings bei etlichen Patienten und Patientinnen zur Verstärkung der Schlafproblematik.

Der Wirkungsmechanismus unterscheidet sich von den anderen Antiepileptika, da es nicht GABA-erg ist (also nicht GABA erhöht wird). Lamotrigin hemmt die anhaltenden sich wiederholenden Entladungen der Neuronen und die Freisetzung von Glutamat, was vermutlich zu der antikonvulsiven Eigenschaft von Lamotrigin führt (20).

Wechselwirkungen:
Lamotrigin wird über die Glucuronidierung metabolisiert (1). Dies muss wegen der möglichen Wechselwirkung mit anderen Medikamenten berücksichtigt werden, z.B. mit Valproat, Primidon, Oxcarbazepin, Carbamazepin, um nur einige zu nennen. Eine Dosisanpassung ist dann bei Bedarf erforderlich. Es gibt spezielle Behandlungsschemata, wie und in welcher Kombination die Dosierung von Lamotrigin zu wählen ist, um Überdosierungen zu vermeiden.

- **Levetirazetam (Keppra)** ist ein Antiepileptikum, welches bei etlichen Betroffenen erfolgreich eingesetzt wird, insbesondere auch bei Grand-Mal-Anfällen. Der Wirkmechanismus ist noch weitgehend unbekannt (21). Levetirazetam führt allerdings immer wieder zu aggressivem Verhalten, so dass es dann bei manchen Personen trotz guter Wirkung abgesetzt werden muss (18).

Wechselwirkungen:
Sowohl bei Erwachsenen als auch bei Kindern scheint es keine therapierelevanten Wechselwirkungen zwischen Levetiracetam und anderen vorhandenen Antiepileptika zu geben, trotzdem kann eine medikamentös bedingte Osteopathie durch Levetiracetam nicht ausgeschlossen werden (1).

- **Melatonin** ist ein menschliches Schlafhormon, welches von einigen Menschen nicht genügend hergestellt werden kann (22). Da bei etlichen Personen Schlafmangel einen epileptischen Anfall auslösen kann, habe ich Melatonin mit in diese Reihe hineingenommen, auch wenn es kein Antiepileptikum ist. Ausführlich habe ich diese Situation in dem Artikel über „Angelman-Syndrom und Melatonin" beschrieben (siehe Seite 369). Melatonin einzusetzen ist sicherlich eine gute Sache. Aber man sollte sich um die richtige Dosis kümmern. Es wird häufig noch in einer zu hohen Dosis eingesetzt. Hinzukommt, dass man berücksichtigen muss, inwieweit es sich den Abbauweg mit den anderen gegebenen Medikamenten teilt, so dass dann auch aus diesem Grund eine niedrigere Dosis gewählt werden muss. Auch besteht die Möglichkeit, dass manche Menschen Melatonin langsamer abbauen als andere, so dass auch aus diesem Grund die Dosierung reduziert werden muss (siehe Kapitel „Labor" und der Artikel über Melatonin ab Seite 369.

Wechselwirkungen:
Experimentelle Daten deuten darauf hin, dass die Isoenzyme CYP1A1, CYP1A2 und möglicherweise CYP2C19 des Cytochrom P450-Systems am Melatonin-Metabolismus beteiligt sind (22).
Melatonin und CBD, siehe Seite 373.

- Midazolam (Buccolam, Dormicum) ein kurzwirkendes Benzodiazepin, gehört zu den wichtigsten Mitteln zur Beruhigung vor Operationen oder bei Einschlafproblemen. Bei Epilepsie kommt die antikonvulsive Wirkung hinzu (23). Den Familien ist Midazolam eher als Wirkstoff von Buccolam bekannt, da dieses bei epileptischen Anfällen in der Kindheit eingesetzt wird (BPZ). Jedoch gehört Midazolam (Dormicum bei Erwachsenen / Buccolam bei Kindern) ebenfalls zu den effektivsten Notfallmedikamenten, was einen epileptischen Anfall betrifft.
Die Halbwertszeit liegt bei 1,5 bis 2 Stunden. Oft erkennt man schon 30 Minuten nach Einnahme der Substanz, wie das Bewusstsein zurückkehrt.
Bei Menschen mit Einschlafproblemen reicht dies jedoch aus, um in den Schlaf zu finden und dann weiter zu schlafen. Da jedoch auch hier eine Toleranzentwicklung zu befürchten ist, empfehle ich abzuwechseln: Wenn unbedingt erforderlich und es wirklich ohne Einschlafmittel nicht (mehr) geht, empfehle ich folgende Absprache mit dem Hausarzt oder der Hausärztin: Für 2 bis 3 Tage Dormicum geben, dann ein anderes Mittel und am Wochenende z.B. gar keines.

Wechselwirkungen:
Midazolam mäßig sensitives CYP3A4-Substrat (1). Einige Substanzen verlangsamen den Abbau von Midazolam, indem sie das Cytochrom P450-Enzym CYP3A4 hemmen, andere beschleunigen ihn.

- Ontozry (Cenobamat) wird bei Erwachsenen als zusätzliche Medikation bei fokaler Epilepsie mit oder ohne sekundäre Generalisierung angewendet und zwar hauptsächlich dann, wenn trotz einer vorangegangenen Therapie mit mindestens zwei Antiepileptika die Epilepsie nicht ausreichend kontrolliert ist. Cenobamat wurde in Deutschland zunächst im Härtefallprogramm angewendet und ist seit Juni 2021 regulär in der EU zugelassen.

Cenobamat wirkt über zwei unterschiedliche Mechanismen, die Wirkung auf fokale Anfälle ist noch nicht vollkommen erfasst, scheint aber auch über das System GABA zu funktionieren (24).

Wechselwirkungen:
Es kommt mit Benzodiazepinen, Phenytoin, Phenobarbital, Clobazam und Lamotrigin zu Wechselwirkungen, mit Valproinsäure, Lacosamid, Levetiracetam und Oxcarbazepin nicht.
Die Wechselwirkungen betreffen die CYP3A4- Enzyme, die CYP2C19-Enzyme und die OAT3-Substrate (Transporter). Allerdings erfolgt nur ein kleiner Teil des Abbauweges über das CYP-System, der Hauptabbauweg erfolgt über Glucuronidierung.

- **Valproat** wird bei Absencen und Myoklonien eingesetzt, aber auch bei tonisch-klonischen Anfällen, zu denen Grand-Mal-Anfälle gehören. Valproat wirkt durch eine Hemmung des GABA-Abbaus und erhöht dadurch die GABA-Verfügbarkeit. Die Berichte der Familien beschreiben oft eine gute und relativ schnell einsetzende Wirksamkeit dieses Medikamentes.
In der Langzeitbehandlung sind jedoch die Nebenwirkungen von Valproat z.T. gravierend und betreffen u.a. die Motorik (wie z.B. verstärkten Tremor, eine geschwächte Balance, und/oder Abnahme der motorischen Fertigkeiten, was nach Absetzen von Valproat wieder zurückging (25). Zusätzlich birgt *Valproat* die Gefahr einer gewissen verstärkten Infektneigung und Neigung zu verlängerter Blutungszeit, wie mehrfach beschrieben wurde (7, 17). Hinzukommen mögliche Schädigung der Leber bis hin zum Leberversagen (Hepatotoxizität), negative Auswirkungen auf den Calcium- und Vitamin-D-Haushalt, eine Beeinträchtigung der Schilddrüsenfunktion (26), einen Carnitin-Mangel (Valproat reduziert die endogene* Biosynthese von L-Carnitin) und eine Hyperammonämie (zu hoher Ammoniakgehalt im Blut) (2, 3, 27).
Entsprechende Laborkontrollen - Leberwerte, Schilddrüsenwerte, Calciumwert, Vitamin D und auch Ammoniak im Blut - sowie Bestimmung des Valproatspiegels im Serum sind erforderlich.
Gröber empfiehlt unter Valproat-Medikation die Gabe von Vitamin C, Vitamin D, Vitamin E, N-Acetylcystein und L-Carnitin, um diesen Schäden vorzubeugen.

Dies ist insbesondere für diejenigen wichtig, bei denen nur mit Valproat eine Anfallsfreiheit erreicht werden konnte, unabhängig dieser gravierenden Nebenwirkungen.

Darum gilt: Wenn man - aus welchen Gründen auch immer – nicht auf *Valproat* verzichten kann, wird die Empfehlung ausgesprochen, zumindest die oben erwähnten Labortests regelmäßig durchzuführen.

Wechselwirkungen:
Zu den bekannten Nebenwirkungen kommen noch mögliche Interaktionen mit anderen Medikamenten hinzu. Valproinsäure wird nicht über das CYP-System abgebaut, sondern über Glucuronidierung. Valproat hemmt zusätzlich die UGT (UDP-Glucuronyltransferae), deswegen muss dann z.B. Lamotrigin auf die Hälfte reduziert werden (siehe Seite 240).
Valproat erhöht auch den Spiegel von Diazepam und anderen Benzodiazepinen, wie z.B. auch Lorazepam. Felbamat, Primidon, Acetylsalycyclinsäure (ASS) erhöhen den Valproatspiegel, um nur eine kleine Auswahl an Interaktionen mit Valproat (Orfiril, Ergenyl) zu nennen (28). Interaktion von Valproat mit CBD siehe dort.

Medikamente und Mikronährstoffe
- **Omeprazol** (29) **und Pantoprazol** (30) sind Protonenpumpenhemmer* (PPI) und werden bei Gastritis und bei Reflux-Ösophagitis eingesetzt. Sie helfen meistens prompt, sollten aber nicht über zu lange Zeit gegeben werden, da sie dazu führen, dass Stoffe, die zu ihrer Aufnahme aus dem Magen ein saures Milieu benötigen, nicht mehr genügend aufgenommen werden. Dies trifft auf Calcium, Vitamin D, Vitamin C, Magnesium, Vitamin B12, Eisen, Zink und Folsäure zu (2, 3). Insofern kann bei langdauernder Gabe eine Osteoporose ausgelöst oder zumindest verstärkt werden. Um schwere Nebenwirkungen zu vermeiden sollte einerseits auf jeden Fall kein zu langer Einnahmezeitraum gewählt werden. Oder, wenn dies doch erforderlich sein sollte, müssen diese Mikronährstoffe im Serum getestet und gegebenenfalls eine Substitution mit diesen Stoffen erfolgen.
Immer wieder erlebt man einen Reizhusten oder auch häufiges Erbrechen, welches lange Zeit nicht diagnostiziert bzw. nicht mit der Refluxkrankheit (GERD) in Verbindung gebracht wird. Wird dann erfolgreich dagegen Omeprazol oder Pantoprazol eingesetzt, muss man wiederum darauf achten, inwieweit es nach längerer Einnahmedauer dieser Medikamente zu Nebenwirkungen oder wie im Absatz zuvor beschrieben zu einem Mangel bestimmter Mikronährstoffe kommt. Beides ist oft nicht leicht herauszufinden, da viele der Betroffenen sich hierzu nicht eindeutig äußern können.
Hier hilft nur die genaue Beobachtung der Situation weiter. Vor allem müssen die Ärzte und Ärztinnen sich von den Eltern diese Situation beschreiben lassen, um die richtigen Entscheidungen treffen zu können (7).

- **Gaviscon Dual** *(Kombination aus einem Natriumalginat und zwei Antazida - Calciumcarbonat und Natriumhydrogencarbonat:* Wirkt in zweifacher Weise, zum einen gegen die erhöhte Magensäure und zum anderen als Schaum, der sich oben auf den Mageninhalt legt. Es wird eingesetzt bei gastroösophagealem Reflux wie Sodbrennen, saures Aufstoßen, Verdauungsstörungen (Dyspepsie) z.B. nach den Mahlzeiten. Insofern kann es auch, wenn die Akutprobleme vorbei sind, als Alternative zu Omeprazol und Pantoprazol eingesetzt werden. Die Bestandteile von Gaviscon werden nicht vom Organismus aufgenommen (31). Bei Kindern mit Cerebralparese und Mehrfachbehinderung (18) kommt es immer wieder mal zu einem – stressbedingten - gastroösophagealen Reflux (GERD), somit kommt es hier zum Einsatz. Mehrere Eltern haben mir schon berichtet, dass sie am Husten des Kindes erkennen können, wenn der Reflux sich anbahnt, da sozusagen ein Husten solch Ereignis oft ankündigt. Dann Gaviscon zu geben, kann die Situation beruhigen.

Medikamente und Lebensmittel
- **Alkohol:** Dass zentral wirkende Medikamente, also natürlich dann auch Antiepileptika, nicht zusammen mit Alkohol eingenommen werden sollen, versteht sich von selbst.

- **Grapefruit** ist als Frucht sehr geschätzt.

- **Johanniskraut** wird als Antidepressivum eingesetzt. Da es als natürliches Mittel gilt, berücksichtigen viele nicht die doch tatsächlich vorhandenen möglichen Nebenwirkungen, die durch Wechselwirkungen entstehen.

> **Wechselwirkungen:**
> Johanniskraut verringert z.B. die Plasmakonzentration von Midazolam, da es ein CYP3A4-Induktor ist, also die Arbeit dieses Enzyms verstärkt. Johanniskraut ist ein starker CYP3A4-Induktor und eher ein geringer für: CYP2B6, CYP2C9, CYP2C19. Hinzukommt, dass durch Johanniskraut Paracetamol in einen toxischen Metaboliten umgebildet wird. (1).

Medikamente gegen in der Bevölkerung weit verbreitete Stoffwechselerkrankungen wie z.B. gegen Bluthochdruck, Diabetes, erhöhte Blutfette, Gicht etc. habe ich nicht speziell erwähnt, da sich die diesbezügliche Medikation bei Menschen mit Cerebralparese und Mehrfachbehinderung nicht von der Medikation bei anderen Personen unterscheidet. Lediglich muss auch hierbei auf mögliche Wechselwirkungen geachtet werden, wenn diese Mittel womöglich ebenfalls durch dieselben CYP-450-Enzyme abgebaut werden wie z.B. verschiedene Antiepileptika.

Nahrungsergänzungsmittel (NEM)

- **GABA (γ -Amino-Buttersäure)** ist der am stärksten wirkende hemmende Neurotransmitter. GABA-Mangel kann zu einem epileptischen Anfall führen, da der entstehende Reiz nicht geblockt wird (32). Bei etlichen Syndromen findet man einen GABA-Mangel mit den entsprechenden negativen Auswirkungen für den Organismus (33). GABA kann als Präparat gegeben werden. Es beruhigt und führt bei etlichen Personen zu einer Reduzierung der Anfallshäufigkeit (18). Es gibt zwei Nachteile: Zum einen passiert es nur ungenügend die Blut-Hirn-Schranke und zum anderen gibt es viele Beobachtungen, dass recht schnell eine Gewöhnung an GABA eintritt. Trotzdem gibt es zuverlässige Berichte, dass GABA zum einen gegen Epilepsie und zum anderen beim Einschlafen hilft. Dies führt leider bei etlichen zu einer gewissen Toleranzentwicklung, aber längst nicht bei allen. Insbesondere kann man bei GABA als Einschlafmittel der

Toleranzentwicklung entgegenwirken, wenn man es nicht regelmäßig jeden Abend gibt, sondern mit anderen Mitteln abwechselt (17, 18).

> **Wechselwirkungen:**
> Insbesondere muss man bei gleichzeitigem Einsatz zentral dämpfender Medikamente zusammen mit GABA mit einer gewissen Verstärkung der Wirkung rechnen und natürlich dies ebenso bei sogenannten GABA-ergen Mitteln.

- **Magnesium** ist bei Epilepsie hilfreich. Deswegen soll es hier in dieser Liste aufgezählt werden. Bei etlichen Menschen mit Epilepsie lässt sich die Epilepsie besser einstellen, wenn der Magnesiumspiegel im guten Bereich ist (siehe das Kapitel „Epilepsie"). Hinzu kommt noch die Tatsache, dass bei Stress zusätzliches orales Magnesium dazu beitragen kann, dass trotzdem kein Anfall ausgelöst wird. Zwar ist das Wissen über die positive Wirkung von Magnesium auf die Epilepsie nicht neu, hat sich aber als Wissensbestandteil in der Medizin noch nicht durchgesetzt, obwohl viele Familien dies so berichten (7). Aus diesen Berichten kristallisiert sich heraus, dass Menschen mit Epilepsie von der zusätzlichen Gabe von Magnesium profitieren, wenn z.B. großer Stress bewältigt werden muss (seien es Infekte, Aufregungen, Ärger oder Freude) oder auch im Sommer Sport gemacht wird und man viel schwitzt. Eine regelmäßige orale Gabe ist auch bei diesen Menschen nicht unbedingt nötig, dann z.B. nicht, wenn der Magnesiumwert in einem guten Bereich liegt. Trotzdem kann es sein, dass auch diese Menschen bei den oben aufgeführten Stress-Situationen ohne Magnesiumgabe in ein Anfallsgeschehen rutschen, welches mit kurzfristiger Magnesiumgabe zu verhindern ist. Es gibt unterschiedliche Sorten an Magnesium, kurzwirkendes, dessen Wirkung schnell eintritt und lang wirkendes, dessen Wirkung dafür länger anhält. In letzter Zeit sind auch mehrere Präparate mit einer Kombination dieser Magnesiumarten auf den Markt gekommen. Insofern muss man sich beraten lassen und dann ausprobieren, welches Präparat am besten hilft.

Laxantien

Diese gibt es inzwischen in ganz unterschiedlicher Form und Inhalt. Sie werden recht häufig zur Förderung der Verdauung eingesetzt, da diese Menschen oft unter Verstopfung leiden. Auf der einen Seite mag dies erforderlich sein. Auf der anderen Seite haben Laxantien ihre klaren Nebenwirkungen bis hin zur Beeinflussung des Elektrolyt-Haushaltes (3). Insofern empfehle ich immer, zunächst auf andere Möglichkeiten auszuweichen, z.B. nach den Empfehlungen von Dr. Bruker mit Vollwertkost die Verdauung in Gang zu bringen. Geschrotetes Getreide, verarbeitet zum sogenannten Frischkornbrei, oder auch kurz aufgekocht oder auch frisch gequetschter Hafer (sozusagen selbst hergestellte Haferflocken) wirken gut, effektiv und ohne Nebenwirkungen (wenn Getreide vertragen wird, was bei den meisten Menschen der Fall ist) (34).

Multivitaminpräparate und Mikronährstoffe

Die Empfehlung geht heutzutage oft dahin, dass man durch eine Ernährung mit gesunder Mischkost mit allen wichtigen Nährstoffen so gut versorgt wird, dass Multivitaminpräparate oder auch Präparate mit Mikronährstoffen nicht erforderlich sind. Zum einen birgt die Tatsache, dass Obst und Gemüse wegen der besseren Haltbarkeit oft noch im unreifen Zustand geerntet werden, das Risiko, dass längst nicht alle Nährstoffe, die üblicherweise enthalten sein sollen, auch tatsächlich enthalten sind. Hinzukommt eine langandauernde Lagerung, in der etliche Vitamine wieder abgebaut werden.

Dies ist die eine Seite, die jeden trifft. Zum anderen ist es jedoch so, dass einige Personen mit Cerebralparese und Mehrfachbehinderung sich absolut nicht gesund ernähren lassen, da sie z.T. eindeutige Vorlieben, gegen die man nicht ankommt, haben. Z.B. ist es bei manchen kaum möglich zu erreichen, dass sie Gemüse oder Salat essen.

Hinzu kommt noch, wie bereits mehrfach erwähnt: Viele Medikamente, insbesondere Antiepileptika und Protonenpumpenhemmer führen zu einem Mangel an Mikronährstoffen, so dass diese unbedingt substituiert werden müssen. Hierzu gehören u.a. in vielen Fällen Magnesium, Calcium Carinitin, Eisen, Magnesium, Vitamin D, Vitamin C sowie der Vitamin-B-Komplex und auch Folsäure.

Insofern sollte man diesem Thema genügend Aufmerksamkeit schenken. Diese Aufmerksamkeit muss sich jedoch auch auf die Gesamtheit der gegebenen Mikronährstoffe richten. Denn in etlichen „Multipräparaten" sind natürlich ähnliche Mikronährstoffe enthalten. Werden diese nun gut gemeint miteinander kombiniert, entsteht schnell bei dem ein oder anderen Stoff eine Überdosierung, die genauso zu vermeiden ist wie eine mangelnde Versorgung.

Schlussbemerkungen

Diese hier von mir zusammengestellte Auswahl an Medikamenten, die häufig bei meinen Patenten eingesetzt werden, und die beschriebenen wichtigen Details erheben keinen Anspruch auf Vollständigkeit.

Auch habe ich diese Details nach bestem Wissen und Gewissen zusammengetragen, kann jedoch keine Gewähr für die Aktualität, Richtigkeit und Vollständigkeit der Informationen übernehmen. Dies vor allem auch deswegen, da sich das Gebiet der Pharmakologie ständig wandelt und neues Wissen hinzukommt.

Ich möchte damit jedoch zeigen, wie wir auf der einen Seite froh sein können, dass es diese Medikamente gibt, uns aber auf der anderen Seite darum kümmern müssen, dass die Nebenwirkungen nicht die erwünschten Wirkungen übertreffen. Dazu müssen sich auch die einzelnen Familien kundig machen und sich eine fachkompetente medizinische Betreuung suchen, die sie entsprechend beraten können. Dann kann eine Medikation zusammengestellt werden, von der die Betroffenen bestmöglich profitieren.

Bitte keine Medikation in Eigenregie ohne ärztliche Beratung!

Ich hätte noch über viel mehr Medikamente wichtige Details schreiben können. Dies hätte jedoch den Rahmen des vorliegenden Buches gesprengt, so dass ich auf die mehrfach von mir genannte Literatur verweise.

Wie einzelne Beispiele, insbesondere im Kapitel „Epilepsie" zeigen, braucht man manchmal Geduld und starke Nerven. Diese und den angestrebten Erfolg wünsche ich Ihnen!

CKL

Quellenangaben

1. Geisslinger, G. und Menzel. S.: Wenn Arzneimittel wechselwirken – Wichtige Interaktionen erkennen und vermeiden, 1. Auflage 2017, Wissenschaftliche Verlagsgesellschaft mbH
2. Gröber, U. und Kisters, K.: Arzneimittel als Mikronährstoff-Räuber: Was Ihr Arzt und Apotheker Ihnen sagen sollten, neueste und erweiterte Ausgabe August 2022, Wissenschaftliche Verlagsgesellschaft
3. Gröber, U.: Arzneimittel und Mikronährstoffe - Medikationsorientierte Supplementierung. 4. Auflage 2018, Wissenschaftliche Verlagsgesellschaft
4. Hick, C. und Hick, A.: Kurzlehrbuch Physiologie, 8.Auflage, Elsevier-Verlag München, 2017
5. Fessler, B.: Neues Antiepileptikum bei fokalen Anfällen, Levetiracetam-Weiterentwicklung Brivaracetam erweitert das therapeutische Spektrum, DAZ 2016, Nr. 7, S. 31, 18.02.2016
6. Klotz, K. A., Hirsch, M., Heers, M., Schulze-Bonhage, A., Jacobs, J.: Effects of cannabidiol on brivaracetam plasma levels, Epilepsia, Juli 2019, Epub 2019 Jun 18, PMID: 31211851, DOI: 10.1111/epi.16071
7. Kannegießer-Leitner, C.: Das Angelman-Syndrom besser verstehen – Handbuch für Eltern und andere Fachleute, 2018, Sequenz Medien Produktion
8. Zorn, G.: CBD – Hope and/or hype?, STCM 3.0 Conference – 19.1.2019 – Bern, CH
9. Jiang R, Yamaori S, Okamoto Y, Yamamoto I, Watanabe K. Cannabidiol is a potent inhibitor of the catalytic activity of cytochrome P450 2C19. Drug Metab Pharmacokinet. 2013;28(4):332-8. doi: 10.2133/dmpk.dmpk-12-rg-129. Epub 2013 Jan 15. PMID: 23318708.
10. Deutsche Apothekerzeitung (DAZ): Epidyolex, Cannabidiol, 5.10.2019
11. Dreher, J.: Benzodiazepin Umrechnungstabelle, PSYCHIATRIE TO GO, 29. Januar 2012
12. Frisium-Fachinformation, Sanovi, November 2020
13. Gebrauchsinformation Epidyolex 2022, GW Pharma
14. Maucher, I. V. Epidyolex, Gelbe Liste, 10.10.2019
15. Thibert, R.L.; Conant, K.D.; Braun; E.K.; Bruno, P.; Said, R.R.; Nespeca, M.P.; Thil, E.A.: Epilepsy in Angelman syndrome: A questionnaire-based assessment of the natural history and current treatment options, Epilepsia, 50(11):2369–2376, 2009, doi: 10.1111/j.1528-1167.2009.02108.x
16. Petnidan-Fachinformation, 2014

17. Angelman e.V. Deutschland, Erfahrungen mit Angelman-Patienten, Forschungsgruppe des Angelman e.V. Deutschland, 2015-2018, nicht veröffentlicht
18. Herbel, J. N.: Petnidan, Gelbe Liste 21.02.2022
19. Lamotrigin-Fachinformation, Heumann, Dezember 2020
20. Levetirazetam-Fachinformation, Ratiopharm, 2023
21. Kannegießer-Leitner, C.: Eigene Patienten und Patientinnen 1993 - 2024
22. Maucher, I.V.: Melatonin, Gelber Liste, 2024
23. Klein, S. und Alnouri, N.: Midazolam, Gelbe Liste, 22.02.2024
24. Thibert, R.L; Shaaya, E.A.; Grocott, O.R; Laing, O.;.: Seizure treatment in Angelman syndrome: A case series from the Angelman Syndrome Clinic, Department of Neurology, Massachusetts General Hospital, Boston, MA, United States, Epilepsy & Behavior 60 (2016) 138–141, Elsevier
25. Seiffert, J. Cenobamat, Gelbe Liste, 13.7.2021
26. Valproat-Fachinformation, 2021
27. Gröber, U.: L-Carnitin und die mitochondriale Toxizität der Valproinsäure, DAZ 2011, Nr. 37, S. 55, deutsche-apotheker-zeitung.de
28. Maucher, I. V. Valproinsäure, Gelbe Liste, 13.03.2019
29. Klein, S. Omeprazol, Gelbe Liste, 14.4.2023
30. Maucher, I. V.: Pantoprazol, Gelbe Liste, 14.4.2023
31. Fachinformation Gaviscon, Januar 2020
32. Hacke, W. und Dichigans, M.: Genetische und molekulare Grundlagen neurologischer Krankheiten in Neurologie (Herausgeber Werner Hacke):, 14. Auflage 2016, Springer-Verlag
33. Braat, S. und Kooy, R. F.: The GABAA Receptor as a Therapeutic Target for Neurodevelopmental Disorders, Neuron-Perspective 86, 2015
34. Bruker, M. O. und Gutjahr, I.: Stuhlverstopfung in 3 Tagen heilbar: Ohne Abführmittel, emu-Verlags- und Vertriebsgesellschaft Ernährung.-Medizin-Umwelt; 27. Auflage. 2018

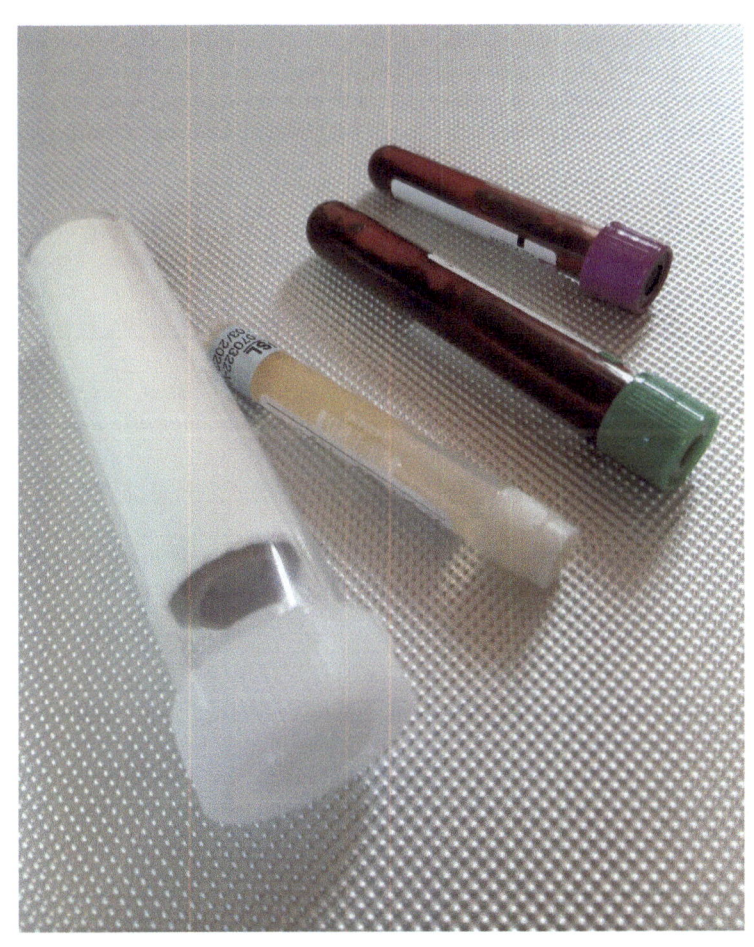

Labordiagnostik

In diesem Kapitel alle Details und Zusammenhänge über die üblicherweise durchgeführten Laborwerte zu beschreiben, würde den Rahmen des vorliegenden Buches sprengen. Aus diesem Grund verweise ich auf andere Literatur, in denen die gängigsten Laborwerte sehr gut und verständlich erklärt werden und die auch mir im folgenden Kapitel als Quellen gedient haben:

> *Laborwerte einfach erklärt: Entschlüsseln Sie Ihren Laborbericht zu Blutwerten, Mikro- und Makronährstoffen, Bakterien, Viren und Hormonen*
> Von Atilla Duyar und Nico Laur, 18. Mai 2021, Riva-Verlag (1)

> *Laborwerte verstehen. Kompakt-Ratgeber: Blut-, Urin- und Stuhlanalysen - Normalwerte im Überblick - Fachbegriffe und wichtige Abkürzungen*
> Von Maria Lohmann, 3. Mai 2019, 7. Auflage, Mankau-Verlag (2)

> *Meine Laborwerte – den Laborbericht verstehen, 5. aktualisierte Auflage*
> Von Matthias Bastigkeit und Prof. Dr. Peter B. Luppe, 2020, Stiftung Warentest, Berlin (3)

Somit verzichte ich auf die Beschreibung der üblicherweise abgenommenen Laborwerte und gehe auf den folgenden Seiten eher auf die Laborwerte ein, die nicht zum Standardrepertoire der Labordiagnostik gehören, aber in gewissen Situationen doch sinnvoll sein können.

- **Ammoniak** entsteht beim Abbau von Proteinen in allen Organen des Körpers. Normalerweise wird Ammoniak in der Leber in Harnstoff umgewandelt, der dann über die Nieren mit dem Urin aus dem Körper ausgeschieden wird. Stark erhöhte Ammoniakwerte wirken neurotoxisch (4), schädigen somit das Gehirn.
Die Bestimmung von Ammoniak ist etwas aufwendig (5), da bestimmte Voraussetzungen gegeben sein müssen (Bestimmung aus Vollblut oder Plasma, gekühltes Röhrchen, Transport im Eiswasserbad u.a.)
Ammoniak wird meist im Rahmen einer Untersuchung der Leberleistung bestimmt, bei Menschen mit Epilepsie hauptsächlich unter Valproat-Medikation.

Allerdings können auch andere Medikamente leberschädigend sein, insbesondere bei langandauernder Gabe, hierunter Medikamente, die häufig von Menschen mit Epilepsie eingenommen werden. Insofern ist insbesondere bei Antiepileptika eine regelmäßige Kontrolle der Leberwerte wichtig, siehe Kapitel *„Spezielle Medikamente"*.

MAKRONÄHRSTOFFE und MIKRONÄHRSTOFFE

Makronährstoffe sind (siehe z.T. unter Stoffwechselerkrankungen):
➢ Kohlenhydrate
➢ Fette
➢ Proteine

Mikronährstoffe sind:
➢ Vitamine
➢ Mineralstoffe
➢ Spurenelemente
➢ Aminosäuren
➢ Fettsäuren (werden noch nicht im Organismus getestet, lediglich in Lebensmitteln)

Die Mikronährstoffe sind nur in vergleichsweise geringen Mengen in der Nahrung und im Körper vorhanden, haben aber wie die Makronährstoffe spezielle Aufgaben.

Nahezu alle Stoffwechselvorgänge im Körper und viele physiologische Funktionen sind von der Verfügbarkeit der **Mikronährstoffe** abhängig.

Jeder dieser Mikronährstoffe hat seine speziellen Aufgaben, die auch nicht unbedingt von anderen Stoffen übernommen werden können, so dass ein Mangel sofort zum Tragen kommt, wenn er auch womöglich eher schleichend bemerkt wird.

Mikronährstoffe werden benötigt für:
➢ die allermeisten Enzymfunktionen
➢ die Nervenimpulsübertragung
➢ die Bildung und Verwertung der Zellenergie
➢ die Aktivität des Immunsystems
➢ die Entgiftungsleistung der Leber
➢ den Aufbau von Geweben und Zellen
➢ den Hormonhaushalt
➢ das Erscheinungsbild der Haut
➢ die Funktion der Sinnesorgane
➢ und vieles, vieles mehr

Vitamine

- ➤ Vitamin A
- ➤ Vitamin B1 (Thiamin)
- ➤ Vitamin B2 (Riboflavin)
- ➤ Vitamin B6 (aktivierter Metabolit ist Pyridoxalphosphat)
- ➤ Vitamin B9 (Folsäure)
- ➤ Vitamin B12 (Cobalamin)
- ➤ Vitamin C (Ascorbinsäure)
- ➤ Vitamin D (Cholecalciferol = Vitamin D3)
- ➤ Vitamin E

Diese hier genannten Vitamine haben eine spezielle Bedeutung, sei es, da ihre Aufnahme durch Medikamente wie z.B. Protonenpumpenhemmer* oder auch Antiepileptika gehemmt wird. Hinzu kommt ihre Bedeutung für den Energie-Stoffwechsel oder auch geistige Leistungsfähigkeit.

Mineralstoffe und Spurenelemente
Zu den wichtigsten Mineralstoffen/ Spurenelementen gehören:

Calcium, Ferritin, Jod, Kalium, Kupfer, Magnesium, Mangan, Natrium, Selen, Zink
Wie man der folgenden Kurzbeschreibung schon ansieht, ist der Elektrolythaushalt bei Menschen mit Epilepsie ein sehr wichtiger Bestandteil der Diagnostik, denn insbesondere bei diesen gibt es etliche Situationen, in denen dieser gestört sein kann.

Calcium ist wichtig für den Knochenaufbau und die Reizleitung der Nerven zum Muskel.
Calcium wiederum wird dann womöglich zu niedrig sein, wenn durch spezielle Medikamente wie z.B. Omeprazol zu wenig Vitamin D im Magen aufgenommen wird (6, 7). Osteoporose kann die Folge sein.

Ferritin beschreibt den Vorrat an Eisen. Eisen ist im Hämoglobin eingebaut, also für die Sauerstoffversorgung durch das Blut erforderlich.
Eisenmangel kann negative Auswirkungen auf verschiedene Neurotransmitter haben (z.B. auf Dopamin, Serotonin, GABA und Glutamat) (8).

Jod ist das wichtigste Element für die Schilddrüse, die es in die Schilddrüsenhormone einbaut.
Jod ist als Elektrolyt sehr wichtig. Allerdings können oft Menschen mit Cerebralparese und Mehrfachbehinderung nicht so gut wie andere beschreiben, wenn sie sich schwach oder schlapp fühlen, so dass auf jeden

Fall auch ohne geäußerte Beschwerden eine Schilddrüsendiagnostik durchgeführt werden sollte.

Kalium ist wichtig für die Erregungsausbreitung an Nerven und Muskeln, insbesondere auch an der Herzmuskulatur.
Calcium, Natrium und Kalium sind ebenfalls wichtige Elektrolyte, wenn es um die Erregungsausbreitung von Reizen geht, also sind diese Elektrolyte bei Epilepsie ebenfalls zu beurteilen.

Kupfer ist Bestandteil vieler Enzyme und dient zusätzlich noch dem antioxidativen Schutz.

Magnesium wirkt auf die Erregungsübertragung vom Nerven zum Muskel ein.
Große Bedeutung hat bei Epilepsie die Frage, inwieweit ein Magnesiummangel vorliegt und so die Situation der Epilepsie verschlechtern kann (9, 10). Hierbei ist es wichtig herauszufinden, ob generell ein Magnesiummangel vorliegt oder nur in speziellen Situationen wie z.B. Stress jeglicher Form, z.B. auch große Hitze mit Schwitzen und Magnesiumverlust durch den Schweiß (siehe Kapitel *„Epilepsie"* und *„Spezielle Medikamente"*).

Mangan: Die Mitochondrien sind die sogenannten Energiekraftwerke der Zellen und benötigen für ihre Arbeit Mangan.

Natrium reguliert den Wasserhaushalt und ist, siehe oben, für die Erregungsausbreitung im Nervensystem erforderlich, ist somit speziell auch wichtig für die korrekte Erregungsausbreitung, somit um den Organismus vor einem Anfall zu schützen.

Selen kommt in unterschiedlichen Gegenden in sehr unterschiedlicher Menge im Boden vor und somit auch in dem dort wachsenden Obst und Gemüse, woraus sich eventuell ein Mangel für den Körper ergibt.

Zink ist wichtig für die Immunabwehr und das Immunsystem.
Etliche meiner Patienten und Patientinnen neigen unter einer gewissen Infektanfälligkeit, so dass hier der Zinkhaushalt wichtig zu beurteilen ist.

Mineralstoffprofil im Vollblut oder Serum
Diese Diskussion scheint eine unendliche zu sein. Letztendlich ist es wohl so, dass im Vollblut gemessene Werte die Situation nicht nur im Serum, sondern auch in den Zellen (z.B. Erythrozyten) selbst berücksichtigen. Allerdings muss man auch akzeptieren, dass alle Vergleichswerte der Literatur sich auf die Werte im Serum beziehen, so dass auch die Messung im Serum ihre Berechtigung hat (11).

Inwieweit es Sinn macht, diese Mikronährstoffe in Gänze bzw. in ihrer Gesamtheit zu testen oder ob es sinnvoller sein kann, einzelne hier auszuwählen, muss mit dem Arzt oder der Ärztin Ihres Vertrauens besprochen werden.

Zu den möglicherweise auszutestenden Aminosäuren gehören z.B.:
Alanin, Arginin, Asparagin, Asparaginsäure, Citrullin, Cystein, Glutamin, Glutaminsäure, Glycin, Histidin, Isoleucin, Leucin, Lysin, Methionin, Ornithin, Phenylalanin, Prolin, Serin, Taurin, Threonin, Tryptophan, Tyrosin, Valin

Insbesondere, wenn bei Menschen mit Mehrfachbehinderung und Cerebralparese nicht zu klärende gesundheitliche Probleme wie z.B. eine therapierefraktäre Epilepsie, ausgeprägte Müdigkeit, Schlappheit oder ähnliche schwer zu definierende Symptome auftreten, empfiehlt sich eine solche aufwendige **Mikronährstoffanalyse auch in Bezug auf diese genannten Aminosäuren hin durchzuführen.** Ebenso kann diese hilfreich sein, wenn mehrere Medikamente nebeneinander eingenommen werden und die möglichen Interaktionen Auswirkungen auf die Aufnahme von Medikamenten befürchten lassen.
Eine solche Mikronährstoffanalyse könnte enthalten Vitamine, Mineralstoffe, Spurenelemente und Aminosäuren.
Ein mögliches Labor hierfür ist das *DCMS-Mikronährstoff-Profile - Mikronährstoffanalysen*
www.diagnostisches-centrum.de

ALLERGIEN / ÜBEREMPFINDLICHKEITSSYNDROME
Künstliche Farbstoffe
Sicherlich gehen hier die Meinungen nach wie vor weit auseinander. Denn man sieht immer noch knallbunte Süßigkeiten und Torten. Jedoch kann man schon in den letzten Jahren beobachten, dass immer mehr Süßigkeiten

nicht mehr mit künstlichen, sondern mit natürlichen Farbstoffen gefärbt werden. Diese sehen z.T. sogar bereits schon richtig knallig aus.

Ich selbst konnte diese Entwicklung persönlich miterleben: Als meine Kinder klein waren, war man z.B. in Schweden schon auf natürlich gefärbte Süßigkeiten umgewechselt. In Deutschland war vieles Süße noch knallrot, knallgrün usw. Und diejenigen wie ich, die dies nicht mochten, waren leichte Außenseiter. Inzwischen gibt es fast alles mit natürlichen Farbstoffen.

Wenn man sonst nicht zu einer Lösung kommt, macht es Sinn, bei Verdacht auf eine solche Überempfindlichkeit bzw. Allergie entsprechende Labortests durchzuführen. Es gibt spezielle Tests auf der Haut/Schleimhaut.

Dann gibt es noch Tests, mit denen man Antikörper, die nach einer allergischen Reaktion gebildet werden, nachweisen kann.

Dies sind der Gesamt-IgE und der spezifische IgE (auch RAST-Test genannt). Der RAST-Test wird eingesetzt, wenn der gesamt-IgE erhöht ist. Manchmal kann jedoch eine vorherige genaue Beobachtung dazu beitragen, dass sehr viel schneller die Diagnosen gestellt werden können.

Laktose-Intoleranz
- ➤ **Wasserstoff-Atemtest**
- ➤ **Laktose-Toleranztest**
- ➤ **Gentest**
- ➤ **Dünndarmbiopsie**
- ➤ **Laktoseintoleranz-Selbsttest**

Zusätzlich zu einem positiven Test wird üblicherweise gefordert, dass man auch Beschwerden nach der Einnahme von Milchprodukten hat. Manchmal kann es enorm schwierig bzw. langwierig sein, auf einem Lebensmitteletikett zu finden, ob Laktose enthalten ist. Man kann sich dann damit behelfen, dass z.B. bei Käse der Kohlehydratanteil unter 0,1 % liegen sollte. Denn dann kann so gut wie keine Laktose enthalten sein. Auch wenn man sich nicht unbedingt vegan ernähren möchte, kann man bei veganen Produkten ebenfalls sicher sein, dass sie keine Laktose enthalten.

Histaminintoleranz (HIT)
Die HIT ist in ihrer Ausprägung als genetisch bedingte Erkrankung und als erworbene Erkrankung möglich. Ist diese genetisch bedingt, gibt es eine homozygote* und eine heterozygote* Histaminintoleranz. Bei der homozygoten Form ist die Ausprägung stärker als bei der heterozygoten Form. Es gibt tatsächlich keinen echten messbaren Labornachweis zum

Histamingehalt. Findet sich im Stuhl Histamin, liegt der Verdacht auf DAO-Mangel (DAO: Diaminoxidase im Darm) nah. Dann kann der Körper das Histamin nicht ausreichend genug abbauen. Dies wiederum deutet auf eine Darmschleimhautproblematik hin.

Wenn offensichtlich mit der Verdauung Probleme bestehen, jedoch bisher keine Diagnose gestellt werden konnte, sollte an HIT gedacht werden. In diesem Fall sollten sowohl Lebensmittel als Histaminlieferanten als auch Medikamente in die Überlegung mit einbezogen werden.

Man sollte sich in dieser Situation auch überlegen, einen Gentest einzusetzen, um eine genetisch bedingte Histaminintoleranz nachzuweisen (siehe Nutrigenomischer Test Seite 259).

Dies z.B. über *https:// mthfr-genetics.co.uk*

HAARMINERALANALYSE

Mit einer Haarmineralanalyse, können Mineralstoffungleichgewichte sowie Schwermetallbelastungen aufgedeckt werden. So dass auch diese Analyse ein Test ist, nachdem etliche andere Tests bereits durchgeführt worden sind, und die unklare Symptomatik bestehen bleibt, aber keiner Ursache zuzuordnen ist.

DARM
> **Mikribiom des Darmes**

Der Darm ist mit sehr vielen Keimen besiedelt, die wir für ein gesundes Leben benötigen. Stress oder auch Antibiotika können dieses Gleichgewicht empfindlich durcheinanderbringen. Hieraus resultieren die unterschiedlichsten Beschwerden, so dass man immer bei Bestehen unklarer Symptome, die nicht ausreichend zu behandeln sind, die Darmflora testen sollte. Allerdings kann es auch sinnvoll sein, eine Stuhlprobe auf vorhandene Darmflora zu testen, wenn ganz andere Symptome vorherrschen, z.B. Allergien, Infektanfälligkeit, Müdigkeit, Schlappheit und andere z.T. schlecht zu definierende Symptome.

■■■

Auf den zurückliegenden Seiten habe ich die Laborwerte erklärt, die am häufigsten bei den Kontrolluntersuchungen getestet werden und über die die von mir betreuten Familien gerne mehr wissen wollten. Auf den nächsten Seiten beschreibe ich *weitere spezielle Laboruntersuchungen, die speziell bei Menschen mit Epilepsie Sinn machen können.*

Angegeben habe ich bei speziellen Untersuchungen die Laboreinrichtungen, die derzeit (Sommer 2024) am häufigsten eingesetzt wurden. Selbstverständlich gibt es auch weitere Labore, die mit solchen Tests arbeiten und hierin Erfahrung haben:

Carnitin-Test unter Valproat-Medikation
Gerade wegen der möglichen Nebenwirkungen von Valproat (7) sollte man, wenn man Valproat nicht vermeiden kann und es als Langzeitmedikation eingesetzt wird, u.a. regelmäßig den Carnitin-Wert kontrollieren und bei Bedarf Carnitin substituieren. Denn ein Carnitin-Mangel kann u. a. für motorische Verschlechterungen verantwortlich sein. Carnitin kann den valproatbedingten Schäden an Mitochondrien entgegenwirken (12).

Coenzym Q10
Coenzym Q10 ist nicht nur ein gerade recht modernes Anti-Aging-Mittel. Es ist für etliche Abläufe erforderlich, denn es kommt in jeder Körperzelle vor. Energiegewinnung, Herz-Kreislaufsystem und auch Immunabwehr benötigen es. Als diagnostische Mittel stehen Schnelltests oder die Tests in Laboren zur Verfügung.

Arbeitsgemeinschaft Arzneimitteltherapie bei psychiatrischen Erkrankungen e.V. / AGATE
Dies ist die Anlaufstelle für Menschen, die mehrere Medikamente nebeneinander bekommen, trotzdem die Wirkung noch nicht ausreichend ist und bei denen man wissen möchte, ob die einzelnen Medikamente richtig wirken oder ob sie zu schnell oder zu langsam abgebaut werden. Denn der Abbauweg des einzelnen Medikamentes beeinflusst die Wirkung und den Abbauweg anderer Medikamente. Insbesondere bei Menschen mit therapierefraktärer Epilepsie und einer Mehrfachmedikation kann eine zusätzliche Diagnostik über dieses Labor sinnvoll sein.
Leiter der Arbeitsgemeinschaft AGATE ist:
Prof. Dr. med. Dr. rer. nat. Ekkehard Haen

Nutrigenomischer Test
Dies ist ein zusätzlicher Gentest, um z.B. über individuelle Genvarianten gezielt die Verstoffwechselung von körpereigenen Stoffen, Lebensmitteln und auch Medikamenten abklären zu können. Bei meinen Patienten und Patientinnen kommt er meistens dann zum Einsatz, wenn alle anderen Möglichkeiten ausgeschöpft sind und trotzdem keine Besserung der Epilepsie erreicht werden konnte.

Dieser Nutrigenomische Test berücksichtigt die Zusammenarbeit der genetischen Veranlagung mit epigenetischen* Einflüssen wie Lebensstil, Ernährung, Alter und Umwelteinflüsse und gibt entsprechende Hinweise auf die weitere Vorgehensweise, die Beschwerden zu verbessern. Unter anderem wird hierbei auch auf eine genetisch bedingte Histaminintoleranz getestet.

Z. B. auszutesten durch:

https:// mthfr-genetics.co.uk

Beratung wäre möglich über: Bio-Nutritionist & Nutrigenomic Consultant
www.cristina4health.com

Neurotransmittertest im Urin

Es gibt etliche Neurotransmitter, auch Botenstoffe genannt, da sie für die Übertragung der Signale von einem Nerven zum nächsten sorgen. Bei therapierefraktärer Epilepsie werden häufig folgende Neurotransmitter im Urin ausgetestet: **Adrenalin, Noradrenalin, Dopamin, Serotonin, GABA, Glutamat,** ebenso bei unerklärlichen Stress-Symptomen (13).

Die hieran häufig geäußerte Kritik ist, dass der Test im Urin zu ungenau ist und man diese Substanzen im Liquor testen müsste. Zum einen jedoch geben die Neurotransmitter-Tests im Urin sehr wohl die derzeitige Situation gut wieder und zum anderen möchte ich nicht wegen jeder Neurotransmitter-Kontrolle meinen Patienten und Patientinnen eine Liquorpunktion* zumuten.

Inzwischen gibt es etliche Labore, die sich auf solche Neurotransmittertests spezialisiert haben, unter anderem Lab4more in München.

www.lab4more.de

Cortisol zusätzlich auszutesten, ist ebenfalls möglich. Dies wird dann durchgeführt, wenn der Tagesablauf von Seiten der Munterkeit und Müdigkeit abweichend der üblichen Varianten ist. Wenn also der Verdacht besteht, dass die Cortisol-Tageswerte beeinträchtigt sind, z.B. wenn der- oder diejenige morgens enorm müde und schlapp ist und erst gegen Mittag munter wird – wie es bei manchen Menschen mit Mehrfachbehinderung doch vorkommt. Hier kann man mit einem Cortisol-Tagesprofil feststellen, ob die tagesabhängige Cortisol-Produktion beeinträchtigt ist.

Melatonin-Clearance-Test im Speichel

Bei vielen Menschen mit Cerebralparese oder mit einem Handicap anderer Art stellt der gestörte Schlaf-Wach-Rhythmus ein großes Problem dar. Nicht nur für diese Menschen selbst, sondern auch für ihre Familien, die durch das „nachtaktive" Familienmitglied stark in ihrem eigenen Schlaf beeinträchtigt

260

werden. Hier kann bei etlichen die Gabe von Melatonin, auch Schlafhormon genannt, helfen. Allerdings macht es Sinn, wenn hierdurch kein Erfolg erreicht werden kann, den Melatonin-Spiegel, womöglich sogar im Tagesverlauf, abzunehmen. Denn speziell beim Abbau von Melatonin gibt es die Möglichkeit, dass Personen dies wesentlich langsamer als üblich abbauen und somit eine geringere Dosis benötigen. Siehe hier den von mir geschriebenen *„Melatonin bei Angelman-Syndrom – Details aus der Wissenschaft sowie Alltagserfahrungen betroffener Familien"* (ab Seite 369 sowie in den Quellenangaben 9). Die in diesem Artikel beschrieben Details und Überlegungen können auch auf andere Personen, die nicht vom Angelman-Syndrom betroffen sind, zutreffen.

DNA- Cannabis-Test

Mit diesem Test wird zum einen die Verträglichkeit und zum anderen die Verstoffwechselung von CBD (Cannabidiol) und/oder THC (Tetrahydrocannabinol) getestet. Dies ist insbesondere dann wichtig, wenn man mehrere Medikamente nebeneinander gibt und sich die Frage stellen muss, inwieweit sich die Verstoffwechselung dieser Medikamente und die von CBD gegenseitig beeinflussen.

So kann man sich dann sicher sein, CBD in der richtigen Dosis zu geben. Genauso kann es hilfreich sein, bei sehr niedriger Dosierung zu verstehen, warum es möglich ist, die Dosierung so niedrig zu halten.

Oder aber man muss von Vorneherein damit rechnen, eine höhere Dosis zu benötigen, wenn CBD sehr schnell verstoffwechselt wird.

https://cannabis-dna.com/

Test auf Kryptopyrrolurie (KPU)

Die Kryptopyrrolurie ist eine häufige, aber nach wie vor kaum bekannte und vor allem von der Schulmedizin noch nicht anerkannte Störung des Stoffwechsels (14), die mit kontinuierlichen Verlusten von Vitalstoffen einhergeht. Hauptsächlich verliert der Körper Vitamin B6, Zink und Mangan, da diese Stoffe an das Kryptopyrrol gebunden werden und somit nicht mehr dem Organismus zur Verfügung stehen. Es besteht ein auffälliger Zusammenhang zwischen Kryptopyrrolurie und Probleme mit der Konzentration, aber auch mit Hauterkrankungen.

Getestet wird diese Störung mittels eines Urintestes. Es gibt inzwischen mehrere Labore, die diesen Test anbieten u.a. *Lab4more in München.*

www.lab4more.de

Test auf Hämopyrrollactamurie (HPU)

Das damit einhergehende Krankheitsbild wird als Porphyrinurie bezeichnet. Auch hier sind Vitamin B6, Zink und Mangan betroffen. Inwieweit es sinnvoller ist auf KPU oder auf HPU zu testen, muss mit dem Arzt oder der Ärztin Ihres Vertrauens besprochen werden.

****

Zu den erwähnten Labor-Untersuchungen sowie den sie durchführenden Laboren ist zu erwähnen, dass diese beispielhaft von mir genannt werden, diese Nennung aber nicht bedeutet, dass es verteilt über Deutschland nicht noch andere Labore mit ähnlicher Diagnostik und gleicher Qualität gibt. *Insbesondere an dieser Stelle möchte ich betonen, dass ich nach bestem Wissen und Gewissen diese Liste erstellt habe. Ich kann dennoch keine Gewähr für die Aktualität, Richtigkeit und Vollständigkeit der Informationen übernehmen.* CKL

ZUSAMMENFASSUNG

Wie den einzelnen Kommentaren zu entnehmen ist, gibt es hier Grundlagen-Laborwerte und dann je nach Symptomatik oder Medikation eine weitere spezielle Diagnostik, die bei bestimmter Fragestellung zu empfehlen ist.

Die **Grundlagen-Labor-Diagnostik** unterscheidet sich bei Menschen mit Cerebralparese und Mehrfachbehinderung nicht in allen Punkten von der anderer Menschen. Damit meine ich, dass z.B. das Große Blutbild abgenommen werden sollte, dann aber nicht unbedingt ständig erneut kontrolliert werden muss.

Gleiches gilt für die **Leber- und Nierenwerte**. Anders verhält es sich natürlich bei spezieller Medikation, z.B. Lebertests bei Einnahme von Valproat, Leukozytenzahl bei Einnahme von Ethosuximid.

Elektrolyte zu kontrollieren, ist bei Menschen mit Mehrfachbehinderung sicherlich sinnvoll, da es hier recht oft eine gewisse Dysbalance gibt. Insbesondere sollte auch die Kontrolle des **Magnesiumwertes** routinemäßig dazu gehören, da ein Magnesiummangel leichter zu epileptischen Anfällen führt als dies bei einem ausreichend hohen Magnesiumspiegel der Fall wäre.

Bei der **Schilddrüsen-Diagnostik** sieht es ähnlich aus. Allerdings sollte hier auch unterschieden werden, ob jemand im tiefsten Schwarzwald oder an der Nordsee wohnt, denn an der Nordsee wird es kaum zu einer Jodmangel-Struma* kommen, im Schwarzwald ist dies schon eher möglich. Ebenso gilt hier die jeweilige Medikation zu berücksichtigen.

Nicht bei jedem meiner Patienten und Patientinnen ist ein **Neurotransmittertest** wichtig. Wer keine Probleme mit der Epilepsie, mit dem Schlafen, mit dem Verhalten oder mit Nahrungsunverträglichkeiten hat, muss nicht unbedingt einen solchen Test durchführen lassen. Bei ansonsten nicht zu erklärenden Problemen dieser Art kann ein Neurotransmittertest jedoch sehr wohl weiter helfen, die aktuelle Situation und die Reaktion darauf zu verstehen.

Ein **Cortisol-Tagesprofil** ist nur dann vonnöten, wenn Probleme mit der Munterkeit tagsüber und der Müdigkeit nachts bestehen. Bei einem unauffälligen Tag-Nacht-Rhythmus kann man darauf verzichten.

Ebenso gehört ein Test auf **Kryptopyrrolurie** nicht unbedingt zur Basis-Diagnostik bei Menschen mit Mehrfachbehinderung und Cerebralparese, sondern ist speziell dann sinnvoll, wenn besonders große Konzentrationsprobleme bestehen oder aber durch ansonsten nichts zu erklärende Hautekzeme bestehen.

Die ganze Palette von **Makro- und Mikronährstoffen**, die ich hier beschrieben habe, stellt sicherlich eine gute Zusatzinformation dar. Fühlen sich die Betroffenen jedoch wohl, ist gesund und fit, halte ich diese Tests nicht für zwingend erforderlich. Gleiches gilt für den **Nutrigenomischen Test**.

Auch ein **Melatonin-Test** ist nur sinnvoll, wenn Schlafstörungen vorliegen. Und ein **Melatonin-Clearance-Test** nur dann, wenn Melatonin gegeben werden soll.

Für unbedingt erforderlich halte ich jedoch die **Bestimmung von Serumspiegeln,** die eingesetzt werden, um **Nebenwirkungen bestimmter Medikamente** zu erkennen. Zusätzlich sollten durchgeführt werden z.B.: **Carnitin-Test und Schilddrüsen-Diagnostik** bei der Einnahme von Valproat, **ebenso der Test auf erhöhten Ammoniak im Blut**. Eine regelmäßige **Kontrolle der Leberwerte gehören bei Valproat** und bei anderen Antiepileptika ebenfalls dazu.

Ebenso sind diese Tests mit der Bestimmung des Serumspiels und der Vergleich der **Dosis-Wirkung-Vergleichs**, mit dem kontrolliert wird, inwieweit die derzeitige Dosis die richtige ist, von großer Bedeutung, insbesondere dann, wenn mehrere Medikamente nebeneinander gegeben werden, deren Abbau über die gleichen Enzyme verläuft, so dass eine Interaktion untereinander gegeben ist.

Nicht zwingend erforderlich, aber hilfreich beim Herausfinden der richtigen Dosis ist der **DNA-Cannabis-Test**. Er kann dazu beitragen, besser die richtige Dosis herauszuarbeiten.

Insofern kann man anmerken, dass natürlich bei Menschen mit Mehrfachbehinderung und Cerebralparese, die keine gesundheitlichen Probleme haben, auch weiterhin nicht unbedingt einer der von mir erwähnten speziellen Labortests durchgeführt werden muss.

Bei denjenigen jedoch mit Beschwerden, seien dies therapierefraktäre Epilepsie, Verschlechterung bereits erworbener Fertigkeiten, Schlappheit, Müdigkeit, chaotisches Schlafmuster und anderem sind diese Tests zu empfehlen, je nach Situation auszuwählen.

Es sollte vorher abgesprochen werden, inwieweit der spezielle Test von der Krankenkasse übernommen wird oder als sogenannte IGeL-Leistung privat zu bezahlen ist.

Quellenangaben

1. Duyar, Atilla und Laur, Nico: Laborwerte einfach erklärt: Entschlüsseln Sie Ihren Laborbericht zu Blutwerten, Mikro- und Makronährstoffen, Bakterien, Viren und Hormonen, 18. Mai 2021, Riva-Verlag

2. Lohmann, Maria: Laborwerte verstehen. Kompakt-Ratgeber: Blut-, Urin- und Stuhlanalysen - Normalwerte im Überblick - Fachbegriffe und wichtige Abkürzungen, 7. Auflage, 3. Mai 2019, Mankau-Verlag

3. Bastigkeit, M., Luppe, P. B.: Meine Laborwerte – den Laborbericht verstehen, 5. aktualisierte Auflage, 2020, Stiftung Warentest, Berlin

4. Grau, A. et al.: Stoffwechselbedingte Prozesse des Nervensystems in Neurologie (Herausgeber Werner Hacke), 14. Auflage 2016, Springer-Verlag

5. Ostendorf, N. et al. Plasmaammoniak, DocChecFlexicon, 18.11.2020

6. Gröber, U. und Kisters, K.: Arzneimittel als Mikronährstoff-Räuber: Was Ihr Arzt und Apotheker Ihnen sagen sollten, 10. August 2022

7. Gröber, U.: Arzneimittel und Mikronährstoffe, 2018

8. Kim, J. et al.: Iron and mechanisms of emotional behavior; Journal of Nutritional Biochemistry 25 (2014) 1101-1107

9. Kannegießer-Leitner, C.: Das Angelman-Syndrom besser verstehen – Handbuch für Eltern und andere Fachleute, 2018, Sequenz Medien Produktion

10. Kannegießer-Leitner, C.: Das Angelman-Syndrom besser verstehen – Erwachsenenleben mit dem Angelman-Syndrom, 2023, BoD

11. Strunz, U.: Vollblut wirklich besser? in For ever young am 15.03.2019

12. Gröber, U.: L-Carnitin und die mitochondriale Toxizität der Valproinsäure, Deutsche Apotheker-Zeitung 2011, Nr. 37, S. 55

13. Gumbiller, H. Yalcin, A.: Stresserkrankungen und die Macht der Gedanken, Patienteninfo Neurostress Gumbiller 2017.indd (lab4more.de)

14. Strienz, J.: KPU Kryptopyrrolurie: Verstehen - Ursachen behandeln - Beschwerdefrei leben: Ein Ratgeber für Patienten, Zuckschwerdt; 7. Edition (15. Dezember 2020)

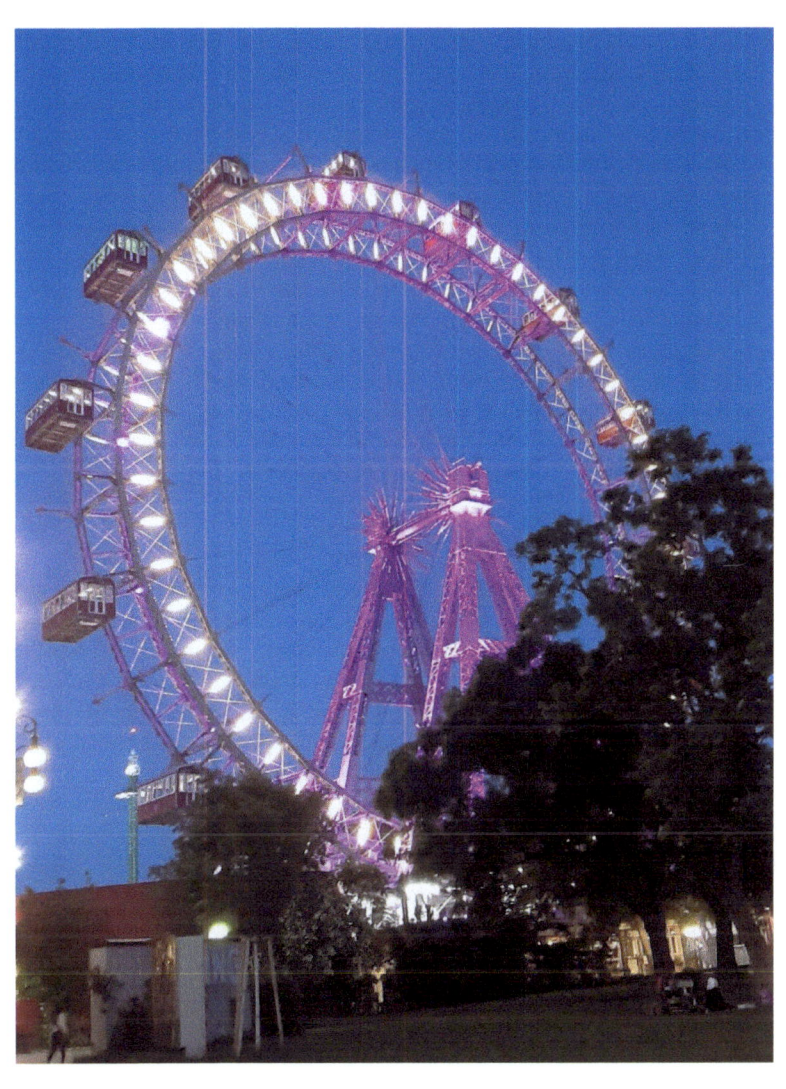

Häufige Begleitsymptome

Die Beeinträchtigungen, die direkt durch die Cerebralparese oder die Mehrfachbehinderung entstehen, sind die eine Seite. Die andere Seite ist die Tatsache, dass häufig Begleitsymptome die Betroffenen und deren Familien gravierend belasten. Sei es, dass es immer wieder zu Infekten kommt oder dass es zu einem häufigen Erbrechen kommt und niemand weiß, warum.

Von etlichen Familien habe ich schon gehört (und denke manchmal ähnlich): „Wenn es bei uns zu lange gut geht und keine Krankheiten aufgetreten sind, werden wir schon fast etwas nervös. Denn dann muss bald etwas passieren." Es ist ein wenig, wie wenn man mit dem Riesenrad nach oben fährt. Unweigerlich – wie von Meter zu Meter mehr erwartet - kommt der Wendepunkt und es geht wieder nach unten. Dieser Wendepunkt ist jedoch viel weniger dramatisch, wenn man sich darauf einstellen und die Ursachen-Wirkungs-Kette verstehen kann. Deswegen habe ich im folgenden Kapitel einige Details über die bei meinen Patienten und Patientinnen am häufigsten auftretenden Begleitsymptome zusammengefasst.

Obstipation als Verdauungsproblem

Etliche Menschen mit Cerebralparese neigen zu Obstipation / Verstopfung. Die eigentliche Ursache, warum genau diese Personen darunter leiden, lässt sich nicht immer klären. Bewegungsmangel, zu geringe Trinkmengen, hauptsächlich Weißmehlprodukte, wenig Gemüse (nicht weil die Eltern kein Gemüse geben würden, sondern weil die Betroffenen kein Gemüse essen wollen....). Also insgesamt zu wenig Flüssigkeit in Kombination mit zu wenig Ballaststoffen kann die Ursachen sein, wobei diese nicht immer eindeutig festzumachen sind. Da diese Menschen oft sehr darunter leiden, sollte ein Plan, wie man am besten vorgehen könnte ausgearbeitet werden. Gerne halte ich mich hierbei an die Empfehlungen von Dr. Bruker (1). Laxantien, Klistiere oder auch das Ausräumen des Darmes können auf diese Weise häufig vermieden werden. Siehe auch Seite 246.

Reflux-Ösophagitis: Definition und Symptome

Wie meine Erfahrung in den letzten Jahren zeigt (2), wird oft erst sehr spät an die Möglichkeit einer Reflux-Ösophagitis bzw. an GERD gedacht (GastroEsophageal Reflux Disease = Gastroösophageale Reflux-Erkrankung). Denn es ist natürlich sehr schwierig, bei einem Menschen mit Mehrfachbehinderung herauszufinden, ob das plötzlich einsetzende Erbrechen auf einen Magen-Darm-Infekt zurückzuführen ist oder auf eine Reflux-Erkrankung.

Auf den betroffenen Bereich weist bereits der Name „Reflux-Ösophagitis" hin. Denn die Entzündung befindet sich im unteren Teil der Speiseröhre. Sie entsteht, wenn der Mageneingang nicht richtig schließt und immer wieder Mageninhalt zurück in die Speiseröhre fließt (Reflux). Üblicherweise ist dieser Übergang zwischen Speiseröhre und Magen geschlossen und öffnet sich nur, um von der Speiseröhre aus Nahrung in Richtung Magen durchzulassen. Der Mageninhalt hat einen sauren pH-Wert und reizt auf diese Weise sehr stark die empfindliche Schleimhaut der Speiseröhre.

Zu objektivieren ist eine Reflux-Erkrankung am besten durch eine Magenspiegelung, denn hierdurch kann man den unteren Teil der Speiseröhre beurteilen und sehen, ob er entzündet ist oder nicht und auch inwieweit der Mageneingangsmuskel richtig schließt.

Nach reichhaltigem Essen wird der Magen gedehnt, so dass dadurch bedingt der Eingang nicht mehr vollständig schließt und Nahrung zurückfließen kann. Es ist aber auch denkbar, dass dieser zu „lockere" Eingang des Magens anlagebedingt entsteht und so ständig der untere Teil der Speiseröhre gereizt wird. Saures Aufstoßen – Sodbrennen - ist schnell die Folge.

Auf diese Details bin ich bereits in meinem ersten Buch über das Angelman-Syndrom eingegangen (3). Da jedoch vieles zwar bei diesem Syndrom besonders häufig zu finden ist (4, 5), jedoch bei anderen Grunderkrankungen auch, gehe ich im Folgenden nochmals näher darauf ein:

Weitere Symptome der Reflux-Ösophagitis können sein:

„Wiederholte Anginen": Der Schmerz bedingt durch den Reflux kann so heftig sein, dass der Eindruck einer Angina pectoris entstehen kann.

Stetig wiederkehrender Husten, hauptsächlich, aber nicht nur, nachts: Dieser entsteht als Reizhusten, da kleine Tröpfchen des Mageninhaltes zurückfließen und in die Bronchien gelangen, was hier zu einer heftigen Reizung führen kann. Sehr oft wird ein solcher Reizhusten verkannt und nicht auf eine Reflux-Ösophagitis zurückgeführt. Diese kann sogar zu Atmungsbeschwerden, Verschlechterung eines bereits vorbestehenden Asthmas oder auch zu einer Lungenentzündung führen.

Es kann im Akutzustand der Refluxösophagitis nicht nur zum harmlosen (aber möglicherweise trotzdem schmerzhaften) Aufstoßen als Sodbrennen, sondern zu schwallartigem Erbrechen kommen.

Im Extremfall wird sogar von betroffenen Familien beschrieben, dass durch den einsetzenden Schmerz, der durch den Reflux auf eine entzündete Ösophagusstelle entsteht, epileptische Anfälle ausgelöst werden können. Es wurde beobachtet, dass mehrere Stunden nach einem solchen schwallartigen Erbrechen ein epileptischer Grand-Mal-Anfall auftrat. Im Unterschied zum Erbrechen nach einem Magen-Darm-Infekt, da hier kein Anfall folgte. Insofern klingt es vielleicht etwas ungewöhnlich, hat aber durchaus seine logische Erklärung, wenn man Mittel zur Verringerung der

Magensaftsekretion oder des Säuregehaltes des Magens oder auch entzündungshemmende Mittel gegen Epilepsie einsetzt – und dies mit Erfolg. Die Reflux-Ösophagitis kann die Ursache häufiger Erkrankungen im Nasen-Rachen-Raum sein, von Ohrenentzündungen oder auch Halsentzündungen, von nicht erklärbarem Husten.

Der Reflux kann auch dazu führen, dass die Nahrung den „falschen Weg nimmt", indem Säure wieder aufsteigt und so die Entwicklung von Lungenentzündungen begünstigt.

Er kann die Ursache etlicher Schwierigkeiten bei der Ernährung sein (auf Grund der Schmerzen: Grimassen, Nahrungsverweigerung).

Viele der von mir betreuten Patienten und Patientinnen können sich nicht äußern, wenn ein Reflux Schmerzen bereitet. Insofern muss man auch hellhörig werden, wenn ein ansonsten eher fröhlicher Mensch in sich gekehrt und bedrückt wirkt. Dies kann sehr wohl Ausdruck der dumpfen ösophagitischen Schmerzen sein.

Therapeutisch ist zunächst an diätetisch-organisatorische Maßnahmen zu denken, wie im Folgenden beschrieben, wobei sie gerade bei Kindern mit Mehrfachbehinderung oder Cerebralparese nicht unbedingt immer problemlos durchzuführen sind

---

- Mahlzeiten, die zu festen Stunden eingenommen werden sollten und sorgfältiges Kauen. Insbesondere zu kauen ist bei den Betroffenen eine Aufforderung, die nicht unbedingt umgesetzt wird. Insofern kann es da auch geraten sein, ein Kautraining durchzuführen, so dass das Kauen automatisiert wird.
- Das Vermeiden von Lebensmitteln, die den Reflux begünstigen oder aggressiv sind wie z.B. zu fette Mahlzeiten, zu stark gezuckertes Essen, Schokolade, kohlensäurehaltige Getränke.
- Man sollte zu den Mahlzeiten nicht zuviel trinken, damit der Magen nicht zu voll wird (eher über den Tag verteilt trinken) und bei Flaschennahrung diese andicken.
- Direkt nach den Mahlzeiten sollte man sich nicht hinlegen (man sollte ein bis zwei Stunden warten), man sollte nicht direkt vor dem Ins-Bett-Gehen etwas trinken und auch nicht während der Nacht.
- Anheben des Kopfteils des Bettes, entweder indem man etwas unter die Füße am Kopfende des Bettes legt, oder indem man Kissen unter die Matratze legt, so dass ein leichter Neigungswinkel zwischen Ösophagus und Magen von 30° entsteht.
- Vermeiden von Übergewicht und Verstopfung

Die medikamentöse Behandlung der Reflux-Ösophagitis basiert auf unterschiedlichen Möglichkeiten

- Im Verringern der Magensaftsekretion und des Säuregehaltes im Magen (Wirkstoff Omeprazol/Pantoprazol unter etlichen unterschiedlichen Handelsnamen). Omeprazol und Pantoprazol sind Protonenpumpen-Hemmer. Die Protonenpumpe ist für die Produktion der Magensäure im Magen verantwortlich und damit für die Säure im Magen.

Auf der einen Seite hilft dies insbesondere beim Reflux sehr effektiv. Auf der anderen Seite ist auch zu berücksichtigen, dass etliche Mikronährstoffe zu ihrer Aufnahme aus dem Magen ein saures Milieu benötigen, so dass deren Aufnahme unter Omeprazol/Pantoprazol reduziert wird und so zu gering sein kann (6).

- Indem der Ösophagus beim Reflux geschützt wird (Wirkstoff Alginat + Aluminiumhydroxid): Der Schaum schwimmt auf dem sauren Mageninhalt und verhindert, dass dieser in den Ösophagus zurückfließt. Diese Medikamente werden nach den Mahlzeiten eingenommen, hauptsächlich dann, wenn man sich schlafen legt. Sie dürfen nicht zusammen mit anderen Medikamenten eingenommen werden, da ansonsten deren Wirkung reduziert werden könnte.

- Auch Cannabidiol-Vollextrakt wirkt entzündungshemmend, so dass man z.B. Protonenpumpenhemmer reduzieren oder absetzen konnte und die Reflux-Ösophagitis nicht wieder aufflammte.

Reflux-Ösophagitis und Magen-Darm-Infekte
Akutphase des Infektes

Zu berücksichtigen ist, dass bei Menschen mit Reflux-Ösophagitis ein „Magen-Darm-Infekt", der bei anderen recht schnell wieder ausgestanden ist, den oberen Verdauungstrakt so belasten kann, dass eine spezielle Vorgehensweise sinnvoll sein kann. Während man im Allgemeinen für eine reichliche Flüssigkeitsmenge sorgt, mit den Betroffenen abspricht, was sie an „leichten Gerichten" in dieser Phase essen möchten, ansonsten aber eher abwartet, mag es bei manchen Patienten und Patientinnen mit der Neigung zu einer Reflux-Ösophagitis sinnvoll sein, den Brechreiz, also das Gefühl der Übelkeit, medikamentös zu lindern, dies z.B. auch durch Metoclopramidhydrochlorid-Tropfen.

Insbesondere bei quälendem ständig wiederkehrendem Erbrechen in den ersten Tagen eines solchen Infektes sollte man nicht zu lange zögern und diese Tropfen geben. **Allerdings sollte auch diese Vorgehensweise unbedingt mit dem Arzt oder der Ärztin des Vertrauens abgesprochen werden, da diese Tropfen epileptische Anfälle auslösen können (wenn auch selten).**

Ich stelle mir da einen gewissen „Teufelskreis" vor: Der untere Teil der Speiseröhre ist wegen der Reflux-Ösophagitis schon etwas entzündet. Und nun wird diese Stelle durch das ständige Erbrechen von noch größeren Mengen „ätzenden" Mageninhaltes plus Magensaftes getroffen. Dies verstärkt die Entzündung und dies wiederum die Übelkeit usw. usw.

Die Zeit nach dem Magen-Darm-Infekt

Auch wenn die Akutphase des Infektes vorbei ist, können spezielle Maßnahmen sinnvoll bzw. hilfreich sein. So z.B. sollte man länger als üblich bei Schonkost bleiben: Das Essen sollte unbedingt fettarm sein. Auch Vollkornprodukte, so empfehlenswert wie sie ansonsten sein mögen, sollten vorübergehend nicht gegeben werden. Milchprodukte sollten zumindest in den ersten Tagen nach dem Infekt vermieden werden. Wenn dann der Appetit wieder zugenommen hat, die körperliche Belastbarkeit wieder hergestellt ist, kann die Ernährung ebenfalls wieder so wie vor dem Infekt organisiert werden – eventuell entsprechend der oben gegebenen Empfehlungen.

Inwieweit bei häufigen Infekten dieser Art eine sogenannte Darmsanierung hilfreich sein kann, sollte ebenfalls mit dem Kinderarzt oder Hausarzt besprochen werden. Wichtig zu wissen ist diesbezüglich, dass es im Magen-Darm-Trakt krankmachende Keime geben kann, die z.B. zu einem solchen Magen-Darm-Infekt führen. Aber es gibt hier auch Keime, die wir für unsere Gesundheit unbedingt benötigen. Letztere gilt es aufzubauen bzw. zu „pflegen", was über eine solche Darmsanierung geschehen kann. Zu einer Darmsanierung gehören meistens eine Ernährungsumstellung (entweder nur in der Akutphase oder auf längere Zeit) sowie spezielle Medikamente, die die Darmflora aufzubauen helfen.

Da Menschen mit Cerebralparese und Mehrfachbehinderung häufig nicht dazu in der Lage sind, uns Rückmeldung zu geben, wie es ihnen unter diesen Maßnahmen geht, bleibt nur eine genaue Beobachtung übrig. Und man muss vielleicht auch von einem Infekt zum nächsten ausprobieren, mit welchen Maßnahmen in der Akutphase und auch anschließend am besten eine rasche Wiederherstellung der Gesundheit zu erreichen ist. Gerade in diesem Bereich muss man akzeptieren, dass jeder anders reagieren kann, also auch jeder eine andere, individuelle Herangehensweise an dieses Thema benötigt.

Neigen Betroffene zu einer gewissen Infektanfälligkeit, was Magen-Darm-Infekte anbelangt? Viele Familien berichten, dass ihr Kind immer wieder an den unterschiedlichsten Gegenständen herumkaut. Ich beobachte dies auch bei meinem Sohn und muss zugeben, dass man gar nicht immer so schnell sein kann, um ihm Schuhe oder andere nicht unbedingt hygienisch einwandfrei saubere Gegenstände, an denen er herumkaut, wegzunehmen.

Insofern ist in manchen Phasen ein Infekt eher eine normale Reaktion als die Folge einer erhöhten Infektanfälligkeit.

Wann besteht ein Magen-Darm-Infekt, wann liegt eine Reflux-Ösophagitis vor?

Sicherlich ist dies ohne eingreifende Diagnostik nicht immer 100%-ig auseinander zu halten. Doch sollte man beim allgemeinen Vorliegen eines Refluxes häufiger an Akutbeschwerden dieser Art denken, als dies bisher geschieht. Manchmal hilft nur das Nachfragen in der Apotheke, ob derzeit viele Personen über ähnliche Beschwerden klagen (dann liegt der Verdacht auf eine Infektionskrankheit nahe) oder ob weit und breit niemand mit Erbrechen zu finden ist (dann sollte man an eine Reflux-Erkrankung denken). Genauso sollte man bei chronischem Reizhusten, auch wenn dieser zunächst akut im Rahmen einer Erkältung auftritt, dann aber hartnäckig bestehen bleibt, an einen refluxbedingten Reizhusten denken. Erst recht muss man hieran denken, wenn nach einem solchen Reizhusten, nach entsprechenden Hustenattacken, ein Grand-Mal-Anfall auftritt.

> *Bei der Abfolge „Erkältung / Husten / Reizhusten / Grand-Mal-Anfälle" an einen Reflux als Ursache der Anfälle bzw. als Folge der Erkältung zu denken, ist sicherlich nicht der erste Gedanke, lohnt sich aber auf jeden Fall.*

Insofern sollte man seinen Arzt oder seine Ärztin des Vertrauens über diese Überlegungen informieren und hat dann im Akutfall zum Gedankenaustausch.

Infektanfälligkeit

Personen mit Mehrfachbehinderung nehmen natürlich genauso wie andere Personen etliche Infekte aus Kindergarten, Schule oder auch Werkstatt mit. Hinzukommt – wie oben bereits beschrieben – die lang andauernde Neigung, alles Mögliche (und Unmögliche) in den Mund zu stecken und darauf herumzukauen. Dies führt von Vorneherein zu einer größeren Belastung mit Keimen. Insofern ist es oft schwierig zu beurteilen, ob es sich um eine tatsächliche Infektanfälligkeit oder eher um eine normale Reaktion handelt.

Nicht vergessen darf man, dass auch Medikamente, die häufig bei Epilepsie eingesetzt werden, zu einer Infektanfälligkeit führen können. Hierzu gehört z.B. Valproat als Antiepileptikum, dies gerade bei einer Langzeitanwendung. Diese Infektanfälligkeit unter Valproat-Medikation findet sich nicht zwangsläufig, wird aber doch von einigen Familien so beschrieben (2).

273

Unter der Medikation mit CBD (Cannabidiol-Vollextrakt) wurde dagegen beobachtet, dass die Neigung zu Infekten deutlich zurückging und die Kinder stabiler wurden.

Man sollte unabhängig der Häufigkeit darauf vorbereitet sein, auf einen Temperatur-Anstieg des Kindes richtig zu reagieren. Denn wie bei gesunden Kindern lediglich Wadenwickel einzusetzen, ist bei Kindern, die auf Erhöhung der Körpertemperatur womöglich mit Krampfallen reagieren, nur selten ausreichend. Hier kann es sinnvoll sein, frühzeitig ein fiebersenkendes Mittel zu geben (z.B. Ibuprofen oder Paracetamol). Ibuprofen hat den Vorteil, dass es als Glutamatblocker wirken kann (7).

Schmerzunterempfindlichkeit

Etliche Eltern berichten, wie sehr ihnen Schmerzunterempfindlichkeit und Temperaturunterempfindlichkeit bei ihrem betroffenen Kind auffallen. Den Beschreibungen ist zu entnehmen, dass es sich hierbei nicht nur um eine verzögerte Nervenleit-Geschwindigkeit handeln könnte, sondern dass tatsächlich sehr heftige Reize erforderlich sind, bis es zu einer Reaktion kommt.

Bezüglich des Schmerzempfindens gibt es etliche Berichte von Familien (2), wie unverändert das Kind reagiert hat, nachdem es gestürzt war oder sich angestoßen hatte. Also vermutete die Umgebung lediglich eine Prellung. Erst nachdem die Schwellung immer stärker geworden war, kam der Verdacht auf, dass es sich sehr viel mehr um eine Fraktur handeln könne, die dann röntgenologisch bestätigt wurde.

Eine Temperaturunterempfindlichkeit ist insbesondere beim Baden in der Wanne gefährlich, wenn vom Kind keinerlei Reaktion erfolgt, auch wenn die Temperatur des Wassers schon viel zu hoch ist. Beim Baden in der Nordsee nicht auf die Kälte zu reagieren – dies fällt zwar ebenfalls auf, ist aber nicht unbedingt gefährlich.

Betrachtet man diese Phänomene von der neurologischen Seite, passt es dazu, dass ein Menschen mit Mehrfachbehinderung insgesamt intensivere, also stärkere Reize benötigt. Dies gilt demnach sowohl für die Wahrnehmung von Reizen und deren Erfassen bzw. Umsetzung als auch für die Grenze hin zum Unangenehmen.

Verminderte Knochendichte (Osteoporose)

Eine reduzierte Belastung der Knochen kann zu Osteoporose führen. Insofern können Menschen mit Mehrfachbehinderung oder Cerebralparese relativ leicht eine Osteoporose entwickeln.

Eine medikamentöse Vorgehensweise sollte mit dem Kinderarzt oder der Kinderärztin abgesprochen werden. Unabhängig davon, ob sich diese Neigung zu Osteoporose auf die Grunderkrankung an sich oder auf auf Bewegungsmangel oder auf beides zurückführen lässt, sollte als begleitende Therapiemaßnahme auf jeden Fall die Bewegung wieder intensiviert und eventuell sogar durch ein Galileo-Training der Osteoporose entgegengearbeitet werden – neben eventueller Supplementierung* mit Kalzium und Vitamin D.

Hinzukommt noch, dass etliche Medikamente, die u.a. eine negative Auswirkung auf den Vitamin-D- und Kalzium-Stoffwechsel haben, zu einer Osteoporose führen können, (8, 9, siehe auch im Kapitel „*Epilepsie*").

Quellenangaben

1. Bruker, M. O. und Gutjahr, I.: Stuhlverstopfung in 3 Tagen heilbar: Ohne Abführmittel, emu-Verlags- und Vertriebsgesellschaft Ernährung.-Medizin-Umwelt; 27. Auflage. 2018
2. Kannegießer-Leitner, C.: Eigene Patienten und Patientinnen 1993 – 2024
3. Kannegießer-Leitner, C.: Das Angelman-Syndrom besser verstehen – Handbuch für Eltern und andere Fachleute, Sequenz Medien Produktion, 2018
4. Piquerez, O. und Pelletier, M. : Reflux gastro-oesophagien (RGO) als Informationsschrift über die französische Facebookgruppe, 2013
5. Château, A. und Piquerez, O.: Le syndrome d'Angelman, parcours de vie des adultes, Verlag L'Harmattan, 2015
6. Gröber, U und Kisters, K.: Arzneimittel als Mikronährstoff-Räuber: Was Ihr Arzt und Apotheker Ihnen sagen sollten, 2. Aktualisierte Ausgabe, 2017, Wissenschaftliche Verlagsgesellschaft Stuttgart
7. Casper, D.; Yaparpalvi, U; Rempel, N.; Werner, P.: Ibuprofen protects dopaminergic neurons against glutamate toxicity in vitro.
Neurosci Lett. 2000 Aug 11;289(3):201-4, PubMed
8. Meier, C.; Kraenzlin, M.E.: Epilepsie, Antiepileptika und Osteoporose, Klinik für Endokrinologie, Diabetes und Metabolismus,. Universitätsspital Basel.
https://www.epi.ch/_files/Artikel_Epileptologie/Meier_1_11.pdf
9. Gröber, U.: Antiepileptika und Vitamin D, Deutsche Apotheker Zeitung, 2008///https://www.deutsche-apotheker-zeitung.de/daz-az/2008/daz-45-2008/antiepileptika-und-vitamin-d

HEG basiertes Neurofeedback (Hämoenzephalographie) integriert in die PMG

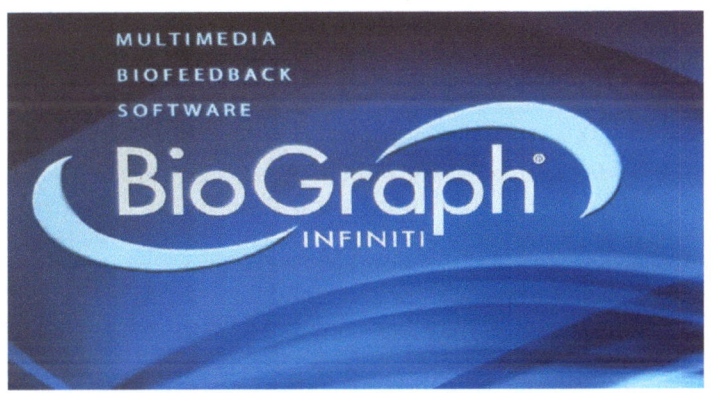

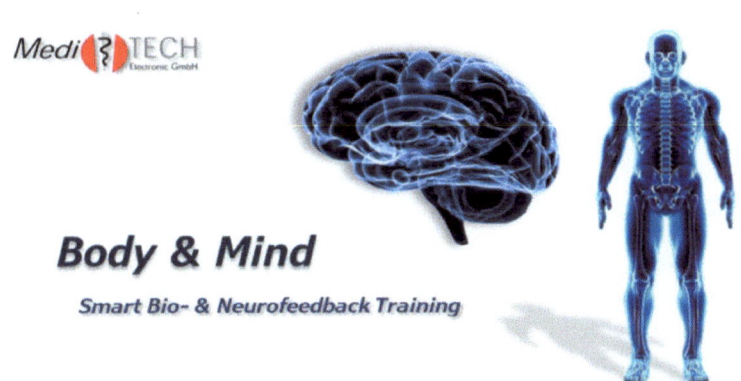

Body & Mind

Smart Bio- & Neurofeedback Training

In meiner Praxis arbeite ich seit 2012 mit dem *HEG basierten Neurofeedback (Hämoenzephalographie)* als ergänzende Therapiemöglichkeit. Wie positiv sich die Kinder und Jugendlichen weiter entwickeln können, wenn sich durch die *HEG* ihre Konzentration nach und nach verbessert, begeistert mich nach wie vor.

Irgendwann stellte ich mir die Frage: Wenn diese Verbesserung der Konzentration bei Kindern und Jugendlichen mit ADS/ADHS möglich ist (siehe meinen Artikel auf Seite 391, der 2017 in der Zeitschrift *„Praxis Ergotherapie"* erschienen ist (1) sowie mein Fachbuch über *ADS, LRS und Co.* von 2015 (2) und weitere Artikel (3, 4, 5), warum dann nicht auch bei Kindern oder Jugendlichen mit Mehrfachbehinderung bzw. Cerebralparese? Denn gerade hier erlebte ich häufig, dass bestimmte Fertigkeiten vorhanden sind, diese aber nicht umgesetzt werden können, da die Konzentration und Ausdauer nicht ausreichen.

Doch bevor ich mehrere Verlaufsberichte schreibe, etwas an Theorie:
Zur *Vorab-Information*: Das Gehirn ist extrem sauerstoffaktiv und benötigt viel Energie, denn es hat nur 2 bis 3 % des Körpergewichts, verbraucht aber 17 bis 20 % Energieumsatzes (6, 7). Aus diesem Grund ist es mit einem dichten Netz von kleinsten Blutgefäßen versorgt, so dass der Blut- und somit der Sauerstofftransport schnell und effektiv erfolgen kann und zwar genau in die Gehirnregion, in der beides gebraucht wird, indem alle Blutgefäße zunächst netzartig an der Oberfläche des Gehirns entlanglaufen und von da aus in die Tiefe des Gehirns eindringen (6).

Mit *Biofeedback* (engl. Rückmeldung biologischer Körpersignale) wird ein wissenschaftlich fundiertes Verfahren bezeichnet, bei dem körpereigene Prozesse, die üblicherweise nicht oder nur ungenau wahrgenommen werden, rückgemeldet und somit bewusst gemacht werden. Somit werden gemessene Körperfunktionen in Signale verwandelt, die von den Sinnesorganen wahrgenommen werden können.

Neurofeedback ist Biofeedback bezogen auf die Gehirnfunktion. Es verhilft dem Gehirn zu einer besseren Kapazität für seine Selbst-Regulation und erhöht die Fähigkeit eines Menschen zur Selbstkontrolle durch Rückmeldung seiner Hirnaktivitäten.

Nun zur HEG (Hämoenzephalographie)
Bekannter ist das EEG gesteuerte Neurofeedback. Hierbei wird mit den Signalen etlicher EEG-Elektroden gearbeitet. Die hier beschriebene HEG beruht auf dem Konzept des nIR-basierten HEG-Neurofeedbacks nach Toomim et al. (nIR HEG: near-Infra-Red HEG/ dies bedeutet „nahe Infrarot) (8).

Dr. Hershel Toomim hatte 1994 entdeckt, dass seine Versuchspersonen lernten, die Sauerstoffzufuhr des Blutes in präfrontalen Gehirnarealen mittels der Infrarot-Spektroskopie zu kontrollieren. Der PFC ist ein Teil des Frontallappens der Großhirnrinde und befindet sich direkt hinter der Stirn. Der PFC ist zuständig für die Persönlichkeitsentwicklung, steuert die Emotionen, die Entscheidungen, die Handlungsplanung sowie die Konzentration. Dies kann man für den Einsatz der HEG ausnutzen (9, 10). Toomim entdeckte, dass Klienten diese Fähigkeit zur Selbststeuerung nach den Prinzipien des Biofeedbacks lernen konnten. Seither nennt er diese Technik *Hämoenzephalographie* (Hemo bedeutet Blut, Encephalon bedeutet Gehirn, Graphie bedeutet Beschreibung, Darstellung).

Bei der nIR-HEG misst man die Färbung des Blutes, welche sich je nach Grad des Sauerstoffgehaltes verändert und mehr oder weniger stark reflektiert wird. Entscheidend zu wissen ist, dass man nicht die Konzentrationsfähigkeit an sich misst, sondern die Sauerstoffsättigung des Blutes im präfrontalen Cortex (PFC), woraus man auf die Konzentration schließen kann.

Rotes (660nm) und infrarotes (850nm) Licht wird abwechselnd auf das Gehirngewebe „geworfen". Rotes Licht zeigt in der Lichtabsorption einen starken Unterschied zwischen sauerstoffreichem und sauerstoffarmem Blut, infrarotes Licht zeigt jedoch kaum einen Unterschied.

Ein in das HEG-Stirnband integrierter Sender/Empfänger sendet ein Licht auf das Gehirn (im Präfrontalhirnbereich) aus, wobei dieses Licht eine Mischung aus rotem und infrarotem Licht ist. Aus der Messung des zurückgeworfenen Lichtes ergibt sich der jeweilige Wert, der angezeigt wird bzw. mit dem das Programm arbeitet.

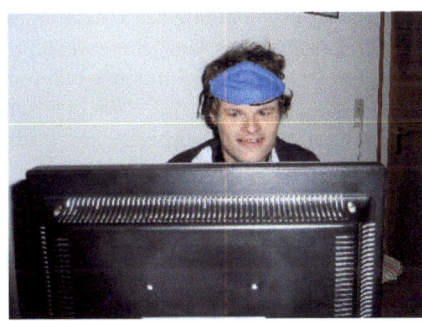 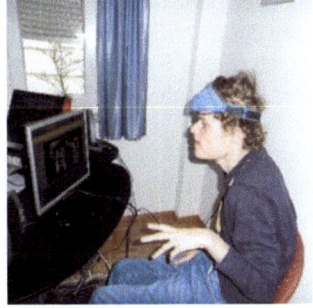

Abb. 119a und 119b: Blick auf den Trainierenden und den Bildschirm

Wenn die regionale Sauerstoffsättigung des Blutes durch neuronale Aktivierung steigt (bedingt durch eine erhöhte Arbeit des präfrontalen Cortex), ändert sich das Signal des Gerätes.

Eine alleinige Änderung des Signals mit Änderung der Messwerte würde für sich genommen die Trainierenden nicht unbedingt dazu motivieren, sich mehr anzustrengen. Aus diesem Grund ist das HEG-Konzept so aufgebaut, dass über die Änderung der Signale bestimmte Programme bzw. Animationen auf dem Bildschirm ablaufen können. So z.B. kann man ein Flugzeug zum Fliegen bringen, selbst fliegen oder Achterbahn fahren, um nur drei mögliche Animationen zu benennen. Oder als weitere Alternative kann man eine Wunsch-DVD einlegen, was bei kleineren und auch bei stärker beeinträchtigten HEG-Trainierenden meistens am besten funktioniert und somit am effektivsten ist.

Trainingsverlauf der HEG in meiner Praxis

Typisches *HEG- oder EEG-basiertes Neurofeedbacktraining* wird in der Regel einmal wöchentlich durchgeführt. Dagegen ist das hier beschriebene Trainingssetting grundlegend anders konzipiert. Da meine Patientenfamilien verteilt über Deutschland und das deutschsprachige Ausland leben, sind wöchentliche Sitzungen nicht realisierbar. Daher wurde von mir für diese Patienten und Patientinnen ein neuartiges *HEG-Kompakttraining* entwickelt und durchgeführt. Statt einer wöchentlichen Sitzung wird jeweils in 3 getrennten Sitzungen pro Tag trainiert. Dies am besten an mehreren Tagen hintereinander (bei Familien, die aus großer Entfernung anreisen) oder ein über den anderen Tag (bei Familien aus der Nähe), nach Rücksprache mit Kindergarten, Schule oder anderen Einrichtungen während der Schulzeit oder auch in den Ferien. Die bislang erhobenen Messdaten sowie einhergehende Patientenrückmeldungen zeigen deutlich die Wirksamkeit und den Erfolg dieser Vorgehensweise; so dass ich dieses Kompakttraining auch bei Familien ganz aus der Nähe in dieser Weise anbiete.

Der Aufbau des HEG-Trainings bei Trainierenden mit Mehrfachbehinderung oder Cerebralparese unterscheidet sich höchstens ganz zu Beginn von der *HEG* bei z.B. Schülern und Schülerinnen aus der Regelschule, da man mehr Geduld mitbringen muss, die einzelnen Einheiten nicht sofort 20 Minuten lang machen darf und der/die Trainierende neben der Bezugsperson oder auf deren Schoß sitzt. Allerdings wird auch bei Kindern und Jugendlichen mit Mehrfachbehinderung oder Cerebralparese nach und nach ein Kompakttraining der *HEG* angestrebt.

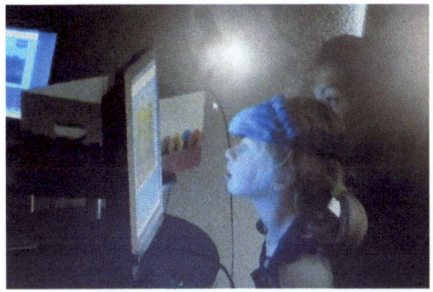

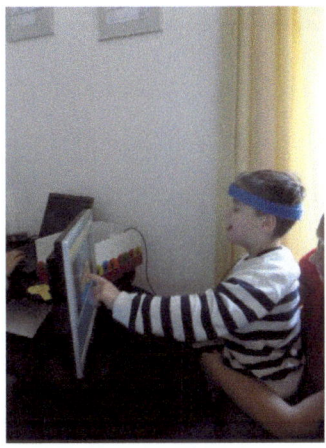

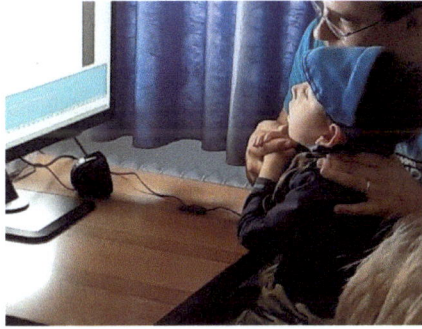

Abb. 120a - c: Hier zu sehen, wie jeweils eine Begleitperson neben dem/der Trainierenden sitzt

HEG-Infiniti oder Smart-HEG

Inzwischen habe ich zwei unterschiedliche HEG-Systeme zur Verfügung: HEG-Infiniti und Body-&-Mind-Smart-HEG. Die eigentliche Technik unterscheidet sich kaum: Bei beiden Systemen läuft der Film nur dann, wenn die Durchblutung im Präfrontalen Cortex (PFC) gut ist, somit die Konzentration gut ist.

Jedoch ist das Infiniti-System von der Apparatur her aufwendiger, wobei man dadurch besser und differenzierter den Trainingsverlauf beurteilen kann.

Das Smart-System ist kleiner und handlicher, also fürs Training praktischer, aber eben nicht so differenziert in der Befundung.

Beide Systeme sind aktuell mit Bluetooth so zu betreiben, dass es nur noch Laptop (bzw. Tablet) und Stirnband gibt. Im Folgenden sind auf etlichen Fotos noch verschiedene Zwischengeräte zu sehen. Die zu sehende Plexiglasscheibe habe ich nur angebracht, damit die Trainierenden nicht auf den Laptop (auf das Tablet) tippen und somit etwas verschieben) können.

Hier beide Systeme in der bildlichen Gegenüberstellung:

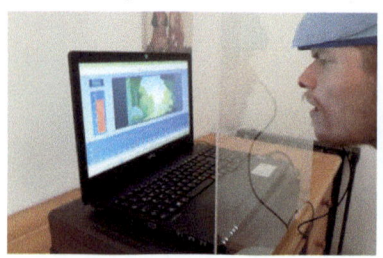 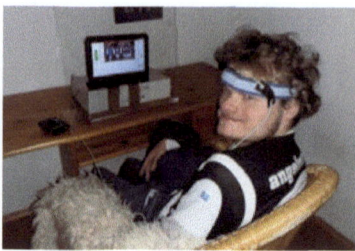

Abb. 121a: Links Infiniti mit Laptop und Stirnband sowie weiteren Zwischengeräten. (Inzwischen auch kabellos über einen Bluetooth-Empfänger/Sender einzusetzen, siehe Abb. 128 a und b).
Abb. 121b. Rechts Smart-HEG mit Tablet und Stirnband. (Inzwischen auch kabellos über einen Bluetooth-Empfänger/Sender einzusetzen).

Fallbeispiel Frank

Bei Frank, der mit Deletion 1 eine sehr ausgeprägte Form des Angelman-Syndroms hat und dadurch auch kognitiv stark beeinträchtigt ist, habe ich zunächst auf die **HEG** verzichtet, da ich mir kaum vorstellen konnte, dass dies gut für meine technische Anlage ausgehen würde. Doch dann ließ ich mich einfach von den Fortschritten meiner anderen Patienten und Patientinnen „anstecken" und habe es absolut nicht bereut, sondern bin begeistert, wie er mitarbeitet und welche Fortschritte er, insbesondere in der Kommunikation, macht. Natürlich habe ich mir vorher auch die Frage gestellt, inwieweit er überhaupt versteht, was er machen soll bzw. inwieweit das Verständnis hierfür wichtig ist. Denn eines ist klar: Ein Kind ohne Sprachverständnis kann man nicht auffordern, still sitzen zu bleiben und sich zu konzentrieren. Entweder es tut dies oder eben nicht.

Auch hierin hat er mich verblüfft: Eines Abends saß er vor dem Fernseher, mein Mann und ich im Zimmer daneben. Damit wir uns unterhalten konnten, habe ich den Ton des Fernsehers leiser gestellt. Insofern registrierte ich nicht sofort, dass der Film (Mediathek) zu Ende war und das Fernsehbild „stand". Von Frank kamen auf einmal seltsame Geräusche. Ich ging zu ihm und sah, dass er mit Bewegung, strengem Blick und auffordernden Tönen versuchte, (wie bei der **HEG**) den Film wieder zum Laufen zu bringen. Also musste er doch verstanden haben, dass es bei stehendem Film seine Sache ist, diesen irgendwie wieder „anzuschubsen" und „zum Laufen" zu bringen.

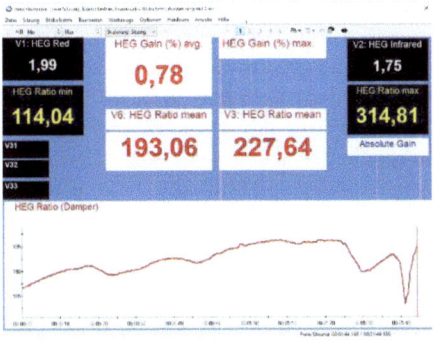

Abb. 122: Dies war die 1. Runde von Frank (damals 29 Jahre, Angelman-Syndrom / Deletion 1): Nur 1 Min. 40 Sek. Am Stück möglich, wie dies auch bei etlichen weiteren Runden so war. Bei dieser kurzen Zeit natürlich kaum Konzentrationssteigerung, aber immerhin ein Gain von +0,78% und nicht negativ. Ein „Gain average" [HEG Gain (%) avg.] zwischen 20 und 30% spricht für eine gute Konzentration. Ein Punktesystem zeigt zusätzlich noch an, wie kontinuierlich die Kurve ansteigt.

Abb. 123: Unten links eine HEG—Runde von 50 (!) Minuten, in denen sich Frank kontinuierlich in seiner Konzentration steigerte, zwar noch etwas zackenförmig, aber doch stetig ansteigend.

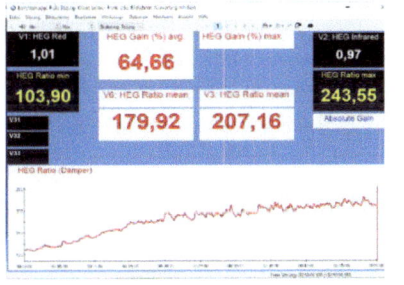 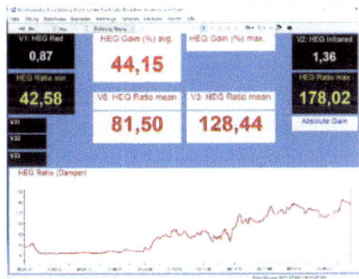

Abb. 124: Oben rechts Frank beim Ansehen der Weihnachtssendung von André Rieu

Bei der auf Abb. 124 zu sehenden HEG-Runde schaut sich Frank eine Weihnachts-DVD von André Rieu an. Zunächst bleibt beim ersten Musikstück die Kurve auf einer Ebene, dann betritt André Rieu mit seiner Geige die Bühne und sofort nimmt Franks Konzentration zu und die Kurve steigt an. Als dann 36 kleine Kinder auf die Bühne kommen und Weihnachtslieder singen, sieht man die Kurve immer weiter ansteigen. Frank kann sie sogar nach 20 Minuten auf dieser erreichten, hohen Ebene halten!
Frank hat sich in dieser Zeit, in der ich bei ihm regelmäßig die **HEG** einsetze, zunehmend mehr für Kommunikation interessiert. Dies zunächst über Fotokarten und inzwischen sogar als Auswahl von Fotos über seinen Talker.

Er fordert auch mehr Kommunikation ein. Hinzukommt, dass er in vielen Situationen einen eigenen Willen entwickelt. Nach wie vor muss man ihn noch kennen, wenn man seine Wünsche erkennen will, aber wir sind mit der UK (Unterstützte Kommunikation) auf dem richtigen Weg und die *HEG (Hämoenzephalographie)* hilft uns dabei.

Besonders beeindruckt hat mich folgende Beobachtung: Anfang 2019 bekam Frank eine eitrige Angina, die zu etlichen epileptischen Krampfanfällen führte. Nach und nach verschlechterte sich sein Gangbild bedingt durch die in dieser Zeit verstärkte Spastik im linken Fuß. Dies war ein schleichender Prozess, der mir erst nach und nach auffiel. Sein NF-Walker (Laufgerät) auf die neue Situation einzustellen, gelang erst einmal nicht. Frank lief immer schlechter, z.T. musste ich ihm die Füße regelrecht führen. Nach den Sommerferien 2020 ist es mir letztendlich gelungen, dieses Laufgerät den motorischen Veränderungen anzupassen, so dass Frank nun wieder mit Freude dabei ist.

Aber nicht nur dies: Er läuft jetzt immer häufiger vollkommen selbständig im NF-Walker, was noch nie zu beobachten war und was ich gar nicht mehr zu hoffen gewagt hatte. So motiviert beim Laufen habe ich ihn noch nie gesehen.

So kommt man nicht um den Verdacht herum, dass diese positiven Veränderungen auf die *HEG* zurückzuführen sind, denn die *HEG* habe ich genau in den Tagen vor Eintritt dieser motorischen Verbesserungen sehr intensiv bei Frank eingesetzt. Erklärbar wären diese Zusammenhänge dadurch, dass der präfrontale Cortex (PFC) neben dem Einfluss auf soziale Eigenschaften wie Konzentration, Handlungsplanung, Motivation u.a. direkt mit etlichen motorischen Zentren in Verbindung steht (11).

Fallbeispiel Lukas

Lukas hat die Diagnose „Globale Entwicklungsstörung bei Z. n. E. coli Sepsis mit Sinusvenenthrombose* und Thalamuseinblutung* bds. (links stärker als rechts) in der Neugeborenenperiode". Zusätzlich kam es vorübergehend zu einer symptomatischen Epilepsie und zu einer ausgeprägten Sprachentwicklungsstörung.

Lukas lernte ich in meiner Praxis kennen, als er 4 Jahre alt war. Sein individuell für ihn erarbeitetes Therapieprogramm im Rahmen der Psychomotorischen Ganzheitstherapie enthielt schwerpunktmäßig **Kreuzmusterübungen**, die von ihm gut akzeptiert wurden und Wahrnehmungsübungen (taktil, visuell und auditiv). Er machte in vielen Bereichen Fortschritte, nur in der aktiven Sprache sehr wenig. Auch war er phasenweise noch recht unkonzentriert und hyperaktiv. Als er 7 Jahre alt war, wurde deswegen mit der HEG begonnen. Dies zunächst mit einem sehr leichten Schwierigkeitsgrad (5%). Nach 1 bis 2 Minuten musste oft die Animation gewechselt werden, damit Lukas zu motivieren war, weiter zu trainieren. Bereits am ersten Kompakttag konnten auf den Schwierigkeitsgrad 3% gewechselt werden. Die Einheiten wurden individuell für ihn gestaltet, lagen am Anfang mal bei 3 Minuten, mal bei 5, 8, 7 oder 10 Minuten. Wechsel der Animation nach 1 bis 2 Minuten HEG, ab der 7. Sitzung nur noch Schwierigkeitsgrad 2% und 3%, ab der 20. Einheit 1% (schwierigster Schwierigkeitsgrad). Im Verlauf der Zeit konnten wir sogar Einheiten von bis zu 20 Minuten erreichen. Bei Beginn mit der HEG (Hämoenzephalographie) bestand sein aktiver Wortschatz nur aus wenigen, eher lautmalerisch ausgesprochenen Wörtern. Lukas kommunizierte damals noch eher über Gestik als über Wörter.

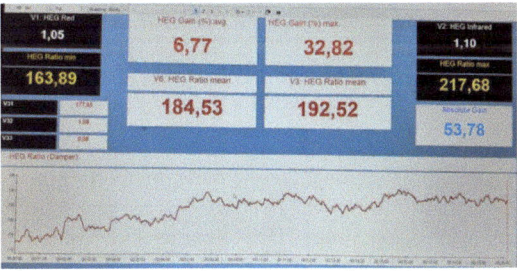

Abb. 125: Hier sieht man, wie über 20 Minuten Lukas ausdauernd bei der HEG mitgearbeitet hat.

Jeweils nach den HEG-Kompakttagen wurde Lukas als umgänglicher und kooperativer beschrieben, er begann nun über einzelne Wörter zu kommunizieren und über iPad.

Die HEG wurde von nun an meistens über 2 x 2 Tage pro Jahr mit jeweils 3 Einheiten am Vormittag durchgeführt. Von der Mutter wird beschrieben, dass Lukas sich direkt nach den HEG-Kompakttagen in der Konzentration und der aktiven Sprache verbesserte, dies nachhaltig.

Lukas sprach nun oft spontan, dann auch längere Wörter, setzte Zwei-Wort-Sätze ein und sogar Drei-Wort-Sätze

Zunehmend wurden die Sätze länger. Inzwischen – 2024 – spricht Lukas in Vier- bis Fünf-Wortsätzen, ist ruhiger geworden und kann sich ausdauernder konzentrieren. Ich war bei seinem letzten Besuch in meiner Praxis hocherfreut, wie positiv er sich entwickelt hatte: Er begrüßte mich, verabschiedete sich in Worten, sprach in Wörtern und kurzen Sätzen, wenn er etwas wollte. Man konnte sogar mit ihm scherzen: Lukas zeigte mir deutlich, dass er meine Aufforderung, bestimmte Übungen zu zeigen, für absoluten Quatsch hielt, ließ sich dann aber doch dazu zu motivieren.

Diese Entwicklung zeigt, dass er weiterhin von den durchgeführten HEG-Kompakttagen profitiert.

Fallbeispiel Sebastian

Sebastian hat das Mowat-Wilson-Syndrom*, welches zwar eine andere Ursache als das Angelman-Syndrom hat, diesem in einigen Bereichern jedoch sehr ähnlich ist. Sebastian begann mit der **HEG (Hämoenzephalographie)** über das Smart-System (siehe Abb. 126).

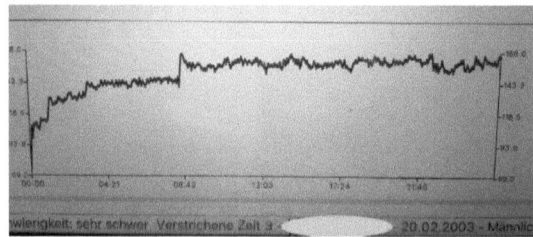

Abb. 126: In dieser HEG-Runde mit dem Smart-HEG sieht man, wie die Kurve zwar recht „zackig" verläuft, aber kontinuierlich ansteigt.

Nach 2 Wochen Training mit dem Smart-HEG konnte die Mutter von folgenden Fortschritten berichten: "Morgens, wenn Sebastian abgeholt wird, wechselt er sofort auf seinem Tablet von der Film-App (Augsburger Puppenkiste) zur Kommunikations-App. Er fragt dann die anderen Jungs: „Wie ist das Wetter? Wie heißt Du? Was magst Du?" Er stellt sich vor, sagt, wo er wohnt usw.

Kommentar der Mutter: „Er hat lange gebraucht, 5 bis 6 Jahre wurde dies geübt. Und nun ist er da, wo ich ihn haben möchte".

Fallbeispiel Lukas-Philipp

Lukas-Philipp kenne ich, seit er ca. ein Jahr alt war. Bei ihm kam es bedingt durch eine peripartaler* Asphyxie* mit hypoxischer* Enzephalopathie* II. bis III. Grades zu einer globalen psychomotorischen Entwicklungsstörung. Hiervon sind betroffen die Grobmotorik, die Feinmotorik, das Sprachverständnis und die Sprache. Hinzukommen eine zentrale Blindheit sowie eine therapierefraktäre Epilepsie.

Mit ihm konnte das Therapieprogramm recht gut umgesetzt werden, wobei er zwischendurch immer wieder Tage erlebt, an denen es ihm wegen der Epilepsie so schlecht ging, dass kaum motorisch geübt werden konnte. Beim aktuellen Vorstellungstermin im Oktober 2024 erschien Lukas-Philipp

286

deutlich wacher und interessierter (siehe auch Seite 341). Mit ihm wurde in der Zwischenzeit mehrere Runden an HEG mit dem Smart-HEG durchgeführt. Beim HEG-Training erreichte und erreicht er jeweils mehrere konzentrierte Phasen. Offensichtlich setzt er eher das Gehör als das Sehvermögen ein. Aufgrund dieser positiven Erfahrungen werden weitere HEG-Einheiten folgen, am besten zu Hause in der gewohnten Umgebung.

Fallbeispiel Laura

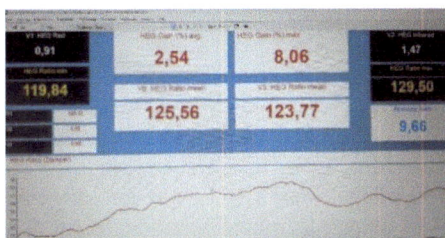

Abb. 127: Lauras erste HEG-Kurve in der Praxis

Abb. 128a und 128b: Laura trainiert zu Hause mit dem Infinity-HEG-System.

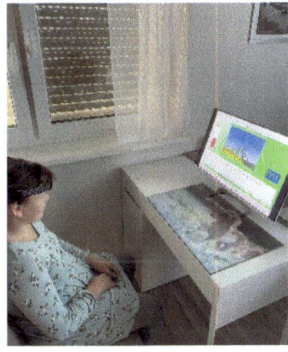
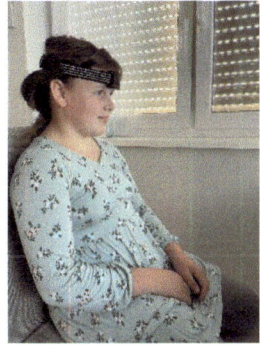

Laura ist 12 Jahre alt. Bei ihr besteht eine globale psychomotorische Entwicklungsstörung bei GLUT1-Defizit-Syndrom*. Sie hat eine deutliche Sprachentwicklungsstörung, ihr EEG ist pathologisch, zu epileptischen Anfällen kommt es jedoch nicht.

Laura hat die PMG sehr gut angenommen und eifrig trainiert - die Feinmotorik, visuelle und auditive Wahrnehmung z.B. mit dem Abenteuerhaus (siehe Seiten 116, 136 und 145), dies mit den entsprechenden Verbesserungen. Erste Fortschritte in der aktiven Sprache stellten sich ein.

Da etliche Aktionen Lauras wegen einer zu kurzen Aufmerksamkeitsspanne schwerfielen, wurde mit ihr HEG durchgeführt, zuerst etliche HEG-Kompakttage in der Praxis und dann auch mit dem Infiniti-System zu Hause:

Aufmerksamkeit und Ausdauer nahmen offensichtlich zu. Hierüber verbesserte sich nochmals Lauras aktive Sprache, denn jetzt wurden ihre Sätze länger und sie konnte nun auch Gefühle beschreiben. Diese Fortschritte fielen nicht nur der Familie, sondern auch in der Schule auf.

Insofern ist geplant, dass Laura neben dem reinen PMG-Programm (u.a. mit Kreuzmusterübungen und Wahrnehmungstraining) in gewissen Abständen ein HEG-Training durchführt - als intensives häusliches Training oder als Kompakttraining in der Praxis.

HEG und Epilepsie

Im Kapitel „Epilepsie" habe ich beschrieben, was Absencen sind, wie ein Grand-Mal-Anfall aussieht und auch was man sich unter einem NCSE (Non konvulsiver Status) vorstellen muss. Nun möchte ich Auswirkungen auf diese Art von epileptischen Anfällen durch die HEG beschreiben.

Bei meinem Sohn Frank ist die Epilepsie mit CBD zwar gut eingestellt. Trotzdem kann es jedoch, wenn er unter zu großem Stress steht, zu einem Grand-Mal oder auch zu einem NCSE kommen. Als Ursachen haben wir erlebt: eitrige Angina, aber auch seelischer Stress, wenn er sich extrem freut oder auch wenn er sich extrem aufregt.

Die Situationen waren jeweils ähnlich: Von einem Moment zum anderen konnte man erkennen, dass Frank von seinem Bewusstsein her nicht mehr ganz ansprechbar war. Automatische Abläufe, wie z.B. zu essen, waren ihm möglich. Aber sonst zeigte er keinerlei Regung und Interesse an der Umgebung. Alleine mit Diazepam oder Midazolam bekam ich ihn jeweils über mehrere Stunden aus dem NCSE heraus. Dann kam dieser jedoch wieder zurück. Insofern versuchte ich, über die HEG an sein Bewusstsein heranzukommen. Dies ist mit dem HEG-Infiniti, welches über einen Laptop plus Stirnband Sensor/Sender gesteuert wird (früher noch zusätzlich mit weiteren Teilen TT-USB-Teil und Encoder), kaum möglich. Mit einem Smart-HEG, welches nur aus dem Stirnband und dem Tablet besteht, kann man schon eher im Liegen trainieren.

Im März 2024, kam es während und nach einem Krankenhausaufenthalt, bei dem sich Frank extrem aufregte, ebenfalls zu einem NCSE. Im Krankenhaus gab es kein WLAN, so dass ich HEG nicht zum Einsatz bringen konnte. Zu Hause angekommen wurde er nach und nach wieder ruhiger und innerlich ausgeglichener. Nach ein paar Tagen jedoch kam es nachts zu Albträumen und er rutschte dann am Tag erneut in den NCSE: Hier zu sehen, wie Frank trainiert und in dem fotografierten Moment noch im NCSE ist. 7 Minuten später war er jedoch wieder fröhlich und bei klarem Bewusstsein.

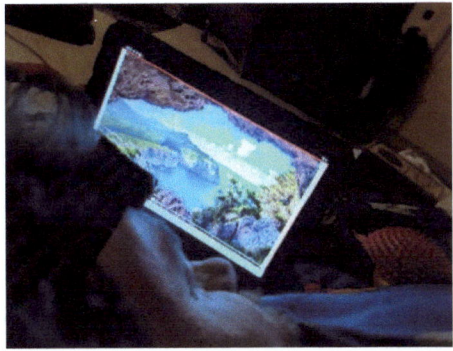

Abb. 129: Hier zu sehen, wie Frank im Liegen auf das Tablet schaut.
Ich hatte einen Film mit ruhiger Musik eingestellt, bei dem Bilder wechselten (beschrieben als „romantisch/ruhig"). Franks Augen waren halb geöffnet.
Man hatte den Eindruck, dass sein Bewusstsein von ganz weit weg „herbeigeholt" wurde, da er zunehmend mehr nichts verpassen wollte und plötzlich wieder ganz dabei war. Die Gefahr eines Grand-Mals war gebannt und der NCSE war vorbei.

Diese Entwicklung war für mich nicht mehr ganz so überraschend, denn im letztjährigen Sommerurlaub rutschte Frank nach einer eitrigen Angina in den NCSE und letztendlich kam er trotz Diazepam und Midazolam über 3 Tage nicht heraus, dann aber nach 17 Minuten HEG. Während er noch im NCSE war, flackerten seine Augen regelrecht und die Pupillen wanderten hin und her. Je länger er HEG machte, umso ruhiger wurden die Augenbewegungen und umso klarer wurde der Blick (Abb. 130). 30 Minuten später lachte er wieder.

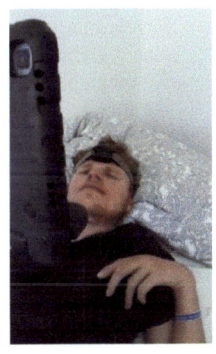

Abb. 130: Frank wieder voll bei Bewusstsein, lächelnd interessiert an den Spots „Von der Maus und dem Elefanten"

Zusammenfassung

Somit kann ich zusammenfassen, dass die HEG nicht nur Konzentration und Ausdauer verbessern kann, sondern hierüber auch die Möglichkeit zu kommunizieren. Hinzukommt noch die Möglichkeit der Verbesserung in motorischen Fertigkeiten sowie die positive Beeinflussung von Epilepsie, insbesondere auch eines NCSE.

Gerne würde ich insbesondere durch den letzten Bericht, wie man mit der HEG jemanden, der sich im NCSE befindet, wieder ins volle Bewusstsein zurückbringen kann, anregen, dass in diese Richtung, mittels Studien mehr an Wissen zusammengetragen wird. Denn eine solche therapeutische Möglichkeit in der Beeinflussung eines NCSE zu haben, wäre in vielen anderen Fällen sehr wertvoll.

Ich hoffe, dass ich mit diesem Kapitel Einblicke in die **HEG** geben und auch zeigen konnte, welche Möglichkeiten das **HEG basierte Neurofeedback** bietet, um zu erreichen, dass das Gehirn strukturierter und effektiver arbeitet. Auch wollte ich darlegen, wie bei Menschen mit Mehrfachbehinderung oder Cerebralparese durch **HEG** Fortschritte in mehreren Bereichen wie z.B. in der Konzentration, in der Kommunikation, in der Motivation oder in der Motorik zu erreichen sind.

Quellenangaben
1. Kannegießer-Leitner, C.: HEG-basiertes Neurofeedback (Hämoenzephalographie) als Kompakttraining integriert in die Psychomotorische Ganzheitstherapie, Praxis Ergotherapie 2/2017
2. Kannegießer-Leitner, C.: ADS, LRS & Co., Sequenz Medien Prodkt., 2015
3. Kannegießer-Leitner, C. und Warnke, R.: Hemoencephalography: A practical approach to Neurofeedback Training, Neuroconnections Newsletter, summer 2013
4. Kannegießer-Leitner, C. und Warnke, R.: Praxisnaher Zugang zu neuartigem Neurofeedback Training, Poster auf dem BFE-Kongress 2014, Venedig,
5. Kannegießer-Leitner, C. und Warnke, R.: HEG based Neurofeedback practically introduced as a smart and easy-to-use training method in ADD/ADHD, dyslexia and other learning disorders, Vortr. und Worksh. auf dem BFE-Kongress 2015, Rom
6. Beck, H. et al.: Faszinierendes Gehirn, eine bebilderte Reise in die Welt der Nervenzellen, Springer-Verlag Deutschland GmbH 2016, 2018
7. Aamodt, S. und Wang, S.: Welcome to Your BRAIN. Ein respektloser Führer durch die Welt unseres Gehirns, Verlag C.H. Beck, München 2008
8. Toomim, H.: Hemoencephalography (HEG): The Study of Regional Cerebral Blood Flow, Biofeedback Society of California NL, Vol. 18, No. 2, Summer 2002
9. Monastra, V. J., Monastra, D. M., & George, S.: The effects of stimulant therapy, EEG biofeedback and parenting style on the primary symptoms of attention-deficit/hyperactivity disorder. Applied Psychophysiology & Biofeedback, (2002)
10. Tinius, T. (Ed.): New Developments in Blood Flow Hemoencephalography. The Haworth Press, (2004)
11. Goldman-Rakic P.S.: Motor control function of the prefrontal cortex. https://www.ncbi.nlm.nih.gov/pubmed/3322715, 1987

Organisation der Psychomotorischen Ganzheitstherapie

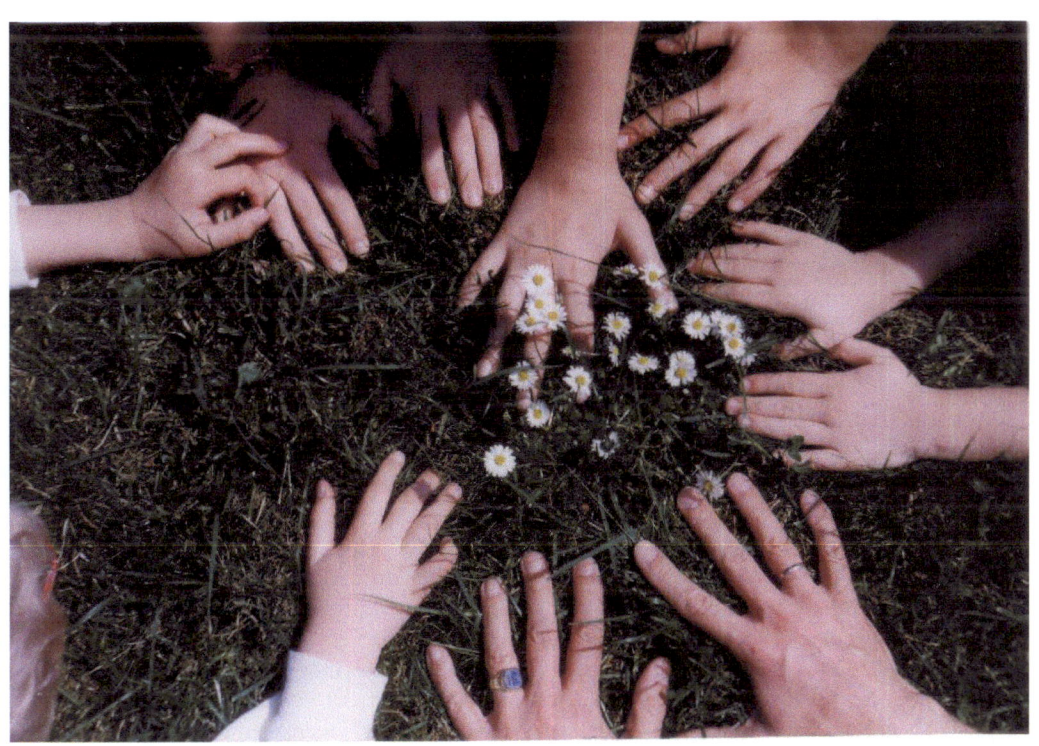

In der Regel reichen bei der Psychomotorischen Ganzheitstherapie nach Kannegießer-Leitner®/PMG, wenn die Eltern gründlich in das Therapieprogramm eingearbeitet sind, zwei bis drei Vorstellungstermine pro Jahr aus.

Die Bedeutung von Elternschulungen bzw. Einführungsseminaren

Damit diese relativ geringe Anzahl von Vorstellungsterminen in meiner Praxis ausreichend ist, schule ich die Eltern vor dem ersten Vorstellungstermin in einem Seminar über die Psychomotorische Ganzheitstherapie. Dieses Seminar wird zum einen von Eltern meiner Patienten und Patientinnen besucht, zum anderen von Fachleuten aus dem medizinisch-therapeutischen oder auch pädagogischen Bereich.

Die Themen dieser Nachmittags-Veranstaltung sind unter anderem: Die Entwicklung eines gesunden Säuglings und Kleinkindes bis hin ins Schulalter, die kurz zusammengefasste Neuroanatomie bzw. Neurophysiologie des gesunden Gehirns, die unterschiedlichen Auswirkungen einer Hirnschädigung, die verschiedenen Formen der Epilepsie sowie besondere Kennzeichen der Psychomotorischen Ganzheitstherapie mit Übungen und Fallbeispielen, letzteres auch als Videofilm. Auch etliche der Hilfsmittel, die ich einsetze, werden vorgestellt. Das Interesse der Seminarteilnehmer ist regelmäßig groß.

Mit diesen Informationen versorgt gelingt es auch Eltern, die aus nicht medizinischen Berufen kommen, besser, die Behinderung ihres Kindes zu verstehen. Außerdem fällt es ihnen leichter, den Sinn und Zweck bestimmter Übungen bzw. den Aufbau eines Therapieprogramms zu erfassen. Sie können so konsequenter das Therapieprogramm daheim durchführen und, falls erforderlich, auch besser die entsprechenden Therapiehelfer anleiten.

Ablauf der Vorstellungstermine

Damit in Gegenwart des Kindes nicht zu lange über Dinge gesprochen werden muss, die es nicht interessieren, lege ich Wert darauf, vor dem ersten Vorstellungstermin bereits die wichtigsten Informationen wie z.B. Befundberichte aus Praxen und Kliniken und ähnliches vorliegen zu haben. Bei schwerstbehinderten Kindern oder Kindern unter einem Jahr wird von mir der Entwicklungsstand zu jedem Termin mit der "Förderdiagnostik nach FRÖHLICH" [1] festgehalten, bei Kindern von einem Jahr bis sieben Jahren mit dem "Sensomotorischen Entwicklungsgitter nach KIPHARD" [2].

292

Neben der Information über die Fertigkeiten aus diesen Entwicklungsgittern benötige ich noch weitere Informationen. Ich untersuche die Kinder zusätzlich in Bezug auf ihre Motorik an sich, auf Kreuzmusterbewegungen, in Bezug auf ihr Tastempfinden, auf die Augenbeweglichkeit, auf das Sehvermögen, auf das Hörvermögen, das Sprachverständnis, die aktive Sprache sowie auf die Seitendominanz (Beine, Arme, Augen, Ohren) und auf bestimmte feinmotorische und grobmotorische Fertigkeiten. Auch die Abgrenzung von Gleichgewichtsproblemen zu Koordinationsschwierigkeiten ist wichtig, wie ich bereits dargelegt habe.

Daran anschließend erarbeite ich ein Therapieprogramm, wobei ich vorher mit der Familie abspreche, wieviel Zeit zu Übungszwecken zur Verfügung steht. In der Regel erhalten Kinder mit einer umschriebenen Entwicklungsstörung ein Programm von circa 15 bis 30 Minuten, selten einer Stunde, pro Tag und schwerstmehrfachbehinderte Patienten und Patientinnen ein Therapieprogramm von zwei bis sechs oder auch sieben Stunden pro Tag, je nach Schwierigkeiten des Kindes und den individuellen Möglichkeiten einer Familie.

Auch muss ich selbstverständlich die Länge des Programms auf eventuelle Schul- bzw. Kindergartenbesuche hin abstimmen. Freie Tage in der Woche sowie Urlaube ganz ohne Therapie sind für meine Patienten und Patientinnen Selbstverständlichkeiten. Allerdings geben die Eltern in vielen Fällen an, dass sie jetzt auch während einzelner freier Zeiten sehr viel besser wissen, wie sie sich sinnvoll und doch spielerisch mit ihrem Kind beschäftigen können.

Des Weiteren arbeite ich die Familie in die einzelnen Übungen ein. Zu komplizierteren Übungen habe ich schriftliche Anleitungen erarbeitet. Die Familie sollte daran anschließend die Übungen zu Hause sicher und korrekt durchführen können. Zum Schluss werden letzte Fragen geklärt, und die Familie erhält das vorläufige Therapieprogramm ausgedruckt.

Ein solcher Vorstellungstermin dauert erfahrungsgemäß zwischen zweieinhalb und dreieinhalb Stunden, je nach möglicher Mitarbeit der Betroffenen. Über den Entwicklungsstand erstelle ich einen ausführlichen Befundbericht, der die einzelnen Fertigkeiten und Schwierigkeiten des Kindes beschreibt und erklärt, warum welche Übungen wichtig sind. Dieser Befundbericht folgt zeitnah.

Intensität der Therapieprogramme

So eingearbeitet ist die Familie dann in der Lage, die Therapie daheim durchzuführen. Sollten doch noch Fragen auftauchen, stehe ich selbstverständlich auch telefonisch zur Verfügung.

Diese Vorgehensweise hat sich bewährt. Der Zeitverlust durch Besuche in der therapeutischen Praxis ist minimal, die Zeit zu Hause kann effektiv genutzt werden. Entsprechend positiv sind dann auch die Fortschritte, die erreicht werden.

Das von mir vorgegebene Therapieprogramm orientiert sich in seiner Intensität zum einen an dem Entwicklungsstand der Patienten und Patientinnen. Zum anderen muss jedoch genauso in die Überlegung mit einbezogen werden, wie- viel Zeit einer Familie überhaupt zur Verfügung steht. Dies ist in jeder Familie unterschiedlich. Es hängt natürlich auch davon ab, wie viele Geschwister noch da sind. Klafft meine Vorstellung über die erforderliche Therapiezeit und die Möglichkeit der Familie weit auseinander, empfehle ich die Hinzunahme von Hilfspersonen auch außerhalb der Übungen, die mehrere Personen zur Unterstützung erfordern. Dies müssen keine medizinisch geschulten Personen sein. Auch Zivildienstleistende/Absolvierende eines Freiwilligen Sozialen Jahres lassen sich z.B. diesbezüglich sehr gut einsetzen. Diese Familien bringen dann häufig die jeweiligen Personen, die ihnen bei der Therapie helfen, zum Einführungsseminar oder auch zu den Vorstellungsterminen mit.

Gerade die Einbeziehung nicht medizinisch ausgebildeter Personen als Hilfspersonen in der Therapie irritiert so manche. Darum möchte ich etwas ausführlicher auf diese Problematik eingehen: So wie es möglich ist, Eltern anzuleiten, damit diese die entsprechenden Übungen korrekt mit ihrem Kind durchführen können, so ist es auch möglich, andere Personen hierzu anzuleiten. Denn man will ja nicht erreichen, dass diese Personen dazu in der Lage sind, ein Kind zu beurteilen und selbst ein Programm zu erstellen. Hierzu ist selbstverständlich eine medizinische bzw. therapeutische Ausbildung erforderlich. Sondern man will erreichen, dass Eltern oder die von ihnen angeleiteten Hilfspersonen - die Fertigkeit erlangen, bestimmte und genau vorgegebene Übungen nach ausführlicher Anleitung mit dem jeweiligen Patienten oder der Patientin durchzuführen.

Wenn immer wieder Stimmen laut werden, die medizinischen Laien das Erlangen solcher Fertigkeiten nicht zutrauen, kann ich mich des Eindrucks nicht erwehren, dass diese Personen sich selbst und ihre therapeutische Arbeit reichlich überbewerten. Darum darf ich an dieser Stelle nochmals KIPHARD zitieren: "Keine Institution auf dieser Welt kann eine Therapie durch die Mutter ersetzen, weder zeitlich noch sozial..... Aber die Mutter braucht fachmännischen Rat......" (3).

Und sie braucht personelle Unterstützung, möchte ich hinzufügen. Selbstverständlich ist darauf zu achten, dass diese personelle Unterstützung aus Kostengründen nicht ausufern darf, sondern ökonomisch eingesetzt werden sollte.

294

Hilfe z.B. für zwei bis vier Stunden täglich kann in manchen Fällen unbedingt nötig sein und sollte auch als echte Therapiehilfe und nicht als Betreuung angesehen werden. Von der Kostenseite her ist dieser Weg immer noch deutlich günstiger als der tägliche Besuch in den verschiedensten therapeutischen Praxen.

Von der rein praktischen Seite ist zu unterscheiden, ob die Hilfspersonen lediglich bei Übungen eingesetzt werden, für die man mehrere Personen benötigt, z.B. für das Kreuzmuster-Patterning, oder ob es sich um Hilfspersonen handelt, die zum Teil mit der Mutter oder dem Vater zusammen oder auch stundenweise zum Teil allein das Therapieprogramm durchführen. Während letztere meistens bezahlte Kräfte sind, helfen oft bei Übungen als zweite oder dritte Person Bekannte oder Verwandte ehrenamtlich mit.

Nicht abzustreiten ist, dass es Eltern gibt, die sich in der co-therapeutischen Rolle überfordert fühlen. Diese Überforderung kann jedoch genau- so auf der mangelnden Akzeptanz einzelner Übungen - so z.B. auf fehlende Akzeptanz des Reflexkriechens nach Vojta (4), gegen die sich das Kind wehrt, beruhen wie auf der co-therapeutischen Rolle an sich. Wir kennen alle die Eltern, die lieber therapieren lassen als selbst zu therapieren. Diesen Eltern die Durchführung eines Heimprogramms zu übertragen, würde vermutlich mehr oder weniger misslingen.

Jedoch halte ich es für falsch, aufgrund dieser Erfahrung allen Eltern von der Durchführung von Heimprogrammen abzuraten. Denn sowohl meine private als auch meine berufliche Erfahrung hat mir gezeigt, dass es sehr wohl Eltern gibt, vielleicht sogar in den letzten Jahren zunehmend mehr, die bereit sind, bei der Therapie ihres behinderten Kindes aktiv mitzuarbeiten.

Ich wage zu behaupten, dass sehr häufig diejenigen Familien besser mit dem Schicksal, ein behindertes Kind zu haben, zurechtkommen, die diese Behinderung akzeptiert haben und aktiv bei der Therapie ihres Kindes mitwirken und somit selbst das Beste aus der Situation machen, als die, die schicksalsergeben therapieren lassen. Allein diese innere Ausgeglichenheit der Eltern überträgt sich sowohl auf das behinderte Kind als auch auf dessen Geschwister mit den daraus resultierenden positiven Folgen.

Wie findet man Personen, die einen in der Therapie unterstützen?

Hier gibt es ganz unterschiedliche Möglichkeiten. Bekommen Geschwister Besuch von Freunden, die von ihren Eltern gebracht werden? Was spricht dagegen, wenn diese Mütter oder Väter für eine Runde beim Kreuzmuster-Patterning die 3. Hilfsperson abgeben? Wenn Freunde der Eltern zu Besuch kommen, können die gemeinsamen Kinder zusammenspielen, die Erwachsenen könnten bei den Übungen helfen.

Kleine Texte mit Foto des Kindes in den umliegenden Geschäften ausgehängt könnten auf den Bedarf an Hilfspersonen aufmerksam machen. Hat sich erst einmal ein gewisser Personenkreis gefunden, spricht sich die Situation herum und weitere Hilfspersonen kommen hinzu. Etliche meiner Familien können auf eine Menge von 30 bis 40 Personen zurückgreifen. Da diese Hilfspersonen in den meisten Fällen ehrenamtlich die Familie unterstützen, organisieren die Familien gerne ein Fest, mit dem man sich bei allen bedanken kann. Oder die Familie feiert mit der Großfamilie, Helfern und Freunden errungene Fortschritte des Kindes.

So kam es zum "Felix-kann-frei-gehen-Fest":

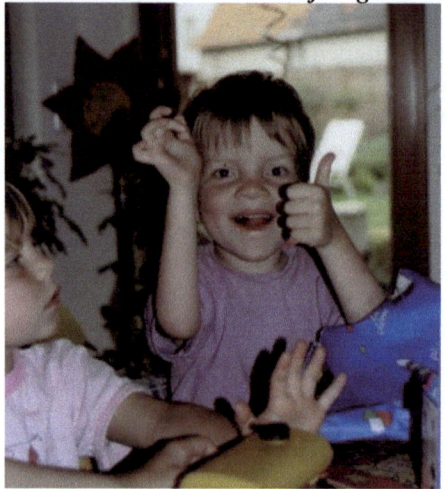

Abb. 131: Mit diesem Foto, auf dem Felix stolz sein Alter von 6 Jahren demonstriert, wurde zu seinem Fest eingeladen.

Bei Felix fiel bereits direkt nach seiner Geburt ein erhöhter Muskeltonus auf. Erste frühkindliche Entwicklungsschritte stellten sich verzögert ein, wie z.B. das Fixieren, erstes Lächeln oder auch gezieltes Greifen. Bereits im Säuglingsalter erhielt er Krankengymnastik, Ergotherapie, Frühförderung und Craniosacral-Therapie.

Beim ersten Vorstellungstermin in meiner Praxis war Felix 1 Jahr und 3 Monate alt. Er strampelte in Rückenlage, meistens nur mit dem linken Bein, wobei er allerdings auch beide Beine aus dieser Position heraus beugen konnte. In Bauchlage konnte er zwar den Kopf anheben und sich im

Unterarmstütz stabil halten, aber auf dem Boden zu robben, gelang ihm noch nicht. Auf der Rampe rutschte er durch unkoordinierte Bewegungen abwärts. Felix akzeptierte das Kreuzmuster-Patterning in der Vorwärtsbewegung (durchgeführt von zwei Hilfspersonen) die Rampe abwärts gut. Den Vierfüßlerstand konnte er mit Unterstützung durch eine andere Person halten. Krabbeln konnte er weder frei noch auf einem Krabbelwagen. Das Körpergewicht übernahm er beim unterstützten Stehen noch nicht.

Der Muskeltonus war insgesamt, besonders im Bereich des Oberkörpers, deutlich hypoton. Die rechten Extremitäten (der rechte Arm stärker als das rechte Bein) waren hingegen hyperton. Die Hüften waren frei beweglich. Hinweise auf eine Spitzfußhaltung bestanden nicht.

Seine Kopfkontrolle war noch deutlich beeinträchtigt. Die frühkindlichen Reflexe waren nur z.T. bereits altersentsprechend abgebaut.

Die rechte Hand hielt Felix häufig gefaustet, sowohl bei geplanten Eigenaktivitäten mit dieser Hand als auch bei Aktivitäten der linken Hand. Da es in seiner Familie mehrere Personen mit Links-Dominanz gibt, konnte in diesem kleinen Alter noch nicht geklärt werden, ob Felix bedingt durch die Beeinträchtigung der rechten Hand die linke bevorzugt einsetzte oder da er ein Linkshänder ist. Felix zeigte eine sogenannte gekreuzte Fixation der Augen und konnte kaum sich bewegenden Gegenständen hinterherschauen.

Er reagierte sowohl auf Flüstersprache als auch auf eine leise Rassel, verstand die Bedeutung von Geräuschen, Einzelwörter und verschiedene gegenständliche Begriffe sowie die Namen von ihm bekannten Personen. Felix lautierte in Doppelsilben und insgesamt mit etlichen variationsreichen Silben. Als aktive Wörter hatte er "Mama" und "Papa" in seinem Repertoire.

Die Familie konnte das von mir für Felix erarbeitete Therapieprogramm gut umsetzen. Es wurden Bodenübungen wie Kreuzmuster-Patterning auf der Stelle und in der Vorwärtsbewegung (auf der Rampe) durchgeführt sowie weitere Patternings für Arme und Beine und auch das Truncal-Patterning. Hinzu kamen geführte Fingerübungen und auch Wahrnehmungsübungen, gezielte Fixationsübungen u.v. mehr.

So hatte Felix bereits zum 2. Vorstellungstermin sehr erfreuliche Fortschritte entwickelt - sowohl in der Grobmotorik als auch in der Feinmotorik und insbesondere auch in der Augenbeweglichkeit und im optischen Verständnis, denn nun begann er die Bedeutung von Bildern zu verstehen.

Mit 2,5 Jahren konnte Felix beginnen, auf dem Kreuzmuster-Trainer zu trainieren. Das gesamte Therapieprogramm im Rahmen der Psychomotorischen Ganzheitstherapie konnte weiterhin gut umgesetzt werden.

Urlaube waren frei von Therapie, wobei jedoch der Familie selbst immer wieder nach einem Urlaub eine Zunahme der Hypertonie auffiel. Da bei erneuter Intensivierung der Therapieintensität sich diese Verschlechterung jeweils recht schnell wieder gegeben hatte, wurde diese Aufteilung so beibehalten.

Mit 3,5 Jahren kam Felix in den Kindergarten. Bis zu diesem Zeitpunkt konnte er selbständig an einem Tisch entlang gehen. Auch seine aktive Sprache nahm kontinuierlich zu, sowohl in Bezug auf den Wortschatz (inzwischen 300 Wörter!) als auch die Satzlänge und Grammatik.

Mit fast 4 Jahren kam das Laufbandtraining hinzu. Felix hielt sich alleine fest. Er hielt 240m am Stück durch und ging mit einer Geschwindigkeit von 1,5 - 1,6km/h.

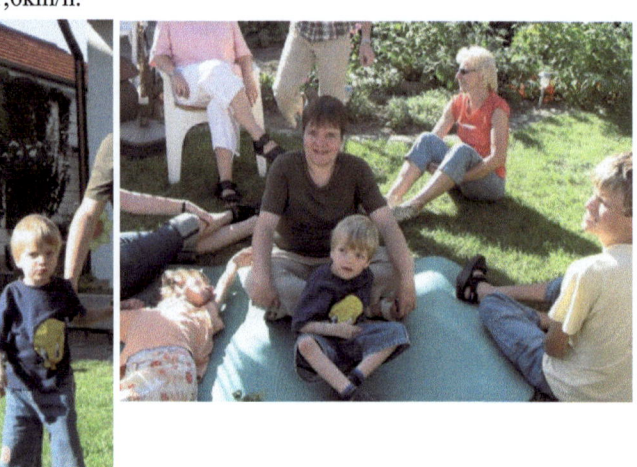

Abb. 132 und Abb. 133: Gartenfest zu Felix' Ehren, denn nun konnte er frei gehen! Er benötigte nur noch das Gefühl, dass eine andere Person in der Nähe war, ihn zu sichern. Voller Freude und Stolz genoss er den Nachmittag und alle Gäste freuten sich von Herzen mit ihm.

Im Sommer 2006 war es dann soweit: Felix gab ein großes Fest. Seine Familie lud Hilfspersonen, die Großfamilie, viele aus dem Freundeskreis ein - sozusagen alle, die dazu beigetragen hatten, dass Felix inzwischen frei gehen konnte. Zu diesem Zeitpunkt nahm ich zusätzlich noch das Training der Low-Level- Funktionen (visuelle und auditive Detailfunktionen, siehe

Seite 134 bzw. Seite 145) in Felix' Programm auf, da diese Basisfunktionen bei ihm beeinträchtigt waren. Die Kreuzmuster-Reihe und auch die Padovan-Übungen blieben fester Bestandteil seiner Therapieprogramme.

Auch dieses Training der Low-Level-Funktionen wurde neben dem motorischen Programm von Felix gut angenommen. Jetzt in der Grundschule trainierte Felix noch regelmäßig weiter, natürlich angepasst an die zeitliche Anforderung durch die Schule.

Er konnte gut und sinnentnehmend lesen und auch ungeübte Wörter richtig schreiben. In Mathematik benötigte er noch etwas mehr Zeit als andere, auch z.T., da es ihm schwerfiel, nur mit einer Hand zu arbeiten. Diese Fertigkeiten verbessern sich kontinuierlich parallel zu der Verbesserung seiner Low-Level-Funktionen.

Felix wird für bestimmte schriftliche Aufgaben auch in den nächsten Jahren noch etwas mehr Zeit als Gleichaltrige benötigen. Diesem Tatbestand kann man dadurch Rechnung tragen, dass er von vornherein mehr Zeit zur Verfügung gestellt bekommt, was in meinen Augen kein Problem sein dürfte, da so bereits bei etlichen meiner Patienten und Patientinnen verfahren wurde und wird. Letztendlich überzeugte und überzeugt Felix mit seinen Leistungen.

Felix' Familie hat diese Fortschritte mit ihrem ausgesprochen hohen Engagement erreicht. Aber alleine wäre ihnen dies nicht möglich gewesen. Nur da sie sehr viele Hilfspersonen an der Hand hatten, konnten sie die Therapie so intensiv durchführen, wie sie es in den letzten Jahren gemacht haben. Ohne den engagierten Einsatz der Hilfspersonen und von Felix' Familie hätte Felix noch längst nicht den heutigen Entwicklungsstand erreicht und hätte auch nicht so gute Aussichten auf eine weitere positive schulische Entwicklung.

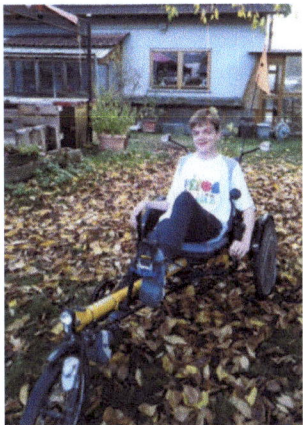

Abb.134: Nachtrag von 2024:
Felix hat inzwischen die Schule abgeschlossen und befindet sich in einer Lehre. Sportlich ist er gerne unterwegs, z.B. mit seinem Liegerad.

****

Während sich Familien mit einem behinderten Kind häufig über eine gewisse Isolation beklagen, haben gerade die Familien, die zur Therapie ihres Kindes Hilfspersonen - z.B. für das Kreuzmuster-Patterning - aus dem Freundes- und Verwandtenkreis benötigen und erhalten, keine Probleme im Kontakt zu anderen. Diese Familien erfahren sehr viel Anteilnahme, Unterstützung und Freundschaft.

Die Freundschaften, die hier entstehen oder neu belebt werden, sind ein Gewinn für alle Beteiligten. Erforderlich ist lediglich, dass man seine Scheu überwindet, andere um Hilfe zu bitten. Nach den ersten Anfangsschwierigkeiten merken die Familien recht schnell, dass die allermeisten Mitmenschen sehr gerne bereit sind, ihre aktive Hilfe einzubringen. So vergrößert sich der Kreis der Helfenden zunehmend.

In den meisten Fällen handelt es sich um Personen, die vorher noch nie etwas mit Behinderungen zu tun hatten. Durch ihre aktive Mitarbeit bei der Therapie eines behinderten Menschen lernen sie nicht nur den bewegungsmäßigen Ablauf bestimmter Übungen kennen. Sie erleben zusätzlich noch die Bedürfnisse behinderter Menschen und ihrer Familien. Allerdings leiden sie nicht mit diesen Familien, sondern sie leben mit ihnen. Die Hilfspersonen werden auf diese Art und Weise in das Familienleben von Menschen mit Behinderung integriert und diese hierdurch in die Gesellschaft. Denn diese Kontakte, die anfänglich nur zum Zweck des reinen Übens geknüpft worden sind, bestehen über den eigentlichen Wohnraum hinaus und führen dazu, dass die Behinderten und ihre Familien von ihrer Umgebung als selbstverständlicher Teil der Gesellschaft anerkannt werden. So kommt es zu einem positiven Nebeneffekt, der allerdings von seiner Bedeutung her nicht zu vernachlässigen ist.

Ich habe in diesem Buch dargelegt, wie man die Psychomotorische Ganzheitstherapie so umsetzen kann, dass die Übungen häufig und somit effektiv mit dem Kind - den Jugendlichen oder auch den Erwachsenen - durchgeführt werden können. Dies kann nur gelingen, wenn die Eltern sich co-therapeutisch einbringen und weitere Hilfspersonen gewinnen.

Die Belastung durch Besuche in der therapeutischen Praxis im Vergleich zur Belastung durch ein Heimprogramm

Viele Eltern wünschen, in die Therapie und Förderung ihres Kindes aktiv eingebunden zu werden. Eltern wissen auch, dass sie sehr wohl hierzu in der Lage sind, wenn man sie gründlich in die erforderlichen Übungen einarbeitet. Davon unabhängig können dann Eltern selbst bestimmen, wann geübt wird und vor allem auch wo geübt wird.

Die Übungen werden daheim im vertrauten familiären Umfeld durchgeführt. Aus diesem Grund kann bis auf wenige Ausnahmen der Ablauf des
Therapieprogramms sehr viel besser auf das jeweilige momentane
Befinden des Kindes ausgerichtet werden, als wenn immer wieder zwischendurch Therapieeinheiten in mehr oder weniger weit entfernten therapeutischen Praxen eingeschoben werden müssen. Die Eltern werden von
mir dazu angehalten, die Reihenfolge der einzelnen Übungen je nach
Verfassung des Kindes und seiner momentanen Aufmerksamkeit selbst zu
bestimmen.
Dies schließt selbstverständlich ein, dass hierdurch auch sehr viel mehr
Möglichkeiten bestehen, sich Freiräume zu schaffen, so dass andere kindliche Aktivitäten nicht zu kurz kommen. Ich denke dabei sowohl an freies
Spiel als auch an Ausflüge, Spielplatzbesuche oder das Spielen im Freien.
Auch diese Aktivitäten neben der Therapie sind für die Kinder sehr wichtig
und werden sonst sehr leicht durch feste Termine in der Woche, nach denen
die ganze Familie sich richten muss, beschnitten.
Die Mehrzahl der Familien gibt an, dass zwar jetzt im Rahmen der
Psychomotorischen Ganzheitstherapie die Therapiezeit pro Tag deutlich
höher ist als früher. Die Belastung bzw. der Stress und die Hektik haben
durch die klare Strukturierung der Therapie und des Familienalltags jedoch
abgenommen. Auch berichten mir diese Eltern, dass sie im Laufe der Zeit
sehr viel selbstbewusster und sicherer in der Entscheidung geworden sind,
was richtig ist für ihr Kind und was nicht.
Dies gilt auch für den Urlaub. Urlaub sollte möglichst frei sein von
Pflichten, auch von der Pflicht zu üben. Und trotzdem kann man sehr oft
Übungselemente spielerisch in den Urlaub integrieren.

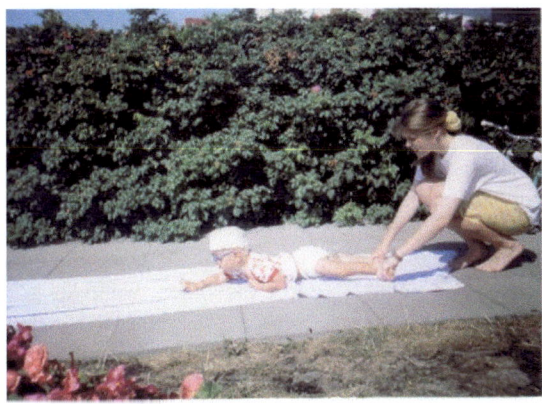

*Abb. 135: Strecken,
die sich zum
Robben, Krabbeln
und erst recht zum
Gehtraining eignen,
findet man, wenn
man will, überall.*

Keiner meiner behinderten Patienten und Patientinnen hat seine Schwierigkeiten nur in einem Bereich. Dies bedeutet, dass die meisten vorher in mehreren therapeutischen Praxen nebeneinander in Behandlung waren. In einem solchen Fall können schon einmal vier bis fünf Praxisbesuche pro Woche zusammenkommen. Jeder Therapeut, jede Therapeutin hält naturgemäß die eigenen Übungen für die wichtigsten und erwartet, dass diese daheim auch wirklich mit dem Kind durchgeführt werden. Die Mutter ist jedoch allein durch die Praxisbesuche und die damit verbundenen Fahrtzeiten schon so ausgelastet, dass konsequentes Üben daheim viel zu selten erfolgen kann. Aus diesem Grund empfinden es die Eltern als Erleichterung, wenn mittels eines genau strukturierten ganzheitlichen Therapieprogramms die zur Verfügung stehende Zeit und Kraft gezielt für das eigentliche Üben daheim eingesetzt werden kann, da häufige Fahrten zu therapeutischen Praxen entfallen.

Auch können Eltern sehr wohl einschätzen, dass jetzt die einzelnen Übungen aus den verschiedenen Bereichen sich gegenseitig sinnvoll ergänzen, was bei mehreren Einzeltherapien nebeneinander nicht immer der Fall ist. Abgesehen davon ist die Beanspruchung durch die Durchführung eines Heimprogramms - eine richtige Organisation des Ablaufs vorausgesetzt - sehr häufig nicht das Entscheidende. Sehr viel mehr Bedeutung für die Belastung der Familie haben "Nebenschauplätze", auf denen man Zeit, Kraft und Nerven verbraucht. Damit meine ich z.B. Auseinandersetzungen mit Gutachtern und Krankenkassen, die sich zwar mit der Psychomotorischen Ganzheitstherapie und dem Leben von Menschen mit Behinderung nicht auskennen, aber trotzdem darüber urteilen.

Auch die Empfehlung, das behinderte Kind, anstatt es so intensiv zu therapieren, lieber in ein Heim zu geben, ein weiteres gesundes zu bekommen, damit die Familie wieder "normal" leben könne, stellt eine Hilfeleistung dar, auf die man gut verzichten kann und die schwerer zu verarbeiten ist als die intensive Therapie eines Kindes.

Zusätzlich zeigt sich der Vorteil der Psychomotorischen Ganzheitstherapie darin, dass das Familienleben sich nicht nach festen Terminen ausrichten muss, sondern sich die Durchführung der Therapie gezielt an den Bedürfnissen und der momentanen Verfassung des Kindes orientieren kann. In diesem Zusammenhang möchte ich nochmals betonen, dass medizinische Übungen auch dann eine Therapie darstellen, wenn sie von medizinischen Laien durchgeführt werden.

Letztendlich muss jede Familie selbst entscheiden, welches Konzept ihr besser liegt. Oder auch, inwieweit sie die Psychomotorische Ganzheitstherapie mit dem Besuch z.B. einer krankengymnastischen Praxis am Heimatort verbindet. Zu einer solchen Zusammenarbeit bin ich jeweils gerne bereit. Diese selbstbewusste Entscheidung ist jedoch nur möglich, wenn Familien mit entwicklungsauffälligen oder behinderten Kindern umfassend über die einzelnen therapeutischen Möglichkeiten informiert werden. Zurzeit bleibt es noch viel zu sehr dem Zufall überlassen, von welchen therapeutischen Möglichkeiten Eltern erfahren und von welchen nicht.

Immer mehr Eltern möchten in die Entscheidung über die Förderung ihres Kindes eingebunden werden. Dies stößt häufig auf eine gewisse Abwehrhaltung bei den entsprechenden Kindergärten, Schulen oder sonstigen Einrichtungen.

Auf der einen Seite beklagen sich diese Einrichtungen in meinen Augen zu Recht darüber, dass sehr viele Elternhäuser ein zu großes Desinteresse bezüglich der Entwicklung ihres Kindes an den Tag legen. Auf der anderen Seite reagieren dieselben Einrichtungen dann doch etwas verunsichert, wenn sich andere Eltern gezielt für die Förderung und Betreuung ihres Kindes interessieren. Häufig stelle ich fest, dass gerade Einrichtungen, in denen Eltern herzlich willkommen sind und die den Gedankenaustausch mit den Eltern suchen, am besten für die Bedürfnissen des Kindes sind.

Leider kommt es hin und wieder zu Meinungsverschiedenheiten, wenn Eltern wünschen, dass die tägliche Zeit im Kindergarten oder in der Schule zugunsten des Therapieprogramms reduziert wird. Schnell steht dagegen die Meinung, dass die einzig wahre Förderung nur in offiziellen Sondereinrichtungen stattfinden könne. Gerade solche Diskussionen sind für die Eltern extrem belastend, besonders dann, wenn ihnen z.B. vorgeworfen wird, sie "gönnen ihrem Kind keinen Kindergarten" oder "sie wollten es nur zur Aufbewahrung dorthin geben". Dabei geht es bei meinen Patientenfamilien nie darum, ganz auf den Kindergarten zu verzichten, sondern nur darum, dass auch behinderte Kinder nicht unbedingt "ganztags" einen Kindergarten oder eine Schule besuchen müssen. Mehr Flexibilität von vorneherein und vor allem die Akzeptanz, dass es sehr wohl Eltern gibt, die das Richtige für ihr Kind entscheiden können, würden schon viel weiterhelfen.

Die Rolle der Familie

Ich selbst bin ebenfalls in einer Familie mit einem behinderten Kind aufgewachsen, da meine jüngere Schwester ein Trisomie 21 hat. Schon damals konnte ich mir nichts anderes vorstellen, als dass meine Schwester von unseren familiären Unternehmungen nicht ausgeschlossen würde. Meine Mutter berichtete, dass diese Einstellung Menschen mit Behinderung gegenüber damals eher ungewöhnlich war, jedoch von der Umwelt in den meisten Fällen mit Wohlwollen begrüßt worden ist. Natürlich kommt es immer wieder mit behinderten Kindern in der Öffentlichkeit zu schwierigen Situationen. In diesen Situationen bleibt einem nichts anderes übrig, als den Humor zu wahren und den Mut für weitere Unternehmungen ähnlicher Art nicht sinken zu lassen. Mal nimmt es das eine Familienmitglied mehr mit, wenn etwas an solchen Unternehmungen schiefläuft, mal das andere. Es ist wohl das Wichtigste, dass man sich als Familiengemeinschaft fühlt - und hinterher vielleicht gemeinsam über solche erlebten Pannen lachen kann. Fremde können diesen speziellen Humor nicht immer verstehen....

Es gibt inzwischen genug Bücher, aus denen zu entnehmen ist, was man als Familie mit einem behinderten Kind alles falsch machen kann oder falsch macht. Was mich - nach wie vor - am meisten daran ärgert, ist, dass hier die doch immer versteckt vorhandene Unsicherheit ausgenutzt wird und schlagwortartig diesen Familien suggeriert wird, inwieweit durch ein behindertes Kind entweder auch "die Mutter behindert wird" oder auch inwieweit "sich um die Geschwister in einer solchen Familie niemand kümmere" (5). Das Fatale ist in meinen Augen, dass in solchen Büchern immer ein Körnchen Wahrheit steckt, jedoch Vorschläge, wie man es besser machen könne, fehlen. Abgesehen davon treffen viele Beobachtungen aus dieser Art von Literatur auch auf Familien zu, die kein behindertes Kind haben, da sie doch häufig recht verallgemeinernd sind.

Selbstverständlich ist es falsch, betroffenen Familien zu empfehlen, sie sollen sich auf keinerlei Ratschläge von außen einlassen. Jedoch empfehle ich dringend, genau darauf zu achten, wer diese Ratschläge erteilt. Am besten ist es immer noch, sich mit anderen Familien, die ähnliche Probleme haben, zu treffen. Solch ein Erfahrungsaustausch kann sehr viel wertvoller sein, als sich durch verunsichernde Literatur noch weiter verunsichern zu lassen. Nicht nur wir Eltern von behinderten Kindern erfahren hierdurch, dass unsere Probleme nicht einzigartig sind. Auch die gesunden Geschwister können erleben, wie sich andere Geschwister hierzu stellen.

In meiner eigenen Familie und auch in den von mir betreuten Familien beobachte ich, wie selbstverständlich und normal Geschwister mit ihrem behinderten Bruder oder ihrer Schwester umgehen können. Vielleicht nehmen Kinder die Situation häufig so viel gelassener als wir Eltern, weil ihnen die Perspektive auf die Zukunft einfach noch fehlt. Von dieser Gelassenheit können wir Erwachsenen nur lernen. Auch können Geschwister sehr wohl erkennen, dass sie selbst vielleicht phasenweise weniger Zeit oder auch Aufmerksamkeit erhalten, jedoch längst nicht weniger Liebe.

Um wieder auf die PMG zurückzukommen, möchte ich noch erwähnen, dass bei dieser Therapieform ein großer Vorteil darin besteht, als Mutter oder Vater selbst bestimmen zu können, welche Prioritäten in gewissen

Situationen gesetzt werden sollten. Frei von vorgeschriebenen Terminen kann man sich entscheiden, ob es wichtiger ist, mit dem einen Kind Vokabeln zu lernen, das andere Kind zu trösten, da es Kummer mit seinen Freundinnen hat, oder mit dem behinderten Kind das Therapieprogramm konsequent durchzuführen. Eine solche Entscheidung wird jeweils individuell von Tag zu Tag und Situation zu Situation unterschiedlich ausfallen.

Diese Ausführungen sollen beileibe keine Empfehlung zur Therapieverweigerung sein. Jedoch erkläre ich den von mir betreuten Familien, dass bei einer konsequenten Durchführung des Therapieprogramms sehr wohl Platz ist, in schwierigen Situationen spontan das Therapieprogramm sein zu lassen und sich demjenigen Kind zu widmen, welches einen am dringendsten braucht. Diese Bemühungen stellen nicht nur in einer Familie mit einem behinderten Kind eine Gratwanderung dar. Denn wenn dies so wäre, dürften Eifersüchteleien nur in Familien mit behinderten Kindern auftreten. Ich überlasse Ihnen selbst die Beurteilung, ob dies der Realität entspricht oder nicht.

Die Einstellung der Eltern scheint das Wichtigste zu sein: Neigen Eltern dazu, ihr Schicksal zu beklagen und unter der ganzen Situation zu leiden, überträgt sich das sehr schnell auf die Kinder. Eltern, die zupacken und trotz der belastenden Situation eine zufriedene Grundhaltung einnehmen, übertragen auch dies auf ihre Kinder.

Objektivierung von Fortschritten - kommt es darauf immer an?

Viele Fortschritte, insbesondere bei schwerstbehinderten Kindern, sind zunächst einmal sehr dezent und fallen nicht sofort auf. Die Familie jedoch erfährt auch durch kleine Fortschritte einen Zugewinn an Lebensqualität, was nicht immer von Fachleuten nachempfunden werden kann.

Vermutlich ist dieses intensive Erleben, dieses intensive Training, der tägliche Kampf um kleinste Fortschritte überhaupt eine grundlegende Bedingung dafür, diese kleinen Fortschritte zu erkennen. Insofern kann man diese fehlende Sichtweise anderen Personen, die nicht so intensiv in diesem "Thema drinstecken", nicht zum Vorwurf machen.

Zum Vorwurf mache ich diese fehlende Empathie allerdings vielen Therapeuten und Therapeutinnen und auch etlichen meiner Kollegen und Kolleginnen. Die Tatsache, dass Eltern Fortschritte bei ihrem Kind sehen, die von der Fachwelt nicht unbedingt nachvollzogen werden können, verleitet die Fachleute relativ oft dazu, davon auszugehen, dass diese Fortschritte nicht existieren.

Auch wenn es Eltern geben mag, die ihr Kind nur durch eine "rosarote Brille" sehen und darum Fortschritte in dieses Kind hineinprojizieren, die nicht vorhanden sind, habe ich die Erfahrung gemacht, dass diese Eltern extrem selten sind. Sehr viel eher ist es doch so, dass diese von den Eltern erlebten und registrierten Fortschritte tatsächlich vorhanden sind, aber kaum anhand irgendwelcher Entwicklungsgitter erfasst werden können.

Und obendrein gibt es auch bei behinderten Kindern den berühmten Vorführeffekt: Was daheim schon gut gelingt, wird beim Vorstellungstermin in der Praxis nicht mehr gezeigt. Hier kann man sich heutzutage gut mit Videoaufnahmen behelfen, die die Familien zu Hause im Alltag anfertigen und mitbringen. Dies nimmt dem Vorstellungstermin den "Stressfaktor". Manche Verbesserungen zeigen sich nur, wenn man das Kind länger und ausdauernder beobachtet, als es während eines Untersuchungstermins möglich ist. Wie will man ansonsten zeigen, dass ein Kind beim Gehen nicht mehr nach ein paar Metern eine Pause benötigt, sondern erst z.B. nach 50m? Oder wie will man demonstrieren, dass beim geführten Gehen oder Treppensteigen die Unterstützung zwar noch gegeben werden, aber nur wesentlich geringer sein muss? Oder aber, wenn das Kind bei den Worten "Jetzt geht's ins Bett!" abends in der entsprechenden Situation mit Protest reagiert, aber tagsüber nicht - wie will man hier beweisen, dass ein regelrechtes Sprachverständnis nicht vorhanden ist, aber vielleicht ein rhythmisches Verständnis.

Sie sehen, schon diese wenigen Beispiele verdeutlichen, wie schwer die richtige Beurteilung der Entwicklung eines behinderten Kindes ist. Umso schwieriger wird diese Beurteilung, wenn man sich auf Entwicklungsgitter alleine verlässt, da viele dieser feinen Entwicklungsfortschritte hierin überhaupt nicht erwähnt werden

Insofern sind wir wieder bei dem Punkt angelangt, dass jede Familie für sich entscheiden muss, ob die Organisation der PMG zu ihr passt oder nicht und wie sie die Fortschritte ihres Kindes erlebt.

Quellenangaben
1. Fröhlich, A. u. Haupt, U.: Förderdiagnostik mit schwerstbehinderten Kindern. Verlag Modernes Lernen Dortmund, Entwicklungsbogen (2004)
2. Kiphard, E. J.: Sensomotorisches Entwicklungsgitter. Verlag Modernes Lernen Dortmund (1984, Ausgabe 1992)
3. Kiphard, E. J.: Die Mutter ist Therapeutin ihres Kindes. Auszug aus einem Vortrag, geh. am 1.4.1970 auf der Internationalen Sonnenberg-Tagung Luxemburg.
4. Vojta, V.: Die zerebralen Bewegungsstörungen im Säuglingsalter: Frühdiagnose und Frühtherapie, Thieme-Verlag Stuttgart, 8. Auflage (2008)
5. Jonas, M.: Behinderte Kinder – behinderte Mütter?, Fischer-Taschenbuch, 1994

Fragen und Antworten

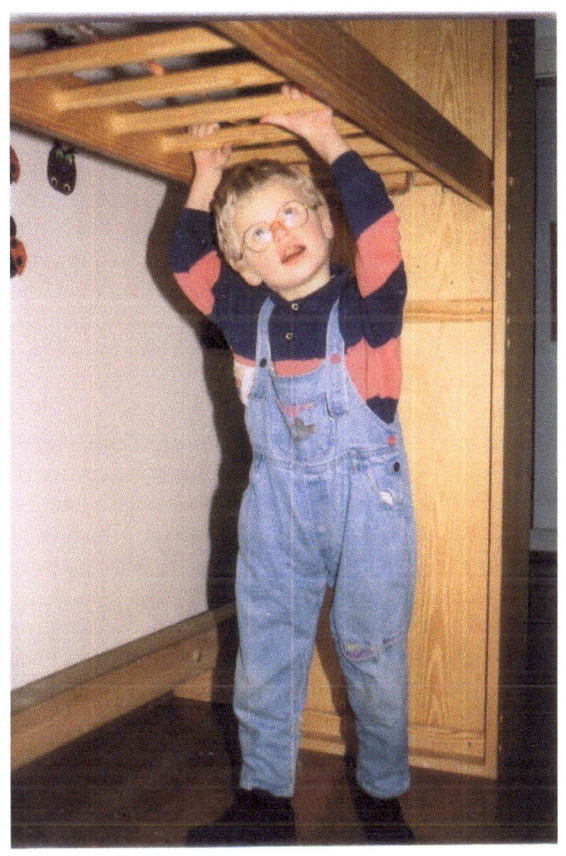

In diesem Kapitel möchte ich näher auf
Fragen eingehen, die
mir im Praxisalltag häufig gestellt werden

Wie lang ist die tägliche Therapiedauer?
Dies kann nicht generell beantwortet werden. Im Allgemeinen kann man bei einem körperbehinderten bzw. schwerstmehrfachbehinderten Kind mit einer täglichen Therapiedauer von ca. zwei bis sieben Stunden rechnen. Steht der Familie weniger Zeit zu Verfügung, spreche ich mit den Eltern ab, worauf die Schwerpunkte des Therapieprogramms gelegt werden sollten.

Wann sollten die Übungen durchgeführt werden?
Dann, wenn es die Familiensituation erlaubt und das Kind fit genug dafür ist. Taktile Übungen kann man z.B. auch zur Entspannung oder abends einschieben. Zu motorischen Übungen wie z.B. zum Robben, Krabbeln oder auch zum Gehtraining sollten die Kinder munter genug sein.
Es kann sein, dass das Kind von Übungen direkt vor dem Einschlafen wach und richtig munter wird und dann schlecht einschläft. Es gibt aber auch Kinder, die erst nach einem abendlichen motorischen Training gut schlafen. Dies muss man herausfinden.

Muss eine bestimmte Reihenfolge der Übungen eingehalten werden?
Die Übungen können im Allgemeinen frei kombiniert werden. Nur, wenn Übungen aufeinander aufbauen, ist die Reihenfolge wichtig. So sollten z.B. die passiven Vorübungen jeweils vor die aktiven Übungen gesetzt werden, also das Kreuzmuster-Patterning vor das Robben, das Krabbelwagen-Patterning vor das Krabbeln usw.
Auch ist es nach und nach anzustreben, dass die Kreuzmuster-Reihe komplett, ohne Pause zwischen den einzelnen Übungen, an einem Stück durchgeführt wird. Allerdings muss bei einem körperbehinderten Kind, auch wenn es die Einzelübungen hieraus bereits durchführen kann, die entsprechende Kondition erst nach und nach aufgebaut werden, so dass zunächst Pausen wichtig sind, diese dann jedoch immer weiter verkürzt werden sollten.

Kann man mehrere kurze Durchgänge einer Übung zu einem längeren Durchgang zusammenfassen?
Man weiß, dass das Gehirn mehrere kürzere Einheiten besser umsetzen kann als wenige längere Einheiten. Dementsprechend stelle ich die Therapieprogramme zusammen.
Diese Frage wird meistens im Zusammenhang mit dem Kreuzmuster-Patterning gestellt, da man für diese Übung insgesamt drei Hilfspersonen benötigt. Zwar sollte man auch hier aus den erwähnten Gründen nicht alles an einem Stück durchführen. Jedoch kann man z.B. mit dem Kreuzmuster-

Patterning beginnen, dann mehrere andere motorische Übungen, z.B. auch eine taktile Runde und nun erneut das Kreuzmuster-Patterning einsetzen. Die Hilfspersonen können somit für zwei Runden vor Ort bleiben und man muss nicht sechs Besuche an Hilfspersonen pro Tag organisieren, sondern nur drei Runden mit jeweils einer Doppeleinheit an Kreuzmuster-Patterning, diese Doppeleinheit jedoch etwas auseinandergezogen. Diese Variante ist effektiv und leichter zu organisieren.

Muss jeden Tag trainiert werden?

Nein! Ich empfehle ein Training an fünf Tagen pro Woche. Üblicherweise bleiben somit Samstag und Sonntag trainingsfrei, wobei die Familie sich dies selbst heraussuchen kann.

Ich habe übrigens früher, als die Übungen bei Frank noch schwieriger zu organisieren waren als heute, immer mit Strichlisten gearbeitet. Samstags habe ich dann die eine oder andere Übung mit Frank durchgeführt, die während der Woche zu kurz gekommen war. So hatte ich trotzdem, auch wenn es zwischendurch etwas schwächere Übungstage gegeben hatte, am Ende der Woche eine ausreichende Intensität erreicht.

Der Rückmeldung meiner Patientenfamilien ist zu entnehmen, dass diese Vorgehensweise von etlichen übernommen wurde und als effektiv empfunden wird.

Das Entscheidende ist, dass eine gewisse Regelmäßigkeit und Intensität des Trainings erreicht wird und nicht dass auch wirklich jeden Tag trainiert wird. Mit der Zeit bekommt man als Familie ein recht gutes Gespür dafür, welche kleineren Pausen man sich gönnen kann, ohne dass dies dem Therapieverlauf schadet.

Muss man auch im Urlaub üben?

Nein! Urlaub muss übungsfreie Zeit sein dürfen. Allerdings stelle ich bei mir und bei den meisten anderen Müttern fest, dass man auch im Urlaub automatisch bestimmte Abläufe in den Alltag integriert und diese gar nicht unbedingt als Übungen empfindet.

Wenn ich mit Frank an der Nordsee vom Ort aus an den Strand zu Fuß gehe, ist dies eine Übung oder Vergnügen? Wenn ich ihm am Strand einen Apfel oder ein Brot zu essen in die Hand drücke, ist dies Esstraining oder Alltag? Sie sehen, die Grenzen sind fließend.

Vielleicht hilft Ihnen ja auch folgender Trick, auf den ich mich im Urlaub gerne einlasse und der gedanklich so abläuft:

Im Urlaub fühle ich mich nicht verpflichtet, mit Frank zu üben. Wenn ich also überlege, wie wir zum Strand kommen, ist das Gehtraining kein Muss, sondern ich könnte ja auch ohne schlechtes Gewissen das Fahrrad nehmen.

Wenn ich also zu Fuß gehe, ist dies vollkommen freiwillig. Was freiwillig geschieht, macht Spaß. Also macht der Fußmarsch zum Strand Spaß. Und schon setze ich den Rucksack mit dem Proviant für Frank auf den Rücken, nehme meinen Sohn und wir marschieren miteinander am Fahrrad vorbei in Richtung Strand, ins Dorf zum Eisessen oder zum Laternenumzug - voller guter Urlaubslaune. Selbstverständlich gibt es auch Tage, an denen ich mich für das Fahrrad entscheide, doch schließlich sind wir ja auch im Urlaub. Denken Sie bei dieser Frage auch an Kinder wie Teresa: Trotz ihrer starken Tetraspastik ist Teresa ein ausgesprochen bewegungsfreudiges Kind. Sie möchte gehen, sie möchte sich bewegen und dies natürlich auch besonders gerne im Urlaub.

Was geschieht, wenn die von mir empfohlene Therapieintensität nicht erreicht wird?
Zunächst einmal ist es einleuchtend, dass man nicht von heute auf morgen alles so umorganisieren kann, wie es der Therapieplan erfordern würde. Man kann die Therapieintensität nur langsam steigern, so dass nach und nach die empfohlene Häufigkeit und Intensität erreicht werden. Kommt eine Familie nach einer gewissen Zeit einigermaßen mit dem Therapieprogramm zurecht, erreicht also ca. 80 Prozent und mehr der von mir empfohlenen Übungsintensität, ist dies prima. Klafft zwischen meiner Empfehlung und der erreichten Gesamtintensität eine große Lücke, ist es mir wichtig, dass sich die Familie mit mir in Verbindung setzt, damit wir gemeinsam überlegen können, was man ändern müsste. Dann ist entscheidend, wo die Schwerpunkte gesetzt werden sollten und auf welche Übungen im Moment verzichtet werden sollte, wenn alles zusammen zeitlich nicht möglich ist. Davon, dass die Familie mir gegenüber eine hohe Therapieintensität vortäuscht, hat niemand etwas. Denn erstens sind die Familien eigenverantwortlich in der Entscheidung, ob und wie sie üben. Sie üben ihrem Kind und nicht mir zuliebe. Und zweitens benötige ich bei dem nächsten Vorstellungstermin eine realistische und ehrliche Aussage, da ich nur dann das Therapieprogramm richtig anpassen kann.

Ist es möglich, die üblichen Therapieformen neben der Psychomotorischen Ganzheitstherapie durchzuführen?
Prinzipiell ist dies sicherlich möglich. Allerdings gibt es naturgemäß ein zeitliches Problem, nämlich dann, wenn zusätzlich zur Psychomotorischen Ganzheitstherapie an mehreren Nachmittagen pro Woche Besuche in therapeutischen Praxen erforderlich sind. Dies bringt von vornherein eine ausreichende Übungsintensität im Rahmen der Psychomotorischen Ganzheitstherapie (PMG) in Gefahr. Insofern organisieren es etliche

Familien so, dass sie entweder neben der PMG lediglich noch eine einzige weitere Therapieform einsetzen (dies in dem Bereich, der für das Kind am wichtigsten ist) oder den Abstand der Besuche in der Praxis auseinander ziehen oder ganz auf weitere Therapieformen verzichten und allein mit der PMG arbeiten. Ich persönlich halte es für das Beste, wenn die Familien wenigstens zu einem Therapeuten oder einer Therapeutin ihres Vertrauens weiterhin guten Kontakt halten.

Überfordert ein solch intensives Programm das Kind?

Auch wenn man mehrere Stunden Therapie, über den Tag verteilt, durchführt, bleiben zwischendurch noch genügend Stunden an Freiraum für andere Beschäftigungen. Man muss sich auch darüber im Klaren sein, dass gerade schwerstmehrfachbehinderte Kinder sich von alleine überhaupt nicht beschäftigen können und somit häufig sehr froh sind, wenn man sie gezielt zu Bewegungen oder Spielen anleitet.

Etwas anders sieht es aus, wenn das Kind ganztags in den Kindergarten oder in die Schule geht. Hier gilt es Schwerpunkte zu setzen. Wie diese Schwerpunkte aussehen, muss jeweils individuell entschieden werden. Bei dem einen Kind muss die Therapiedauer reduziert werden, bei dem anderen Kind kann es dagegen sinnvoll sein, die Dauer des Kindergarten- und Schulbesuchs zu reduzieren. Speziell im letzteren Punkt würde ich mich über etwas mehr Flexibilität der jeweiligen Einrichtungen freuen.

Was bei motorischen Übungen unbedingt zu berücksichtigen ist, ist die Tatsache, dass natürlich auch körperbehinderte Kinder Muskelkater bekommen können. Insofern kann es hilfreich sein, jeweils einen Tag Pause einzulegen, wenn man mit einem solch intensiven Programm begonnen hat. Denn aus der Sportmedizin weiß man, dass eine untrainierte Person nach intensiver Ausdauerbelastung mindestens 48 Stunden bis zur vollständigen Regeneration benötigt. Ohne Pause würde das motorische System überfordert. Hier hilft eine genaue Beobachtung des Kindes weiter, denn die Vorgehensweise muss von Kind zu Kind unterschiedlich gewählt werden.

Aus diesem Grund weise ich die Eltern immer daraufhin, nicht gleich mit der vollen Intensität zu beginnen, sondern mit wesentlich weniger und kürzeren Durchgängen und dann nach und nach zu steigern. Diese Vorgehensweise ist nicht nur zur Eingewöhnung des Kindes hilfreich, sondern auch die Familie muss sich erst nach und nach an die neue Situation gewöhnen.

Wird die Familie durch ein solch intensives Therapieprogramm überfordert?

Diejenigen Eltern, die sich selbst in die Therapie ihres Kindes einbringen möchten und deshalb die Psychomotorische Ganzheitstherapie für ihr Kind ausgewählt haben, sind auch meistens dazu in der Lage, diese Therapie im Alltag umzusetzen. Natürlich gelingt dies der einen Familie besser und der anderen weniger gut, je nach gesamter Familiensituation, aber auch je nach Organisationstalent der Eltern. Letztendlich wird jede Familie selbst entscheiden, ob sich diese Mühe lohnt oder nicht.

Akzeptieren muss man wohl auch, dass es innerhalb derselben Familie Zeiten gibt, in denen die gesamte Organisation des Therapieprogramms sehr gut läuft, und es dann wieder Zeiten gibt, in denen man das Gefühl hat, es läuft überhaupt nichts mehr rund.

Als negative Ursache hierfür kann eine Erkältungswelle, die durch die Familie "wandert", gelten. Ein positiver Grund kann die Ankunft eines Geschwisters sein. Im ersten Fall muss man sich sagen, dass irgendwann wieder bessere Zeiten kommen. Und im zweiten Fall ist es doch so, dass ein Baby in der Familie zwar einiges durcheinander wirbelt, aber letztendlich so viel Freude, auch gerade für das behinderte Geschwister, mitbringt, dass dies alles wichtiger ist als die geringere Übungsintensität. Auch hier werden wieder Zeiten kommen, in denen intensiver geübt werden kann.

Das Wichtigste ist, sich von niemandem ein schlechtes Gewissen einreden zu lassen, weder von denen, die ganz sicherlich in derselben Situation mehr üben würden (Man muss ja nicht unbedingt sagen, dass man dies nicht glaubt!). Noch von denen, denen schon jedes häusliche Üben zuviel ist.). Jede Familie muss selbst entscheiden, wie lange sie die Therapie reduziert und wann sie wieder erneut intensiver beginnt.

Kann oder sollte man das Kind zu seinem Übungsprogramm zwingen?

Eindeutige Antwort: Nein! Selbst bei kleineren Kindern, bei denen man sich mit seiner ganzen Kraft des Erwachsenen einbringen und so z.B. für das Kind passive Übungen mit ihm durchführen könnte, halte ich dies für unsinnig. Denn man möchte z. B. den Arm des Kindes nach unten führen, das Kind sich dagegen wehrend führt nun den Arm in die gegenteilige Richtung. Mit dem Erfolg, dass dem Gehirn nur ein Durcheinander an Bewegungen angeboten wird. Hier hilft nur, die Fantasie spielen zu lassen, wie man das Kind motivieren könnte. Ansonsten kann auch bei manchen Kindern nichts anders übrigbleiben, als absolut verweigerte Übungen aus dem Programm zu nehmen und durch ähnliche, etwas mehr geschätzte, zu ersetzen.

Um Frank zum Robben zu motivieren, habe ich gerne einen Korb mit Schätzen (Popcorn, Papier, Plastikfolien oder eine Schüssel mit Wasser etc.) im Abstand von 1,5m vor ihn hingestellt. Hatte er robbend diese Stelle erreicht, habe ich den Korb verschoben - mit dem Erfolg, dass Frank nun recht ungehalten reagierte. Also habe ich den Korb an ein Seil gebunden, dieses Seil unter einer Kommode durchgeführt, das Seilende so in die Hand genommen, dass ich am Seilende ziehen konnte und der Korb sich von Frank weg bewegte. Dies fand er so erheiternd, dass er dem Korb hinterher gerobbt ist und letztendlich zufrieden mit sich und der Welt am Ende des Flurs mit dem Inhalt spielte.

Kinder, mit denen man verhandeln kann, sind auch durch Belohnungen zu motivieren. Spüren die Kinder zusätzlich die unbedingte Überzeugung der Eltern, dass die Übungen wichtig sind, verweigern sie längst nicht so schnell, wie wenn ihnen ihre Eltern unsicher gegenüber treten.

Sie sehen schon an diesen wenigen Ausführungen, dass bei jedem Kind eine andere Vorgehensweise richtig sein kann. Entscheidend ist jedoch die Überzeugung der Eltern, dass das, was sie tun, richtig für ihr Kind ist.

Warum reicht es nicht aus, ein spastisches Kind mit Schienen zu versorgen?

Orthesen, Korsett, Sitzschale usw. können nicht vollständig verhindern, dass die Spastik in typischer Form zunimmt. Diese Hilfsmittel können deswegen nicht ausreichend gegen die Verschlechterungstendenz wirken, da die Muskulatur nicht gekräftigt, sondern ruhiggestellt wird. Die Muskulatur und die Sehnen verkürzen immer mehr, das Kind verschlechtert sich dadurch in seinen Fertigkeiten, die Wirbelsäule wird durch die asymmetrische hypotone Rückenmuskulatur immer schiefer gehalten und entwickelt letztendlich eine Skoliose, und die Hüften luxieren. Besonders gefährdet sind die Kinder während eines Wachstumsschubs, denn in dieser Zeit nehmen Spastik und Kontrakturen besonders schnell zu.

Diese negative Entwicklung kann man nur aufhalten, wenn man intensiv trainiert und zwar mit den richtigen Übungen. Dann kann es sogar gelingen, dass bereits eingetretene Verschlechterungen sich wieder verbessern und die Spastik abnimmt. Jedoch sind hierfür intensive und nicht nur gelegentliche Übungen erforderlich. Vermutlich wird deswegen noch immer von einigen Spezialisten und Spezialistinnen abgestritten, dass eine Spastik verbessert werden kann.

Wann sind Botulinum-Toxin-Injektionen als zusätzliche Maßnahme sinnvoll einzusetzen?

Mit diesen Botulinum-Toxin-A-Injektionen kann man spastische Muskulatur lähmen, so dass benachbarte nicht spastische Muskeln deren Funktion übernehmen und die Bewegungen wieder gezielter erfolgen können. Die Wirkung dauert ca. drei Monate an. Dann muss eine erneute Behandlung durchgeführt werden. Gegen bereits eingetretene Kontrakturen hilft Botulinum-Toxin nicht mehr. Auf weitere Details möchte ich an dieser Stelle nicht eingehen und empfehle Spezialliteratur.

Für meine Patienten und Patientinnen ziehe ich Zentren vor, in denen erfahrene Kinder-Orthopäden sowohl mit Botulinum-Toxin-Injektionen als auch mit speziellen Operationstechniken Erfahrung haben. So ist am besten gewährleistet, dass man sich für die richtige ergänzende Methode entscheidet.

Kann man eingetretene Verschlechterungen, z.B. Kontrakturen, operieren und sich dadurch ein intensives Training ersparen?

Bei spastischer Spitzfußhaltung mit Kontrakturen oder Kniesehnenverkürzung (Kontraktur der Kniebeuger) kann eine Operation sehr hilfreich sein. Allerdings kann man hierdurch nur die anatomische Situation verbessern. Man erreicht durch eine Operation nicht automatisch, dass das Kind Fuß und Bein auf Dauer richtig einsetzt. Hierfür benötigt man wiederum ein regelrechtes intensives postoperatives Training und eventuell eine postoperative Orthese. Je geringer die Belastung durch die Operation ist, umso besser ist dies für das Kind. Besonders gering ist die Belastung des Kindes bei der sogenannten Myofasziotomie, einer minimalinvasiven Technik. Hierbei sind nur kleine Hautschnitte erforderlich. Mit Spezialmessern wird die spastische Muskulatur eingeritzt, wohingegen die normotone Muskulatur unversehrt bleibt. Hierin erfahrene Operateure und Operateurinnen müssen im Vorfeld prüfen, inwieweit diese minimalinvasive Technik eingesetzt werden kann oder doch anderen Methoden der Vorzug gegeben werden sollte (siehe Seite 77).

Eine knöcherne Operation der Hüfte ist sehr viel belastender als eine Operation an den Füßen oder Knien. Insofern sollte hier unbedingt frühzeitig versucht werden, mit entsprechenden Übungen und Maßnahmen die Hüftsituation zu verbessern und eine Operation zu vermeiden. Speziell hierzu setze ich auch den auf Seiten 60/61 erwähnte Hüftspreiz-Orthese (Mancini-Orthese) ein. Hierdurch, auch in der Kombination mit Botulinum-Toxin-Injektionen in die Adduktoren-Gruppe sowie speziellen Übungen (z.B. auch das Kreuzmuster-Patterning), ist häufig eine Hüftreifungsstörung aufzufangen und die Hüftreifung zu fördern.

314

Ist eine Hüfte bereits luxiert, ist die Frage entscheidend, inwiefern das Kind hierdurch Schmerzen hat oder nicht. Bei Schmerzfreiheit kann man zumindest für den Moment auf eine Operation verzichten und zuwarten. Sind die Bewegungen in der Hüfte für das Kind jedoch schmerzhaft, wird eine Operation unumgänglich. Welche der hier beschriebenen Vorgehensweisen für das jeweilige Kind am besten ist, sollte zwischen dem chirurgischen Team und den Eltern ausführlich besprochen werden, wobei unbedingt das durchgeführte Therapieprogramm und auch die eingesetzten Hilfsmittel, z.B. die Mancini-Orthese, zu berücksichtigen sind.

Warum gibt es immer noch Skeptiker, die die Erfolge und Möglichkeiten der Psychomotorischen Ganzheitstherapie anzweifeln?
Kurz geantwortet schreibe ich: Weil nicht sein kann, was nicht sein darf! (Machen Sie sich das Vergnügen und lesen Sie dies ganze Gedicht von Christian Morgenstern "Die unmögliche Tatsache". Dann verstehen Sie mich vermutlich am besten!).
Ausführlichere Begründung: Wie Sie an meiner Vortragstätigkeit, an meinen Büchern und speziell an diesem vorliegenden Buch sehen können, tue ich mein Möglichstes, um über die Psychomotorische Ganzheitstherapie zu informieren.
Fragen Sie bei den skeptisch denkenden Mitmenschen nach: Die heftigste Kritik und Skepsis kommen oft von denjenigen Personen, die weder mich noch meine Arbeit kennen. Ich lade sie gerne ein, mir in der Praxis über die Schulter zu schauen oder auch über gemeinsame Patienten und Patientinnen zu sprechen. Einen wissenschaftlichen Nachweis haben übrigens die anerkannten Therapieformen auch nicht erbracht. Denn hierzu wären sogenannte Doppelblindstudien mit einer großen Anzahl an Teilnehmenden erforderlich und diese sind, insbesondere bei Menschen mit einer Hirnschädigung, nur sehr schwer so durchzuführen, dass mit dem Ablauf und der Struktur der Untersuchung der Wissenschaftlichkeit Genüge getan ist. Somit muss man versuchen, die Wirksamkeit der Psychomotorischen Ganzheitstherapie durch Beobachtung der kindlichen Entwicklung, also empirisch, zu beurteilen. Hierbei stellen sich dann folgende Fragen: Welche Fortschritte sehen die Eltern? Welche Fortschritte sehe ich als Ärztin und Therapeutin? Inwieweit bringt man diese Fortschritte mit den durchgeführten Übungen in Zusammenhang?
Dadurch, dass im Rahmen der Psychomotorischen Ganzheitstherapie genau die Fertigkeiten trainiert werden, die das Kind gerade eben noch nicht kann, ist es sehr wohl möglich - auch ohne wissenschaftliche Beweise - einen Zusammenhang zwischen Training und Fortschritten herzustellen. Wenn durch die motorischen Bodenübungen und durch ein zusätzliches

Gehtraining sich bei einem Kind die Spastik verbessert und es sich in seiner Fähigkeit zu robben, zu krabbeln und geführt zu gehen weiter entwickelt - woher sollen diese Fortschritte kommen, wenn nicht von dem durchgeführten Übungsprogramm? Von alleine kommen bei einem schwerstbehinderten Kind keine Fortschritte, so schön dies auch wäre!

Der 2. Kritikpunkt ist der, dass Eltern nach der Meinung vieler nicht cotherapeutisch tätig sein sollen. Dies möchte ich anders formulieren: Ohne den aktiven Einsatz der Eltern geht es kaum. Wenn Eltern diesen Einsatz nicht bringen möchten, darf keiner sie dazu zwingen oder moralisch dazu drängen. Wenn aber Eltern diesen Einsatz bringen möchten, sollte man sie unterstützen und nicht verurteilen. Ich erlebe sehr viele Familien, die genau von dieser Einstellung profitieren und ihr Kind bestmöglich fördern. Da diese Frage ja auch mich persönlich trifft, erlaube ich mir an dieser Stelle persönlich zu antworten: Eltern von „Wunderkindern", sei dies im Tennis, Geigenspiel oder anderen Fertigkeiten, setzen ebenfalls sehr viel für ihr besonderes Kind ein. Z.T. wird die ganze Familie mit einbezogen. Wenn dies von der Gesellschaft akzeptiert wird, damit ein Kind noch besser Tennis oder Geige spielen kann, warum wird es dann verurteilt, wenn man als Mutter oder Vater sich aktiv darum bemüht, dass das eigene Kind besser gehen oder kommunizieren lernt?

Wer eignet sich als Hilfsperson?
Jede Person, die Ihnen als Familie oder Ihrem Kind helfen möchte, ist hierfür geeignet. Für etliche Übungen, wie z.B. für das "Kreuzmuster-Patterning auf der Stelle", benötigt man drei Hilfspersonen und diese mehrmals am Tag für 3 - 5 Minuten.

Stellen Sie sich folgende Situation vor: Wenn man Sie fragen würde, ob Sie ein oder mehrmals in der Woche bei einem behinderten Kind in Ihrer Umgebung für 3 - 5 Minuten bei einer bestimmten Übung helfen würden - würden Sie sich weigern, oder würden Sie mitmachen? Und wenn Sie hierbei mitmachen würden, warum haben Sie dann solche Scheu davor, andere anzusprechen und diese um Hilfe zu bitten? Ich kann Ihnen versichern, dass die meisten Personen Ihnen gerne helfen würden. Ohne gefragt worden zu sein, wissen sie aber nicht, dass Sie Hilfe benötigen.

Bringt eine andere Mutter ihr Kind zu einem Ihrer Kinder zu Besuch, können Sie entweder unter der Tür stehend 5 Minuten Small-Talk abhalten oder diese Mutter fragen, ob sie Ihnen für 5 Minuten bei einer Übung helfen würde. Zur Not kann man in dieser Situation z.B. auf die dritte Person verzichten, wenn diese gerade nun mal eben fehlt.

Auch ältere Personen können bei den meisten Übungen sehr gut helfen. Das "Kreuzmuster-Patterning auf der Stelle" muss nicht unbedingt auf dem

Boden durchgeführt werden. Man kann das Kind auch auf einen Tisch legen (Spannbettuch darunter, damit die Oberfläche nicht zu glatt ist), so dass die Hilfsperson sich nicht auf den Boden bücken müssen, sondern am Tisch sitzen können.

Beim "Kreuzmuster-Patterning in der Vorwärtsbewegung" muss man jedoch auf dem Boden nebenher krabbeln. Dies ist nur etwas für sportliche Hilfspersonen. Allerdings benötigen auch diese einen Schutz für die Knie, da die Knie erwachsener Personen das Krabbeln nicht mehr gewohnt sind. Am besten eignen sich hierzu Volleyball-Knieschützer.

Wann sollte ein Kind sitzen?

Noch überhaupt nicht habe ich bis jetzt das Sitzenlernen erwähnt. Das hat seinen guten Grund, denn auf diesbezügliche Übungen verzichte ich in den meisten Fällen: Kinder, die sich noch nicht selbst aufsetzen können, sollten möglichst wenig sitzen, besonders wenn der Rücken hierbei nicht gerade gehalten wird, wobei dies übrigens auch für Kinder gilt, die sich normal entwickeln. Kann ein Kind sich jedoch alleine aufsetzen, wird es häufig auf diese bequeme Position zurückgreifen, wenn man gerade vielleicht dabei ist, es zum Robben zu motivieren. Sogenannte Antisitzkissen helfen hierbei nur selten zufriedenstellend, da die Kinder meistens so geschickt sind, dass sie sich trotzdem hinsetzen können. Weicht ein Kind von allen möglichen Übungen bezüglich der Fortbewegung in Bauchlage aus, indem es sich hinsetzt, steht man mit der Therapie sehr schnell auf verlorenem Posten. Dem Robben gebe ich also den Vorzug, auch da die Rückenmuskulatur durch intensives Robben so gekräftigt wird, dass ein Kind hierdurch - ein nicht ganz unbeabsichtigter Nebeneffekt - nach und nach sitzen lernt.

Zusammengefasst heißt dies: Sitzt ein Kind mit aufrechter Körperhaltung, darf es dies auch tun. Sitzt es mit Rundrücken, sollte es möglichst selten sitzen, auch wenn es sich bereits selbst hinsetzen kann. Der Erwerb des Sitzenkönnens ist ein Nebeneffekt anderer Übungen. Speziell eingeübt wird er deswegen von den von mir betreuten Familien nicht. Häufiges Sitzen birgt immer die Gefahr der Wirbelsäulendeformität, bei Hypotonie eher in Richtung einer Kyphose, bei allgemeiner Asymmetrie eher in Richtung einer Skoliose.

Dieser Gefahr lässt sich durch orthopädische Hilfsmittel wie z. B. Sitzschalen oder speziell angefertigte Rollstühle zwar reduzieren, aber nicht beseitigen. Obendrein führt die mehr oder weniger passive Sitzhaltung in diesen Geräten nicht zu einer Kräftigung der Wirbelsäulenmuskulatur, welche jedoch unbedingt erforderlich ist.

Stehständer ja oder nein?

Stehständer haben den Zweck, Kinder, die alleine noch keine Stabilität aufbauen können, beim Stehen zu unterstützen. Zusätzlich kann man bei diesen Kindern im Stehständer die Beinmuskulatur dehnen. Stehen ist zwar für das Kind wichtig, damit die Hüften entsprechende Reize zur Ausreifung erhalten. Für sehr viel sinnvoller als den Einsatz eines Stehständers halte ich jedoch den Einsatz sogenannter Gehübungshilfen (siehe hierzu auch Seite 51), die man mit der Bremsfunktion auch zum Stehen einsetzen kann - und dann kein neues Hilfsmittel benötigt, wenn das Gehtraining beginnt. Siehe auch z.B. die Überkopfleiter auf dem Kapiteleingangsfoto dieses Kapitels.

Ein Stehtraining kann man mit einem Kind auch ohne therapeutische Hilfsmittel durchführen - mit einer Hilfsperson, mit zwei Hilfspersonen, an die Wand angelehnt oder, indem das Kind eine Stange ergreift, je nach Entwicklungsstand des Kindes.

Warum ist es so schwer, eine exakte Prognose zu stellen?

Als Ärztin und Therapeutin weiß ich z.B. nicht, wie ein Kind, welches ich zum ersten Mal sehe, die empfohlenen Übungen akzeptiert, wie die Familie dieses Übungsprogramm umsetzen kann, und ich weiß auch nicht, wie ein Kind auf das Übungsprogramm anspricht. Insofern ist es sehr schwer, bereits beim ersten Termin eine Prognose abzugeben. Darum halte ich es für sinnvoll, mit Prognosen zurückhaltend zu sein. Schon zu oft habe ich erlebt, dass Kinder, die angeblich "austherapiert sind und keine gravierende Veränderung ihrer Entwicklung mehr erleben werden", gelernt haben gut zu sprechen und frei zu gehen und sogar in der Regelgrundschule gut zurechtkommen. Hätten hier die Eltern auf die Fachleute gehört, hätten sie die Therapie aufgegeben und resigniert! Von einigen dieser Kinder habe ich in diesem Buch berichtet.

Lohnt sich eine solche arbeitsintensive Therapie?

In diesem Buch habe ich versucht, Ihnen Möglichkeiten aufzuzeigen, mit welchen Übungen behinderte Kinder zu fördern sind. Ich habe auch beschrieben und erklärt, warum ich ein intensives Übungsprogramm für wichtig und hilfreich halte. Die Erfolge meiner Patienten und Patientinnen, ihre Zufriedenheit und auch die Steigerung ihrer Lebensqualität sind für mich eine Bestätigung, den eingeschlagenen Weg weiter zu verfolgen.

Ob dies auch für Sie der richtige Weg ist: Diese Frage kann ich nicht - kann niemand - für Sie beantworten.
Die Antwort können nur Sie selbst geben.

Erfahrungsberichte

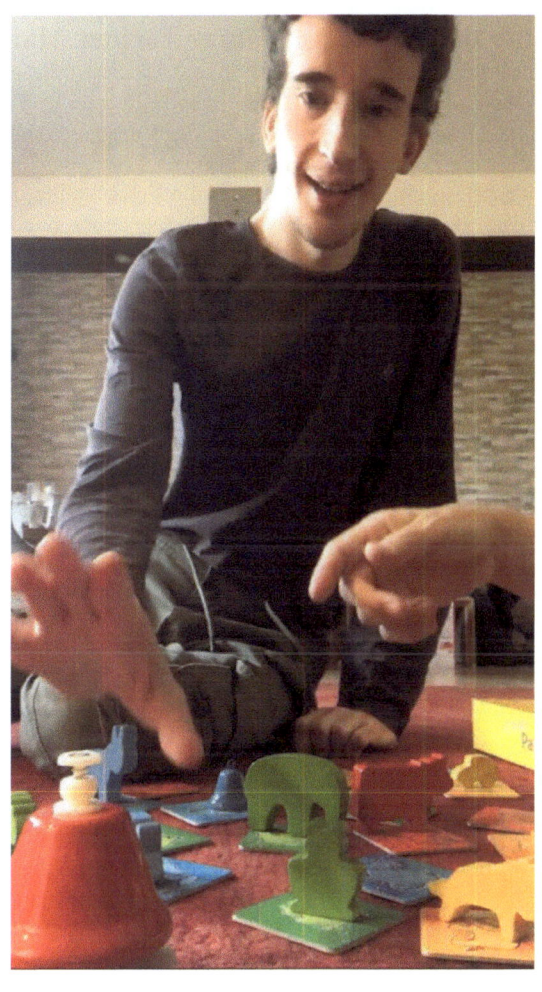

Das Leben ist weder Zweck noch Mittel, das Leben ist ein Recht.

Heinrich Heine (1797 - 1856)

Diese Zeilen standen 2010 über folgendem Bericht einer Mutter über die Entwicklung ihrer Tochter Manuela

Weiblich und behindert - das sind zwei Aspekte, die nicht darauf schließen lassen, dass das zukünftige Leben für meine Tochter einen einfachen Verlauf nehmen wird. War es in der Vergangenheit schon nicht einfach, so lässt die Zukunft noch viele Fragen offen.

Heute war wieder so ein Tag, wo ich mir die Frage stellte, ob alles, was wir als Familie zusammen mit unserer Tochter trotz der Behinderung erreicht haben, genügen wird für die Zukunft. Machen wir uns vielleicht doch Illusionen über das Leben unserer Tochter?

Behindert, das ist schon schwer, aber weiblich und behindert, das wird noch viel schwerer. Hat es eine Frau im Berufsleben schon nicht einfach, wie wird es dann erst einer behinderten jungen Frau ergehen? In Deutschland gibt es rund 4,4 Millionen behinderte Frauen. Diese Zahl ist nicht ganz aktuell. Wie viele dieser Frauen führen ein selbständiges Leben und sind berufstätig oder haben gar eine Familie?

Hierüber gibt es leider keine Statistiken. Aber machen wir uns nichts vor, behinderte Mütter mit Kindern, beruflich erfolgreiche oder zumindest überhaupt berufstätige behinderte Frauen sind so selten wie ein Lottogewinn. Was sagt mir das nun über die Zukunft meiner Tochter? Habe ich alles getan, um ihr wenigstens gute Voraussetzungen zu schaffen? Wenn ja, wird sie diese auch umsetzen können? Oder anders gesagt: Wird man ihr die Möglichkeit geben, diese umzusetzen? Sicherlich, vieles ist ihr trotz schlechter Prognose erspart geblieben. Manchmal kann ich es auch kaum glauben, was sie alles geschafft hat. Dann sehe ich sie als 1040 g schweres Frühgeborenes im Inkubator. Sie ist einen langen und schweren Weg gegangen, den ich hier gerne erzählen möchte.

Es ist die Geschichte von Manuela und ihrem Kampf um das ganz normale Leben. Manuela wurde im Oktober 1989 etwa 9 Wochen zu früh geboren. Nach einem sehr problematischen Schwangerschaftsverlauf war eine Frühgeburt nicht mehr zu verhindern. Es ist aber auch die Geschichte von Manuelas Familie. Wenn ein Teil einer Familie behindert ist, dann ist auch die ganze Familie behindert. Deshalb soll hier auch die Entwicklung einer Familie in einer schwierigen Situation geschildert werden. Die extreme Frühgeburt führte letztendlich zu einer linksbetonten Tetraspastik.

Eine Diagnose, mit der wir uns als Eltern nicht abfinden wollten und konnten. Sehr früh begannen wir deshalb, Manuela mit Ganzheitstherapien selbst zu behandeln. Zu jenem Zeitpunkt war es in Deutschland noch nicht sehr verbreitet, sein Kind nach Anleitung zu Hause selbst zu therapieren. Wir waren deshalb gezwungen, uns Hilfe im Ausland zu holen. Erst nach- dem eine deutsche Ärztin eine entsprechende Praxis eröffnet hatte und eigene Programme nach einer von ihr entwickelten Psychomotorischen Ganzheitstherapie erstellte, konnten wir unsere Therapieprogramme auch in Deutschland erstellen lassen. Dies bedeutete für uns auch eine deutliche finanzielle Entlastung, da es sich immer um eine Therapie handelte, deren Kosten von den deutschen Krankenkassen in der Regel nicht übernommen werden.

Bis zum heutigen Tag wird Manuela relativ erfolgreich nach der Psychomotorischen Ganzheitstherapie behandelt. Das war nicht immer einfach für Manuela und auch für ihre Familie. Aber es war auch nicht ihr einziger Kampf um ein normales Leben.

Wir mussten viele Kämpfe austragen, um Manuela eine Schulzeit in einer ganz normalen Regelschule zu ermöglichen. Leider lief das nicht ganz so einfach ab und es waren bis jetzt sechs Schulen, die Manuela besucht hat. Nach einem erfolgreichen Realschulabschluss im Jahre 2008 mit einem Durchschnitt von 1,7 besucht Manuela jetzt die 12. Klasse eines Wirtschaftsgymnasiums.

Sie ist nun 20 Jahre alt und es stellen sich ihr auch all die Fragen, die junge Mädchen ihres Alters beschäftigen. Auch hier wird sie es nicht leicht haben, da es ihr immer noch an entsprechender Mobilität mangelt. Aber sie ist auf einem guten Weg und sie wird ihr Leben auch weiterhin meistern.

Die Schwangerschaft mit Manuela stand unter keinem guten Stern. Ich musste zwölf Wochen im Krankenhaus liegend verbringen. Trotzdem kam Manuela im Oktober 1989 noch neun Wochen zu früh auf die Welt. Sie kam sofort in einen Inkubator und wurde auch 4 Tage lang beatmet. Erst kurz vor Weihnachten durften wir sie aus der Klinik mit nach Hause nehmen. Der Alltag mit Manuela begann ganz gut. Sie war zwar noch sehr klein, 2400 g leicht, aber außer dass sie sehr steif war und extrem schielte, konnte man erstmal nichts Ungewöhnliches bemerken.

Gleich im neuen Jahr begann für Manuela die Krankengymnastik. Sie wurde von einer Therapeutin nach Bobath behandelt. Obwohl die Therapeutin sehr engagiert war und mir auch Übungen für zu Hause bei-brachte, entwickelte sich Manuela nicht weiter. Auch die

Kontrolluntersuchung in der Kinderklinik war nicht sehr hilfreich. Der Oberarzt redete etwas von Entwicklungsverzögerung bei Frühgeburten und dass sich schon alles einrenken würde.

Wir bekamen einen neuen Termin und das war es schon. Unser Glück war, dass wir eine sehr gute und engagierte Therapeutin hatten. Sie machte uns auf die problematische Entwicklung aufmerksam. Allerdings war uns auch zwischenzeitlich selbst klar, dass etwas überhaupt nicht stimmen konnte.

Deshalb vereinbarten wir einen Termin in der Entwicklungsneurologie der Uniklinik Tübingen. Auf diesen Termin mussten wir sehr lange warten. In der Zwischenzeit begann ich Bücher über Frühgeburten und Behinderungen zu lesen. Eines davon war die Geschichte eines Jungen, der nach einer Therapie aus den USA behandelt wurde. Die Therapie wurde in einem Zentrum in den USA erstellt und von einem Therapeuten namens Glenn Doman entwickelt. Er hat auch ein Buch darüber geschrieben "Was können Sie für Ihr hirnverletztes Kind tun?". Dieses Buch haben wir uns sofort bestellt. Ich habe es in einer Nacht ausgelesen, mein Mann in der nächsten. Die Kernaussage des Buches war, dass man seinem hirnverletzten Kind helfen kann, indem man sein Gehirn sozusagen reorganisierte.

Die von Glenn Doman entwickelte Therapie erregt nach wie vor die Gemüter. Viele Eltern sehen in ihr die einzige Rettung für ihr hirngeschädigtes Kind. Die Gegner der Therapie, in erster Linie Vertreter anderer Therapierichtungen, aber auch Mediziner, sprechen sogar von "Kindesmisshandlung" und von ethischen Bedenken.

Unbestritten bleibt aber die Vorreiterstellung von Glenn Doman auf dem Gebiet der Entwicklung sensomotorischer und neurologischer Behandlungsmethoden für hirngeschädigte Kinder. Hier muss man aber anmerken, dass das von Doman entwickelte Entwicklungsprofil den neuesten neuroanatomischen Erkenntnissen nicht standhält.

Nun war unser Vorhaben aber so leicht nicht umzusetzen. Eine Anfrage in den USA ergab, dass hier die Wartezeit auf einen Termin sehr, wirklich sehr lang war und die Kosten jenseits von Gut und Böse.

Wir begannen erst einmal damit, einige Übungen aus dem vorgenannten Buch durchzuführen, und machten uns auf die Suche nach Familien in Deutschland, welche bereits eine solche Therapie durchgeführt hatten oder noch dabei waren.

In einer etwas älteren Ausgabe der Zeitschrift "Eltern" fand ich einen kurzen Artikel über die Therapie. Ich rief dort an und erhielt die Telefonnummer einer Ärztin aus Rastatt, welche ebenfalls eine solche Therapie mit ihrem Sohn machen wollte und Kontakte suchte. Sofort nahm ich mit ihr Kontakt auf. Dies war der Beginn einer nun schon fast 2 Jahrzehnte dauernden Zusammenarbeit und einer sich daraus entwickelnden Freundschaft.

Diese Ärztin, Frau Dr. Kannegießer-Leitner, hatte selbst Kontakt zu einem Diplompsychologen, der als einer der ersten in Deutschland Therapieprogramme nach Doman erstellte. Wir legten vorerst die USA-Pläne auf Eis und ließen uns einen Termin geben.

Vor diesem Termin stand noch eine Untersuchung in der Entwicklungsneurologie an. Uns wurde mitgeteilt, dass Manuela eine linksbetonte schwere Tetraspastik hatte, dass sie ein liegender Pflegefall werden würde, dass sie nicht sprechen lernen werde. Unser Erschrecken hielt sich in Grenzen, da wir bereits selbst bemerkt hatten, dass hier etwas völlig falsch lief.

Uns wurde dann noch gesagt, dass Manuela sich die Welt nie selbst wird erobern können, dass wir sie ihr nahebringen müssten. Wie wir das machen sollten, wurde uns nicht gesagt. Für eine Entwicklungsneurologie war das schon ein wenig dürftig. Unsere Grundstimmung während der Heimfahrt war "jetzt erst recht".

Da in dem Buch auch noch Hinweise auf andere Bücher von Doman zu finden waren, habe ich mir diese gleich bestellt. Ich wollte versuchen, so früh wie möglich auch die kognitiven Fähigkeiten von Manuela zu entwickeln. Die Bücher zum Lesen lernen und Rechnen lernen waren leicht verständlich und die Anweisungen gut umsetzbar.

Vorher hatten wir schon begonnen, Bildkarten anzufertigen. Wir klebten Bilder aus Zeitschriften, Zeitungen und Prospekten auf DIN-A-4-Pappkartons. Diese wurden Manuela dreimal am Tag in Gruppen von 100 Stück gezeigt und die abgebildeten Gegenstände mit Namen genannt.

Jetzt sollte das Gleiche mit Wörtern geschehen. Wir schrieben Wörter nach einem Schema aus dem Buch in roten Druckbuchstaben ebenfalls auf DIN-A-4-Papier und klebten es auf Kartons.

Wir hatten auch ca. 200 Wortkarten angefertigt. Mit den Bildkarten und den Wortkarten hatten wir großen Erfolg.

Manuela lernte die Namen der abgebildeten Gegenstände sehr schnell. Auch das Lesen der Wortkarten funktionierte gut. Sie konnte die Worte auch lesen, wenn sie ihr außerhalb des Programms ganz willkürlich gezeigt wurden.

Rechnen zu lernen mit den Punktekarten, hat nicht funktioniert. Wir haben es sehr lange ausprobiert. Unseres Erachtens lag es daran, dass Manuela Probleme damit hatte, Dinge räumlich einzuordnen.

Nach dem guten Erfolg mit den Wortkarten haben wir auch Wortkarten in englischer Sprache angefertigt. Das hat ebenfalls sehr gut funktioniert. Aber das kam erst viel später.

Der Termin bei dem Diplompsychologen Theo Wollweber brachte zwar keine neuen Erkenntnisse über Manuelas Behinderung, aber endlich ein Therapieprogramm. Das Programm war sehr umfangreich und ohne Hilfe anderer Personen nicht durchführbar.

Also musste ich Hilfe suchen. Durch einen Elternverein wusste ich, wie ich es am besten anstellen musste.

Zuerst wandten wir uns an Familie und Freunde, dann an meine Kirchengemeinde und die Nachbarn. Ich gehörte zur Evangelisch-Methodistischen Kirche, in der Gemeinschaft noch großgeschrieben wird. So war es leicht, hier Helferinnen zu finden.

Auch in der Familie, Verwandtschaft und unter den Freunden fanden sich schnell Helfer. Nachdem sich unser Vorhaben herumgesprochen hatte, boten sogar bisher völlig Fremde ihre Hilfe an. Wir waren immer zu viert, Manuela, 2 Helferinnen und ich. Die Therapieeinheiten beliefen sich auf 30 Minuten, dann wechselten meistens die Helferinnen. Ich war immer dabei.

Für die sogenannten Patternings mussten wir zu dritt arbeiten. Einer am Kopf und die zwei anderen jeweils an einer Seite. Rhythmisch wurden Arme und Beine bewegt und dazu der Kopf gedreht. An den Kopf traute sich zuerst keine so richtig ran, so dass es meist meine Aufgabe war, ihn zu drehen. Während der Patternings wurde viel gesungen, was die rhythmischen Bewegungen unterstützte. Zuerst hat sich Manuela auch gegen diese Patternings gewehrt und geweint, oftmals sehr laut. Was auch leider dazu führte, dass eine Helferin es nicht aushalten konnte und uns abgesprungen ist. Mit den Jahren, man muss wirklich von Jahren reden, hat sich das gelegt und sie hat sogar mitgesungen. Nach den Patternings sollte Manuela Kriechversuche machen. Hierzu musste eine Therapierampe angefertigt werden.

Auch auf der Rampe macht es in Gesellschaft mehr Freude, wie man an Abbildung 5b sehen kann.

Wir übten täglich bis zu 7 Stunden. Manch einer mag dies vielleicht als Qual für ein Kind ansehen. Aber man darf nicht vergessen, dass Manuela zu Beginn der Therapie wirklich gar nichts mit ihrem Körper anfangen konnte. Jeder Entwicklungsschritt, den gesunde Kinder von selbst machen, war für sie nur möglich durch das ständige Trainieren.

Wir wollen nicht verschweigen, dass der Zeitaufwand enorm und auch das Familienleben manchmal nicht einfach war. Aber es begannen sich kleinere Erfolge zu zeigen, die uns in unserem Vorhaben bestätigten.

Manuela begann auch recht schnell zu sprechen, sie benannte Gegenstände und benutzte auch Zwei-Wort-Sätze. Hier zeigte sich erneut, dass die Bildkarten sehr hilfreich sind.

Es wurde für uns wichtig, dass auch andere betroffene Familien über die Therapie erfuhren. Wir betätigten uns deshalb aktiv in dem schon erwähnten Elternverein. Dies brachte uns auch eine Unmenge an Informationen. Wir erfuhren von Therapiezentren in Europa, in denen auch Therapien für zu Hause erstellt werden. In diesen Zentren arbeiteten, anders als bei dem erwähnten Diplompsychologen, Spezialisten der verschiedensten Gebiete. Wir überlegten uns, ob wir nicht auch ein solches Therapiezentrum aufsuchen sollten.

Bis zu dem Zeitpunkt, als Frau Dr. Kannegießer-Leitner in Rastatt ihre Praxis eröffnet hatte, arbeiteten wir mit solchen Therapiezentren zusammen.

Manuela entwickelte sich gut. Kognitiv war sie ihren "gesunden" Altersgenossen weit voraus. Ihre körperliche Entwicklung war weitaus langsamer, aber sie entwickelte sich auch hier ständig weiter.

Sie lernte das Kriechen und Krabbeln, konnte sich in den Kniestand aufrichten und begann, unter der Überkopfleiter und mit dem NF-Walker zu laufen.

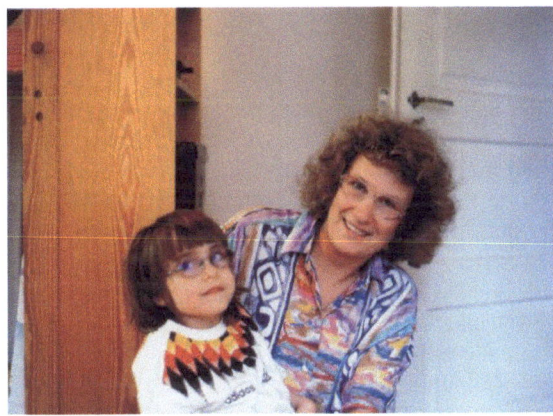

Hier zu sehen: Manuela bei einem ihrer ersten Termine in der Praxis von Dr. Kannegieße-Leitner

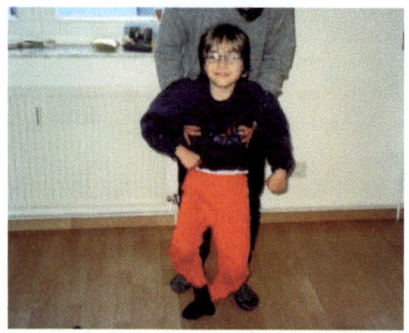

Manuelas Stabilität und Körperkoordination besserte sich zusehends, so dass sie auch gehen konnte, indem man sie lediglich am Oberkörper stabilisierte.

Sie besuchte einen Regelkindergarten und auch Regelschulen. Letzteres gestaltete sich oftmals sehr schwierig, weil viele Lehrer einer Integration behinderter Schüler negativ gegenüberstanden. Zum Glück gab es da auch noch die anderen Lehrer, die sich voll für Manuela eingesetzt haben.

Als Manuela auf ein Gymnasium wechselte, begann eine Rückwärtsentwicklung ihres Körpers. Die Schule war 35 km entfernt, Manuela saß deshalb viel im Auto und auch in der Schule saß sie nun im Rollstuhl. Dies führte dazu, dass sich ihre Sehnen verkürzten. Eine Operation war nun unumgänglich. Im Jahre 2003 wurde Manuela dann in der Orthopädischen Kinderklinik in Aschau operiert.

Manuela hatte nach der Operation für acht Wochen Gipse bis zum Gesäß, jeden zweiten Tag wurden diese in der Kniekehle aufgesägt, um ihre Beine zu strecken.

Nach fast sechs Monaten Krankenhausaufenthalt und REHA konnten wir endlich wieder nach Hause. Manuela hatte nun bewegliche Orthesen, die ihr ebenfalls bis zum Gesäß reichten. In diesem Jahr stand dann auch wieder einmal ein Schulwechsel an, da Manuela nicht auf das Gymnasium zurückkehren durfte. Sie wollte in der neuen Schule so selbständig wie möglich sein und trainierte hart, um von diesen Orthesen loszukommen. Sie konnte zwischenzeitlich am Rollator laufen.

Zu Beginn des neuen Schuljahres hatte sie es soweit geschafft, dass sie nur die Unterschenkelorthesen tragen musste. Auch diese konnte sie dann bis zum Jahresende weglassen.

Zum heutigen Zeitpunkt läuft Manuela nur noch mit Einlagen. Sie kann am Rollator, mit Vier-Punkt-Stützen und auch mit Ein-Punkt-Stützen laufen. Für weitere Strecken ist sie jedoch immer noch auf den Rollstuhl angewiesen. Manuela kann seitwärts Treppen steigen, was den Alltag für alle sehr erleichtert. Leider hat sich ihr Gleichgewichtssinn bzw. ihre

Körperkoordination, noch nicht so weit entwickelt, dass sie frei stehen und frei gehen kann.

In der Schule arbeitet Manuela mit einem Laptop. Sie kann wohl einigermaßen leserlich schreiben, aber dies nimmt zu viel Zeit in Anspruch. Für den Unterricht verwendet sie auch verschiedene Programme, z.B. für Geometrie. Sie bekommt bei Klassenarbeiten einen Zeitbonus. Manuela hat seit der ersten Klasse eine sogenannte Einzelintegration. Das bedeutet, sie hat einen Extraschultransport und einen eigenen Zivildienstleistenden. Dies wird über die Eingliederungshilfe finanziert.

Da Manuela nun bereits in der 12. Klasse ist, gestaltet sich ihr Therapieprogramm etwas schwierig. Es geht aufs Abitur zu und ihr Zeitplan ist voll. Nicht immer gelingt es uns, die Programme von Dr. Kannegießer-Leitner täglich durchzuführen. Aber wir bleiben dran. Denn eines haben wir in der ganzen Zeit der Therapie gelernt: "Es ist wichtig, konsequent zu arbeiten, weil sich sonst kaum Erfolge einstellen werden. Lieber ein kürzeres Programm, aber dafür täglich damit arbeiten".

Wenn man seinem behinderten Kind helfen will, dann muss man selbst tätig werden. Man kann nicht warten, dass es andere tun, man muss es selbst tun. Nichts kann das Engagement von Eltern ersetzen. Es ist nicht immer leicht, aber es lohnt sich auf jeden Fall. Wir haben als Familie 20 harte, aber auch wunderschöne Jahre hinter uns. Wir werden auch in Zukunft alles tun, um unserer Tochter auf dem Weg ins Leben zu helfen, denn noch ist sie nicht angekommen.

2010, geschrieben von Manuelas Mutter

Nun folgt der Bericht über meinen Sohn Frank-Udo – mit dem ersten
Teil aus meinem Buch von 2010 und dem zweiten Teil als aktuelle
Ergänzung. Damals wie heute gilt:

Das vorliegende Buch handelt im eigentlichen Sinn nicht von meinem
Sohn Frank-Udo. Mit Frank-Udo fing jedoch alles an, so dass ich hier
über ihn ausführlicher berichte.
Stand 2010:
Obwohl Frank unser drittes Kind war und ich mich dadurch nur wenig
schonen konnte, hatte ich während der Schwangerschaft mit ihm keinerlei
Beschwerden. Auch die Geburt verlief unproblematisch. Bereits in der
Klinik, in den ersten Tagen nach seiner Geburt, zeigten sich bei Frank
jedoch deutliche Anpassungsschwierigkeiten. Doch Sorgen in Bezug auf
seine Entwicklung machten mein Mann und ich uns damals noch nicht,
auch wenn bei Frank-Udo alles viel problematischer verlief als bei
unseren beiden größeren Töchtern. Wir waren einfach nur stolze und
glückliche Eltern.
Heute, 21 Jahre später, haben wir insgesamt vier Kinder. Heute denken
wir etwas wehmütig an diese Anfangszeit mit Frank-Udo zurück, denn
jetzt sehen und wissen wir, dass er niemals so sein wird wie andere
Kinder bzw. Jugendliche. Mit seinen 21 Jahren kann er noch nicht frei
gehen, er kann kaum Sprache verstehen und schon gar nicht sprechen.
Aber er ist durch und durch glücklich. Frank beobachten heißt einen
Menschen sehen, der Lebensgenuss pur lebt. Er versteht nicht viel von
seiner Umgebung, aber wenn er vor Begeisterung aus vollem Herzen
lacht oder wenn er mit seinen drei Schwestern lautstark voller Freude
herumtobt, stelle ich immer wieder fest: Wir sind auch heute noch stolz
auf ihn, stolz auf seine bescheidenen Leistungen und glücklich in seiner
Gegenwart, auch wenn wir uns alles ganz anders vorgestellt hatten.
Frank-Udo brachte den Stein ins Rollen: Er wurde zum Anlass für meine
heutige Arbeit, die ich auf den zurückliegenden Seiten beschrieben habe.
Franks Entwicklung verlief anfangs nur leicht auffällig. Je älter er wurde,
desto stärker wurde allerdings die Differenz zu Gleichaltrigen.
Mit einem Jahr konnte er noch nicht sitzen, noch nicht robben und krab-
beln. In Bauchlage hob er nur für wenige Sekunden den Kopf. Seine
Greiffunktion hatte sich ebenfalls nur leicht gebessert. Die
Aufmerksamkeit seiner Umgebung gegenüber war inzwischen nach der
Anpassung von Hörgeräten zwar sichtbar gestiegen, dennoch konnte man
nur schlecht einordnen, was er verstand und was nicht. Somit waren trotz
konsequenter Vojta-Therapie, kombiniert mit Ergotherapie und Bobath-
Therapie, die Fortschritte im ersten Lebensjahr leider nur minimal. Als

Frank-Udo noch dazu die Vojta-Therapie immer mehr ablehnte, mit panikartigem Gebrüll darauf antwortete und sogar mit Temperaturerhöhung reagierte, machte uns unsere damalige Vojta-Therapeutin klar, dass ich einen anderen Weg für ihn suchen musste. Wir begannen im Januar 1990 mit einem ganzheitlichen Therapieprogramm, welches mir ein Diplom-Psychologe aus Mainz, Theo Wollweber, für Frank erarbeitet hatte. Trotz zeitlicher Mehrbelastung und einiger Umorganisationen brachte diese neue Therapieform eine gewisse Entspannung in die Familie, da der Stress durch häufige Therapeutenbesuche nun entfiel. Wir trainierten täglich bis zu 7 Stunden, nahmen am Wochenende jedoch frei. Ein Zivildienstleistender half uns mehrere Stunden pro Tag, zusätzlich erhielt ich Unterstützung durch meine Familie, Freundinnen und Bekannte.

Bis im Dezember 1990 in der Kinderneurologischen Klinik in Heidelberg die wirkliche Diagnose bei Frank, Angelman-Syndrom, gestellt wurde, hatte Frank bereits etliche Fortschritte erreicht. So z.B. robbte er nun auf der Schrägen Übungstherapierampe und dann auch auf dem Boden, war insgesamt stabiler, zeigte mehr Appetit und auch einen besseren Schlaf, auch wenn man nach wie vor sein Schlafmuster noch als chaotisch bezeichnen konnte. Seine Kopfkontrolle besserte sich ebenfalls sehr erfreulich, denn mit 2 Jahren hatte er keine Probleme mehr, in den unterschiedlichsten Positionen, den Kopf richtig einzustellen oder auch aus der Bauchlage heraus interessiert seine Umgebung zu beobachten.

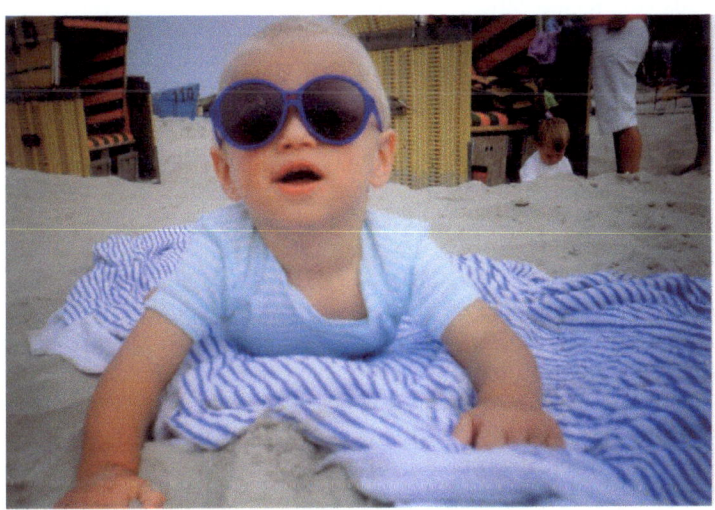

Frank-Udo besuchte ab einem Alter von etwas über 4 Jahren den Lebenshilfe-Kindergarten in Rastatt. Damit wir auch in dieser Zeit unser intensives Training fortführen konnten, ging er zunächst nur einen einzigen Vormittag pro Woche in den Kindergarten. Wir hatten das große Glück, dass seine Gruppenleiterin nicht nur sehr warmherzig und verständnisvoll reagierte, sondern auch mit großem Engagement einige seiner Übungen im Kindergartenalltag mit Frank durchführte, so z.B. das Robben oder auch das Krabbeln auf dem Krabbelwagen. Lange Gänge eines Kindergartens sind ja ideale Strecken, um dort zu robben und zu krabbeln. Frank war in dieser Zeit das einzige Kind, welches nicht frei gehen konnte, also das einzige schwerstmehrfachbehinderte Kind. Diese Herausforderung wurde vom gesamten Personal hervorragend gemeistert. Auch an Freizeiten mit dem Kindergarten konnte Frank teilnehmen. Vermutlich hat dies alles deswegen so gut geklappt, weil seine Gruppenleiterin sich von mir genau beschreiben ließ, wie man mit ihm umzugehen habe. Denn es war (und ist heute auch noch) sehr wichtig, ihn motorisch tagsüber zu fordern, damit er nachts auch wirklich schlief und nicht alle anderen Kinder durch seine Fröhlichkeit wach hielt. Frank hat sich in diesem Kindergarten sehr schnell eingelebt, denn bedingt durch seine drei Schwestern und etliche Cousins und Cousinen war er den Kontakt zu vielen anderen Kindern gewohnt und freute sich daran.

Der Umstieg in die Schule fiel allen sehr schwer, nicht nur wegen des Abschieds vom Kindergarten. Während im Lebenshilfe-Kindergarten etliche der anderen Kinder zu klein waren, um zu erfassen, wie schwer behindert Frank tatsächlich war und darum gerne mit ihm spielten, fiel seine starke Beeinträchtigung in der Schule, einer Schule für geistig Behinderte, viel stärker auf. Die anderen Kinder hatten nun keinerlei Interesse daran, sich mit Frank zu beschäftigen. Lediglich mehrere Jungen aus höheren Klassen kümmerten sich um ihn. Im Rückblick muss ich sagen, dass die Entscheidung, bei Frank ab einem Alter von 16 Jahren die Schulpflicht ruhen zu lassen, die einzig richtige war. Seien es die gesamten motorischen Bereiche, die Bereiche Sprachverständnis, kognitive Entwicklung oder auch Fingergeschicklichkeit mit Selbständigkeit - diese gesamte Förderung konnte ich schwerpunktmäßig durch meinen eigenen Einsatz, aber auch mit Hilfe der von mir organisierten Hilfspersonen besser und vor allem intensiver gestalten, als es in der Schule hätte gemacht werden können. Auch deswegen gaben wir an Franks 18. Geburtstag ein Riesenfest, denn nun war er nicht mehr schulpflichtig.

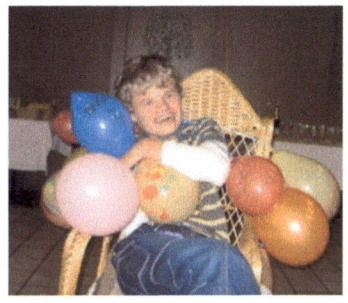

Frank war bei dieser Feier in seinem Element – umgeben von vielen Personen, die ihm nahestanden und mit denen er fröhlich sein konnte.

Heute führen wir immer noch ein intensives Training mit Frank-Udo durch. Allerdings zeigt er heute wesentlich gezielter, was er von einzelnen Übungen hält - und tritt schon mal lächelnd in Streik. Oder anders formuliert: Frank-Udo hat heute sehr viel eher eigene Wünsche und auch Abneigungen, die es zu berücksichtigen gilt, da man ihn schlechter ablenken kann. Bis Herbst 2009 ging er täglich insgesamt 1 bis 3km auf dem Laufband und auch draußen. Die längste Strecke am Stück, die wir erreicht haben, war im Februar und März 2009: Mehrmals erreichten wir auf dem Laufband 1km bei einem Tempo von 4km in der Stunde. Draußen gingen wir mit ihm Strecken von 2 bis 3km "am Stück", doch musste man hierfür sehr viel Geduld und Zeit mitbringen und auch viel Proviant dabei haben. Denn schließlich kann man nicht an einer Bank vorbeigehen, ohne sie zu benutzen. Dies ist nicht mehr eine Frage der Kondition, sondern der Lust und Laune.

Zusätzlich zu den Bänken gibt es beim Gehtraining draußen in unserem Viertel so viele Dinge zu beobachten, so viele Abzweigungen zu begehen, in ein Geschäft oder auch in Schulen hineinzuschauen, dass wir sicherlich keine 4km mehr am Tag, wie es einmal der Fall war, miteinander gingen. Das würde zu viel Zeit in Anspruch nehmen. Aber bei der Strecke, die wir nun gingen, musste ich ihn wesentlich weniger unterstützen als früher. Darüber hinaus ist Frank 1,80m groß, mir also eindeutig über den Kopf gewachsen - und trotzdem konnten wir das Gehtraining noch effektiv durchführen.

Bis es im Verlauf von 2009 immer schwieriger wurde, ihn zum Gehen längerer Strecken zu motivieren. Denn seine Spitzfußneigung am linken Fuß sowie dessen Supinationsstellung* nahmen wiederum zu. Ob lediglich ein zeitlicher Zusammenhang besteht oder auch ein ursächlicher, kann man nicht sicher sagen: Besonders stark wurde diese Fehlstellung nach einem hochfieberhaften Infekt.

Wir waren mit unserem gesamten Übungsprogramm wiederum an einer Grenze angekommen, wollten aber trotzdem nicht aufgeben. Aus diesem

Grund entschied ich mich dafür, dass Frank erneut an den Füßen operiert werden sollte. Denn eine Operation vor mehreren Jahren hatte bereits damals dazu geführt, dass er wesentlich besser auftreten konnte. Allerdings war die postoperative Phase sehr langwierig und mühsam, da er erst etliche Wochen nach der Operation bereit war aufzutreten. Somit habe ich mich für eine sogenannte Fasziomyotomie entschieden, die im Orthozentrum München (aktuell „Schön-Klinik" genannt) durchgeführt wurde.

Der postoperative Heilungsverlauf war nach dieser Operation recht unproblematisch. Mit Gipsen versorgt durfte Frank bereits noch in der Klinik auftreten - und er machte dies sogar. Während der nächsten 6 Wochen bauten wir langsam ein sehr kleines, aber regelmäßiges tägliches Gehprogramm auf. Nach diesen 6 Wochen darf er bereits wieder ohne seine Gipsschienen gehen, was innerhalb der Wohnung oder auch für kurze Strecken gut möglich ist. Das Gehen längerer Strecken akzeptiert er besser in knöchelübergreifenden Orthesen (DAFO), vermutlich da er den Input durch die Orthesen insbesondere auf die Haltung der Zehen (links) und auch die Stabilisierung im Knöchelgelenk noch benötigt. Schon jetzt kann man jedoch sehen, dass die Fußstellung lockerer geworden und die Fehlstellung insbesondere in Ruhehaltung deutlich zurückgegangen sind. Seine Gehstrecke wird bereits wieder länger, seine Freude daran kommt wieder zurück, wobei jetzt erneut Geduld und Durchhaltevermögen gleichermaßen gefragt sind.

Im Sommer 2009 war es schon so, dass, wenn wir beide in dieselbe Richtung gehen wollten, wir richtig zügig und schnell gingen. Ich hatte dann den Eindruck, dass Frank meine Unterstützung kaum noch benötigte und ein Training vielleicht bald nicht mehr erforderlich sein dürfte. Etwas anders sah es auch zu diesem Zeitpunkt bereits aus, wenn unsere Vorstellungen nicht übereinstimmten, so z.B. weg von einer Gruppe fröhlicher Menschen, auf dem Rückweg von einer Eisdiele kommend oder auch an der Arztpraxis vorbei (und nicht hinein), in der Frank des Öfteren Gummibärchen geschenkt bekommt. Dann wusste ich, warum wir weiter trainieren und nicht nachlassen dürfen in unseren Bemühungen. Heute weiß ich dies erst recht, freue mich aber bereits wieder an dem Erreichten und freue mich auf unser gemeinsames Gehtraining, bald wieder zu unseren alten Zielen. Auch in den nächsten Monaten und Jahren wird wohl der größte Teil des täglichen Trainings auf die Motorik entfallen und zwar mit dem Schwerpunkt Rückentraining, Muskelaufbautraining und Gehtraining. Damit ich selbst diesem Training gewachsen bin, damit ich hiervon nicht körperlich überfordert werde, bleibt mir nichts anderes übrig, als selbst ein Muskelaufbautraining bzw. Rückentraining durchzuführen, auch wenn dies aus zeitlichen Gründen leichter gedacht und gesagt als getan ist.

Das Training von alltagspraktischen Fertigkeiten, z.B. selbständiges Essen, wird ebenfalls zum Trainingsalltag gehören. Genauso werden wir weiterhin versuchen, Sprachverständnis und Kommunikation zu verbessern.

Ich mache mir über Franks Entwicklungsmöglichkeiten keine Illusionen, weiß jedoch auch, dass seine jetzigen Leistungen, so bescheiden wie sie anderen erscheinen mögen, für uns einen deutlichen Zuwachs an Lebensqualität darstellen. Ohne unser intensives Training hätten wir den jetzigen Entwicklungsstand nicht erreicht. Für das, was wir erreicht haben, bin ich dankbar und in Bezug auf die Zukunft auch (meistens) optimistisch.

Mit Frank-Udo über etwas mehr als 20 Jahre lang regelmäßig ein solch intensives Training durchzuführen, war und ist sicherlich anstrengend. Das kann ich nicht abstreiten. Aber dieses Training hat Frank-Udo weiter gebracht, es hat sich gelohnt. Doch nicht nur das zählt. Es zählt noch viel mehr, dass wir in diesen 21 Jahren miteinander glücklich waren. Frank-Udos Fröhlichkeit steckt an, sein Charme macht heiter, sein Lächeln wärmt einem das Herz.

Damit wir noch möglichst lange mit ihm und er mit uns das Leben genießen können, wird sein Training ein fester Bestandteil von Franks und unserem Alltagsleben bleiben.

Somit ist unser Ziel klar vorgegeben und unser Weg dorthin auch.

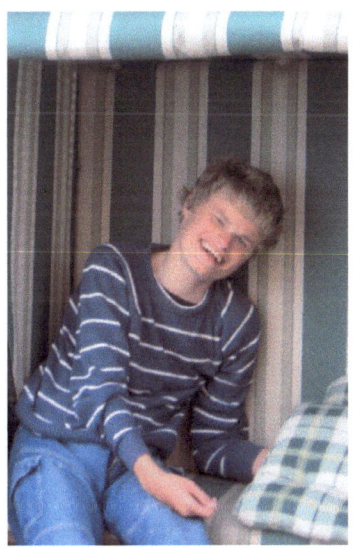

Bis hierher der Bericht von 2010.

Was ist nun in den letzten Jahren an Fortschritten dazu gekommen?

Was hat sich verändert? Gab es auch Rückschritte?

Das Wichtigste ist wohl, dass wir nun viel mehr das tägliche Training Franks Wünschen anpassen müssen. So z.B. gefiel es ihm von einem Moment zum anderen nicht mehr, geführt von mir längere Strecken zu laufen. Er setzte sich einfach hin und blieb sitzen. Dies auch mitten auf einer Straßenkreuzung. Zum Glück war zu diesem Zeitpunkt – 2010 – gerade der NF-Walker derart weiterentwickelt worden, dass es auch ein

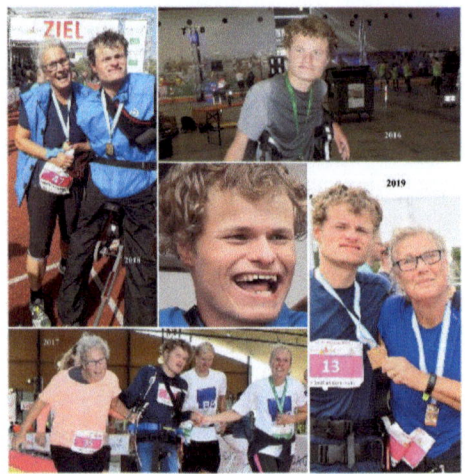

Modell für größere Menschen gab. Frank nahm dieses Laufgerät sofort sehr gut an, so dass das regelmäßige Lauftraining mit dem NF-Walker zu unserem Alltag dazu gehört, sozusagen nicht mehr wegzudenken ist. Wir nahmen und nehmen sogar an Läufen teil, sei es der Vollmondlauf Michelbach, der Heel-Lauf oder der Inklusionslauf am Baden-Marathon, um nur ein paar zu nennen (siehe letzte Seite

dieses Buches). Nach wie vor neigt er im Bereich der unteren Extremitäten zu einer gewissen Verkürzungstendenz, die sich bei schwerer Erkrankung (z.B. eitrige Angina mit daraus resultierenden epileptischen Anfällen) verschlechtern kann.

Bedingt durch dieses Lauftraining ließ sich seine im Alter von 16 Jahren eingetretene Epilepsie relativ gut einstellen, seit 2015 mit CBD (Cannabidiol) und für stressige Phasen mit zusätzlicher Magnesium-Gabe.

Seit einigen Jahren führe ich mit Frank auch das HEG basierte Neurofeedback (Hämoenzephalographie) durch und erlebe nicht nur, dass er sehr gut hierzu zu motivieren ist, sondern auch positiv darauf reagiert, sei es in puncto Konzentration und Ausdauer oder sogar dahingehend, dass inzwischen durch die HEG (Hämoenzephalographie) mehrmals ein sogenannter NCSE schneller als üblich beendet werden konnte.

Ein weiterer Bereich, der zwar nicht neu hinzugekommen ist, sondern nur ausgebaut wurde und jetzt mit einem speziellen Namen belegt wird, ist die UK (Unterstützte Kommunikation). Einfache Aussagen bezüglich Hungers, Durst, spezieller Filme kann Frank über einen Talker tätigen (siehe Seite 169). Wie es ihm geht, ob er Schmerzen oder Kummer hat, kann er nicht äußern. Ob dies je erreicht werden wird, kann man noch nicht sagen. Wir bleiben dran und geben nicht auf!

Man sieht, die PMG wandelt sich mit den Bedürfnissen des Betroffenen, damit sie zum jeweiligen Individuum, dessen Familie und zum gesamten Alltagsleben passt.

CKL

Auf den folgenden Seiten möchte ich noch über andere Patienten berichten, die nach der PMG gefördert werden.

Teresa

ist inzwischen 28 Jahre alt. Sie wurde mit 3 Jahren zum ersten Mal in meiner Praxis vorgestellt. Aufgrund eines Sauerstoffmangels bei der Geburt kam es bei Teresa zu einer spastischen Bewegungsstörung der Arme, Beine und Mundmuskulatur sowie zu einer Neigung zu epileptischen Anfällen. Von Anfang an durfte ich miterleben, wie intensiv, liebevoll und konsequent das von mir für Teresa erstellte Therapieprogramm im Alltag umgesetzt wurde. Sicherlich war dies auch darauf zurückzuführen, dass Teresa trotz der eingeschränkten Motorik sich gerne bewegt. Sie fordert ihr Lauftraining regelrecht ein und hat große Freude daran.

Immer wieder bestand die Problematik darin, dass Teresa von ihrer Umgebung, sei es Schule oder Tagesförderstätte, in ihrer kognitiven Leistung unterschätzt wurde. Sie lernte während der Schulzeit, allerdings hauptsächlich von ihrer Mutter zu Hause darin unterrichtet, das Lesen und Rechnen. Zu Hause kommuniziert sie mit aktiver Sprache, in der Schule und jetzt in der Tagesförderstätte hatte man hierfür zu wenig Geduld. Ein Talker stand Teresa zur Verfügung, wobei auch dieser zu wenig eingesetzt wurde.

Was mir nun besonders aufgefallen ist und worüber ich berichten möchte, ist folgende Tatsache: Wegen der Corona-Pandemie blieb Teresa zu Hause und besuchte die Tagesförderstätte nicht mehr. Kurz vor dieser

Zeit bekam sie die Genehmigung bzw. die Zusage für die Kostenübernahme für eine Assistentin als Integrationskraft. Diese konnte/durfte jedoch in der Tagesförderstätte mit Teresa nur wenig trainieren. In der Phase nun, in der sich der Alltag Teresas zu Hause abspielte, war wieder genügend Zeit für ein intensives Training vorhanden. Aus diesem Grund wurde der Antrag gestellt, dass diese Integrationskraft nun weiterhin Teresa als Therapiehelferin unterstützt, dies aber zu Hause, so dass Teresa zurzeit nicht in die Tagesförderstätte geht.

Somit erhielt sie ein wesentlich intensiveres Training als in der Zeit der Tagesförderstätte zuvor. Es konnten, obwohl Teresa bereits 28 Jahre alt ist, wieder deutliche Fortschritte in der Motorik erreicht werden. Teresa ist glücklich darüber, dass sie nun ihren Bewegungsdrang besser ausleben kann und die Familie freut sich an den erreichten Fortschritten. Ich freue mich mit ihnen und unterstütze dieses häusliche Training.

Insgesamt ist Teresa sehr viel stabiler geworden. Sie zeigt inzwischen eine deutlich verbesserte Kopfkontrolle und vor allem im Bereich der Arme hat sich die Muskulatur verbessert. Bei ihrem Anblick würde niemand eine solch starke Spastik vermuten, so muskulös sind Teresas Oberarme.

Teresa wirkt interessiert, offen und freundlich. Für ihr Wohlergehen ist es wichtig, dass sie ausreichend Ansprache sowie motorische Angebote erhält. Dies alles kann ihr momentan wesentlich besser geboten werden als in der Zeit, in der sie die Tagesförderstätte besuchte. Denn dort fehlte oft die Ansprache und auch das motorische Training konnte nicht so gut umgesetzt werden. Teresa hat in ihrem Alltag Kontakte in vielerlei Richtungen, ist also nicht zu Hause isoliert.

Da Teresa an etlichen Themen Interesse hat, kann man ihr über den Tag verteilt, viele interessante Angebote machen. Geistig und motorisch nicht nur gefördert, sondern auch gefordert geht es Teresa am besten.

Bei aller guten Motivation zur Mitarbeit hatte Teresa trotzdem nie Interesse daran, mit dem Brain-Boy-Universal zu trainieren. Da auch für sie die Förderung der visuellen und auditiven Verarbeitung wichtig ist, wird derzeit gerade das Abenteuerhaus eingesetzt, welches ebenfalls die Feinmotorik sowie visuelle und auditive Verarbeitung trainiert, aber dies in etwas spielerischerer Form.

Eine HEG-Ausrüstung steht Teresa ebenfalls zur Verfügung. Hier wird gerade versucht, die Trainingszeit wieder zu erhöhen.

Teresa ist ausgeglichen, fröhlich, motiviert und an vielem interessiert. Es ist immer wieder schön zu erleben, wie ihrer Familie es gelingt, Teresas

Alltag so zu gestalten, dass Therapie und Freizeitgestaltung nebeneinander ihren Platz haben.

Auch bezüglich der Epilepsie geht es Teresa am besten, wenn sie sich motorisch ausleben kann, dies am liebsten durch 2km lange Spaziergänge draußen mit dem NF-Walker. Dies gehört nicht nur zum alltäglichen Trainingsprogramm, sondern auch zum Urlaub und zu entsprechenden Ausflügen dazu. Hier zu sehen Teresa in ihrem letzten Urlaub an der Riviera.

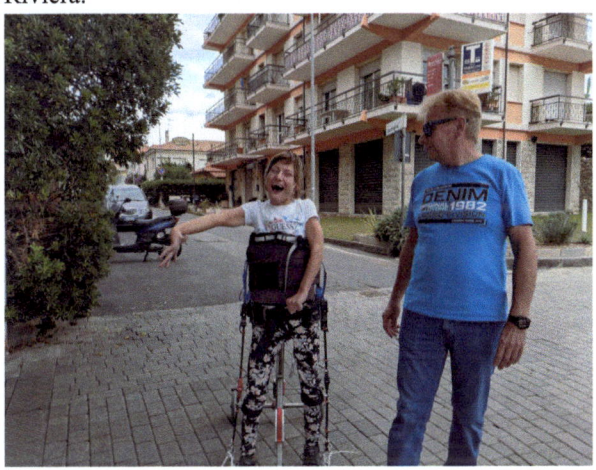

Eva (aus den PSYGA-Nachrichten 2019)

Phänomenal die Entwicklung von Eva: Eva kenne ich seit mehr als 7 Jahren. Ihre motorische Problematik im Sinne einer spastischen Halbseitenlähmung links entwickelte sich aufgrund der Tatsache, dass sie zu früh auf die Welt kam. Als ich sie kennenlernte, hatte sie eine deutlich beeinträchtigte linke Seite. Die Spastik verhinderte sowohl den korrekten Einsatz der linken Hand als auch des linken Beines und linken Fußes.

7 Jahre Psychomotorische Ganzheitstherapie nach Kannegießer-Leitner® /PMG können hier nicht erzählt werden. Darum eine kurze Zusammenfassung: Eva übte natürlich die Kreuzmuster-Reihe. Das Galileo-Vibrationstraining kam hinzu und brachte etliche Verbesserungen. Letztendlich wurde bei ihr noch eine Fasziomyotomie des linken Beines und des linken Fußes durchgeführt. Die hierdurch erreichten Verbesserungen konnten wiederum durch das motorische Training bis heute weitgehend erhalten bleiben. Ihre Sehverarbeitung und Hörverarbeitung verbesserte sie mit einem Training mit dem Brain-Boy-

Universal und auch mit dem Lateraltrainer. Hinzu kam die HEG (Hämoenzephalographie). Und nun saß mir vergangene Woche eine junge Dame gegenüber, die die 6. Klasse des Gymnasiums besucht, in allen Fächern gute Noten hat, ausgesprochen wohl formuliert spricht (um nicht zu sagen fantastisch formuliert spricht) und kaum noch Probleme mit der linken Hand und dem linken Fuß hat.

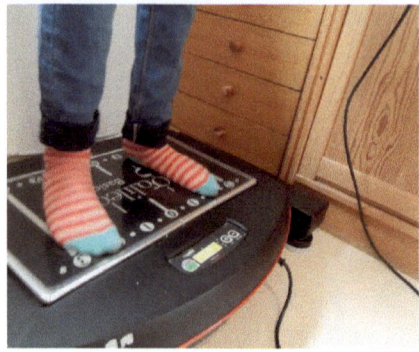

Die PMG ist das Eine. Die Umsetzung der Therapieprogramme durch die jeweilige Familie ist das andere. Nur durch eine intensive Therapie mit den richtigen Übungen und zusätzlich die stimmige Operation zum rechten Zeitpunkt können solche Verbesserungen erreicht werden. Man kann zusammen mit Eva optimistisch in die Zukunft, auf die weitere schulische Laufbahn auf dem Gymnasium und auch auf den privaten Bereich blicken. Ich bin über diese positive Entwicklung hocherfreut und auch ein bisschen darüber, dass der PSYGA ebenfalls seinen Anteil daran hat (siehe auch Seite 413).

Lukas-Philipp

Als Lukas-Philipp ein Jahr alt war, wurde er von seinen Eltern in meiner Praxis vorgestellt. Bei ihm war es unter der Geburt zu einem Sauerstoffmangel mit daraus resultierender Gehirnschädigung Grad II und Grad III, was zu einer ausgeprägten globalen psychomotorischen Entwicklungsstörung führte. Hierzu gehört eine Cerebralparese, zentrale Blindheit, beeinträchtigte Entwicklung der aktiven Sprache und eine schwer einzustellende BNS-Epilepsie sowie Neigung zu Myoklonien, Lennox-Gastaut-Syndrom. Die Epilepsie war in den darauffolgenden Jahren bestimmend für die jeweilige Tagesverfassung. Das von mir für Lukas-Philipp erarbeitete Therapieprogramm konnte mit ihm deswegen wechselnd gut umgesetzt werden. Insbesondere Übungen in Bauchlage wurden von Lukas-Philipp verweigert. Steh- und Gehübungen mochte er, so dass ab einem gewissen Zeitpunkt der Innowalk zum Einsatz kam.

An Antiepileptika bekam er Valproat (mit Carnitin-Substitution, da er durch Valproat einen gewissen Carnitinmangel entwickelt hatte) und

Perampanel sowie zusätzlich CBD (Cannabidiol). Beim letzten Vorstellungstermin, im April 2024, erschien mir Lukas-Philipp munterer, wacher und interessierter. Die Eltern bestätigten, dass es ihm unter der nun aktualisierten Kombination an Antiepileptika mit CBD besser ging.

Um zu sehen, wie sich Lukas-Philipp auf die Umgebung konzentrieren

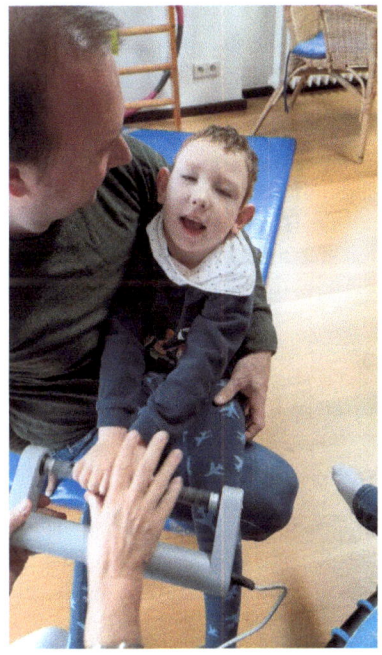

kann, wurde eine Runde HEG (Hämoenzephalographie) durchgeführt. Dies verlief sehr erfreulich, denn es gelang Lukas-Philipp tatsächlich, den Film zum Laufen zu bringen. Er bekam mehrere Punkte, was bedeutet, dass seine Konzentration mehrmals für 10 Sekunden auf der erreichten Ebene blieb. Vermutlich hat er diese Leistung hauptsächlich über sein Gehör gesteuert. Da er so positiv auf die **Hämoenzephalographie** reagiert hatte, wurden mit ihm mehrere HEG-Einheiten durchgeführt, letztendlich auch zu Hause. Es ist geplant, solche Intensiv-Einheiten zu wiederholen.

Inzwischen kann man auch bei anderen intensiven Reizen eine positive und erfreuliche Rückmeldung von Lukas-Philipp bekommen. Hier zu sehen, wie er mit dem Hand-Galileo (siehe Seite 113) trainiert. Offensichtlich gefällt ihm dies Training.

Ilva

Mit etwas mehr als einem Jahr wurde mir Ilva in der Praxis vorgestellt. Bei ihr besteht ein globale Entwicklungsverzögerung mit primärer Mikrozephalie mit Balkenakinesie bei FOXG1-Mutation im Sinne einer kongenitalen RETT-Syndrom-Variante. Dieses Syndrom wird zwar als Variante des RETT-Syndroms angesehen, hat aber eine wesentlich bessere Prognose als dieses, da keine Rückschritte ab einem gewissen Alter beschrieben werden. Ilva konnte auf der Schrägen Rampe robben, auf der Ebene noch nicht. Zu krabbeln gelang ihr ebenfalls noch nicht, den Vierfüßlerstand und das Stehen konnte sie mit leichter Unterstützung halten. Übungen des Robbens, Krabbelns mit dem Kreuzmuster-Trainer und dem Krabbelwagen sowie Gehübungen mit dem NF-Walker waren u.a. Bestandteile ihres Therapieprogramms, was von ihr sehr gut angenommen wurde. Zusätzlich erhielt sie noch regelmäßige Petö-Einheiten. Das Galileotraining wurde ebenfalls zu Hause in den Alltag integriert und ergänzte die motorischen Übungen. Im Sommer 2024 wurde zusätzlich mit der UK begonnen, denn offensichtlich hatte Ilva das Bedürfnis, sich mitzuteilen und Wünsche zu äußern. Ilvas Mutter hat verschiedene Fotoalben mit dem Anybook Reader erstellt. Sie arbeitet weiterhin mit Bildkarten, die in der ganzen Wohnung verteilt sind und mit unterschiedlichen Bildkarten-Schlüsselbunde, die entsprechend den unterschiedlichen Räumen bestückt sind (z. B. für das Badezimmer oder die Küche). Auch für den Kindergarten hat die Mutter einen speziellen Schlüsselbund hergestellt (siehe Seite 163), der dort auch zum Einsatz kommt.

Ilva wählt über Bildkarten aus, was sie essen möchte (siehe Seite 172) und auch im Badezimmer, was sie jetzt zuerst machen möchte. Die Einarbeitung mit dem Tablet zur verbesserten Kommunikation wurde vor kurzem begonnen und gelingt recht gut. Die Mutter hat sich eine Führungsschiene gebastelt, damit Ilva, wenn sie mit der ganzen Hand auf das Tablet drückt, besser die einzelnen Felder erreichen kann. Momentan wählt Ilva meist aus 4 Feldern aus. Ilva wählt ihre Mahlzeit zu Hause nach Bildkarten aus. Im Kindergarten ist dies noch nicht möglich, weil zu viel Ablenkung um sie herum ist und sie sich so nicht auf die Bildkarten

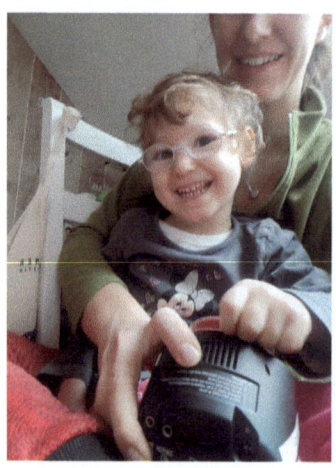

konzentriert. Die Mutter berichtet, dass erst durch den Einsatz der Unterstützten Kommunikation ersichtlich wird, was Ilva schon alles kann.

Auch von der Motorik her hat sich Ilva verbessern können, denn sie hat inzwischen bereits einmal 22 Schritte an der Schiebeleiter geschafft. Wenn Ilva an der Schiebeleiter geht, werden ihre Ellenbogen mit einer Armbandage fixiert, damit sie sich ganz auf die Beine konzentrieren kann. Der Mustang-Walker als Geh-Übungshilfe kommt bei Ilva regelmäßig zum Einsatz

Mira und Lana

sind 7 Jahre alte Zwillinge aus der Ukraine. Bei beiden besteht eine globale psychomotorische Entwicklungsstörung noch unklarer Genese, frühkindlicher Autismus und bei Mira kommt noch ein Herzfehler hinzu, der inzwischen operiert worden ist.

Als die beiden Mädchen ein Jahr alt waren, zeigten sich im grobmotorischen Bereich kaum Auffälligkeiten. Nach und nach fiel jedoch die fehlende Sprachentwicklung auf. Mit 3 Jahren besuchten sie eine integrative Gruppe eines Regelkindergartens. Beide Mädchen spielten nicht mit anderen Kindern. Sie beteiligten sich aber bei motorischen Beschäftigungen wie z. B. Kinderturnen. Beim Malen oder Basteln benötigten sie Unterstützung. 2022 floh die Familie aus der Ukraine nach Deutschland.

Mira und Lana wurden im April 2024 zum ersten Mal in meiner Praxis vorgestellt. Sie besuchen eine sonderpädagogische Schule mit dem Förderschwerpunkt geistige Entwicklung. An aktiver Sprache zeigten beide Mädchen keine weitere Entwicklung – weder in ihrer Muttersprache noch in Deutsch. Da etliche Verhaltensauffälligkeiten aus dem Spektrum der Autismus-Spektrum-Störungen vorhanden waren, erhielten sie zusätzlich zu anderen Therapieeinheiten eine Autismus-Therapie.

Daheim war es nicht möglich, die Kreuzmusterübungen und andere von mir empfohlene Übungen in den Alltag zu integrieren, so dass diese nach Absprache mit mir ausgesetzt wurden. Sehr gerne arbeiteten jedoch beide Mädchen bei dem *Hörtraining bzw. Lesetraining über den Lateraltrainer* mit. Die in der Praxis durchgeführten *HEG-Sitzungen* gestalteten sich sehr schwierig, es war eine enorme Motivation von außen erforderlich. Trotzdem konnte an den HEG-Kompakttagen eine gewisse Trainingsintensität und verbesserte Ausdauer erreicht werden. Allerdings werden mit beiden Mädchen nicht wie üblich 20 Minuten am Stück trainiert, aber doch inzwischen - November 2024 - mehrmals pro Vormittag Einheiten von 5 bis 10 Minuten Länge.

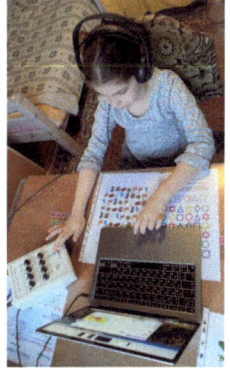

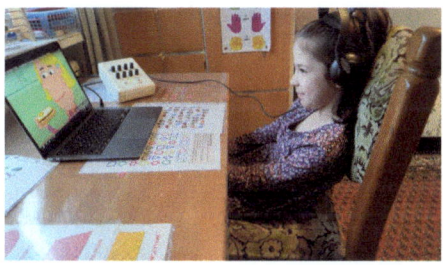

Bei den Kompakttagen im Juni 2024 lag diese Zeit noch bei 2 bis 6 Minuten. Der Gain ist meistens im positiven Bereich. Die Mühe lohnt sich also!

Ihre Mutter berichtet, dass sich inzwischen bei Mira und Lana das Sprachverständnis und auch die aktive spontane Sprache verbessert haben, wenn auch bei Lana etwas weniger als bei Mira. Lana singt dafür bei manchen Liedern schon Textstellen mit. Ihre Mutter erzählte mir auch, dass beide Mädchen begeistert sind, mit dem Lateraltrainer zu trainieren. Sie hören sich alles an, laufen dann herum und versuchen, alle Wörter nachzusprechen, die sie sich merken konnten. Insofern ist geplant, sowohl **das Lateraltraining zur Verbesserung von auditiver Verarbeitung, Sprachverständnis, aktiver Sprache und Lesevermögen** weiterhin regelmäßig einzusetzen und dies Training durch zusätzliche **HEG-Kompakttage** zu ergänzen.

Marc

An dieser Stelle noch eine kleine Geschichte aus dem Kindergarten: Ein Junge mit starken motorischen Problemen im Sinne von spastischen Verkürzungen aller vier Extremitäten hat durch das mit ihm durchgeführte Therapieprogramm deutliche Fortschritte gemacht, über die er sich selbst am allermeisten freute: Er konnte sich auf dem Boden besser vorwärtsbewegen (wenn auch noch nicht im Kreuzmuster). Das Galileotraining bereitete ihm besonders Freude, so dass nun zusätzlich noch das Hand-Galileo zum Einsatz kommt. Bei einer Vorstellungsrunde für den ab Herbst geplanten Kindergartenbesuch saßen alle Eltern und Kinder im Kreis auf dem Boden. Plötzlich stellte sich Marc hin und sagte in die Runde „Schaut mal her, was ich kann!". Hierbei konnte er sich voller Stolz und Freude mehrere Sekunden im Stand halten.

Sebastian

Wie positiv Sebastian auf die HEG (Hämoenzephalographie) reagiert hat, habe ich bereits beschrieben (siehe Seite 286). Sebastian hat das Mowat-Wilson-Syndrom*, ein Syndrom, welches dem Angelman-Syndrom sehr ähnlich ist und lange Zeit auch mit dem Begriff „Angelman-like" belegt wurde. Denn eine deutliche kognitive Beeinträchtigung steht hier ebenfalls neben einer sehr reduzierten aktiven Sprache. Seine Mutter, Mercedesz Györi, eine mit mehreren Preisen ausgezeichnete Querflötistin und diplomierte Musikpädagogin, fördert ihn noch zusätzlich mit Musiktherapie. Nicht nur bei ihm erkennt sie eine positive Entwicklung durch den Umgang mit Musik. Auch z.B. Bewohner und Bewohnerinnen eines Behindertenheims, mit denen sie arbeitete, reagierten durch ihre Musiktherapie, Arbeit mit Klangschalen und Drum Circle (1) sehr positiv. Das Personal berichte, dass sich der Umgang zwischen den Bewohnern und Bewohnerinnen änderte. Sie sind nun sozial geduldiger, gehen weniger schroff miteinander um und erkennen den guten Willen des Gegenübers an. Kleine, aber wichtige Schritte im stressfreien Miteinanderleben.

Bei Sebastian hat sie erlebt, dass er durch die Klangschalentherapie einen verbesserten Tiefschlaf und dadurch bedingt ein besseres Langzeitgedächtnis bezüglich gelernter Details und Erlebnisse erreichen konnte. Diese Erfahrungen mit ihrem Sohn Sebastian hat sie auch in ihre Diplomarbeit einfließen lassen: „Aufbau von

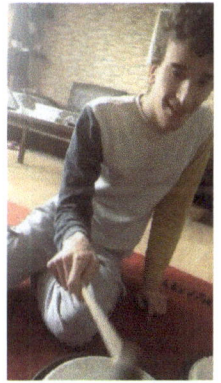

Resilienz bei Kindern mit Behinderung. Musikbasierte Kommunikation" (2). Hierin beschreibt sie auch, wie Musik bzw. das Spielen eines Instrumentes die Selbst- Fremdwahrnehmung, die Selbstwirksamkeit, die Selbststeuerung, die soziale Kompetenz, den Umgang mit Stress und die Problemlösefähigkeit fördert. Dies wiederum führt zum Anwachsen der Resilienz auch bei kognitiv beeinträchtigten Menschen. An etlichen Stellen ihrer Arbeit bezieht sich Mercedesz Györi auf das faszinierende Buch von Manfred Spitzer „Musik im Kopf" (3), da die Aussagen in diesem Buch sehr oft ihre Alltagsarbeit mit behinderten Menschen bestätigt.

Zum Abschluss passend zu dem Bericht über Sebastian nochmals Frank

Für mich bedeutet diese Literatur von Györi (2) und Spitzer (3) sowie die Berufserfahrungen und privaten Erfahrungen mit der Musiktherapie von Györi eine Bestätigung dafür, was ich immer wieder mit meinem Sohn Frank erlebe: Er ist deutlich kognitiv beeinträchtigt und hat kein Sprachverständnis. Einen eigenen Musikgeschmack hat er jedoch sehr

wohl entwickelt: Klassische Musik oder melodiöse Musik, am besten noch mit Walzerklängen, muss es sein. Dann kann er mit höchster Konzentration ein Konzert im Fernsehen verfolgen, z.B. 2,5 Stunden das Neujahrskonzert der *Wiener Philharmoniker* am Vormittag des Neujahrstages und abends noch das Konzert von 1,5 Stunden aus dem *Teatro La Fenice*. Dies führt bei ihm zu einer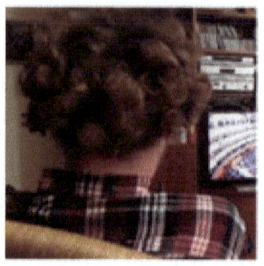
inneren Freude. Zu einer strahlenden, leisen Freude.

Die Freude wird lauter, wenn er auf Orff'schen Instrumenten Töne und Klänge produzieren darf oder in anderer Form aktiv in die Musik eingebunden wird.

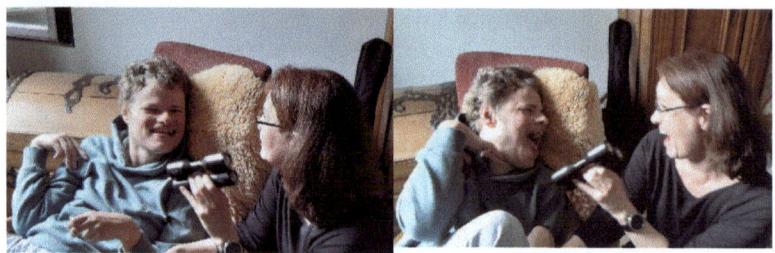

Sebastian und Frank zeigen, wie übrigens einige meiner anderen Patienten auch, wie wohltuend klassische Musik für die Seele und die Gesamtentwicklung sein kann.

Insofern ist es einleuchtend, dass der passive und aktive Umgang mit Musik zur Psychomotorischen Ganzheitstherapie (PMG) dazu gehört. Hierbei werden mehrere Sinne gleichzeitig geschult, die Konzentration verbessert sich und je nach Art der Musik auch die Feinmotorik. Oder Musik macht ganz einfach Freude – und dies ist in unserem Alltag auch wichtig.

Quellenangaben
1. www.klangraum-muenster-dieburg.de
2. Györi, M: Aufbau von Resilienz bei Kindern mit Behinderung. Musikbasierte Kommunikation, Diplomarbeit, 2022
3. Spitzer, M.: Musik im Kopf, Schattauer Verlag, 2003

Artikel über die PMG
Anhang

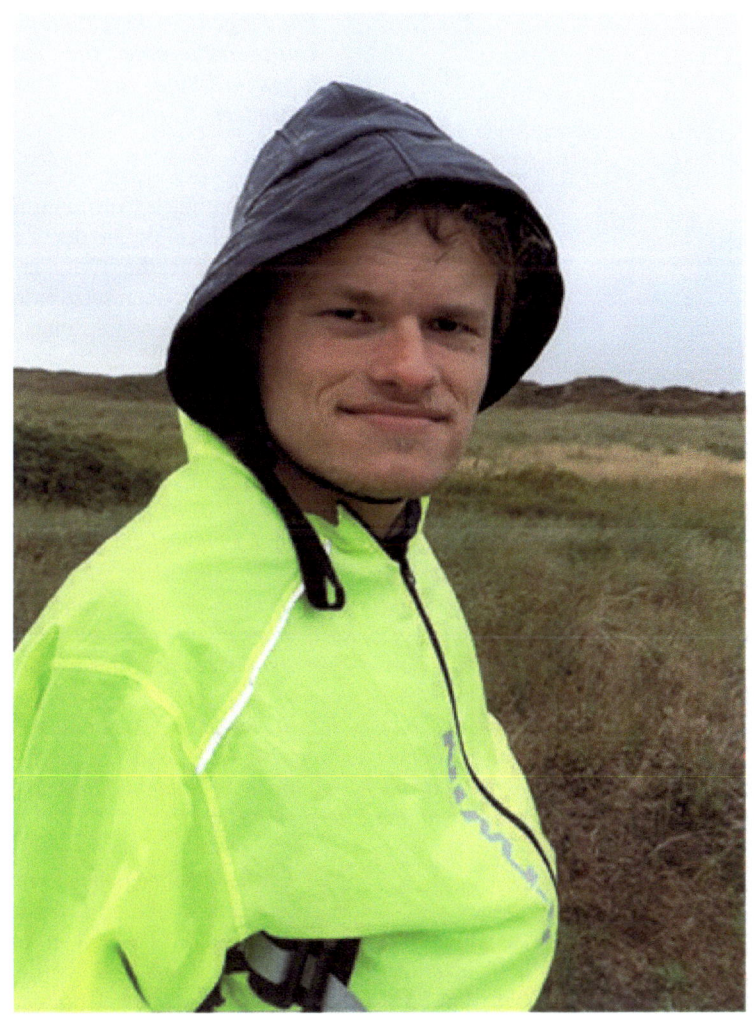

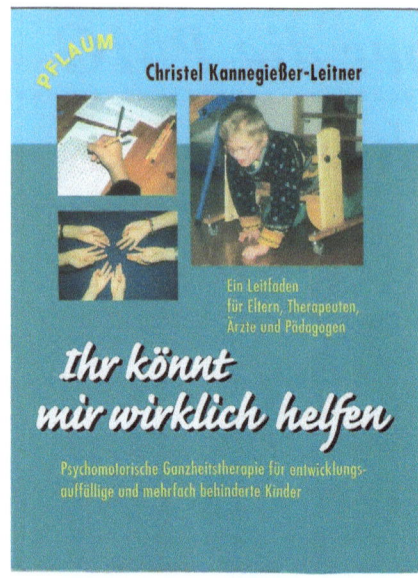

1998 erschien mein erstes Buch *„Ihr könnt mir wirklich helfen – Leitfaden für Eltern, Therapeuten, Ärzte und Pädagogen - Psychomotorische Ganzheitstherapie für entwicklungsauffällige und mehrfach behinderte Kinder"*

Fünf Jahre nach Eröffnung meiner Praxis schien es an der Zeit, zu erläutern, wie die PMG entstand und wie sie umgesetzt wird. Im Klappentext konnte man 2010 lesen:

Ein medizinisches Fachbuch, welches sich gleichermaßen an Eltern, Therapeuten, Ärzte und Pädagogen wendet, ist kein alltäglicher Buchtyp. Denn häufig trifft man auf die Meinung von Fachleuten, daß Eltern sich überfordert fühlten oder das Verhältnis zu ihrem Kind gestört würde, wenn sie sich konsequent und intensiv in die Förderung ihres Kindes einbringen, unabhängig davon, ob dieses Kind behindert oder entwicklungsauffällig ist.

Daß dem nicht so ist, daß nämlich Eltern sehr wohl nicht nur eine aktive Rolle in der Förderung ihres Kindes übernehmen können, ja auch wollen, sondern ihnen dabei die wichtigste Rolle überhaupt zukommt, erlebe ich tagtäglich in meiner Praxis. Von dieser Arbeit handelt das vorliegende Buch.

Ich möchte damit allen therapeutisch mit Kindern Arbeitenden meine praktischen Erfahrungen weitergeben mit der Hoffnung, daß sie für ihr eigenes therapeutisches Tun daraus Anregungen erhalten und daß ihnen das Buch in der Kommunikation mit den Eltern eine Hilfe ist.

Christel Kannegießer-Leitner

Auch wenn dies erste Buch über die PMG schon lange von meinen nachfolgenden Büchern abgelöst wurde, auch wenn das vorliegende aktualisierte Buch über die PMG viele weitere Kapitel, Übungen und Hilfsmittel enthält – diese Gedanken gelten immer noch.

CKL

Fast 20 Jahre ist der folgende Artikel alt. Ich muss sagen, er beschreibt auch noch heute noch, obwohl inzwischen etliche neue Hilfsmittel und weitere Therapien in die Psychomotorische Ganzheitstherapie nach Kannegießer-Leitner® /PMG integriert worden sind, genau meine Arbeit, die Einstellung der zu mir kommenden Familien und die möglichen Fortschritte.

CKL

"Mit Armen und Beinen rechnen lernen"
von Katrin Hummel

R A S T A T T, im April

Tobias war in der ersten Klasse, als er immer sonderbarer wurde. In der großen Pause wollte er nicht mehr mit den anderen Kindern auf den Schulhof gehen, und schon wenn die Pause nahte und es in der Klasse lauter wurde, legte er den Kopf auf die Tischplatte und die Hände schützend darüber. Den Sportunterricht mied er, das Sprechen stellte er ein. „Es war ein seelischer Absturz, und keiner konnte uns helfen", sagt seine Mutter. Sogar der Kinderarzt war ratlos, er riet zur Ergotherapie. Doch die Ergotherapeutin konnte keine Diagnose stellen, geschweige denn helfen. Nur eine Psychologin hatte noch eine Idee: Sie empfahl, Tobias auf die Sonderschule zu schicken.

„Kinder wie Tobias werden sehr häufig falsch eingeschätzt", sagt Christel Kannegießer-Leitner, Inhaberin einer Praxis für Psychomotorische Ganzheitstherapie in Rastatt. Sie diagnostizierte eine auditive Wahrnehmungsstörung und Verhaltensauffälligkeiten und behandelt den inzwischen Zwölfjährigen seit nunmehr vier Jahren. Heute geht der Junge auf die Realschule. In den Augen der Ärztin ist diese Entwicklung ganz normal, sie hat in den vergangenen zwölf Jahren viele solcher Fälle erlebt: „Man müßte nur durch die Lernbehindertenschulen dieser Republik gehen und würde etliche Kinder wie Tobias finden."

Kannegießer-Leitner, eine ehemalige Arbeitsmedizinerin, verbindet die unterschiedlichsten Therapieformen aus Krankengymnastik, Logopädie und Ergotherapie und stimmt sie minutiös auf die Bedürfnisse ihrer Patienten ab. Entwickelt hat die Fünfzigjährige diesen Ansatz vor sechzehn Jahren, als ihr schwerstbehinderter Sohn Frank geboren wurde. „Die Ärzte haben mir damals empfohlen, mehrere Therapien gleichzeitig mit ihm zu machen - und herausgekommen ist dabei außer sehr viel Stress nicht besonders viel", erinnert sich die vierfache Mutter. So begann sie irgendwann, sich selbst Gedanken über Franks Förderung zu machen. Sie besuchte etliche Fortbildungen, Kurse und Seminare und entwickelte daraus die „Psychomotorische Ganzheitstherapie". Heute kommen Kinder aus

Deutschland, Italien, der Schweiz, Österreich und Frankreich zu ihr. Bis z sechs Monate müssen sie auf einen Termin warten. Zwei bis dreimal im Jahr stellen sich ihre Patienten bei ihr vor, um den Therapieplan anzupassen. Das eigentliche Üben erledigen die Eltern mit ihren Kindern zu Hause.

Neben Patienten wie Tobias behandelt Kannegießer-Leitner auch hyperaktive Kinder, Kinder mit Rechenschwäche oder Lese-Rechtschreibschwäche oder solche mit Aufmerksamkeits-Defizit-Syndrom (ADS), außerdem geistig behinderte und auch körperlich oder mehrfach behinderte Personen. Eine von ihnen ist die neunjährige Teresa. Während der Geburt litt sie an Sauerstoffmangel, weil ihre Mutter statt eines wehenhemmenden ein wehenförderndes Mittel bekommen hatte. Niemandem war etwas aufgefallen, weil der Wehenschreiber defekt war. Als schließlich ein Arzt hinzugezogen wurde, war Teresa blau, japste nach Luft und hatte eine schwere Hirnschädigung: Alle motorischen und sensorischen Fähigkeiten waren erheblich beeinträchtigt. Seit sieben Jahren wird das Kind ganzheitlich gefördert. Während es vorher trotz herkömmlicher Krankengymnastik noch nicht einmal seinen Kopf alleine heben konnte, kann es nun sogar laufen, wenn seine Mutter sich hinter es stellt und es führt.

„Geführtes Gehen" nennt man das: „Ich werde von verschiedenen Therapeuten für verrückt erklärt, die meinen, ein Kind wie Teresa hätte keine Chance, jemals laufen zu lernen", sagt Kannegießer-Leitner. „Die schauen mich ganz komisch an, wenn ich sage, selbst Schwerbehinderte sollten lernen, mit Hilfe von einem Zimmer ins andere zu gehen." Ihrer Meinung nach lohnt es sich, dafür viel Zeit und Mühe zu investieren. Denn es sei eine große Erleichterung für die Angehörigen, wenn ein behindertes Kind das „geführte Gehen" erlerne, bevor es erwachsen werde. „Wenn diese Kinder älter und damit größer und schwerer werden, ist es für alle Beteiligten sehr viel angenehmer, wenn sie laufen können."

Etliche Stunden üben Kannegießer-Leitners Patienten mit Hilfe ihrer Eltern zu Hause. Je nach Diagnose laufen sie auf Laufbändern, machen Fingerübungen, arbeiten mit einer Art Krabbelgerät, trainieren ihre Wahrnehmung oder robben über den Boden. Jede Therapie ist anders, aber alle setzen sich aus vielen verschiedenen Bausteinen zusammen. Ein immer wiederkehrendes Element, zentraler Baustein der Psychomoto- rischen Ganzheitstherapie: das Kreuzmuster-Patterning. Nach Ansicht von Kannegießer-Leitner ist es von entscheidender Bedeutung für die Vernetzung der rechten und linken Gehirnhälfte und somit für die motorische, sensorische und intellektuelle Entwicklung eines Menschen, ob er es gelernt hat, beim Robben, Krabbeln und Gehen Arme und Beine über Kreuz nach vorne und hinten zu bewegen, also diese Bewegungen korrekt auszuführen. Zwar halten auch andere Therapeuten diese Überkreuz-Bewegungen für wichtig, doch testen viele von ihnen nur das Krabbeln und den Hüpferlauf und nicht das korrekte Robben. Daher entgehe ihnen eine entscheidende Beobachtung: „Jedes Schulkind, das Probleme mit dem Rechnen, Lesen oder Schreiben hat, hat Schwierigkeiten mit dem Kreuzmuster, und jedes Kind, das die Kreuzmuster-Übungen korrekt auszuführen gelernt hat, wird seine gesamten Leistungen verbessern." In ihren beiden Büchern „Ihr könnt mir wirklich helfen" und „Das ADS-Schnellprogramm für zu Hause" beschreibt sie unter anderem, wie das funktioniert. Natürlich wird sie dafür angegriffen, und natürlich gibt es – zu ihrem großen Bedauern, wie sie sagt – keine Reihenuntersuchungen zu dem Thema. Dafür gibt es die Kinder, denen Kannegießer-Leitner geholfen hat.

„Ohne sie würden unsere Söhne jetzt nicht so gut dastehen", sagt die Mutter von zwei fünfzehn und sechzehn Jahre alten Realschülern aus der Nähe von Karlsruhe. Beide sind sehr gute Schüler. Doch vor sechs Jahren, als die Familie erstmals in der Rastatter Praxis vorstellig wurde, hatten beide Kinder eine ausgeprägte Lese-Rechtschreibschwäche, der älteste Sohn ging auf die Hauptschule, der andere noch in die Grundschule. Nachhilfeunterricht brachte gar nichts, und wenn am nächsten Tag in der Schule Diktate geschrieben werden sollten, hing abends der Haussegen schief: Statt einzuschlafen, stand der Ältere wieder und wieder auf, um seine Eltern zu fragen: Wie schreibt man dies, wie schreibt man das? „Sein Selbstbewußtsein war im Keller", sagt die Mutter. Als Christel Kannegießer- Leitner ihren Therapieplan vorlegte, war sie jedoch zunächst skeptisch: „Ich konnte mir nicht vorstellen, daß man durch so ein bißchen Krabbeln in Deutsch besser wird." Doch nachdem ihre Söhne insgesamt vier Jahre lang jeden Tag 20 Minuten nach einem ausgeklügelten Therapieplan trainiert haben, ist sie begeistert.

Die Kritiker der Psychomotorischen Ganzheitstherapie bemängeln dage- gen zum Beispiel, daß die Mütter der Patienten bei den täglichen Übungen als deren Co-Therapeuten fungierten. Dadurch werde das Mutter-Kind-Verhältnis gestört. Die Dauer der täglichen Übungen sei überzogen. Es gibt Angehörige, die von anderen Ärzten schriftlich gewarnt wurden, dem Rastatter Therapieplan zu folgen, da er die Kinder und deren Familien überfordere. Kannegießer-Leitner meint: „Wenn Kinder wie Teresa oder Tobias so große Fortschritte machen, dann kommt das vom vielen Üben.

Für das Gelingen der Therapie sind Eltern wichtig, die sich nicht alles aufoktroyieren lassen, sondern selbstbewußt sind". Was die Angehörigen an Kannegießer-Leitners Arbeit besonders schätzen, ist ihr interdisziplinärer und ganzheitlicher Ansatz. So hatte bei einer Siebzigjährigen, die von einem Auto überfahren wurde, seitdem nicht mehr sprechen konnte und an Armen und Beinen gelähmt war, fünf Jahre lang kein Krankengymnast, kein Angehöriger und kein Logopäde die Frage gestellt, die Kannegießer-Leitner bei ihrem ersten Besuch in den Sinn kam: „Hat die Frau vor ihrem Unfall eine Brille getragen?" Sie hatte. Seit man sie ihr wieder aufsetzt, kann sieauf Lesekärtchen reagieren – und so zumindest selbst bestimmen, was sie trinken will und welches Fernsehprogramm sie sehen möchte.

Angehörige meinen, die Therapie lasse sich recht problemlos in den Alltag einer Familie einfügen, obwohl sie zeitaufwendig ist. Kannegießer- Leitner hat sie zu Hause entwickelt - neben ihren anderen drei Kindern, ihrem Mann und ihrer damaligen Tätigkeit als Arbeitsmedizinerin. Dafür sagt sie, mußte sie Prioritäten setzen und lernen, sich helfen zu lassen. Nur ein- mal in ihrem Leben habe sie sich überlastet gefühlt. Sie reagierte darauf, indem sie auf ihre Position in der ersten Geige in ihrem Rastatter Orchester verzichtete. Seitdem spielt sie dort wieder in der zweiten Geige. „Mit Freude", wie sie sagt.

Katrin Hummel, FAZ, 29.04.06

****

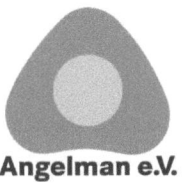

Angelman e.V.

Der GABA-Stoffwechsel als Schlüsselfunktion in der medikamentösen Therapie bei entwicklungsneurologischen Störungen, insbesondere beim Angelman-Syndrom

Kannegießer-Leitner, C. / September 2015

Zusammenfassung

Das Ziel aller der hier beschriebenen Maßnahmen ist es, die zerebrale GABA-Konzentration zu erhöhen bzw. die Funktionsweise der GABA-Rezeptoren zu verbessern. Dies wird erreicht durch entsprechende Beeinflussung eines zu schnellen Abtransportes, durch Verstärkung der Wirkung, durch Verbesserung der Bereitstellung oder durch Hemmung der Hemmung von GABA.

Insofern stellen im Moment alle diese medikamentösen Maßnahmen einen „Umweg" dar, da der eigentliche Weg, nämlich GABA zu geben, wenn GABA gebraucht wird, noch nicht ausreichend realisiert werden kann, denn das Problem der Überwindung der Blut-Hirn-Schranke ist noch nicht gelöst (auch wenn es vielleicht geringer ist als lange Zeit angenommen).

Dies wiederum heißt, dass man im Beschreiten dieses „Umweges" möglichst einen Weg wählen sollte, der nebenwirkungsarm ist: Diese Forderung nach geringen Nebenwirkungen erfüllen leider die derzeit breit eingesetzten Antiepileptika nicht, *sodass im Moment die Hoffnung auf z.B. Gaboxadol, Ganaxolon und/oder auch auf Cannabis sowie auf den Keto-Estern liegt – neben den unterschiedlichen Zubereitungsformen von GABA selbst.* Entsprechende Studien sind geplant, dies wie beschrieben nicht nur in Bezug auf das Angelman-Syndrom, sondern auch bezüglich der anderen Syndrome, die mit einer Störung des GABA-Stoffwechsels einhergehen.

Bereits jetzt schon erhalten etliche Patienten mit Angelman-Syndrom GABA und/oder Cannabis sowie Keto-Ester als Nahrungsergänzungspräparate. Hierdurch konnten z.T. die vorher erforderlichen Antiepileptika reduziert bzw. sogar abgesetzt werden. Zusätzlich wurden Fortschritte in der kognitiven Entwicklung, Kommunikation oder auch Motorik beobachtet. Meistens werden die Familien diesbezüglich von ihrem Kinderarzt bzw. Hausarzt betreut und beraten. Der Angelman-Verein kann eine solche medizinische Beratung selbstredend nicht übernehmen. Über den Angelman-Verein können jedoch entsprechende Informationen von niedergelassenen Ärzten oder Klinikärzten angefordert werden, wenn hieran Interesse bestehen sollte. Dies Information können bezogen werden über: evelin.dietrich@angelman.de

Angelman-Syndrom (AS)

Das Angelman-Syndrom wurde vor 50 Jahren das erste Mal von Harry Angelman beschrieben. Genetische Störungen im Gen UBE3A, welches das Imprinting der E6-AP-Ubiquitin E3-Ligase kodiert, sind verantwortlich für die Symptomatik beim Angelman-Syndrom, einer neurodegenerativen Erkrankung, die mit einer Häufigkeit von 1 zu 15.000 Geburten auftritt. Klassische Symptome des Angelman-Syndroms sind: Charakteristisches EEG, wobei es bei vielen Menschen mit AS zu epileptischen Anfällen kommt. Hinzukommen eine starke kognitive Beeinträchtigung, Koordinationsschwierigkeiten, das Ausbleiben der Sprache sowie sehr oft ein gestörter Schlafrhythmus. Auffallend ist, dass diese Menschen sehr fröhlich sind und eine absolute Lebensfreude ausstrahlen (Flyer des Angelman-Vereins Deutschland).

Entwicklungsneurologische Störungen und GABA

GABA (Gamma-Amino-Buttersäure ist der stärkste hemmende Neurotransmitter im zentralen Nervensystem von Säugetieren (Olsen et al.; Steenbergen et al.; Maurer et al.) und wird für sehr viele neurologische Funktionen benötigt. GABA regelt motorische Funktionen und auch motorisches Lernen; zusätzlich scheint es das Regelverhalten über Frontalhirnfunktionen zu beeinflussen (Steenbergen et al.).

In jüngster Zeit kristallisierte sich in mehreren Forschungsarbeiten im Bereich der Entwicklungsneurologie heraus, dass den GABA-ergen Systemen (Systeme, die die Konzentration der Gamma-Amino-Buttersäure erhöhen) eine Schlüsselrolle bei der Entstehung und Therapie etlicher entwicklungsneurologischer Störungen zukommt (Braat und Kooy). Dies ist z.B. bereits bekannt beim Fragilen X-Syndrom, beim Rett-Syndrom, beim Dravet-Syndrom und beim Angelman-Syndrom. Bei diesen genannten Syndromen (und auch bei etlichen anderen) liegen die unterschiedlichsten genetischen Störungen zu Grunde (Coe et al.; De Rubeis et al.; Gilissen, et al.; Iossifov et al.). Es wurden Gene gefunden, die speziell mit einer Kombination von Autismus, kognitiver Beeinträchtigung und Epilepsie in Verbindung gebracht werden (Krumm et al.). Die Studien, die die Gene beschreiben, die für eine Beeinträchtigung der kognitiven Entwicklung verantwortlich sein können, beschreiben diesbezüglich 1500 bis 2000 unterschiedliche Gene (van Bokhoven). Dies bedeutet wiederum, dass das genaue Störungsbild oft sehr schwer einer speziellen genetischen Fehlbildung zuzuordnen ist und dass eine ursächliche Therapie dadurch nicht oder kaum entwickelt werden kann.

In dem Artikel von Braat und Kooy wird ausführlich analysiert, welche Rolle der GABAA-Rezeptor bei den einzelnen entwicklungsneurologischen Störungsbildern spielt. Sie ordnen das Gen dem Phänotyp und der Phänotyp-Nummer sowie dem Autor des Artikels zu, so dass ein detaillierter Überblick gewonnen werden kann. Hierunter ist auch das Angelman-Syndrom zu finden (meistens beschrieben zusammen mit dem Prader-Willi-Syndrom): Drei Gene, die Untereinheiten des GABAA-Rezeptors kodieren, sind von einer Deletion betroffen. Eine reziproke Verdoppelung derselben chromosomalen Gegend mündet in Autismus. Diese Gene sind GABRA5, GABRB3, GABRG3. Sie sind nicht isoliert für das Angelman-Syndrom/Prader-Willi-Syndrom, sondern z.T. auch für andere phänotypischen Störungsbilder verantwortlich, z.B. unter anderem für Panikattacken, frühkindliche Epilepsie als Absencen, Störungen aus dem Autismus-Spektrum und leichte bis schwere kognitive Beeinträchtigung. Diese GABR-Gene sind insbesondere beim Deletionstyp des Angelman-Syndroms betroffen, was die Funktionsfähigkeit der GABAA-Rezeptoren bei diesem Syndrom zusätzlich beeinflusst. Vor allem die Gen-Informationen von GABRB3 sind maßgeblich für die kindliche Hirnentwicklung verantwortlich (Tanaka et al.). Auf die einzelnen Zusammenhänge der insgesamt erwähnten Gene und Störungsbilder in Bezug auf den GABA-Stoffwechsel und auf die Beschreibungen derselben näher einzugehen, würde an dieser Stelle zu weit führen. Ich verweise stattdessen auf die erwähnten Artikel.

In den letzten beiden Absätzen des Artikels gehen Braat und Kooy darauf ein, wie bereits in Tierversuchen mit GABA-ergen Medikamenten Erfolge in der Therapie erreicht werden konnten und dass bereits klinische Studien am Menschen begonnen haben. Im Moment gibt es noch mehr Behandlungsversuche die bei der Maus Erfolg haben, beim Menschen dagegen nicht (80%) (Perrin). Die Gründe werden als vielfältig angegeben, sind z.T. studienbedingt. Insofern empfehlen die Autoren, da sie bei dieser enormen Bandbreite an genetischen Störungsbildern den GABA-Stoffwechsel als Schlüsselfunktion in der neurologischen Entwicklung ansehen, weitere Forschungen unter festgelegten Bedingungen (Crabbe et al; Violante et al.; Pearl et al.).

Was bewirkt GABA

Nach diesem allgemeinen Überblick über die Bedeutung von GABA lohnt es sich, die Funktion von GABA speziell beim Angelman-Syndrom näher zu betrachten. Beim AS ist die GABA-Konzentration in den Neuronen permanent zu niedrig. Wie Forschungen 2013 ergeben haben, verursacht das beim Angelman-Syndrom gestörte Gen UBE3A eine Fehlfunktion des GABA-Transportes. GABA wird sozusagen zu schnell aus den Neuronen hinaus befördert, denn der GABA-Transporter GAT1 arbeitet zu schnell. Dies hat zur Folge, dass GABA den Neuronen zu wenig zur Verfügung steht (De Weerdt).

Beeinflussung des GABA-Stoffwechsels

Hier seien einzelne Medikamente erwähnt, die den GABA-Stoffwechsel betreffen und in unterschiedlicher Häufigkeit und mit unterschiedlichem Ziel beim Angelman-Syndrom eingesetzt werden:

- *Valproat:* Mehr als 80% der vom Angelman-Syndrom Betroffenen neigen zu epileptischen Anfällen. Die am meisten verordneten Antiepileptika sind Valproat und Clonazepam. Lamotrigin und Levitiracetam scheinen ähnliche Effekte zu haben, dies bei eher geringerer Nebenwirkungsrate (Thibert et al.). Antiepileptika wie Valproat hemmen das GABA-abbauende Enzym GABA-Transaminase und führen so zur Akkumulation von GABA (spektrum.de). Neuere Studien gehen von einer direkten Beeinflussung der GABA-Rezeptoren durch Valproat aus (Ströhle).

Beim Angelman-Syndrom kommt es zu einer Störung beim Elektronentransfer in der Atmungskette der Mitochondrien (Llewellyn et al.). Insofern wird durch Valproat diese Situation möglicherweise noch zusätzlich verschlechtert, denn zu den durch Valproat verursachten Nebenwirkungen kann ein sogenanntes Valproat-induziertes Carnitin-Defizit gehören. Dieses Carnitin-Defizit beeinträchtigt ebenfalls den korrekten Ablauf des Mitochondrien-Stoffwechsels (Ströhle). Dies bedeutet, dass ein bereits erschwerter Mitochondrien-Stoffwechsel zusätzlich medikamentös beeinträchtigt wird. Von Thibert, dem Leiter der Angelman-Syndrom-Klinik in Boston, wird in den nächsten Wochen eine Abhandlung veröffentlicht werden, in der die Zusammenhänge zwischen Valproat, dem hierdurch induzierten Carnitin-Defizit und der hieraus wiederum resultierenden Ammoniak-Enzephalopathie dargelegt werden wird. Denn es wird vermutet, dass die motorische Verschlechterung bei Erwachsenen mit AS (Tremor, Ataxie, kortikale Myoklonien) als Folge einer solchen Langzeit-Therapie mit Valproat anzusehen ist.

- *Barbiturate oder auch Anästhetika:* Unterschiedliche Anästhetika ganz verschiedener Struktur wie z.B. gasförmige Anästhetika, Propofolol, Etomidat, Barbiturate, Stereoide und Alkohol potenzieren den hemmenden GABAA-Rezeptor. Genaue Zusammenhänge bzw. Details, inwieweit dies z.B, über die Verlängerung des GABA-vermittelten IPSC

354

(Inhibitorischer postsynaptischer Strom /inhibitory postsynaptic current) oder andere Mechanismen geschieht, sind den angegebenen Literaturstellen zu entnehmen. (Haseneder; Chiara et al.), wobei - wie in diesen Untersuchungen zu sehen ist - sicherlich noch nicht alle Details geklärt sind.

- *Benzodiazepine* (z.B. Diazepam, Clobazam, Lorazepam, Midazolam): Verstärken die sedative, anxiolytische und antikonvulsive Wirkung von GABA, dies ebenfalls über den GABAA-Rezeptor, wenn auch über andere Untereinheiten als die Barbiturate dies tun (Sigel und Lüscher; Haseneder).

- *Baldrian:* Die schlaffördernde, beruhigende und angstlösende Wirkung von Baldrian geht auf GABA zurück, denn die im Baldrian enthaltenen Valerensäure ist wiederum ein GABA-Agonist (Becker et al.). In *in vitro* Studien konnte die Wirkung von den Inhaltsstoffen des Baldrianextraktes an Gamma-Aminobuttersäure (GABA) Typ A (GABAA) Rezeptoren, Adenosinrezeptoren sowie Serotonin-, und Glutamatrezeptoren gezeigt werden. (Adambagan). Adambagan beschreibt darüber hinaus in seiner Diplomarbeit, dass Valerensäure die Aktivität der Enzyme, welche für den Abbau der Gamma-Aminobuttersäure zuständig sind, hemmt, so dass die GABA-Konzentration steigt.

- *Minocyclin:* Dies ist ein Tetracyclin welches die Blut-Hirn-Schranke überwindet. Das Wirkprinzip ist noch nicht eindeutig geklärt. Inwieweit auch hier der GABA-Stoffwechsel eine Rolle spielt, muss noch weiter erforscht werden. Die Arbeitsgruppe um Weeber kommt zu dem Ergebnis (Grieco et al. sowie Interview mit Weeber von Wright), dass durch Minocyclin im Mausmodell die Bildung von Synapsen angepasst an gemachte Erfahrungen verbessert wird, so dass das Lernen und Gedächtnis positiv beeinflusst werden.

- *Ketogene Diät:* Antikonvulsive Mechanismen ketogener Diäten sind noch teilweise unklar (Klepper, J. et al.), wobei in der Praxis Erfolge beschrieben werden. Man ging von einer positiven Beeinflussung des GABA-Stoffwechsels aus. Bekannt war bereits, dass Astrozyten für die erhöhte Erregbarkeit des Gehirns bei Epilepsie eine Rolle spielen könnten. In jüngsten Studien wurde nun der Einfluss von Beta-Hydroxybutttersäure, einem Ketonkörper, auf den GABA-Metabolismus in Astrozyten aus Ratten untersucht– dies mit folgendem Ergebnis (Suzuki et al.): Nach Zugabe von Beta-Hydroxybutttersäure zum Kulturmedium zeigten sich die GABA-Transaminase und der GABA-Transporter GAT1 deutlich reduziert, wobei dieser Effekt nach 3 und nach 5 Tagen kontrolliert wurde. Dies bedeutet, dass durch Ketonkörper der Abtransport von GABA verlangsamt wird und GABA so länger zur Verfügung steht.

Da die Ketogene Diät oder auch die Low-Carb-Diät (etwas abgemilderte Form der Ketogenen Diät) oft sehr schwer umzusetzen sind und letztendlich auch recht einseitige Ernährungsformen darstellen, wird derzeit diskutiert, ob man Ketogene Ester im Sinne von Nahrungsergänzungspräparaten geben kann, um so den Stoffwechsel zu beeinflussen und die GABA-Konzentration zu erhöhen. Ob dieser Effekt mit der Ketogenen Diät zu vergleichen ist, müssen weitere Studien zeigen. Weeber und sein Team berichten, dass erste Ergebnisse auf Verbesserungen in der Motorik bei Angelman-Mäusen hinweisen (Wright).

- Cannabidiol: Cannabisprodukte für die medizinische Verwendung werden im Internet unter verschiedenen, oft verwirrenden Namen angeboten. So werden Cannabisextrakte mit einem hohen Anteil an dem psychisch wirkenden THC (Tetrahydro-Cannabinol), die früher als Haschischöl bezeichnet wurden, heute als Cannabisöl oder Hanföl angeboten. Es gibt jedoch auch Extrakte, die wenig THC und dafür vor allem das nicht psychisch wirkende CBD (Cannabidiol) enthalten. Sowohl THC als auch CBD können für die Behandlung der Epilepsie von Interesse sein (Dietrich 2014). Der Wirkmechanismus von CBD ist noch nicht vollständig bekannt, ganz im Gegensatz zu den gut bekannten Wirkmechanismen des THC, das vor allem Cannabinoidrezeptoren auf Nervenzellen und anderen Quellen aktiviert. In Bezug auf das Thema meiner vorliegenden Arbeit – GABA und Angelman-Syndrom – ist die Tatsache, dass CBD die Wirkung von GABA-hemmenden Substanzen hemmt (Grotenhermen et al., 2012), am interessantesten. In dem Artikel von Grotenhermen aus dem Deutschen Ärzteblatt steht u.a.: „Im zentralen und im peripheren Nervensystem besteht eine vielfältige Wechselwirkung zwischen dem CB1-Rezeptorsystem und zahlreichen Neurotransmittern und Neuromodulatoren (Grotenhermen, 2005). So führt die Aktivierung von CB1-Rezeptoren zu einer retrograden Hemmung der neuronalen Freisetzung von Acetylcholin, Dopamin, GABA, Histamin, Serotonin, Glutamat, Cholezystokinin, D-Aspartat, Glyzin und Noradrenalin. Der CB1-Rezeptor ist der im ZNS am weitesten verbreitete G-Protein-gekoppelte Rezeptor. Diese komplexen Interaktionen erklären nicht nur die Vielzahl der physiologischen Wirkungen der Endocannabinoide, sondern auch die pharmakologischen Wirkungen von Cannabiszubereitungen…….. Manche Effekte von Cannabiszubereitungen werden durch die Wirkungen anderer Cannabinoide als THC verursacht. So hat beispielsweise CBD – das Cannabinoid, das in vielen Cannabissorten nach THC in der höchsten Konzentration vorkommt – antiemetische, neuroprotektive und antiinflammatorische Eigenschaften. Zu seinen komplexen

Wirkmechanismen zählen eine antagonistische Wirkung am CB1-Rezeptor,......" Diese antagonistische Wirkung am CB1-Rezeptor bedeutet eine Hemmung der Hemmung von GABA. Fazit von Grotenhermen: „Es macht Sinn, einen Versuch mit CBD zu unternehmen. Die Nebenwirkungen sind im Vergleich zu anderen Antiepileptika sehr gering."

Da das Wirkprinzip von CBD über den Agonismus zu GABA und die geringe Nebenwirkungsrate von CBD bereits jetzt schon offensichtlich sind, gibt es bereits mehrere AS-Patienten, die CBD mit Erfolg einsetzen. Auf der 9. Dreiländertagung im April 2015 in Dresden konnte berichtet werden, dass der CBD-Extrakt bei Angelman-Syndrom Motorik, Kognition und v.a. Kommunikation zu verbessern scheint (Kluger). Die Daten stammten z.T. von seinen eigenen Patienten, z.T. über Erfahrungen aus dem AS-Verein zusammengetragen. In einer Stellungnahme aus der Filderklinik über CBD in der Epilepsiebehandlung wird von Forschungsergebnisse der letzten Jahre aus den USA berichtet, die zum Inhalt haben, dass insbesondere der Inhaltsstoff Cannabidiol (CBD), nicht so sehr das psychotrop wirkende THC (Tetrahydro-Cannabinol), gegen Epilepsie wirkt. Die Behandlungsversuche, von denen Madleyn berichtet, wurden an schwer behandelbaren anfallskranken Kindern, mit u.a. Dravet-Syndrom und Lennox Gastaut-Syndrom, durchgeführt. Auch wenn diese Fallzahlen noch relativ gering sind, ermutigen diese Ergebnisse, denn mehr als die Hälfte der Kinder verbesserten sich bei der Anwendung dieses Präparates aus Hanföl, einige Patienten wurden sogar anfallsfrei. Auch das Schlafverhalten und die Aufmerksamkeit verbesserten sich (Madleyn).

- *Muscimol:* Der Agonismus von Muscimol zu GABA wurde bereits 1993 entdeckt (Woodward). Muscimol, das eine ähnliche Struktur wie GABA aufweist, beeinflusst das GABA-System unspezifisch. Ibotensäure, aus dem Fliegenpilz stammend, wurde von der dänischen Forschergruppe um Krogsgaard-Larsen, Kopenhagen, als Ausgangssubstanz für ihre Synthesen genutzt (Gießen).

- *Gaboxadol* auch bekannt als 4,5,6,7-tetrahydroisoxazolo(5,4-c)pyridin-3-ol (THIP). Der reine Agonist Muscimol (s.o.) eignete sich nicht als Arzneistoff. Die Rezeptoren reagierten auf die vollständige Aktivierung mit einer Abnahme der Empfindlichkeit, so dass die Wirkung von Muscimol mit der Zeit nachlässt. Nach chemischen Molekülmodifikationen synthetisierten die Wissenschaftler schließlich den spezifischen partiellen GABA-Agonist THIP sowie dessen Isomer THPO, ein spezifischer GABA-Antagonist (Gießen). Eine Zusammenfassung von Jessica Wright (Wright) beschreibt die Ansichten Weebers, die u.a. auf dem Keystone Symposium in Tahoe City,

California.2015 vorgetragen wurden: „Pathways of Neurodevelopmental Disorders meeting". Gaboxadol verbessere autistische Symptome bei AS-Patienten und trägt dazu bei, die Imbalance zwischen hemmenden und erregenden System auszugleichen. Eine Studie hierüber ist geplant.

- *Ganaxolon:* Dies ist ein synthetisches Neurosteroid, welches im zentralen Nervensystem gebildet wird und die GABA- erge Transmission moduliert (Schulze-Bonhage).

- *Die orale Einnahme von GABA selbst* ist zwar möglich, aber es ist noch nicht geklärt, wie GABA zu seinem Wirkungsort kommt. Denn GABA geht nicht oder kaum durch die Blut-Hirn-Schranke und trotzdem werden zentrale Wirkungen beobachtet. Die einzelnen GABA-Präparate scheinen hier unterschiedlich zu wirken. Auch wird diese Tatsache in den jüngsten Forschungen unterschiedlich diskutiert, so dass man nun davon ausgeht, dass das ganze System dynamischer ist als ursprünglich angenommen, denn in einer kürzlich veröffentlichten Studie konnte gezeigt werden, dass die Supplementierung mit synthetisch hergestellten GABA im Vergleich zu einer Placebo-Gruppe mehrere körperliche Funktionen beeinflussen konnte. Die Autoren der Studie empfehlen weitere Untersuchungen, insbesondere auch, um die Möglichkeit von GABA als Antiepileptikum besser einschätzen zu können. (Sternbergen et al.). Zusätzlich zu wissenschaftlichen Studien gibt es diesbezüglich Beobachtungen an einzelnen Patienten, zusammengestellt und beschrieben über den Angelman-Verein Deutschland (Dietrich und Kannegießer-Leitner, 2014): Aufgrund des derzeitigen Wissenstandes, einer Austestung des Urins in Bezug auf die GABA-Konzentration und einer allgemeingültigen Dosis-Empfehlungen haben bereits mehrere Eltern von Kindern mit Angelman-Syndrom GABA als Nahrungsergänzungspräparat substituiert. Es wurden ca. 20 Angelman-Patienten getestet. Bei 14 von 15 Angelman-Patienten Typ Deletion zeigte sich ein Mangel an GABA, an Dopamin und an Serotonin (Dietrich, 2014; Sitte). Dies wurde anhand des Turnover Verfahrens (Marc et al.; Dietrich, 2014; Sitte) ermittelt, mit Hilfe dessen ein Indiz über den Neurotransmitter-Status gefunden werden kann, indem die Ausschwemmungen der Neurotransmitter im Urin gemessen werden. Die Ausschwemmungen von GABA und Serotonin betrugen teilweise bis zum 4-Fachen des Normalbereiches, so dass man hier von einem zentralen Mangel in den Neuronen ausgehen muss.

Nach der allgemeingültigen Therapieempfehlung wurden danach GABA-Präparate gegeben, die sublingual verabreicht über die Mundschleimhaut eine bessere Bioverfügbarkeit versprechen, so Gabapur von Neurolab (Eigenmarke, Präparat enthalt neben GABA die Vorstufen von GABA L-Theanin, Taurin,) und Pharma-GABA (Vertrieb durch Neurolab oder durch Natural Factors, Präparat enthält mit Glucose verbundenes GABA).

Folgende Verbesserungen konnten zusammenfassend beobachtet werden:
- Besseres Schlafverhalten (Durchschlafen) bei allen Patienten
- Epilepsieverbesserung (bei einem Teil der Patienten) in Bezug auf die Schwere der
  Anfälle und deren Häufigkeit
- Verbesserung der Ataxie und Motorik
- Verbesserung des Muskeltonus'
- Verbessertes Essverhalten
- Bessere Konzentration und Kognition
- Behandlung von emotionalen Versteifungen (seltenes Symptom bei AS)
- Mehr verbale Lautierungen (teilweise)
- Erreichen von neuen Entwicklungsmeilensteinen

Nach einer Kontrollanalyse (nach dreimonatiger Verabreichung von GABA) konnte der Neurotransmitter-Status korrelierend zu den Verbesserungen der Symptomatik festgestellt werden. GABA im Urin hatte abgenommen. Ein Teil der Eltern berichteten, dass diese Verbesserungen unter GABA-Pur aufgetreten sind, ein anderer Teil berichtete diese Verbesserungen hauptsächlich unter der Einnahme von PharmaGABA.

Da auf der einen Seite somit bei AS-Patienten offensichtlich Verbesserungen durch die Substitution von GABA auftreten, auf der anderen Seite jedoch noch viele Fragen offen sind, sind weitere Studien in Bezug auf die Möglichkeiten einer GABA-Medikation bei Angelman-Syndrom wünschenswert.

Ausblick und derzeit geplante klinische Studien bezüglich GABA und Angelman-Syndrom:

Schon jetzt ist offensichtlich, dass beim Angelman-Syndrom ein GABA-Mangel und/oder eine beeinträchtigte Funktion der GABA-Rezeptoren zu den beschriebenen Symptomen führen. Die medikamentöse Therapie setzt darum bei der GABA-Substitution an. Da bezüglich der Diagnostik des GABA-Mangels und auch der Wirkungsweise von GABA (in welcher Form auch angeboten) noch viele Details im Unklaren liegen, ist die Forschung gefragt. Folgende Forschungsprojekte sind für die nächste Zeit geplant:

- Geplante Studie durch OVID Therapeutics Inc in Chicago, wie sich Gaboxadol als starker GABA-Agonist und GAT1-Hemmer auswirkt, Studienbeginn mit einer Phase-2-Studie ist voraussichtlich 2016 (Dietrich, 2015).
- Durch die Universität South Florida ist eine Studie geplant, in der evaluiert werden wird, inwieweit Keto-Ester im Sinne von

Nahrungsergänzungsmitteln als Ersatz zur Ketogenen oder Low Carb Diät zur Erhöhung der GABA Konzentration wirkungsvoll zum Einsatz kommen können.
- Geplante Studie durch MARINUS Pharmaceuticals Inc. über die Wirksamkeit von Ganaxolon bei Epilepsie.
- Klinische Studien über die Wirkung von CBD (Cannabis) in Kombination mit einem kleinen Anteil an THC (Tetrahydro-Cannabinol) als Wiederaufnahmehemmer von GABA, geplant in den USA und in Europa.

LITERATUR

- Adambagan, E.: Kritische Betrachtung der Wirkung von Baldrian, Diplomarbeit an der Universität Wien, 2012
- Angelman-Vereins Deutschland e.V.: Informationsflyer 2015
- Becker A, Felgentreff F, Schröder H, Meier B, Brattström A.: The anxiolytic effects of a Valerian extract is based on valerenic acid, BMC Complement Altern Med. 2014 Jul 28;14:267. doi: 10.1186/1472-6882-14-267.
- Braat, S. und Kooy, R. F.: The GABAA Receptor as a Therapeutic Target for Neurodevelopmental Disorders, Neuron-Perspective 86, 2015
- Chiara, D.C., Jayakar, S.S., Zhou, X., Zhang, X., Savechenkov, P.Y., Bruzik, K.S., Miller, K.W. and Jonathan B. Cohen, J.B.: Specificity of Intersubunit General Anesthetic-binding Sites in the Transmembrane Domain of the Human α1β3γ2 γ-Aminobutyric Acid Type A (GABAA) Receptor, J Biol Chem. 2013 July 5; 288(27): 19343–19357. Published online 2013 May 15. doi: 10.1074/jbc.M113.479725, PMCID: PMC3707639
- Coe, B.P., Witherspoon, K., Rosenfeld, J.A., van Bon, B.W., Vulto-van Silfhout, A.T., Bosco, P., Friend, K.L., Baker, C., Buono, S., Vissers, L.E., et al. (2014). Refining analyses of copy number variation identifies specific genes associated with developmental delay. Nat. Genet. 46, 1063–1071.
- Crabbe, J.C., Wahlsten, D., and Dudek, B.C. (1999). Genetics of mouse behavior: interactions with laboratory environment. Science 284, 1670–1672.
- De Rubeis, S., He, X., Goldberg, A.P., Poultney, C.S., Samocha, K., Cicek, A.E., Kou, Y., Liu, L., Fromer, M., Walker, S., et al.; DDD Study; Homozygosity Mapping Collaborative for Autism; UK10K Consortium (2014). Synaptic, transcriptional and chromatin genes disrupted in autism. Nature 515, 209–215.
- De Weerdt, S.: Study fingers cause of motor problems in Angelman syndrome, SFARI, 28.1.2013

- Dietrich, E., Kannegießer-Leitner, C.: Aktueller Wissenstand über die Funktion von GABA bei Angelman-Syndrom, Infobrief des Angelman-Vereins Deutschland, Dezember 2014
- Dietrich, E.: Angelman-Verein Deutschland: Statistik mit privat erhobenen Daten über AS, GABA, Cannabis, 2014
- Dietrich, E.: Epilepsiebehandlung des Angelman-Syndroms mit CBD (Cannabidiol), 2014
- Dietrich, E.: Symptomatische Behandlung bei Angelman Syndrom durch Nivellierung der defizitären Neurotransmitterfunktionen, Newsletter des Angelman-Vereins, 1/2015
- Gießen, H.: GABA Agonisten. Der Fliegenpilz stand Modell, Pharmazeutische Zeitung, © 2003 GOVI-Verlag, Würzburg
- Gilissen, C., Hehir-Kwa, J.Y., Thung, D.T., van de Vorst, M., van Bon, B.W., Willemsen, M.H., Kwint, M., Janssen, I.M., Hoischen, A., Schenck, A., et al. (2014). Genome sequencing identifies major causes of severe intellectual disability. Nature 511, 344–347.
- Grieco, J.C., Ciarlone, S.L., Gieron-Korthals, M., Schoenberg, M.S., Smith, A..G., Philpot, R.M., Heussler, H.H., Banko, J.L.and Weeber,E.J.: An open-label pilot trial of minocycline in children as a treatment for Angelman syndrome, BMC Neurology 2014, 14:232 doi:10.1186/s12883-014-0232-x, Published: 10 December 2014
- Grotenhermen F.: Cannabinoids. Curr Drug Targets CNS Neurol Disord 2005; 4: 507–30. CrossRef MEDLINE
- Grotenhermen, F., Müller-Vahl, K.: Das therapeutische Potenzial von Cannabis und Cannabinoiden/The therapeutic potential of cannabis and cannabinoids, Dtsch Arztebl Int 2012; 109(29-30): 495-501; DOI: 10.3238/arztebl.2012.0495, In einem Interview mit Dr. Franjo Grotenhermen beschreibt der Angelman Verein eine mögliche neue Therapie der Angelman Epilepsie mit CBD-Öl.
- Haseneder, R.: Wie verstärken Lachgas, Xenon und Isofluran die GABAA-Rezeptor-vermittelte zentrale Hemmung? Untersuchungen mit der Patch-Clamp-Technik, Dissertation an der technischen Universität München, 18.12.2002
- Iossifov, I., O'Roak, B.J., Sanders, S.J., Ronemus, M., Krumm, N., Levy, D., Stessman, H.A., Witherspoon, K.T., Vives, L., Patterson, K.E., et al. (2014). The contribution of de novo coding mutations to autism spectrum disorder. Nature 515, 216–221.
- Klepper, J. et al.: Leitlinien der Gesellschaft für Neuropädiatrie: Ketogene Diäten, 4/2014
- Kluger, G.: Cannabinoide bei Kindern mit Epilepsie –erste eigene Erfahrungen, Vortrag auf der 9. Dreiländertagung, Dresden, 23. April 2015,

- Krumm, N., O'Roak, B.J., Shendure, J., and Eichler, E.E. (2014). A de novo convergence of autism genetics and molecular neuroscience. Trends Neurosci. 37, 95–105.
- Llewellyn, K.J., Nalbandian, A., Gomez, A., Wei, D., Walker, N., Kimonis, V.E.: Administration of CoQ10 analogue ameliorates dysfunction of the mitochondrial respiratory chain in a mouse model of Angelman syndrome, US National Library of Medicine National Institutes of Health, Neurobiol. Disease 2015 Feb 12. pii: S0969-9961(15)00017-0. doi: 10.1016/j.nbd.2015.01.005.
- Madeleyn, R.: Informationen zur Verwendung von CBD-Öl (Hanf) in der Epilepsiebehandlung , Stellungnahme aus der Filderklinik, 2014
- Marc, D.T., Ailts, J.W.; Ailts Campeau, D.C.; Bull, M.J.; Olson, K.L.: Neurotransmitters excreted in the urine as biomarkers of nervous system activity: Validity and clinical applicability. Neurosci. Biobehav. Rev. (2010), doi: 10.1016/j.neurobiorev.2010.07.007
- Maurer, S.: In vivo Untersuchung ausgewählter GABAA-Liganden auf das Verhalten von c57Bl/6N-Mäusen, Diplomarbeit, Wien 2013
- Olsen, R.W., and Sieghart, W. (2008). International Union of Pharmacology. LXX. Subtypes of gamma-aminobutyric acid(A) receptors: classification on the basis of subunit composition, pharmacology, and function. Update. Pharmacol. Rev. 60, 243–260.
- Pearl, P.L., Gibson, K.M., Quezado, Z., Dustin, I., Taylor, J., Trzcinski, S., Schreiber, J., Forester, K., Reeves-Tyer, P., Liew, C., et al. (2009). Decreased GABA-A binding on FMZ-PET in succinic semialdehyde dehydrogenase deficiency. Neurology 73, 423–429.
- Perrin, S. (2014). Preclinical research: Make mouse studies work. Nature 507, 423–425.
- Schulze-Bonhage, A.: Pharmakoresistente Epilepsie – Was tun? Überwindung von Pharmakoresistenz durch neue Therapieansätze – ein kritischer Blick in die Zukunft, 84. Kongress der Deutschen Gesellschaft für Neurologie mit Fortbildungsakademie, Wiesbaden 2011
- Sigel, E.; Lüscher, BP.: A closer look at the high affinity benzodiazepine binding site on GABAA receptors. In: Curr Top Med Chem. 11, Nr. 2, 2011, S. 241–6.
- Sitte, H.H., Ph.D. : Monoamine transporters as targets of CaMK2alpha: Implications for Angelman Syndrome, Vortrag auf dem Internationalen Angelman-Kongress, 2014 in Paris
- Spektrum.de: GABA-Rezeptoren, Lexikon der Neurowissenschaft, Spektrum Akademischer Verlag Heidelberg, 2000
- Spektrum.de: GABA-Rezeptor-Kanäle, Lexikon der Biologie, Spektrum Akademischer Verlag Heidelberg, 1999

- Steenbergen, L. et al. γ-Aminobutyric acid (GABA) administration improves action selection processes: a randomised controlled trial. Sci. Rep. 5, 12770; doi: 10.1038/srep12770 (2015).
- Ströhle, A.: Valproinsäure-induziertes Carnitin-Defizit, Pathobiochemie und klinische Konsequenzen, Pharmakotherapie, 19. Jahrg., Heft1, 2012
- Suzuki, Y., Takahasi, H., Fukuda, M., Hino, H., Kobayashi, K., Tanak, J.: Beta-hydroxybutyrate alters GABA-transaminase activity in cultured astrocytes, Department of Pediatrics, Graduate School of Medicine, Ehime University, Toon, Ehime 791-0295, Japan, veröffentlicht Rersearchgate 2015
- Tanaka, M.; DeLorey, T.M; Delgado-Escueta, A.; and Olsen, R.W.: GABR3, Epilepsy and Neurodevelopment, NCBI Bookshelf, A service of the National Library of Medicine, National Institutes of Health, 2012
- Thibert, R.L., Conant, K.D., Braun, E.K., Bruno, P., Said, R.R., Nespeca, M.P. and Thiele, E.A.: Epilepsy in Angelman syndrome: A questionnaire-based assessment of the natural istory and current treatment options, Epilepsia, 50(11):2369–2376, 2009, doi: 10.1111/j.1528-1167.2009.02108.x
- van Bokhoven, H. (2011). Genetic and epigenetic networks in intellectual disabilities. Annu. Rev. Genet. 45, 81–104.
-Violante, I.R., Ribeiro, M.J., Edden, R.A., Guimara˜ es, P., Bernardino, I., Rebola, J., Cunha, G., Silva, E., and Castelo-Branco, M. (2013). GABA deficit in the visual cortex of patients with neurofibromatosis type 1: genotype-phenotype correlations and functional impact. Brain 136, 918–925.
- Woodward, RM., Polenzani L., Miledi, R.: Characterization of bicuculline/baclofen-insensitive (rho-like) gamma-aminobutyric acid receptors expressed in Xenopus oocytes. II. Pharmacology of gamma-aminobutyric acidA and gamma-aminobutyric acidB receptor agonists and antagonists, Mol Pharmacol. 1993 Apr;43(4):609-25.
- Wright, J.: Repurposed drugs may treat Angelman syndrome, als Bericht über Edwin Weeber, Professor der Neurobiologie an der University of South Florida in Tampa sowie Auszug aus dem Keystone Symposia: Pathways of Neurodevelopmental Disorders meeting, Tahoe City, California, SFARI, 19.3.2015

Anschrift der Verfasserin:

Dr. med. Christel Kannegießer-Leitner, Mitglied des Arbeitskreises Forschung im Angelman-Verein Deutschland e. V. Sibyllenstr. 3, 76437 Rastatt, kannegiesser-leitner@web.de

Zitierweise

Kannegießer-Leitner, C.: Der GABA-Stoffwechsel als Schlüsselfunktion in der medikamentösen Therapie bei entwicklungsneurologischen Störungen, insbesondere beim Angelman-Syndrom, Newsletter des Angelman-Vereins 2/2015

Die Informationen zu diesem Artikel wurden im Auftrag des Angelman-Vereins zusammengetragen und es besteht kein Anspruch auf Vollständigkeit. Insbesondere stellt dieser Artikel keine Handlungsanweisung durch den Verein dar. Das Wissen um GABA entwickelt sich im Moment ständig weiter. Individuelle Heilversuche sollten ausschließlich unter ärztlicher Betreuung erfolgen. /kan-l

46 fachbeitrag

Cannabidiol – der vernünftige Bruder von THC

Als Reaktion auf den Beitrag zur medizinischen Anwendung von Cannabis in der letzten Ausgabe der not 2017 erreichte uns dieser Artikel von der Ärztin Dr. Kannegießer-Leitner. Als Mutter eines Sohnes mit Angelman-Syndrom kritisiert sie die einseitige Favorisierung von THC, das rauschfördernde Wirkung hat.

Kaum ein Fernsehjournal, kaum eine Zeitschrift in den letzten Wochen, in denen nicht irgendwann einmal über Cannabis informiert wurde – dies allerdings hauptsächlich über THC (Tetrahydrocannabinol). Die anderen Cannabinoide - mehr als 100 unterschiedliche – wurden nur am Rande erwähnt. Leider gilt dies auch für CBD (Cannabidiol), das nach THC zweitbekannteste Cannabinoid. CBD ist das häufigste Cannabinoid im Faserhanf und nach THC in Drogenhanfsorten oft das zweithäufigste.

Einsatz als antikonvulsive Medikation

CBD besitzt antiepileptische, angstmindernde antipsychotische und antientzündliche Eigenschaften (Grotenhermen 2017). In allen zugelassenen CBD-Produkten dürfen in Deutschland nicht mehr als 0,2 Prozent THC enthalten sein. CBD wird auch als der vernünftige Bruder von THC bezeichnet, wohl deswegen weil es im Gegensatz zu THC nicht rauschfördernd ist.

Hierdurch erklärt sich auch der unterschiedliche Umgang des Gesetzgebers mit diesen beiden Cannabinoiden: Am 1. Oktober 2016 trat die 15. Verordnung zur Änderung der Arzneimittelverschreibungsverordnung (AMVV) in Kraft. Seitdem ist CBD in Deutschland rezeptpflichtig, also ein Medikament. Bezüglich THC wurde im Januar 2017 vom Deutschen Bundestag beschlossen, dass THC unter bestimmten Voraussetzungen als verschreibungsfähiges Betäubungsmittel gilt.

Wirkweise des CBD

Neben unterschiedlichen Cannabinoiden findet man in den verschiedenen Hanfpflanzen noch weitere wichtige Substanzen - zum Beispiel über 200 verschiedene Terpene (ätherische Öle), die ebenfalls pharmakologisch aktiv sind. Dies variiert nicht nur von einer Hanfpflanze zur anderen, sondern auch je nach Erntezeitpunkt, Bodenbeschaffenheit und Umgebung (=antiepileptischen) Wirkung 2015). Hierdurch erklärt sich, dass in etlichen Situationen der Vollextrakt besser wirkt als das reine (synthetisch hergestellte) CBD. Umso wichtiger ist es, dass das eingesetzte CBD, auch gerade als Vollextrakt, tatsächlich standardisiert ist, also die Qualität eines Medikamentes hat wie zum Beispiel von der Firma Medropharm/Schweiz, zu beziehen über die Rossi-Apotheke Rastatt.

Der Wirkmechanismus von CBD ist noch nicht vollständig bekannt, ganz im Gegensatz zu den recht gut bekannten Wirkmechanismen des THC. CBD wirkt synergistisch (fördernd, verstärkend) zu THC, aber in manchen Funktionen auch antagonistisch (gegensätzlich) (Grotenhermen 2017). In Bezug auf das heutige Thema - CBD und Epilepsie - ist die Tatsache, dass CBD die Wirkung von GABA-hemmenden Substanzen hemmt (Grotenhermen et al., 2012), am interessantesten - es ist also GABA-erg.

GABA (Gamma-Amino-Buttersäure) ist der stärkste hemmende Neurotransmitter im zentralen Nervensystem von Säugetieren (Olsen et al.; Steenbergen et al.; Maurer et al.) und wird für sehr viele neurologische Funktionen benötigt. GABA regelt motorische Funktionen und auch motorisches Lernen; zusätzlich scheint es das Regelverhalten über Frontalhirnfunktionen zu beeinflussen (Steenbergen et al.) und wirkt zusätzlich antikonvulsiv:

Aus dieser GABA-ergen, antikonvulsiven (=antiepileptischen) Wirkung resultiert die Möglichkeit, Benzodiazepine, Barbiturate und insbesondere etliche Antiepileptika erfolgreich bei epileptischen Anfällen einsetzen zu können, (Dannhardt, et al.; Rote Liste 2017, Arzneimittelverzeichnis Deutschland).

In jüngster Zeit kristallisierte sich in mehreren Forschungsarbeiten im Bereich der Entwicklungsneurologie heraus, dass den GABA-ergen Systemen eine Schlüsselrolle bei der Entstehung und Therapie etlicher entwicklungsneurologischer Störungen zukommt (Braat und Kooy). Dies ist beispielsweise bereits bekannt beim Fragilen X-Syndrom, beim Rett Syndrom, beim Dravet-Syndrom und beim Angelman-Syndrom (AS). Bei diesen genannten Syndromen (und auch bei etlichen anderen) liegen die

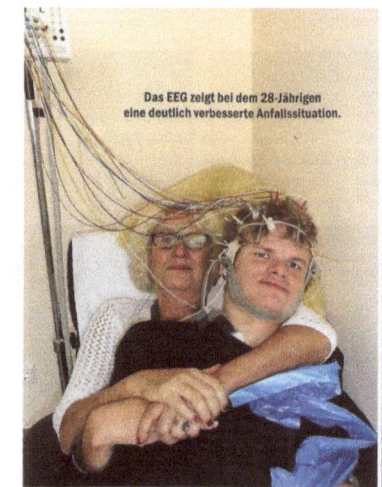

Das EEG zeigt bei dem 28-Jährigen eine deutlich verbesserte Anfallssituation.

unterschiedlichsten genetischen Störungen zu Grunde (Coe et al.; De Rubeis et al.; Gilissen, et al.; Iossifov et al.). Die Studien, welche die Gene beschreiben, die für eine Beeinträchtigung der kognitiven Entwicklung verantwortlich sein können, beschreiben diesbezüglich 1.500 bis 2.000 unterschiedliche Gene (van Bokhoven). Dies bedeutet wiederum, dass die genaue Symptomatologie oft sehr schwer einer speziellen genetischen Aberration zuzuordnen ist und dass eine kausale Therapie dadurch nicht oder kaum entwickelt werden kann. Darum kam die Idee auf, die GABA-erge Wirkung etlicher Medikamente auszunutzen.

Dass antiepileptische Medikamente die GABA-Menge im Körper erhöhen, jedes auf ganz unterschiedliche Weise, stellt einen „Umweg" dar, da, der eigentliche Weg, nämlich GABA zu geben, wenn GABA gebraucht wird, noch nicht ausreichend realisiert werden kann. Denn das Problem der Überwindung der Blut-Hirn-Schranke ist noch nicht gelöst, auch wenn es vielleicht geringer ist als lange Zeit angenommen (Steenbergen et al.). Die allgemeine Forderung nach geringen Nebenwirkungen erfüllen leider die derzeit breit eingesetzten Antiepileptika nicht.

Positive Effekte lassen hoffen

Hier kommt nun CBD ins Spiel: CBD hat so gut wie keine Nebenwirkungen und zeigt - wie bereits beschrieben - GABA-erge Wirkungen sowie eine Hemmung der Glutamat-Ausschüttung (Welthy et. al). Speziell durch eine zu starke Glutamat-Ausschüttung können bei spezieller Veranlagung epileptische Anfälle provoziert werden.

Der Redaktion der Zeitschrift „not" danke ich sehr herzlich dafür, diesen Artikel in der „not" veröffentlichen und nun in meinem Buch über die PMG bei Cerebralparese oder Mehrfachbehinderung abdrucken zu dürfen.

Dr. C. Kannegießer-Leitner

CBD als antikonvulsives Mittel möchte ich am Beispiel des Angelman-Syndroms (AS) erläutern, einer genetischen Störung, die bei sehr vielen Betroffenen unter anderem zu Epilepsie führt (weitere Informationen über das AS in der Infobroschüre sowie auf der Homepage des Angelman-Vereins Deutschland).

Beim AS ist die GABA-Konzentration in den Neuronen permanent zu niedrig. Wie Forschungen 2013 ergeben haben, verursacht das beim AS gestörte Gen UBE3A eine Fehlfunktion des GABA-Transportes. Denn der GABA-Transporter GAT1 arbeitet zu schnell, so dass GABA zu schnell aus den Neuronen wieder hinaus befördert wird (De Weerdt). Dies trifft vor allem auf Kinder mit AS zu (Tanaka).

Zusätzlich zu wissenschaftlichen Studien gibt es Beobachtungen an einzelnen Patienten, zusammengestellt und beschrieben über den Angelman-Verein Deutschland (Dietrich und Kannegießer-Leitner, 2014): Der GABA-Mangel (und auch z.T. Serotonin-Mangel) wurde anhand des Turnover Verfahrens (Marc et al.; Dietrich, 2014; Sitte) ermittelt, mit Hilfe dessen ein Indiz über den Neurotransmitter-Status gefunden werden kann, indem die Ausschwemmungen der Neurotransmitter im Urin gemessen werden. Die Supplementierung mit GABA führte – trotz der beschrieben Problematik, dass GABA die Blut-Hirn-Schranke nur schlecht überwindet – unter anderem zu Verbesserung der Konzentration, des Schlafverhaltens und auch der Epilepsie.

CBD zeigte ein ganz ähnliches Wirkungsprofil. Da das Wirkprinzip von CBD (s.o.) und die geringe Nebenwirkungsrate bereits jetzt schon offensichtlich sind, gibt es bereits mehrere AS-Patienten, die CBD mit Erfolg einsetzen. Bereits 2014 (Madeleyn) und 2015 (Kluger) waren Erfahrungsberichte über den Einsatz von Cannabinoiden bei kindlicher Epilepsie veröffentlicht worden.

Über den AS-Verein wurde daraufhin eine Befragung durchgeführt, die ergab, dass bei mehreren Betroffenen durch CBD die epileptischen Anfälle abgenommen hatten und auch sogar bereits gegebene Antiepileptika erfolgreich reduziert werden konnten (Kannegießer-Leitner, 2016). Als positive Nebeneffekte der CBD-Medikation zeigten sich bei etlichen dieser Betroffenen kognitive Verbesserungen und auch eine verbesserte Möglichkeit zu kommunizieren.

Dazu passt ein Bericht im Deutschen Ärzteblatt vom Februar 2017 (Müller-Vahl): „In einzelnen Indikationen (etwa seltene kindliche Epilepsien) erwies sich aber auch reines CBD (ohne THC) als wirksam."

Die Vielzahl der beschrieben positiven Effekte von CBD lässt auf eine Etablierung in weiten Bereichen der Medizin hoffen, dies nicht nur als antikonvulsive Medikation und nicht nur beim Angelman-Syndrom. Nun ist es Aufgabe der Politik und der Forschung die Wirkungen in breit angelegten Studien weiter zu untersuchen und CBD als Medikament einen festen Platz in der Heilkunde einzuräumen.

Speziell wegen der noch offenstehenden Fragen – zum Beispiel Auswahl der Cannabissorten, aber auch Interaktionen mit anderen Medikamenten – möchte ich unbedingt von einer Eigentherapie abraten, auch wenn die Beschaffung über Internetprodukte – an der Rezeptpflicht vorbei – weiterhin theoretisch möglich wäre. Das Thema „Cannabis" ist insgesamt zu komplex, so dass eine CBD-Medikation auf jeden Fall ärztlich begleitet werden solte.

Fallbeispiel

Bei einem 28-jährigen jungen Mann mit Angelman-Syndrom (Deletionsklasse 1, also besonders stark betroffen) zeigt nicht nur die Klinik, sondern auch das EEG unter dem standardisierten CBD (von Medropharm/ Schweiz) eine deutliche Verbesserung! Während bei deletionsklasse 1 sehr oft bis zu 4 Antiepileptika erforderlich sind, reicht hier das CBD als Monosubstanz vollkommen aus.

Literaturliste sowie Hersteller- und Bestelladressen können bei der Redaktion not nachgefragt werden.

Selbst bei anstrengenden Unternehmungen wie der Teilnahme am Inklusionslauf des Baden-Marathons 2016 mit sechs Kilometern, bei Sommerhitze wurde kein Anfall provoziert.

Haben Sie auch Erfahrungen mit medizinischem Cannabis gemacht?
anettearnold@hw-studio.de

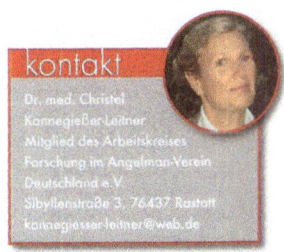

kontakt

Dr. med. Christel Kannegießer-Leitner
Mitglied des Arbeitskreises Forschung im Angelman-Verein Deutschland e.V.
Sibyllenstraße 3, 76437 Rastatt
kannegiesser-leitner@web.de

Dr. Christel Kannegießer-Leitner

geboren 1954 in Karlsruhe, verheiratet, vier Kinder. Nach dem Studium der Humanmedizin Assistenzärztin in den Bereichen Chirurgie, Anästhesiologie und Innere Medizin. 1988 Geburt eines Sohnes mit Angelman-Syndrom, einer genetischen Erkrankung mit gravierenden, einschränkenden Auswirkungen. Ebenfalls 1988 Facharztprüfung zur Ärztin für Arbeitsmedizin. 1993 Eröffnung der Praxis in Rastatt nach eigener Entwicklung des Therapiekonzeptes der Psychomotorischen Ganzheitstherapie (PMG) zur Therapie von entwicklungsauffälligen und behinderten Kindern, 2012 zusätzliche Integration des HEG-basierten Neurofeedbacks (Hämoenzephalographie) in die PMG. Tätig als Buchautorin und Referentin die PMG betreffend.

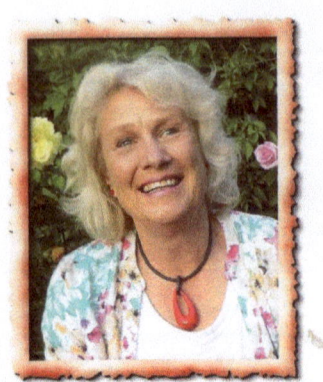

10 private Fragen an Dr. Kannegießer-Leitner

Worüber regen Sie sich auf?
Über die Einstellung vieler nach dem Motto „Weil nicht sein kann, was nicht sein darf!"

Was schätzen Sie an ihren Mitmenschen besonders?
Empathie, Offenheit, Hilfsbereitschaft.

Womit beschäftigen Sie sich am liebsten in Ihrer Freizeit?
Mit meiner Familie bin ich sehr gerne zusammen, ansonsten Lesen italienischer Bücher über Persönlichkeiten der Renaissance, Geige spielen im Kammermusikkreis Rastatt oder Aktivitäten draußen in der freien Natur.

Welches Buch lesen Sie zur Zeit?
I Medici – una famiglia al potere (Die Medici, eine Familie an der Macht) von M. Vannucci.

Was ist Ihr größter Urlaubstraum?
Zusammen mit der Familie durch Namibia reisen.

Welche Zukunftsvisionen haben Sie?
Beruflich gehen meine Visionen dahin, dass sich das Wissen durchsetzt, wie viel man mit einfachen, aber effektiven Übungen zur Verbesserung der Sehverarbeitung und Hörverarbeitung bei Kindern mit ADS, LRS und anderen umschriebenen Entwicklungsstörungen erreichen kann. Unabhängig davon erhoffe ich mir, dass sich im Bereich des Einsatzes von CBD (Cannabidiol) doch immer mehr das pharmakologische Wissen verbreiten wird und subjektive Falsch-Meinungen hierüber in den Hintergrund treten werden – siehe Frage 1.

Beschreiben Sie sich selbst mit drei Worten?
Beharrlich, optimistisch, aktiv.

Welche berufliche Alternative hätte es für Sie gegeben?
Notärztin.

Wofür geben Sie am meisten Geld aus?
Für meine Familie.

Welche Vorbilder haben Sie?
Ärzte aus früherer Zeit (wie z.B. meine Eltern), die mit wenigen und einfachen diagnostischen Mitteln ihre Diagnosen stellen mussten: Zuerst den Menschen und dann erst die mögliche Technik sehen.

not 4/2017

Im Folgenden lesen Sie Artikel von mir, die ich für den Angelman e.V. und/ oder für den Österreichischen Angelman-Verein bzw. für den Verein zur Erforschung des Angelman-Syndroms Österreich geschrieben habe.
Zwar ist die jeweilige Thematik mit dem Schwerpunkt „Angelman-Syndrom" beschrieben. Die Aussagen haben jedoch auch bei anderer Problematik ihre Gültigkeit, so dass ich die an dieser Stelle bringe, sei es der Einsatz von Melatonin, der von CBD oder auch der der HEG (Hämoenzephalographie) . Herzlichen Dank dafür, dass ich diese Artikel in mein Buch übernehmen durfte.

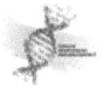 ## Melatonin bei Angelman-Syndrom – Details aus der Wissenschaft sowie Alltagserfahrungen betroffener Familien
zu finden auf www.angelman.at/forschung/

Einleitung

Bei vielen vom Angelman-Syndrom Betroffenen stellt der gestörte Schlaf-Wach-Rhythmus ein großes Problem dar. Nicht nur für diese Menschen selbst, sondern auch für ihre Familien, die durch das „nachtaktive" Familienmitglied stark in ihrem eigenen Schlaf beeinträchtigt werden. Etliche Familien haben bereits versuchsweise Melatonin zur Schlafförderung des Angelman-Patienten eingesetzt, allerdings mit unterschiedlichem Erfolg. Dem nachzugehen, war mir ein großes Anliegen. Die Ergebnisse meiner Recherchen stelle ich auf den folgenden Seiten vor. Schwerpunktmäßig beziehe ich mich bei meinen Ausführungen auf die bereits durchgeführten Studien und ergänze diese mit den Alltagserfahrungen betroffener Familien.

Das Hormon Melatonin wird in der Zirbeldrüse (Corpus pineale) gebildet und unterliegt über indirekte Hell-Dunkel-Informationen dem Tag-Nacht-Rhythmus. Eine solch wechselnd intensive Ausschüttung entsprechend der Tageszeit zeigen auch andere Hormone, Melatonin jedoch am stärksten. Die Ausschüttung von Melatonin nimmt abends zu und erreicht gegen 2 Uhr nachts den höchsten Wert und sinkt dann wieder. Cortisol z.B. steigt in den frühen Morgenstunden an und sinkt danach wieder ab. (*Thompson 2016, Hick 2017*). Melatonin gibt es auch als Medikament (exogenes Melatonin), es wirkt chronobiotisch, beeinflusst also den zeitlichen Ablauf biologischer Systeme mit einigen hypnotischen Eigenschaften, regelt somit den Schlaf-Wach-Rhythmus (*Zhdanova et al. 1997, Maucher 2021*). Es wirkt positiv bei chronischer Einschlafstörung und spätem endogenen dämmerungslichtbedingten Anstieg des Melatonins (dim light melatonin onset / DLMO - im deutschen Sprachgebrauch auch „abendlicher Melatoninanstieg" genannt). Beschrieben wurde dies Phänomen auch bei Patienten mit geistiger Behinderung (intellectual disability - ID) (*Braam et al. 2009*).

Studienlage

Bereits 2008 berichtete Wiebe Braam in einer placebokontrollierten Doppelblind-Studie (*Braam et al. 2008*) an 8 Kindern mit Angelman-Syndrom und bestehender Schlafproblematik, dass sich zunächst Schlafenszeit (Uhrzeit des Einschlafens), Schlaflatenz (Wartezeit auf den Schlaf bzw. Dauer der Zeit zwischen dem Insbettgehen und dem Einschlafen) und auch Gesamtschlafzeit verbesserten und zusätzlich die Anzahl der Nächte mit Aufwachen seltener wurden.

Ein Teil der Eltern berichtete jedoch nach 4 Wochen Melatonin-Behandlung (älter oder gleich 6 Jahre mit 5,0 mg und jünger als 6 Jahre mit 2,5 mg) über einen Wirkungsverlust (d.h. eine Rückkehr der nächtlichen Aufwachphasen). Diesem Phänomen wollte Wiebe Braam auf den Grund gehen und schloss eine weiterführende Studie an (*Braam et al. 2010*). In dieser Studie beschrieb er nun 3 Patienten mit geistiger Behinderung (intellectual disability - ID) und Schlafproblemen. Er stellte diesen Patienten 3 Kontrollpersonen gegenüber. Braam und sein Team stellten die Hypothese auf, dass der Wirkungsverlust der Melatoninbehandlung durch eine langsame Metabolisierung von exogenem Melatonin verursacht werden kann. Ihnen war besonders wichtig, Toleranzentwicklung von Wirkungsverlust abzugrenzen. Denn bei einer Toleranzentwicklung ist eine kontinuierliche Erhöhung der Dosis erforderlich, bei einem Wirkungsverlust derart, wie Braam ihn gefunden hat, jedoch eine deutliche Dosisreduzierung.

Dieser Wirkungsverlust lässt sich folgendermaßen beschreiben:
Um diesen nach ca. 4 Wochen eingetretenen Wirkungsverlust zu verstehen, setzten Braam und sein Team einen sogenannten Melatonin-Clearance-Test zur diagnostischen Klärung ein (*Braam et al. 2010*). Mit einem Melatonin-Clearance-Test bestimmt man den Melatoninwert nach 2 und 4 Stunden nach Einnahme des Melatonins. Bei einer schlechten Verstoffwechselung des Melatonins findet man auch noch z.B. 6 Stunden nach Gabe deutlich erhöhte Werte an Melatonin. Dies bedeutet, dass die Melatoninwerte bei einer regelmäßigen abendlichen Einnahme erhöht bleiben und keinen Tagesrhythmus mehr aufweisen.

Bei den oben beschriebenen Patienten blieben die Melatoninkonzentrationen 2 und 4 Stunden nach der Melatoninverabreichung >50 pg/ml. Nun wurde eine sogenannte „Auswaschphase" eingelegt (Auswaschphase bedeutet, dass für 2 Wochen kein Melatonin mehr gegeben wurde). Nach Wiederaufnahme der Melatonin-Behandlung, nun mit geringster Dosis, verschwanden die Schlafprobleme. Das gleiche Verfahren wurde bei drei Patienten angewandt, die nach 6 Monaten Behandlung keinen Wirkungsverlust des Melatonins zeigten. Bei allen Patienten der Kontrollgruppe sank die Melatoninkonzentration zwischen 2 und 4 Stunden nach der Melatoninverabreichung mit einem Mittelwert um 83 %.

Insofern konnte mit dem durchgeführten Melatonin-Clearance-Test gezeigt werden, dass dieser Wirkungsverlust kein Hinweis auf eine Toleranzentwicklung ist, sondern auf eine schlechte Verstoffwechselung des Melatonins zurückzuführen ist (*Braam et al. 2010*). Diese schlechte Verstoffwechselung folgt wohl darauf, dass Einzelnukleotid-Polymorphismen im CYP1A2-Gen assoziiert sind und genau dadurch vermutlich das Melatonin schlechter abgebaut wird (*Nakajima et al. 1999; Sachse et al. 1999; Chevalier et al. 2001; Zhou et al. 2009a,b*). Einzelnukleotid-Polymorphismus ist die Übersetzung von Single Nucleotide Polymorphism, abgekürzt SNP. Dies sind geerbte genetische Varianten, in der Abgrenzung zur Mutation. Insofern muss die Folgerung nicht wie bei einer Toleranz eine Höherdosierung sein, sondern das Gegenteil: Man muss das Melatonin bei diesen Menschen niedriger dosieren.

Diese langsame Verstoffwechselung von Melatonin findet man bei 12 % bis 14 % der Menschen - vollkommen unabhängig des Angelman-Syndroms (*Butler et al. 1992; Nakajima et al. 1994*), wobei man bei unterschiedlichen ethnischen Populationen auch unterschiedliche Zahlen findet (*Zhou et al. 2009a*). Aus diesem Grund sollte nach Braam (*2010*), wenn möglich, der Melatoninspiegel im Speichel *vor* der Behandlung mit Melatonin bestimmt werden. Beim Angelman-Syndrom ist er im Allgemeinen eher erniedrigt.

Mithilfe eines Melatonin-Clearance-Testes kann man daran anschließend feststellen, wie gut Melatonin verstoffwechselt wird und hieraus Rückschlüsse auf die richtige Melatonin-Dosis ziehen. Der Vorteil eines vorab durchgeführten Melatonin-Clearance-Testes liegt meiner Meinung nach zusätzlich noch darin, dass man hierdurch Hinweise darauf erhält, ob die Schlafproblematik tatsächlich von einem Melatoninmangel herrührt oder vielleicht auch durch einen – womöglich stressbedingen ebenfalls noch weiter abzuklärenden – Cortisolanstieg (*Thompson 2016*) verursacht wird. Oder durch beides.

Ist diese empfohlene Vorgehensweise nicht möglich und tritt ein solch beschriebener Wirkungsverlust ein, empfiehlt Braam (*2010*), eine Pause mit der Melatoningabe einzulegen und dann wieder einen Neubeginn, nun mit niedrigster Dosierung von Melatonin, wie er es in dieser Studie mit Erfolg durchgeführt hat. Denn hierdurch kann oft wieder eine langandauernde Wirkung erreicht werden.

Die Dosierung, die Braam aufgrund dieser Studienlage empfiehlt, liegt bei folgenden Werten:
- Kinder unter 10 Jahren 0,1 mg Melatonin
- Kinder zwischen 10 und 20 Jahren 0,2 mg Melatonin
- 20 Jahre und älter 0,3 mg Melatonin
- Als Zeitpunkt der Einnahme wird empfohlen: Ca. 30 bis 60 Minuten vor dem Insbettgehen

Braam weist ausdrücklich darauf hin (*2010*), dass diese Einstellung auf Melatonin Erfahrung erfordert und somit am besten in einem Schlaflabor bzw. in einer Schlafambulanz durchgeführt werden sollte. Ein Schlafprotokoll durch die Eltern ist zu empfehlen.

Eine weitere Erkenntnis von Braam und seinem Team (*2013)*: Circadin, als Melatonin-Retardpräparat, ist für Angelman-Patienten kontraindiziert, da es das Melatonin verzögert abgibt und so den circadianen Rhythmus bei Angelman-Syndrom beeinträchtigt.

Wechselwirkungen mit anderen Medikamenten

Die Wechselwirkungen zwischen Medikamenten kommen wohl hauptsächlich dann zum Tragen, wenn diese gegebenen Medikamente zu ihrem Abbau das gleiche Enzym benötigen.

- Dies gilt es auch bei der Metabolisierung von Melatonin zu beachten. Melatonin wird hauptsächlich durch CYP1A-Enzyme metabolisiert. Diese gehören zu der Gruppe der Cytochrome-P450-Enzyme. Daher sind Wechselwirkungen zwischen Melatonin und anderen Arzneimitteln infolge ihrer Wirkung auf die CYP1A - Enzyme möglich (*Ma et al. 2005*). Siehe auch [+].

- In der Gelben Liste (Maucher 2021) sind etliche dieser Medikamente und deren abbauendes Enzym sowie dieser Zusammenhang zum Melatoninabbau aufgeführt. Vorsicht ist z.B. geboten, wenn gleichzeitig zu Melatonin gegen Refluxbeschwerden *Cimetidin* eingenommen wird, hierdurch kann der Plasmaspiegel von Melatonin erhöht werden. Ebenso bei *Östrogenen* als Kontrazeptiva oder Hormonersatztherapie, bei *Chinolon* als Antibiotikum. *Benzodiazepine (z.B. Clobazam, Clonazepam, Diazepam, Lorazepam, Midazolam*) können die sedierende Wirkung des Melatonins verstärken. Da Benzodiazepine recht häufig bei Menschen mit Angelman-Syndrom eingesetzt werden, sollte insbesondere bei diesen Patienten die Vorgehensweise unbedingt mit dem Kinderarzt, Hausarzt oder Neurologen abgesprochen werden. Dies auch z.B. in Bezug auf den zeitlichen Abstand der Gabe der Medikamente, wenn Melatonin hier sinnvoll erscheint. Ähnlich sieht es aus bei *Nicht-Benzodiazepin-Hypnotika* wie *Zaleplon,*

Zolpidem und Zopiclon, da Melatonin deren sedierenden Eigenschaften verstärken kann.

- *Carbamazepin* (Antiepileptikum) oder *Rifampicin* (Antibiotikum) können dagegen eine Reduktion der Plasmakonzentrationen von Melatonin hervorrufen.

Des Weiteren ist auf Folgendes hinzuweisen:

- Patienten, die *CBD (Cannabidiol)* einnehmen, z.B. als Antiepileptikum oder auch gegen Reflux, müssen ebenfalls darauf achten, ob Wechselwirkungen zwischen Melatonin und CBD auftreten. Der Hauptabbauweg von CBD und Melatonin verläuft über unterschiedliche CYP-450-Enzyme (*Zendulka et al. 2016*). Es gibt aus dieser Gruppe jedoch auch Enzyme, die den Abbau beider Stoffe betreffen und so zu einem synergistischen Effekt führen können ([+]genauere Aufschlüsselung siehe Seite 380). In etlichen Kombinationspräparaten, die sowohl CBD als auch Melatonin enthalten und als Einschlafhilfe eingesetzt werden, wird dieser synergistische Effekt ausgenutzt. Inwieweit diese CBD-Melatonin-Kombinationspräparate bei Patienten mit Angelman-Syndrom zu empfehlen sind, kann man noch nicht sagen.

Bei der Gabe von CBD und Melatonin nebeneinander (wenn man auf keines der beiden Medikamente verzichten möchte/kann), sollte unbedingt die Dosierung angepasst oder die zeitliche Verabreichung auseinander gelegt werden.

Umso mehr ist Vorsicht geboten, wenn bei einem Patienten mit Angelman-Syndrom noch weitere Medikamente, z.B. Antiepileptika, hinzukommen sollten, die weiteren Interaktionen mit Melatonin (oder auch mit CBD) nach sich ziehen.

Somit sollte dies nicht ohne Konsultation des betreuenden Kinderarztes oder Hausarztes entschieden werden, eventuell sogar unter Einbeziehung eines Melatonin-Clearance-Testes mit und ohne CBD.

Prinzipiell sollte die Frage der möglichen Interaktionen von Melatonin mit anderen Arzneimitteln oder auch Mikronährstoffen jeweils individuell *vor* Beginn der Melatoningabe abgeklärt werden. Diese dringende Empfehlung meinerseits bezüglich der Interaktionen gilt ganz unabhängig der Melatonineinnahme. Sie betrifft generell die Interaktion von Medikamenten untereinander und auch von Medikamenten zu Mikronährstoffen. Immer, wenn die Cytochrome-P-450-Enzyme für den Abbau zuständig sind, kann der Abbau des einen Stoffes den Abbau eines anderen beeinflussen. Hauptsächlich tragen die CYP1-, CYP2- und CYP3-Enzyme zum Abbau von Medikamenten bei. Alleine das CYP3A4-Isoenzym metabolisiert 50-70% aller Arzneistoffe (*Gröber 2018*).

Alltagserfahrungen

Zu den Alltagserfahrungen gehört insbesondere auch der Umgang mit anderen Medikamenten bei der Melatoningabe, denn nur sehr, sehr wenige Kinder/Jugendliche/Erwachsene mit Angelman-Syndrom erhalten Melatonin als einziges Medikament.

Während Braam schreibt (*Braam et al. 2010*), dass man möglichst das Melatonin erst nach Abklärung der Situation in einem Schlaflabor/einer Schlafambulanz bzw. nach der Durchführung eines Melatonin-Clearance-Testes einsetzen soll, sieht es im Alltag eher so aus, dass Melatonin mehr oder weniger ausprobiert wird. Ausprobiert ohne Berücksichtigung der möglicherweise bestehenden Single Nucleotide Polymorphism/SNP und auch ohne Berücksichtigung der möglicherweise auftretenden Interaktionen mit anderen Medikamenten. In seiner Studie (*Braam et al. 2008*) weist er daraufhin, dass nur wenige Angelman-Familien daran teilgenommen haben, da sie befürchteten, in die Placebo-Gruppe eingeordnet zu werden und schnell tatsächliche Hilfe brauchten. Vom *Verein zur Erforschung des Angelman-Syndroms Österreich* wurden, um diesbezüglich weitere Hinweise zu erhalten, mehrere Familien, die ihrem Kind Melatonin zur Schlafverbesserung geben oder gegeben haben, befragt.

Diese Befragung stellt keine Befragung nach repräsentativer und randomisierter Auswahl im wissenschaftlichen Sinne dar und soll lediglich Hilfestellung bei der Entscheidung bezüglich der weiteren Vorgehensweise geben.

[++]*Die einzelnen Genotypen des Angelman-Syndroms sind im Folgenden nicht weiter ausgeführt. Ich verweise auf „Das Angelman-Syndrom besser verstehen – Handbuch für Eltern und andere Fachleute / Band 1".*

- ***Patientin 1:*** Eva-Maria, 5 Jahre alt, AS Nonsens Mutation[++], erhält Melatonin seit 3 Jahren. Die Dosierung mit 1 mg wirkt gut. Nach Kenntnisnahme der Braam-Studie wurde weniger eingesetzt. Diese geringere Dosis half nicht, auch eine höhere half nicht. Melatonin hilft hier beim EINSCHLAFEN, nicht beim Durchschlafen.

- ***Patientin 2:*** Zoë, 8 Jahre alt, Diagnose „Angelman-like"[++] erhält 2 mg, dies hilft beim EINSCHLAFEN, nicht beim Durchschlafen. Zwischendurch erhielt sie 4 mg. Diese hohe Dosierung an Melatonin in Kombination mit Clobazam führte zu massiven Schlafstörungen. Inzwischen hat sich die Situation der Epilepsie etwas beruhigt, dies hauptsächlich durch anfangs Ketogene Diät und nun Low-Carb-Diät. Medikation insgesamt: Rufinamid, Ethosuximid, Clobazam. Der Schlaf hat sich beruhigt, seit die epileptischen Anfälle seltener auftreten.

- ***Patient 3:*** Maximilian, 4,5 Jahre alt, Deletion I[++], erhält seit November 2018 (seit 2 Jahren und 2 Monaten) 3 mg Melatonin, bei niedrigeren Dosierungen keine Wirkung. Verschiedene Dosierungen wurden von der

Familie ausprobiert, letztendlich war für Maximilian die Dosierung mit 3 mg Melatonin die beste. Zusätzliche Medikamente (Levetiracetam, Valproat, Diphenhydramin). Selten wird noch zusätzlich nachts CBD gegeben.

- *Patient 4:* Christopher, 6 Jahre alt, Deletion zwischen I und II[++], erhält 0,1 mg Melatonin seit 3 Jahren. Bis auf kleine Ausreißer sehr gute Wirkung. Seit einiger Zeit noch zusätzlich CBD, wodurch keine Veränderung der Melatonin-Wirkung eintrat.

- *Patient 5:* Max, 6,5 Jahre alt, UPD[++] erhielt ab einem Alter von 2 Jahren und 10 Monaten täglich abends 1 mg Melatonin zum EINSCHLAFEN. Die Familie gewann nach und nach den Eindruck, dass das Einschlafen bei einer Reduktion auf 0,5 mg sich verbesserte. In einer sehr schlechten Schlafphase wurde noch weiter und zwar auf 0,2 mg reduziert. Zum EINSCHLAFEN blieb auch diese Dosis gut wirksam, aber nicht zum DURCHSCHLAFEN oder WIEDEREINSCHLAFEN in der Nacht.

- *Patient 6:* Maria, 7 Jahre alt, Deletion II[++], nimmt seit 1 Jahr abends 1 mg Melatonin. Dies nur bei Bedarf zum EINSCHLAFEN, zum Beispiel bei Wetterumschwung. Dauer des Schlafs maximal 6 Stunden. Zusätzliche Medikation ist Levetiracetam.

- *Patient 7:* Matthias, 5 Jahre alt, Deletion (klein. am ehesten Deletion I)[++]. Vor 2 Jahren Versuch mit 2 mg Circadin über 3 Wochen. Da keinerlei Wirkung, wieder abgesetzt.

- **Patient 8:** Moritz, 9 Jahre alt, Angelman Syndrom UPD[++]. Er erhielt ab einem Alter von 5 Jahren und 4 Monaten Melatonin, nachdem er immer später einschlief und trotz dieser späten Einschlafzeit (0.30 bis 1.00 Uhr) bereits wieder um 3 Uhr aufwachte und dann bis zu 3 Stunden wach blieb. Moritz war zwar müde aber es gelang ihm nicht, in den Schlaf zu kommen. Kurz vor dem Einschlafen wurde er plötzlich wieder munter. Diese Situation jeden Abend stresste die ganze Familie.

3 mg Melatonin wirkte bereits ab der ersten Nacht. Das EINSCHLAFEN gelang ihm gut, das DURCHSCHLAFEN noch nicht. Die Wachzeiten ab ca. 3 Uhr blieben. Noch eine weitere Gabe von Melatonin, wenn er in der Nacht aufwachte, wirkte nicht. Phasenweise wurde kein Melatonin benötigt, dann wieder ging es nicht ohne. Circadin wurde ebenfalls ausprobiert, um das Durchschlafen zu verbessern, wobei dies keinerlei Wirkung zeigte.

Wegen der Informationen bezüglich AS und Melatonin aus der Braam-Studie wurde die Dosis an Melatonin deutlich reduziert, was aber von der Menge her nicht ausreichte.

Mittlerweile, Moritz ist knappe 9 Jahre alt, erhält er seit eineinhalb bis zwei Jahren, 1,5 mg Melatonin. Das Einschlafen ohne Melatonin, auch wenn er sehr müde ist, gelingt ihm nach wie vor nicht. Wenn er topfit ist, bekommt er auch hin und wieder 3 mg. Er ist am nächsten Tag nicht müde, unabhängig von der Dosierung des Melatonins am Vorabend.

Ab dem Winter 2020/2021 erhält Moritz zusätzlich bei Bedarf ein Melatonin-Spray. Pro Hub sind es 0,5 mg direkt auf die Mundschleimhaut. Wenn er z.B. um 2 oder 3 Uhr aufwacht, bekommt er 2 Hübe, was meistens hilft. Die stundenlangen Wachzeiten in der Nacht wurden weniger, Moritz ist kooperativer, was das Wiedereinschlafen betrifft. Allerdings muss er hierbei von einem Elternteil begleitet werden. Nach wie vor muss jemand neben ihm schlafen, um zu verhindern, dass er komplett wach wird. Da die (Nicht-) Schlafsituation über die letzten Jahre hinweg die Familie immer mehr belastete, wird seit November 2020 zusätzlich ein Medikament zum Durchschlafen gegeben.

- **Patient 9**: Frank-Udo, 32 Jahre alt, Deletion I++. Als Jugendlicher Versuch mit 2 mg Melatonin abends, sofortige gute Wirkung. Nach 10 Tagen wurde er immer schläfriger und matter. Erst nach Absetzen des Melatonins kam sein altes Temperament zurück. Daran anschließend kein weiterer Versuch mehr mit Melatonin. Die nach wie vor phasenweise bestehenden großen Einschlafprobleme waren meistens einigermaßen gut zu steuern, indem bestimmte Eckpunkte im Alltag berücksichtigt wurden: Dazu gehörten ein intensives motorisches Training als Galileo-Vibrationstraining sowie Lauftraining, dies zunächst an den Händen geführt, dann ab 2010 in seinem Gehgerät (NF-Walker). Das Lauftraining wurde am besten noch für eine zusätzliche Runde von 2 bis 3 km spätabends eingesetzt. Das Schlimmste die Schlafenszeit betreffend war und ist es, Frank-Udo abends einnicken zu lassen (auch wenn es nur wenige Minuten sind). Dann ist er um Mitternacht putzmunter und wird erst nachts zwischen 2.00 und 3.30 Uhr müde. Erreicht man mehrmals pro Woche einen 3 bis 5 km langen Lauf mit seinem NF-Walker und dass er abends bei Laune gehalten wird, kann man ihn immerhin gegen Mitternacht ins Bett bringen (*C. Kannegießer-Leitner 2018*). Gelingt dies in mehreren Nächten hintereinander nicht, erhält er zum Einschlafen 2,5 mg Midazolam, dies jedoch maximal 1 x pro Woche. Leider ist momentan bedingt durch den veränderten Tages-Rhythmus in den zurückliegenden „Corona-Monaten" der Schlafrhythmus wieder als „chaotisch" zu bezeichnen. Darum jetzt erneuter Versuch mit abends 0,3 mg Melatonin, der von Braam für dieses Alter empfohlenen sehr niedrigen Dosierung. Erneut gute Wirkung, jedoch wiederum nach mehreren Tagen trotz dieser niedrigen Dosierung zunehmende Mattigkeit. Hier kam nun die Überlegung ins Spiel, ob wegen der abendlichen CBD-Gabe (natürliches gereinigtes CBD-Isolat als Antiepileptikum) ein zu starker synergistischer Effekt zusammen mit dem Melatonin eintrat und/oder das Melatonin zu langsam abgebaut wurde und sich deswegen anreichern konnte. Ein Absetzen des Melatonins brachte nach mehreren Tagen wiederum

Besserung der Mattigkeit. Insofern ist nun geplant, bei Frank einen Melatonin-Clearance-Test durchzuführen. Es besteht die große Hoffnung, dass er jetzt besser zur Mitarbeit zu motivieren ist als dies vor etlichen Jahren der Fall war. Die Ergebnisse des Melatonin-Clearance-Testes werden richtungsweisend für die weitere Vorgehensweise sein.

*Wie man sieht, zeigt sich auch in dieser kleinen Stichprobe ein ganz unterschiedliches Bild: Die einen Menschen mit Angelman-Syndrom benötigen zum Einschlafen ganz „normale" Mengen an Melatonin, die anderen kommen am besten mit geringsten Dosen zurecht. Das ist kein Widerspruch, sondern man kann vermuten, dass ein unterschiedlicher Melatoninstoffwechsel hierfür verantwortlich ist. Ob ein verzögerter Melatonin-Abbau Teil des Angelman-Syndrom-Phänotyps ist, ist noch nicht eindeutig geklärt, wobei zumindest die Frage gestellt wurde (Braam et al. 2008). Somit macht es unbedingt Sinn, **vor** Beginn mit der Melatonin-Medikation einen Melatonin-Clearance-Test durchzuführen. Das Problem liegt allerdings momentan noch darin, entsprechende Stellen hierfür zu finden.*

Zusammenfassende Empfehlungen

Wie in dem Braam-Artikel beschrieben, sind es 12 - 14% der Menschen, die über SNP (Einzelnukleotid-Polymorphismen im CYP1A2-Gen) Melatonin langsamer verstoffwechseln (*Butler et al. 1992; Nakajima et al. 1994, Braam et al. 2010*). Dies bedeutet, dass man nicht von Vorneherein weiß, ob dieses Phänomen vorliegt oder nicht. Nimmt eine vollkommen gesunde Person Melatonin ein, um nach einer langen Flugreise in andere Zeitzonen einem Jetlag entgegenzuwirken, ist Melatonin ein Nahrungsergänzungsmittel. Erhält ein Mensch mit Angelman-Syndrom Melatonin, damit der Schlafrhythmus verbessert wird, dient Melatonin als Medikament und deswegen sollte diese Medikation nicht ohne ärztliche Begleitung durchgeführt werden, auch wenn man inzwischen Melatonin ohne ärztliches Rezept frei käuflich erwerben kann.

Berücksichtigt man nun das von Braam und seinem Team vermittelte Wissen sowie die Alltagserfahrungen, ist folgende Vorgehensweise bei Patienten mit Angelman-Syndrom (AS) und einer Einschlafproblematik zu empfehlen:
- Angelman-Patienten, die auf die übliche höhere Dosierung von Melatonin eingestellt sind und auch nach etlichen Monaten gut darauf ansprechen, sollten diese Dosis beibehalten.
- Gleiches gilt für Angelman-Patienten, die mit Circadin eingestellt sind. Ansonsten wird dies Retard-Präparat eher als kontraindiziert bei Angelman-Syndrom angesehen.

- Bei AS-Patienten, die auf höhere Dosen Melatonin eingestellt sind und diese keine zufriedenstellende Wirkung zeigen, sollte eine sogenannte „Auswaschphase" von 2 Wochen eingelegt und dann mit der Gabe einer möglichst niedrigen Dosierung begonnen werden:

Kinder unter 10 Jahren 0,1 mg Melatonin, Kinder zwischen 10 und 20 Jahren 0,2 mg Melatonin, 20 Jahre und älter 0,3 mg Melatonin

- Wenn nur irgendwie möglich, sollte bei diesen Angelman-Patienten ein Melatonin-Clearance-Test durchgeführt werden, insbesondere dann, wenn noch weitere Medikamente gegeben werden, die mit Melatonin zu Wechselwirkungen führen können. Nur so kann man die richtige Dosis herausfinden.

- Angelman-Patienten, die bereits auf die von Braam empfohlen niedrigste Dosis eingestellt sind und darauf gut ansprechen, sollten diese Dosis weiter erhalten.

- Bei Angelman-Patienten, die auf die von Braam empfohlene niedrigste Dosis eingestellt wurden und nicht ausreichend darauf ansprachen/ansprechen, sollte ebenfalls nach einer „Auswaschphase" von 2 Wochen einen Melatonin-Clearance-Test durchgeführt werden, um die richtige Dosis zu ermitteln.

- Ob der Kinderarzt, Hausarzt oder der Kinderneurologe diesen Melatonin-Clearance-Test durchführt oder ob eine sogenannte Schlafambulanz aufgesucht werden sollte, muss individuell entschieden werden. Auf jeden Fall sollte eine ärztliche Begleitung gewährleistet sein, damit das aktuelle Wissen über eine Melatonin-Medikation beim Angelman-Syndrom umgesetzt werden kann und auftauchende Fragen besprochen werden können.

Anschrift der Autorin: Dr. med. Christel Kannegießer-Leitner,
Sibyllenstr. 3, 76437 Rastatt, Deutschland

Referenzen

- *Braam W., Didden R., Smits M. G. & Curfs L. M.* (2008) Melatonin for chronic insomnia in Angelman syndrome: a randomized placebo-controlled trial. Journal of Child Neurology 23, 649–54.

- *Braam W., Smits M. G., Didden R., Korzilius H., Van Geijlswijk I. M. & Curfs L. M.* (2009) Exogenous melatonin for sleep problems in individuals with intellectual disability: a meta-analysis. Developmental Medicine & Child Neurology 51, 340–9.

- Braam W., van Geijlswijk I., Keijzer Henry, Smits Marcel G., Didden Robert und Curfs Leopold M. G. (2010) Loss of response to melatonin treatment is associated with slow melatonin metabolism, Journal of Intellectual Disability, *volume 54 part 6 pp 547–555 june*

- *Braam W.:* Vortrag über MELATONIN bei Angelman-Syndrom, Mitgliederversamml. des Angelman e.V., 2013

- *Butler M. A., Lang N. P., Young J. F., Caporaso N. E., Vineis P., Hayes R. B. et al.* (1992) Determination of CYP1A2 and NAT2 phenotypes in human populations by analysis of caffeine urinary metabolites. Pharmacogenetics 2, 116–27.

- *Chevalier D., Cauffiez C., Allorge D., Lo-Guidice J. M., Lhermitte M., Lafitte J. J. et al.* (2001) Five novel natural allelic variants-951A>C, 1042G>A (D348N), 1156A>T (I386F), 1217G>A (C406Y) and 1291C>T(C431Y)-of the human CYP1A2 gene in a French Caucasian population. Human mutation 17, 355–6.

- *Gröber U (*2018*)* Arzneimittel und Mikronährstoffe – Medikationsorientierte Supplementierung, Wissenschaftliche Verlagsgesellschaft

- *Hick C., Hick A.: Kurzlehrbuch Physiologie, 8. Auflage 2017, ELSEVIER Deutschkand*

- *Kannegießer-Leitner C.:* Das Angelman-Syndrom besser verstehen – Handbuch für Eltern und andere Fachleute, 2018,

- *Maucher Isabelle Viktoria:* Melatonin, Gelbe Liste 2021

- *Ma Xiaochao, Idle Jeffrey R, Krausz Kristopher W Gonzalz Frank J:* Metabolism of melatonin by human cytochromes p450, Drug Metab Dispos 2005 Apr; 33 (4): 489-94, Epub 2004 Dec 22

- *Nakajima M., Yokoi T., Mizutani M., Shin S., Kadlubar F. F. & Kamataki T.* (1994) Phenotyping of CYP1A2 in Japanese population by analysis of caffeine urinary metabolites: absence of mutation prescribing the phenotype in the CYP1A2 gene. Cancer epidemiology, biomarkers & prevention 30, 413–21.

- *Nakajima M., Yokoi T., Mizutani M., Kinoshita M., Funayama M. & Kamataki T.* (1999) Genetic polymorphism in the 5'-flanking region of human CYP1A2 gene: effect on the CYP1A2 inducibility in humans. Journal of biochemistry 125, 803–8.

- *Sachse C., Brockmöller J., Bauer S. & Roots I.* (1999) Functional significance of a C–>A polymorphism in intron 1 of the cytochr. P450 CYP1A2 gene tested with caffeine. British journal of clinic. Pharmacol. 47, 445–9.

- *Thompson R.:* Das Gehirn – von der Nervenzelle zur Verhaltenssteuerung, 2016, 3. Auflage, Springer-Verlag

- *Zendulka O, Dvortlověa G, Noskovà K, Turjap M, Šulcova, Hanus L and Juřicu J.* cannabinoids and cytorchrome P450 Interactions, Current Drug Metabolism, 2016 Benthan Science Publishers

- *Zhdanova I. V., Lynch H. J. & Wurtman R. J.* (1997) Melatonin: a sleep-promoting hormone. Sleep 20, 899–907.
- *Zhou S. F., Liu J. P. & Chowbay B.* (2009a) Polymor□phism of human cytochrome P450 enzymes and ist clinical impact. Drug metabolism reviews 41, 89–295.
Zhou S. F., Yang L. P., Zhou Z. W., Liu Y. H. & Chan E. (2009b) Insights - into the substrate specificity, inhibitors, regulation, and polymorphisms and the clinical impact of human cytochrome P450 1A2. The AAPS journal 11, 481–94.

[+]CBD wird hauptsächlich über die Enzyme CYP2C19 und CYP3A4 abgebaut und Melatonin hauptsächlich über CYP1A1 und CYP1A2 (*Zendulka et al. 2016*). Man konnte jedoch nachweisen, dass zusätzlich zu CYP2C19 und CYP3A4 auch folgende CYP-Enzyme am CBD-Metabolismus beteiligt sein können: CYP1A1, CYP1A2, CYP2C9, CYP2D6. Auch wenn diese Enzyme, die sowohl CBD als auch Melatonin abbauen, nicht den Hauptabbauweg bestreiten, könnten sie bei dem synergistischen Effekt beider Stoffe eine Rolle spielen.

****

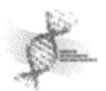
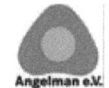

Reset nach Thibert,
erläutert und mit Fallbeispielen verdeutlicht
zu finden auf www.angelman.at/forschung/

Einführung: Was bedeutet NCSE?
Der Leiter der Angelman–Klinik, Boston/Massachusetts, Ron Thibert, beschreibt in einer seiner Arbeiten die Häufigkeit der Epilepsie beim Angelman-Syndrom mit 80 – 90% (Thibert, R. 2015). An Anfallsarten treten beim Angelman-Syndrom insbesondere Absencen, Myoklonien und Grand-Mal-Anfälle auf, z.T. im Verlauf des Lebens wechselnd, z.T. auch mehrere dieser Anfallsarten nebeneinander (Kannegießer-Leitner, C. 2018). Ebenso kommt es bei etlichen Menschen mit Angelman-Syndrom zu einem sogenannten nicht-konvulsiven Status epilepticus (NCSE).

Der nicht-konvulsive Status epilepticus ist in der Praxis noch wenig bekannt. Die Abkürzung NCSE kommt aus dem Englischen „Non-Convulsive Status Epilepticus". Aus diesem Grund wird er auch oft nonkonvulsiver Status genannt. Ein NCSE ist ein länger andauernder epileptischer Anfall, der sich in erster Linie durch eine Veränderung des Bewusstseins oder des Verhaltens äußert. Zu motorischen Krämpfen wie z.B. bei einem Grand-Mal-Anfall kommt es hierbei nicht. Die differentialdiagnostische Abgrenzung gegenüber Bewusstseinsstörungen anderer Art kann schwierig sein (Chang et al. 2011).

Es gibt mehrere Formen von NCSE, die sich jeweils in ihrem Erscheinungsbild, ihrer Ursache und ihrem erwarteten Ausgang unterscheiden. 2015 wurde eine Klassifikation des Status epilepticus (SE) eingeführt, wozu auch die Definition des NCSE als Unterform des SE gehört (Trinka et al. 2018). Die beim Angelman-Syndrom anzutreffende Form des NCSE gehört zu der Form „ohne prominente motorische Symptome und ohne Koma". Sie wird als generalisiert beschrieben. Entscheidende Kriterien sind die Motorik (tonisch-klonische Anfälle bzw. die Tatsache, dass diese beim NCSE fehlen) und die Dauer. Man spricht inzwischen von einem NCSE nach 5 Minuten Dauer.

„Bei allen Patienten, die eine unerklärte Bewusstseins- oder Verhaltensstörung aufweisen, sollte an einen NCSE gedacht werden und dringend eine weitere Diagnostik durchgeführt werden" (Rosenov et al. 2012). Diese allgemeingültige Forderung sollte man unbedingt auch beim Angelman-Syndrom beherzigen.

Nach Elger / Klinik für Epileptologie Bonn stehen Minussymptome im Vordergrund, wie er auf einer Tagung in Leipzig berichtete: So sei das Bewusstsein der Patienten eingeschränkt, wobei das Spektrum von einer Konzentrationsstörung bis zu einem antriebsarmen, verlangsamten Zustand reichen kann. Die Patienten sind durchaus zu leichten Handlungen in der Lage (Ärzte-Zeitung 2009).

Folgende weitere Details sind in diesen Artikeln erwähnt: Dem EEG kommt eine große Bedeutung zu, wobei eingeräumt wird, dass es bei dessen Interpretation des NCSE Schwierigkeiten geben kann.

Übliche Therapie des NCSE

Bei anderen Ursachen der Epilepsie geht man davon aus, dass eine adäquate Therapie spätestens nach 10 Minuten erfolgen sollte, wobei als Mittel der ersten Wahl Benzodiazepine und Valproat empfohlen werden. Die Empfehlung geht dahin, diese Mittel im Notfall intravenös zu geben, was dann wiederum eine stationäre Behandlung erforderlich macht.

Entwicklung des Resets nach Thibert für den NCSE beim Angelman-Syndrom

Demgegenüber stehen die Erfahrungen von Thibert und seinem Team aus der Angelman-Syndrom-Klinik in Boston/Massachusetts: Thibert schreibt (Thibert et al. 2018), dass es noch keinen Konsens in der ambulanten Therapie des NCSE gibt. Nach seiner Erfahrung neigen circa 50% der Patienten mit Angelman-Syndrom (AS) zu einem nonkonvulsiven epileptischen Status als Myoklonie-Status oder als atypischer Absencen-Status.

Von 104 Patienten, die in der Angelman-Syndrom-Klinik in Massachusetts/ General Hospital vom Januar 2008 bis März 2017 vorgestellt wurden und die entsprechenden Kriterien erfüllten, zeigten 21 Patienten einen NCSE, eingeschlossen 13 Patienten (hiervon 9 männliche) mit 25 Episoden eines NCSE. Das durchschnittliche Alter während der NCSE-Episoden war 5 Jahre und 4 Monate (15 Monate bis 12 Jahre).

Die Patienten erhielten eine orale Gabe von Diazepam mit einer durchschnittlichen Dosis von 0,32 mg pro kg Körpergewicht und Tag. Die Dosis wurde auf 2 Dosen pro Tag verteilt und jeden 2. Tag erfolgte eine Reduzierung der Dosis. Die mittlere Dauer der Diazepam-Behandlung betrug 6 Tage (4 - 12 Tage), wobei die einen Patienten bereits in der ersten Runde aus dem NCSE kamen, andere jedoch wiederkehrende Episoden an NCSE hatten und somit mehrmals ein *Reset* durchgeführt wurde. *Reset* bedeutet hier diese spezielle Vorgehensweise in der Medikation, die von Thibert bei NCSE und Angelman-Syndrom entwickelt wurde, um den NCSE auch ambulant behandeln zu können.

Es wird von einer guten Verträglichkeit und von nur wenigen Nebenwirkungen berichtet. Insofern stellt dieses *Reset* eine effektive Behandlungsmöglichkeit dar.

Dieser von Thibert stammende Artikel (Thibert et al 2018) beschreibt die Möglichkeit, oral Diazepam zu geben, wenn es bei einem Patienten mit Angelman-Syndrom zu einem nonkonvulsiven epileptischen Status (NCSE) gekommen ist. Dies gilt unabhängig davon, ob der nonkonvulsive Status ein Myoklonie- oder ein Absencen-Status ist. Es gilt übrigens – nach meinen persönlichen Erfahrungen mit Patienten mit Angelman-Syndrom auch bei wiederkehrenden Grand-Mal-Anfällen, die meistens nach einem Infekt oder starkem Stress plötzlich „ohne Vorwarnung" auftreten können.

Die durchschnittliche von Thibert angegebene Dosis liegt bei 0,32mg pro kg Körpergewicht. Dem Artikel selbst ist zu entnehmen, dass diese durchschnittliche Dosis auf eine doch recht unterschiedliche einzelne Dosis zurück geht. Welche Kriterien Thibert angesetzt hat in der Entscheidung, mit welcher Dosis er beginnt, wurde in diesem Artikel nicht genannt.

Aus diesem Grund möchte ich dringend darauf hinweisen, dass diese Art der oralen Diazepam-Gabe (*Reset*) unbedingt mit dem betreuenden Arzt abgesprochen werden sollte.

Noch ein Hinweis bezüglich der richtigen Auswahl der Dosis:

Wenn von Thibert eine *durchschnittliche* Anfangsdosis von 0,32 mg/kg Körpergewicht und Tag angegeben wird, bedeutet dies, dass man bei vielen Kindern und Erwachsenen mit Angelman-Syndrom mit einer wesentlich niedrigeren Dosis anfangen kann.

Bei etlichen Patienten mit Angelman-Syndrom konnte ich auch erleben, dass ein NCSE zurückging, wenn man nur an 2 bis 3 Tagen hintereinander *bei Bedarf* Diazepam gegeben hatte. Dies waren dann die Verlaufsformen eines NCSE, bei denen zwischendurch mehrmals eine Verbesserung eintrat, die jedoch nicht lange anhielt. Insofern könnte man diese Möglichkeit ausprobieren und erst bei Nichtwirksamkeit auf das regelrechte *Reset* übergehen.

Thibert schreibt, dass bei etlichen Patienten mehrere Runden an *Reset* erforderlich waren. So sehr wie ich von der Effizienz des *Reset* nach Thibert überzeugt bin, möchte ich jedoch dringendst dazu raten, die Vorgehensweise zusammen mit dem behandelnden Arzt abzusprechen und nicht in Eigenregie durchzuführen. Denn Diazepam wirkt auf der einen Seite bei Angelman-Syndrom und Epilepsie sehr effektiv, birgt aber auf der anderen Seite die große Gefahr der Toleranzentwicklung in sich. Deswegen sollte die zeitliche Dauer der Einnahme von Diazepam jeweils möglichst kurz gehalten werden.

Wie ich in meinem Buch „Das Angelman-Syndrom besser verstehen – Handbuch für Eltern und andere Fachleute" (Kannegießer-Leitner C. 2018) dargelegt habe, geht die Neigung zu epileptischen Anfällen nicht nur auf eine Neurotransmitter-Dysbalance mit GABA-Defizit, sondern auch auf einen möglichen Glutamat-Überschuss zurück. In mehreren Fach-Artikeln konnte ich die Information finden, dass Magnesium als sogenannten Glutamatblocker eingesetzt werden kann (Chen, B. et al. 2016, Osborn, K.E. et al. 2016, Yuen, A.W. 2012). Insofern empfehle ich unbedingt, in Situationen des übergroßen Disstresses sowie Eustresses als auch, wenn bereits der NCSE eingetreten ist, orales Magnesium für mehrere Tage einzusetzen. Mit dieser Vorgehensweise kann man den NCSE noch besser in den Griff bekommen als nur mit dem Diazepam-*Reset* alleine.

Fallbeispiele

- 7 Jahre alter Junge mit Angelman-Syndrom Deletion 2: Bei ihm kam es plötzlich, trotz antikonvulsiver Medikation mit CBD-Öl (Reinheitsgrad 99,5%) und Rivotril, zu komplexen fokalen Anfällen und in weiterer Folge zu einem NCSE. Die zunächst gegebenen antikonvulsiven Mittel halfen nur kurzzeitig. In Zusammenarbeit mit der Neurologin wurde das *Reset* angesetzt, aber leider mit einer anfänglichen Dosis von 0,32 mg/kg Körpergewicht. Der Junge reagierte sehr heftig mit Verschlechterungen des Allgemeinzustandes.
Nach ein paar Wochen wurde ein erneuter Versuch mit niedrigerer Dosis unternommen, der nun zu dem gewünschten Erfolg führte.

- 20 Jahre alter junger Mann mit Angelman-Syndrom vom Imprinting-Typ, Körpergewicht 70kg: Er hatte in der Kindheit keine Anfälle. Ab einem Alter von 18 Jahren kam es bei Stress, im Alltag oder infektbedingt, zu einer Anfallsneigung mit Absencen. Hiergegen erhielt er Magnesium und kam recht gut damit zurecht. Nun kam es aktuell zu einem bakteriellen Infekt mit erforderlicher Antibiotika-Gabe. Es folgten vermehrt Absencen. Er bekam 4 Tropfen Diazepam (also 2 mg), am nächsten Tag morgens 4 und abends 5 Tropfen (4,5 mg). Dies dann nach Rücksprache mit mir. Da es ihm besser zu gehen schien, er aber noch nicht ganz frei von Absencen war, wurde dies für weitere 3 Tage so durchgeführt und dann nach und nach reduziert. Also kam man mit einem *Reset* von deutlich geringerer Dosis aus. Hätte dies nicht ausgereicht, hätte man die Dosis noch erhöhen können.

- 34 Jahre alter Erwachsener, Deletion 1, Körpergewicht 60 kg: Zu einer Zeit, in der der Begriff NCSE noch überhaupt nicht bekannt war, gab es mehrmals mehrere Tage hintereinander Phasen, die im Rückblick sehr an einen NCSE erinnern, jeweils mit dem Ende eines Grand-Mal-Anfalls, der durch einen plötzlich einsetzenden Reiz (Licht im Zimmer angeschaltet, Tablette auf die Zunge) eintraten. Ab einem gewissen Zeitpunkt, wenn es zum NCSE kam, Durchführung des *Resets* mit dem Beginn von morgens 5 Tropfen und abends 7 Tropfen (6 mg) Diazepam, was einer Dosis von 0,1 mg/ kg Körpergewicht entsprach. Diese Dosis wurde bewusst niedrig gewählt, da bisher noch kaum regelmäßige Medikamente eingesetzt worden

waren. Nie kam ein NCSE aus heiterem Himmel, sondern immer nach Disstress oder Eustress. Der NCSE sprach jeweils gut an, kam aber mehrmals nach ca. 10 Tagen zurück. Dies konnte erst gestoppt werden, als zusätzlich Magnesium gegeben wurde, wobei die Häufigkeit der NCSE deutlich gesenkt werden konnte, indem von Vorneherein vor zu erwartenden Aufregungen, vor heftigen sportlichen Aktivtäten oder bei Beginn eines Infektes Magnesium gegeben wurde (400 mg pro Tag, ganz selten 800 mg pro Tag, dies für jeweils 4 bis 5 Tage). Der letzte NCSE ist von heute aus gesehen 12 Monate her. Als Dauermedikation wird seit 2015 Cannabidiol eingesetzt, Zunächst als Vollextrakt, seit 2 Jahren isoliertes, natürliches CBD.

- 7 Jahre alt, Deletion 2: Ab einem Alter von 1 Jahr und 10 Monaten kam es zu epileptischen Anfällen. Grand-Mal-Anfälle treten in unregelmäßigen Abständen auf, im Schnitt 3- bis 4-mal pro Jahr, im letzten Jahr eher seltener. Absencen, ebenfalls in unregelmäßigen Abständen, deutlich häufiger als Grand-Mal-Anfälle. Zu einem NCSE kommt es ca. einmal pro Jahr. Von Beginn an erfolgte eine Monotherapie mit Levetiracetam. Insbesondere bei Infekten besteht die Gefahr eines epileptischen Anfallsgeschehens. Der Verlauf passt jeweils recht gut zu der Annahme einer Neurotransmitter-Dysbalance mit GABA-Mangel bei gleichzeitigem Glutamatanstieg. Wenn es zu einem NCSE kommt, dauert dieser meistens 1 bis 2 Wochen und hat sich bis jetzt jedes Mal durch ein *Reset* nach Thibert durchbrechen lassen. Der NCSE kam auch nach Beendigung des *Resets* nicht zurück. Es konnte die bereits vorher gegebene Dosis an Levetirazetam beibehalten werden. Weder eine Dosiserhöhung noch ein zusätzliches Medikament wurden bzw. sind erforderlich.

- 16 Jahre alt, Deletion 1, Körpergewicht 83 kg: Als Baby BNS-Krämpfe, in dieser Zeit Luminaletten. Ab Kleinkindalter Streckkrämpfe, mit Bewusstseinsstörung, aber nicht mit Bewusstlosigkeit. Dann zunächst nacheinander, zum Schluss gleichzeitig Keppra, Petnidan und Valproat. Nach mehreren Jahren Anfallsfreiheit, 2016 (mit 9 Jahren) Ende des Ausschleichens, nun keine Antiepileptika mehr.

Vor einem Jahr trat ein erneuter Grand-Mal-Anfall auf und zwar nach klinisch vermutetem NCSE. Da man zusätzlich Migräne vermutete, erhielt er Schmerzmittel und nach dem Anfall Diazepam. Jetzt aktuell erneut Wesensveränderung, verklärter Blick stilles Wesen, also ebenfalls klinische Hinweise auf NCSE. Nun morgens 5 mg Diazepam und abends 7,5 mg für 2 Tage, dann wie von Thibert vorgeschlagen in absteigender Dosierung. Es kam nicht zu einem Grand-Mal-Anfall, sondern die Situation stabilisiert sich wieder, dies ohne weitere Maßnahmen.

****

Diese theoretischen Ausführungen über den NCSE, die Erfahrungen von Thibert und seinem Team sowie die anschließenden Fallbeispiele sollen beschreiben, wie hilfreich es ist, sich mit den Möglichkeiten des *Resets* auseinander zu setzen und dies bei Bedarf einsetzen zu können.

Zusammenfassung

- Das wichtigste Ziel des **Resets nach Thibert** ist es, einen NCSE bei Angelman-Syndrom ambulant therapieren zu können und eine stationäre Einweisung zu vermeiden, da Diazepam oral gegeben werden kann und eine intravenöse Gabe von Antiepileptika bei NCSE und Angelman-Syndrom nur höchst selten erforderlich ist.

- Zusätzlich hat Thibert mit dem *Reset* eine gute Vorgehensweise entwickelt, einen NCSE erfolgreich durchbrechen zu können, ohne eine weitere zusätzliche Dauermedikation mit Antiepileptika oder die Erhöhung der bereits gegebenen Antiepileptika vornehmen zu müssen.

- Wie man schon an den hier beschriebenen Beispielen sieht, *ist die Dosis an Diazepam beim Reset individuell zu wählen, erfordert also eine gewisse Erfahrung, so dass alleine schon aus diesem Grund eine ärztliche Betreuung wichtig ist.*

- Meistens kommt man mit einer Runde *Reset* aus. Es besteht jedoch auch die Möglichkeit, dass mehrere Runden erforderlich sind. Die Gefahr der Toleranzentwicklung ist hierbei zu beachten.

> *Das Reset nach Thibert sollte unbedingt ärztlich begleitet werden. Denn insbesondere, wenn bereits Antiepileptika gegeben werden, die mit Diazepam in gewisse Wechselwirkungen treten, kann man die Anfangsdosis nicht einfach schematisch wählen, sondern man muss diese anderen Medikamente berücksichtigen und mit angepasster Anfangsdosis beginnen.*

Dr. med. Christel Kannegießer-Leitner, Sibyllenstr, 3, D-76437 Rastatt
Verein zur Erforschung des Angelman-Syndroms Österreich
Angelman e.V. Deutschland

Quellenangaben

- Ärzte Zeitung. Nicht-konvulsiver Status epilepticus ist kein Notfall. https://www.aerztezeitung.de/Medizin/Nicht-konvulsiver-Status-epilepticus-ist-kein-Notfall-3604.html?utm_campaign=SocialMediaShare&utm_source=Story&utm_medium=Email, 20.02.2009

- Chang AK, Shinnar S. Nonconvulsive status epilepticus. Emerg Med Clin North Am. 2011 Feb;29(1):65-72. doi: 10.1016/j.emc.2010.08.006. PMID: 21109103.
- Chen, B.B.; Prasad, C.; Kobrzynski, M.; Campbell, C.; Guido Filler, G.: Seizures Related to Hypomagnesemia. A Case Series and Review of the Literature, Published online 2016 Oct 27. doi: 10.1177/2329048X16674834
- Kannegießer-Leitner, C.: Das Angelman-Syndrom besser verstehen – Handbuch für Eltern und andere Fachleute, 2018, Sequ. Medien Produktion
- Osborn, K.E.; Shytle, R.D.; Frontera, A.T.; Soble, J.R.; Schoenberg, M.R.: Addressing potential role of magnesium dyshomeostasis to improve treatment efficacy for epilepsy: A reexamination of the literature. J Clin Pharmacol. 2016 Mar;56(3):260-5. doi: 10.1002/jcph.626. Epub 2015 Oct 26.
- Rosenow, F. S. et al.: Nonkonvulsiver Status epilepticus, Modeerscheinung oder behandlungspflichtige Realität?, Der Nervenarzt | Ausgabe 12/2012
- Thibert, R. DO, MsPH, Angelman Syndrome Clinic and Dup15q Center, Massachusetts General Hospital, Harvard Medical School: Angelman syndrome and 15q Duplication syndrome, 2015
- Thibert, R.; Worden, L; Grocott, O; Tourjee, A.; Fonda Chan, F.: Diazepamfor outpatient treatment of nonconvulsive status epilepticus in pediatric patients with Angelman syndrome, Epilepsy & Behavior 82 (2018) 74–80, Elsevier
- Trinka, E., Leitinger, M. Neue Definition und Klassifikation des Status epilepticus – Was ändert sich für die Praxis? Z. Epileptol. 31, 233–236 (2018). https://doi.org/10.1007/s10309-018-0214-x
- Worden L, Grocott O, Tourjee A, Chan F, Thibert R. Diazepam for outpatient treatment of nonconvulsive status epilepticus in pediatric patients with Angelman syndrome. Epilepsy Behav. 2018 May;82:74-80. doi: 10.1016/j.yebeh.2018.02.027. Epub 2018 Mar 27. PMID: 29597185.
- Yuen, A.W.; Sander, J.W.: Can magnesium supplementation reduce seizures in people with epilepsy? A hypothesis. Epilepsy Res. 2012 Jun;100(1-2):152-6. doi: 10.1016/j.eplepsyres.2012.02.004. Epub 2012 Mar 8.

Cannabidiol als antikonvulsive Medikation beim Angelman-Syndrom – Hype oder realistische Hoffnung? Erfahrungen aus den letzten Jahren

7. Internationaler ASA-Kongress in Wien – dies waren für mich beeindruckende Tage.

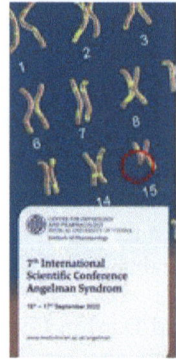

Mit diesem Thema beschäftige ich mich deswegen so intensiv, da ich durch viele Gespräche mit Eltern weiß, wie groß deren Verzweiflung ist, da sie momentan noch keine Lösung für die bei ihrem Kind mit Angelman-Syndrom bestehende Epilepsie gefunden haben. Dies gilt ganz unabhängig davon, ob das betroffene Familienmitglied noch Kind oder bereits schon erwachsen ist. Oft werden (wie ich es immer wieder erlebe) viel zu viele Medikamente nebeneinander eingesetzt. Oft weiß man überhaupt nicht um die Interaktionen dieser Medikamente untereinander. Oft sind es sogar Medikamente, die speziell bei Angelman-Syndrom nicht zu empfehlen sind, da Studien ergeben haben, dass man sie als kontraindiziert ansehen muss. Dies alles nicht aus Leichtfertigkeit heraus, sondern um in der verzweifelten Situation der Epilepsie mit ihren immer wiederkehrenden epileptischen Anfällen vielleicht doch noch eine Besserung zu erreichen.

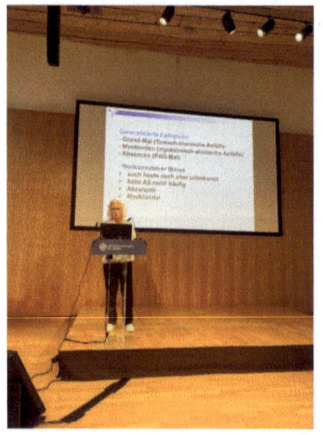

Da es nun auf der anderen Seite etliche Familien gibt, die ihrem Familienmitglied mit Angelman-Syndrom Cannabidiol (CBD) geben und dies mit Erfolg, versuche ich immer wieder, Forscher und Ärzte auf dieses Thema zu stoßen, denn wir brauchen hier mehr an Information, an Wissen. Es gibt noch zu viele offene Fragen.

Nicht nur in Deutschland, sondern auch in Österreich werden bereits einige Menschen mit Angelman-Syndrom und Epilepsie erfolgreich mit CBD behandelt, so dass das Interesse auch bei anderen Familien an dieser Möglichkeit wächst. Darum ist es so wichtig, dass sich auch die Ärzteschaft zunehmend mehr mit diesem Thema auseinandersetzt. Denn eine solche CBD-Medikation sollte immer medizinisch begleitet werden.

Als Zusammenfassung meines Vortrages möchte ich folgendes formulieren:

➢ CBD hilft bei vielen vom Angelman-Syndrom Betroffenen gegen die Epilepsie. Jedes Jahr kommen weitere hinzu, bei denen es erfolgreich eingesetzt wird. Es ist aber trotzdem kein Allheilmittel.

➢ Man muss berücksichtigen, wie jeweils in welcher Situation ein GABA-Mangel kombiniert mit einem Glutamat-Überschuss zum Tragen kommt und so einen epileptischen Anfall auslösen kann.

➢ Mit der CBD-Medikation kann man bei einigen Menschen mit Angelman-Syndrom auf eine weitere antikonvulsive Medikation verzichten, bei anderen zumindest deren Dosis reduzieren. Bei wiederum anderen, insbesondere, wenn etliche Medikamente nebeneinander gegeben werden, hat man den Eindruck, dass die Epilepsie nicht ausreichend auf CBD anspricht.

➢ Darum muss man den Abbauweg der einzelnen Medikamente kennen, um deren Interaktion einschätzen zu können und um einschätzen zu können, ob sie sich bei gleichzeitiger Gabe von CBD mit diesem in der Wirkung gegenseitig verstärken oder gegenseitig abschwächen.

➢ Die Dosis an CBD muss passen, denn in vielen Fällen wird eine zu hohe Dosis genommen, die dann zur gegenteiligen Wirkung führt. Dies wird auch als sogenannte Glockenkurve bezeichnet (Bell-Shaped Dose-Response/Inverted U-Shaped Dose-Response). Oder eine zu niedrige Dosis wird verabreicht, so dass die Wirkung nicht ausreichend ist.

➢ Dann muss die Frage entschieden werden, welches CBD man einsetzen will. Wir haben derzeit folgende Möglichkeiten: CBD-Vollextrakt (in Österreich leichter über Apotheken zu organisieren als in Deutschland, aber die Kosten werden hier wie da nicht immer von den Krankenkassen übernommen). Synthetisches CBD kann verschrieben werden, wobei man hier eine sehr hohe Dosis benötigt und schneller und häufiger eine Gewöhnung eintritt als bei den anderen Formen des CBD. Eine weitere qualitativ gute Alternative ist gereinigtes-isoliertes CBD aus der Apotheke, welches in vielen Fällen bereits von den Kassen übernommen wird. Internetbestellungen sind eher nicht zu empfehlen, denn hier haben Studien gezeigt, dass nicht unbedingt drin ist, was draufsteht, um es mal ganz salopp zu formulieren.

Berücksichtigt man diese Überlegungen, kommt man zu dem Schluss, dass CBD ein ernstzunehmendes Medikament in der Behandlung bei Angelman-Syndrom und Epilepsie darstellt. Vielleicht wird es eines Tages doch möglich sein, bei der Frage nach der antikonvulsiven Medikation zuerst

CBD, welches kaum Nebenwirkungen hat, einzusetzen. Und erst, wenn tatsächlich hier die Auswahl und die Dosis stimmen und trotzdem nicht der erwünschte Erfolg eintritt, andere, wesentlich nebenwirkungsreichere Antikonvulsiva hinzuzunehmen. Hierzu muss jedoch die Information um diese Möglichkeiten weiter verbreitet werden und zwar in seriös-medizinischer Form. Dazu möchte ich mit diesem Vortrag/Artikel beitragen.

Um somit die Frage im Titel des Vortrages zu beantworten:
CBD bei Angelman-Syndrom und Epilepsie ist kein Hype,
sondern realistische Hoffnung

Dr. med. Christel Kannegießer-Leitner

****

HEG-basiertes Neurofeedback (Hämoenzephalographie) als Kompakttraining integriert in die Psychomotorische Ganzheitstherapie

Aus der Zeitschrift „praxis ergotherapie" 1/2017
Christel Kannegießer-Leitner

1. Einführung

Neurofeedback gewinnt als Behandlungsform zunehmend an Bedeutung. Das Spektrum an Behandlungs- und Anwendungsbereichen für Neurofeedback nimmt ebenfalls stetig zu. Eine der größten Herausforderungen im Einsatz von Neurofeedback ist die Behandlung von Kindern und Jugendlichen, bei denen eine Störung der Aufmerksamkeit im Vordergrund steht oder insbesondere bei Kindern und Jugendlichen mit ADS/ADHS.

Dieser Fachartikel beschreibt, wie die *Psychomotorische Ganzheitstherapie (PMG)* Neurofeedback als ergänzende Therapieform integriert, dies allerdings mit einem alternativen Weg der Neurofeedback-Behandlung. Bekannter ist das EEG gesteuerte Neurofeedback, wobei mit den Signalen etlicher EEG-Elektroden gearbeitet wird. Die hier beschriebene Alternative beruht auf dem Konzept des nIR-basierten HEG-Neurofeedbacks nach Toomim et. al (nIR HEG: near-Infra-Red HEG/ dies bedeutet „nahe Infrarot"), in der Kurzform *Hämoenzephalographie oder HEG* benannt.

Dr. Hershel Toomim hatte 1994 entdeckt, dass seine Versuchspersonen lernten, die Sauerstoffzufuhr des Blutes in präfrontalen Arealen mittels der Infrarot-Spektroskopie zu kontrollieren. Toomim entdeckte, dass Klienten diese Fähigkeit zur Selbststeuerung nach den Prinzipien des Biofeedbacks lernen konnten. Seither nennt er diese Technik *Hämoenzephalographie* (Hemo bedeutet Blut, Encephalon bedeutet Gehirn, Graphie bedeutet Beschreibung, Darstellung)

Bei der nIR HEG misst man die Färbung des Blutes, welche sich je nach Grad des Sauerstoffgehaltes verändert und mehr oder weniger stark reflektiert wird. Entscheidend zu wissen ist, dass man nicht die Konzentrationsfähigkeit an sich misst, sondern die Sauerstoffsättigung des Blutes im Frontalhirn, woraus Rückschlüsse auf die Konzentration gezogen werden können.

2. So wird bei der HEG (Hämoenzephalographie) gemessen

Rotes (660nm) und infrarotes (850nm) Licht wird abwechselnd auf das Gehirngewebe „geworfen". Rotes Licht zeigt in der Lichtabsorption einen starken Unterschied zwischen sauerstoffreichem und sauerstoffarmem Blut, infrarotes Licht weist jedoch kaum einen Unterschied auf.

Ein in das HEG-Stirnband integrierter Sensor/Empfänger (siehe Abb. 4) sendet ein Licht auf das Gehirn (im Frontalhirnbereich) aus, wobei dies Licht eine Mischung aus rotem und infrarotem Licht ist. Aus der Messung des zurückgeworfenen Lichtes ergibt sich der jeweilige Wert, der angezeigt wird bzw. mit dem das Programm arbeitet. Wenn die regionale Sauerstoffsättigung des Blutes durch neuronale Aktivierung steigt (bedingt durch eine erhöhte Konzentration bzw. der erhöhten Arbeit des Frontalhirns), ändert sich das Signal des Gerätes.

Eine alleinige Änderung des Signals mit Änderung der Messwerte würde für sich genommen den Trainierenden nicht unbedingt dazu motivieren, sich mehr anzustrengen. Aus diesem Grund ist das HEG-Konzept so aufgebaut, dass über die Änderung der Signale bestimmte Programme bzw. Animationen auf dem Bildschirm ablaufen können. So z.B. kann man ein Flugzeug zum Fliegen bringen, selbst fliegen oder Achterbahn fahren, um nur drei mögliche Animationen zu benennen.

3. Trainingsverlauf

Patienten mit ADS/ADHS – mit und ohne zusätzliche Entwicklungsstörungen – weisen deutliche Schwierigkeiten mit Aufmerksamkeits- und Konzentrationsleistungen auf und lassen sich leicht von ihrer jeweiligen Umwelt ablenken. Aus dieser Problemstellung heraus erhielten die in dieser Publikation beschriebenen Patienten zunächst ein umfassendes Training auf der Grundlage der *Psychomotorischen Ganzheitstherapie (PMG)*, welches z.B. Kreuzmusterübungen zur Förderung der Koordination zwischen beiden Gehirnhälften umfasst und zusätzlich einen Schwerpunkt auf das Basistraining zur Verbesserung der bestehenden AVWS (Auditive Verarbeitungs- und Wahrnehmungsstörungen) sowie der visuellen Wahrnehmungsstörungen legt. Verbesserungen aus diesem kombinierten Training beziehen sich regelmäßig auf Konzentration, Ausdauer und Arbeitsgeschwindigkeit der Trainierenden im Alltag.

Dennoch gibt es immer wieder Patienten, die trotz des umfassenden Trainingsprogramms zwar Fortschritte erzielen, letztendlich aber trotzdem den Anforderungen des (Schul)-Alltag nicht gewachsen sind. Diese Patienten werden nun zusätzlich mit Hilfe der *Hämoenzephalographie* gefördert. Neurofeedback mittels *HEG* verhilft den Trainierenden dazu, die Blutzufuhr in spezifischen Hirnregionen zu verbessern und damit die Zufuhr von Sauerstoff und Glukose zu steuern.

Typisches *HEG- oder EEG-basiertes Neurofeedbacktraining* wird in der Regel einmal wöchentlich durchgeführt. Dagegen ist das hier beschriebene Trainingssetting grundlegend anders konzipiert: Bei der *PMG* finden die Termine in der therapeutischen Praxis lediglich zweimal pro Jahr statt, da das eigentliche Training zu Hause von der Familie mit dem Kind durchgeführt wird. Aus diesem Grund gibt es etliche Familien, deren Wohnort recht weit entfernt zur therapeutischen Praxis liegt, die somit lange Anreisen bis zur therapeutischen Praxis auf sich nehmen. Wöchentliche Sitzungen sind somit nicht realisierbar. Daher wurde für diese Patienten ein neuartiges *HEG-Kompakttraining* entwickelt und durchgeführt. Die sonst über etwa ein Jahr währenden 30 - 40 wöchentlichen Sitzungen wurden in zwei bis drei Kompakttrainingsblöcken zusammengefasst, bei denen der Patient jeweils 3 - 4 getrennte Sitzungen pro Tag durchführt. Zwar dauert die Gesamtevaluation dieses HEG-Kompakttrainings noch an, jedoch zeigen die bislang erhobenen Messdaten sowie einhergehende Patientenrückmeldungen deutlich die Wirksamkeit und den Erfolg dieser Vorgehensweise.

4. Ergebnisse

Hier eine Graphik mit n=23 Teilnehmern. Der Zuwachs (Gain) als Indikator für die Fähigkeit, die eigene Aufmerksamkeit während einer laufenden Sitzung zu erhöhen, ist bei allen Teilnehmern deutlich gestiegen. Dies belegt die durchschnittliche Veränderung des Gains im Vergleich des 2. Trainingsblocks zum 1. Trainingsblock. Zusätzlich berichten sowohl die Trainierenden als auch deren Eltern auffällig positive Veränderungen in der täglichen Routine und Leistungen.

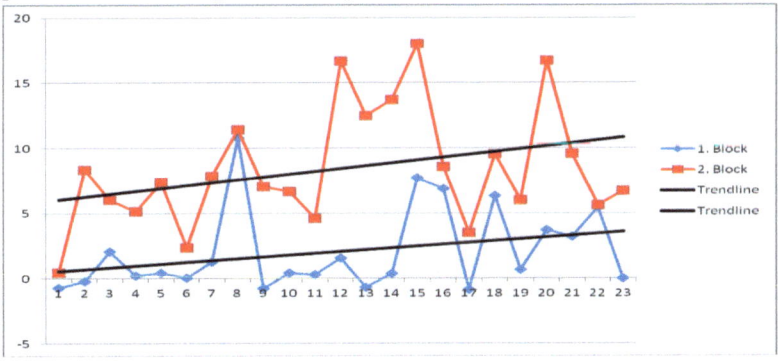

Abb. 1: Vergleich des 1. mit dem 2. Trainingsblock bezüglich des Gains bei 23 Patienten (n=23)

Die ersten offensichtlichen Verbesserungen zeigen sich üblicherweise nach ca. 15 Einheiten, bei wöchentlichem Training mit einer Einheit pro Woche ist dies nach etwa 15 Wochen. Beim Kompakttraining mit z.B. 15 Einheiten pro Woche sind Effekte bereits nach einer Woche ersichtlich.

Verbesserungen sind somit schneller „greifbar" – was Ausdauer und Motivation nachhaltig fördert.

Bei wöchentlichem Training lenkt der Alltag – Geigenunterricht, Fußballtraining etc. - ab. Die Gedanken des Trainierenden sind eigentlich ganz wo anders. In der Intensivwoche hingegen konzentriert sich der Trainierende auf das *HEG-Training* mit täglich mehreren Sitzungen. Er hat so die Gelegenheit, neue Routineabläufe zu entwickeln und seine neuen Fähigkeiten bezüglich der Aufmerksamkeit in den Alltag zu übertragen. Auch kann er besser von einer Runde für die nächste Runde gewisse Trainingsmuster lernen, da der Abstand nicht eine Woche beträgt, sondern in Stunden gerechnet wird.

Nach einer gewissen Eingewöhnungszeit – oft noch innerhalb der ersten Kompaktwoche - bietet es sich bei vielen Kindern an, zusätzlich zum reinen Konzentrationstraining gezielt ein sogenanntes Wechseltraining einzusetzen. Hierbei wird in vom Trainer vorgegebenen Abständen von der Konzentration in die Entspannung und wieder zurück gewechselt.

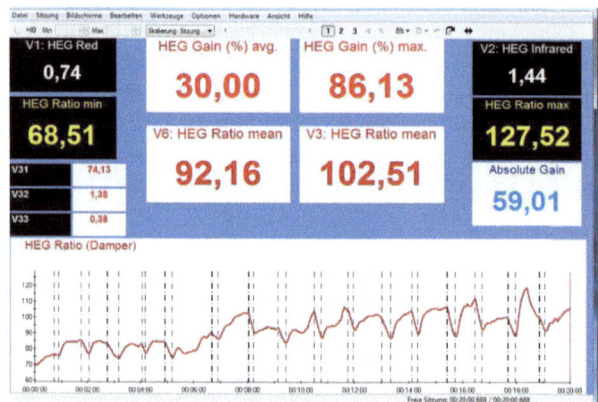

Abb. 2: Beim sogenannten Wechseltraining wechselt der Trainierende nach Aufforderung zwischen Entspannung und Konzentration.

Was sich sehr leicht anhört bzw. liest, stellt eine enorme Herausforderung dar. Zu Beginn sieht man häufig regelrecht „paradoxe" bzw. gegenläufige Kurven. Können die Kinder jedoch nach und nach das Wechseltraining umsetzen, haben sie mehreres gelernt: Sie können auch im Alltag schnell in die Konzentration gelangen. Auch das Gegenteil - sich zwischendurch zu entspannen, aber nicht „komplett wegzutauchen", sondern zurück in die Konzentration zu finden - ist ihnen nun möglich. Solch kurze Entspannungsphasen benötigt man innerhalb eins Schulvormittags – nur muss der Schüler zum richtigen Zeitpunkt zurück in die Konzentration finden.

Durch die Wiederholung des Wochenkompakttrainings verbessert sich der Patient nachhaltig und lernt zunehmend besser, die Durchblutung im präfrontalen Kortex zu erhöhen und damit einhergehend die Sauerstoff- und Glukose-Zufuhr zu steuern. Das *HEG-Neurofeedback-Kompakttraining* stellt sich als eine überaus wirkungsvolle Alternative zu bislang üblichen Trainingsmodellen dar.

5. Fallbeispiel Till

Till zeigte bei seinem 1. Vorstellungstermin in meiner Praxis die typischen Symptome bei ADS, dies ohne Hyperaktivität und ohne verstärkte Impulsivität. Er war in der 3. Klasse einer Regelgrundschule, wobei seine Hautproblematik neben der Aufmerksamkeitsstörung in der fehlenden Strukturierung von Aufgaben und in einem verlangsamten Arbeitstempo lag. Mit dem Schulstoff an sich hatte er keine Probleme. Seine Mutter beschrieb, dass er immer wieder zwischendrin durch oppositionelles Verhalten oder der Situation nicht angepasstem Verhalten auffiel und so Probleme im Umgang mit anderen hatte.

Beim 2. Vorstellungstermin hatte sich bedingt durch ein weitgehend regelmäßiges Training im Rahmen der Psychomotorischen Ganzheitstherapie die Kreuzmuster-Reihe komplett anbahnen lassen. Auch die auditiven und visuellen zentralen Verarbeitungsstörungen haben sich verbessert, wenn auch noch nicht alle Funktionen durchgehend in den Zielbereich hinein. Auch die Fingergeschicklichkeit bzw. die Stifthaltung und die Schreibtechnik waren flüssiger geworden. Till war ausgeglichener und ruhiger geworden. Seine Mutter berichtete, dass seine Wutanfälle wesentlich seltener auftraten. Sein Selbstbewusstsein hat ebenfalls zugenommen. Auch konnte er sich besser und ausdauernder konzentrieren, wenn auch noch nicht ausreichend genug.

Ab dem 3. Vorstellungstermin wurde zusätzlich die HEG eingesetzt, jeweils über mehrere *HEG-Kompakttage* innerhalb einer Ferienwoche. Denn auch, wenn die beeinträchtigte Aufmerksamkeit sich bereits verbessert hatte, war dies neben der fehlenden Möglichkeit, Abläufe zu strukturieren, Tills Hauptproblem.

Bereits in der 1. *HEG-Kompaktwoche* konnte sich Till gut in seiner Konzentration steigern und dies in der 2. Woche weiter ausbauen. Seine schulischen Leistungen verbesserten sich derart, dass er auf das Gymnasium wechseln konnte. Hier gelang es ihm gut, sich zu integrieren, dies sowohl von seinen Leistungen her als auch bezüglich seines Verhaltens. Denn jetzt nahm er nicht nur seine Umgebung besser wahr, sondern auch sich selbst, was ihn sicherer machte im Umgang mit anderen. Dadurch ist er auch selbstbewusster und selbständiger geworden. Beim letzten Vorstellungstermin in meiner Praxis war es eine Freude zu erleben, wie ausgeglichen Till war, wie selbstbewusst er seine schulische Situation darstellen konnte und wie glücklich er über seine erreichte Leistung bei der *HEG (Hämoenzephalographie)* war.

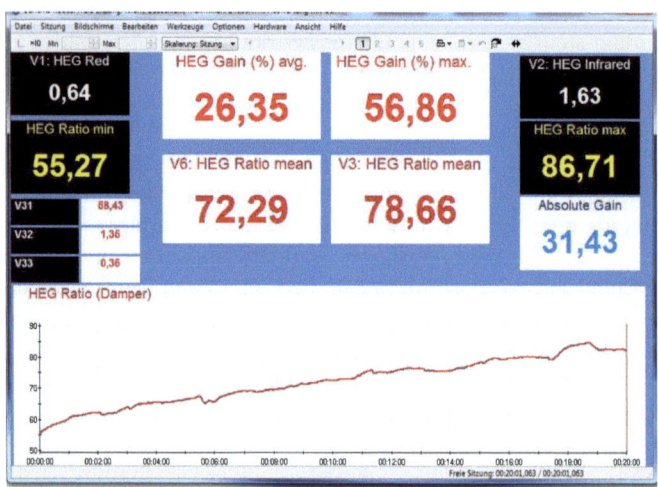

Abb. 3: Die Kurve steigt kontinuierlich an und ergibt letztendlich einen Gain von 26,35 % – eine enorme Leistung!

6. Fallbeispiel Michael

Michael neigte in den ersten Lebensjahren zu einer gewissen Infektanfälligkeit mit Mittelohrentzündungen und Paukenergüssen. Dadurch war sicherlich auch jedes Mal das Gehör beeinträchtigt, so dass eine exakte Prägung nicht erfolgen konnte und daraus resultierend die Entwicklung der zentralen auditiven Verarbeitung erschwert war.

Dies wiederum führte zu einer gewissen Sprachentwicklungsstörung, da er erst verspätet gesprochen hatte, Probleme mit der Aussprache und dem richtigen Satzbau hatte und es ihm schwer fiel, die richtigen Worte zu finden. Bei Michael wurde eine Parazentese mit Einlegen von Paukendrainagen beidseits durchgeführt sowie eine Tonsillektomie und Adenotomie. Daraufhin besserte sich seine Sprache zwar nicht in einem eindeutigen Schub, aber in kleinen Schritten. Seine kognitive Entwicklung war von Anfang an gut.

Ab einem Alter von 3 Jahren besuchte Michael mit großer Freude einen Regelkindergarten. Dort beteiligte er sich gerne bei Gruppenaktivitäten, spielte aber auch viel alleine oder am Rande mit. Er bastelte auf seine

Weise und klebte gerne, auszuschneiden fiel ihm sehr schwer. Michael hatte in dieser Zeit nur wenige Freunde, da die anderen Kinder ihn nur schwer verstehen konnten. Er wechselte wegen dieser Gesamtproblematik in einen Sprachheilkindergarten.

Mit Michael wurde ab einem Alter von 4 Jahren und 6 Monaten mit der Psychomotorischen Ganzheitstherapie begonnen. Hieraufhin hat er sehr gute Fortschritte gemacht. Inzwischen spricht er in langen Sätzen - korrekt mit Haupt- und Nebensätzen. Auch die Aussprache ist weitgehend unauffällig. Parallel hierzu haben sich die Kreuzmuster-Reihe und auch die Low-Level-Funktionen (visuelle und auditive Detailfunktionen) ebenfalls deutlich verbessert. Da trotz dieser erreichten Verbesserungen die beeinträchtigte Aufmerksamkeit und Ausdauer sein Hauptproblem darstellen, wurde auch bei Michael die *HEG* eingesetzt, ebenfalls als Kompakttraining.

Michael ist nach Beginn mit der *HEG (Hämoenzephalographie)* ruhiger geworden und auch wesentlich kooperativer. Seine Aufmerksamkeit hat zugenommen. Dass er sich besser sprachlich ausdrücken kann, ein größeres Vokabular und eine deutlichere Aussprache bekommen hat, ist sicherlich nicht nur auf die verbesserten Low-Level-Funktionen (visuelle und auditive Detailfunktionen) zurückzuführen, sondern auch auf die verbesserte Aufmerksamkeit und dadurch bedingt die verbesserte Eigenwahrnehmung. So konnte er gut gerüstet mit der Grundschule starten. Die Rückmeldungen seiner Klassenlehrerin sind ausgesprochen positiv.

Till und Michael sind „klassische HEG-Patienten", bei denen eine Störung der Aufmerksamkeit im Vordergrund stand und die von dieser Methode sehr gut profitiert haben. Jetzt, da ihre Aufmerksamkeit und Ausdauer deutlich gestiegen sind, können sie erst zeigen, zu welchen schulischen Leistungen sie fähig sind, ohne dabei in Stress zu geraten.

7. Fallbeispiel Sophie

Die *Hämoenzephalographie* ist jedoch nicht nur bei Kindern mit ADS/ADHS erfolgreich einzusetzen: Sophie ist fast 5 Jahre alt und hat das Angelman-Syndrom, eine genetische Störung am 15. Chromosom und insgesamt ein Syndrom mit großer Bandbreite. Es führt hauptsächlich zu einer ausgeprägten Beeinträchtigung im kognitiven, z.T. auch im motorischen Bereich, insbesondere jedoch in der aktiven Sprache. Sophie hat ein recht gutes Sprachverständnis. Sie arbeitete bei den unterschiedlichsten Fördermaßnahmen sehr motiviert mit, konnte jedoch nur eine sehr kurze Aufmerksamkeitsspanne halten. Aufgrund dieser Konstellation wurde zusätzlich zu dem weiteren Therapieprogramm aus der *PMG* die *Hämoenzephalographie* eingesetzt. Anfangs konnte nur wenige Minuten am Stück trainiert werden. Nach und nach wurde jedoch die mögliche Trainingszeit länger. Sophie erreicht inzwischen immer wieder einen sehr guten Konzentrationsaufbau und zwar mit Gainwerten zwischen 11 und 24 % (Abb. 4).

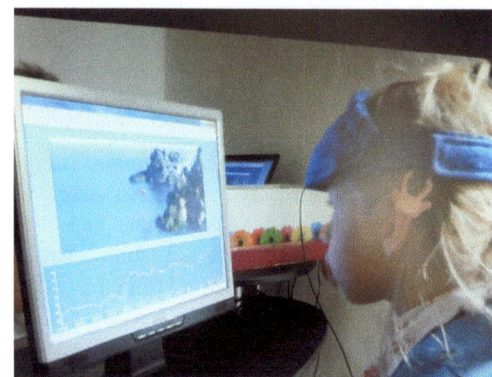

Abb. 4: Sophie während einer HEG-Runde, wie man sieht mit einer fast kontinuierlich ansteigenden Kurve!

Sie hält ohne Probleme 20 Minuten Training durch, dies mehrmals am Vormittag, denn auch bei Sophie wird erfolgreich das Kompakttraining eingesetzt. Ich erhalte immer wieder sehr erfreuliche Rückmeldungen über Sophies positive Entwicklung. Dies ist deswegen so positiv zu sehen, da diese Fortschritte den Alltag, aber auch Förderspiele, Lernspiele sowie den Einsatz der Unterstützten Kommunikation (UK) betreffen. Die *HEG (Hämoenzephalographie)* hat dazu beigetragen, dass sich Sophie nun besser und ausdauernder auf die jeweilige Tätigkeit konzentrieren kann. Ihre Umgebung freut sich besonders darüber, dass man mit Sophie immer besser und ausdauernder mittels der UK kommunizieren kann und sich Sophie auch hierin kontinuierlich weiter entwickelt.

Ich hoffe, dass ich mit Till, Michael und Sophie zeigen konnte, welche Möglichkeiten das Kompakttraining des *nIR-basierten HEG-Neurofeedbacks – der Hämoenzephalographie –* bietet, um Aufmerksamkeit und Ausdauer effektiv, dauerhaft und vor allem ohne Einsatz von Medikamenten zu steigern. Ausführlichere Beschreibungen der *HEG* sind dem Buch „ADS, LRS und Co." zu entnehmen (siehe unten).

Anschrift der Verfasserin:
Dr. med. Christel Kannegießer-Leitner
Sibyllenstr. 3
76437 Rastatt
www.kannegiesser-leitner.de

Quellenangaben:
- Angelman-Verein Deutschland e.V.: Informationsflyer 2015
- Kannegießer-Leitner, C.: ADS, LRS & Co., Sequenz Medien Produktion, 2015
- Kannegießer-Leitner, C. und Warnke, R.: Hemoencephalography: A practical approach to Neurofeedback Training, Neuroconnections Newsletter, summer 2013
- Kannegießer-Leitner, C. und Warnke, R.: Praxisnaher Zugang zu neuartigem Neurofeedback Training, Poster auf dem BFE-Kongress 2014, Venedig,
- Kannegießer-Leitner, C. und Warnke, R.: HEG based Neurofeedback practically introduced as a smart and easy-to-use training method in ADD/ADHD, dyslexia and other learning disorders, Vortrag und Workshop auf dem BFE-Kongress 2015, Rom
- MONASTRA, V. J., MONASTRA, D. M., & GEORGE, S.: The effects of stimulant therapy, EEG biofeedback and parenting style on the primary symptoms of attention-deficit/hyperactivity disorder. Applied Psychophysiology & Biofeedback, (2002)
- TINIUS, T. (Ed.): New Developments in Blood Flow Hemoencephalography. The Haworth Press, (2004)
- Toomim, H.: Hemoencephalography (HEG): The Study of Regional Cerebral Blood Flow, Biofeedback Society of California NL, Vol. 18, No. 2, Summer 2002

****

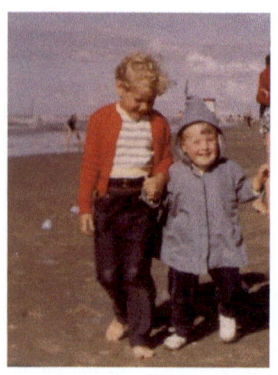

Dr. med. Christel Kannegießer-Leitner

wurde 1954 als drittes Kind in eine Arztfamilie hinein geboren – beide Eltern waren Hausärzte in eigener Praxis. Ihre zwei Jahre jüngere Schwester hatte das Down-Syndrom.

Auf diese Weise erfuhr Dr. Kannegießer-Leitner schon sehr früh, dass Behinderung ein Stück weit Normalität darstellt, denn zusammen mit dieser Schwester verlebte sie eine unbeschwerte Kindheit und Jugend.

Nach dem Abitur begann sie in Freiburg ihr Medizinstudium. Das Praktische Jahr und die daran anschließende Assistenzarztzeit absolvierte sie in Karlsruhe und Rastatt. Nach der Geburt des ersten Kindes beendete sie ihre Tätigkeit als Assistenzärztin am Krankenhaus und begann als freie ärztliche Mitarbeiterin im IAS (Institut für Arbeits- und Sozialhygiene).

1986 wurde das zweite Kind, 1988 das dritte Kind - ein Junge mit Angelman-Syndrom - geboren. In demselben Jahr legte sie die Facharztprüfung zur Ärztin für Arbeitsmedizin ab. 1991 kam das Nesthäkchen der Familie zur Welt.

Zunächst wandte sie sich, um ihren behinderten Sohn gezielter fördern zu können, der Therapie behinderter Kinder zu. Allmählich wuchs aus diesem privaten Interesse das Bedürfnis, dieses Interesse zum Beruf zu machen, so dass sie zusätzlich etliche Fortbildungskurse auf diesem Gebiet besuchte. 1993 eröffnete sie mit dem von ihr geschaffenen Therapiekonzept der Psychomotorischen Ganzheitstherapie (PMG) in Rastatt eine Praxis, in der sie Therapieprogramme für behinderte Kinder erstellt. Da auch die Nachfrage nach Hilfe für lediglich entwicklungsauffällige Kinder stetig zunahm, absolvierte sie noch weitere Kurse und Seminare, die speziell die Förderung von Kindern mit ADS/ADHS, LRS, Kindern mit Rechenschwäche und mit einer Sprachentwicklungsstörung zum Inhalt hatten.

400

Mit diesem Wissen um die Förderung von Kindern mit AVWS (Auditive Verarbeitungs- und Wahrnehmungsstörungen) ergänzte und erweiterte sie das ursprüngliche Konzept der PMG, die inzwischen Psychomotorische Ganzheitstherapie nach Kannegießer-Leitner® /PMG heißt.

Heute sind sowohl Kinder mit einer Cerebralparese und mehrfachbehinderte Kinder als auch Kinder mit ADS/ADHS, LRS, Sprachentwicklungsstörungen und Rechenschwäche Dr. Kannegießer-Leitners Patienten. Diese kommen aus Deutschland, aus der Schweiz, aus Österreich, Italien, Frankreich, Belgien und Luxemburg in ihre Praxis.

Nach wie vor gehören zu ihren alltäglichen Aufgaben ihre Praxistätigkeit, das Leben mit ihrer Familie und zusätzlich ein intensives Trainingsprogramm mit ihrem Sohn. Insofern weiß sie, wovon sie spricht, wenn sie die Eltern in ein ganzheitliches häusliches Therapieprogramm einarbeitet: "Ich sehe nicht nur aus meinem beruflichen Blickwinkel, sondern auch aus privater Sicht heraus die hierdurch entstehenden Belastungen, aber auch die Chancen und Erfolge, die ein solches Heimprogramm engagierten Familien eröffnet."

Fast 20 Jahre gehörte sie dem Vorstand der Lebenshilfe Rastatt Murgtal e.V. an und ist der Lebenshilfe auch heute noch sehr verbunden.

1993 gründete Dr. Kannegießer-Leitner zusammen mit anderen Eltern den Angelman-Verein e.V. Mehrere Jahre leitete sie daraufhin die Regionalgruppe Süd-West des Angelman-Vereins. Von 2016 bis 2020 gehörte sie der Forschungsgruppe des Vereins an und brachte sich dahingehend ein, dass Forschungsergebnisse den Eltern zugänglich gemacht werden, so z.B. auch über den 6. Internationalen Angelman-Kongress im Oktober 2018 in Hamburg oder dem 7. Internationalen Angelman-Kongress im September 2022 in Wien.

Im Jahre 2000 gründete sie zusammen mit anderen engagierten Eltern den Förderverein für Psychomotorische Ganzheitstherapie (siehe Seite 412), um Familien und Einrichtungen, die nach der PMG arbeiten, zu unterstützen.

Es ist Dr. Kannegießer-Leitner ein großes Anliegen, dass die Eltern sich ein breites Wissen um die Behinderung ihres Kindes aneignen, um sich so in die Förderung, Therapie und Medikation ihres Kindes besser einbringen zu können. Hierzu soll das vorliegende Buch vielen informativen Details rund um die Psychomotorische Ganzheitstherapie nach Kannegießer-Leitner® /PMG dienen.

Dank

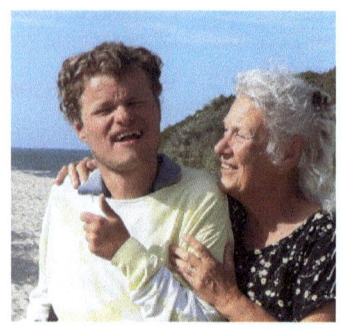

Allen voran möchte ich meinen Patienten-Familien danken, die mir Fotos zur Verfügung gestellt haben und über die ich schreiben durfte. Auf diese Weise konnte ich etliche Übungen und den Verlauf der PMG bei unterschiedlichen Betroffenen anschaulich darstellen.

Das vorliegende Buch habe ich über den Verlag BoD erstellt und möchte mich sehr dafür bedanken, dass meine Fragen immer äußerst kooperativ beantwortet werden konnten. Tessa Feldmann setzte meine Ideen in ein Buch-Cover um. Ihr gebührt mein großer Dank, dass sie erneut diese Mühen auf sich genommen hat!!

Cynthia Krieg und Annamaria Buligovity sage ich Dank dafür, dass sie sich so rasch bei uns eingelebt haben und sich mit solch liebevoller Herzlichkeit und viel Engagement um Franks Wohlergehen, sein Training und seine Teilhabe an der Gesellschaft kümmern. Diese Teilhabe an der Gesellschaft - seien es Benefizläufe, Orchesterbesuche, Kirchenfeste, Stadtfeste, Familienfeiern oder einfach ein Bummel über den Markt – sind für Frank durch unser Lauftraining und Kommunikationstraining erst richtig unterhaltsam und motivierend geworden.

Bettina Stoll und Carmen Münster unterstützten und motivierten mich bei meinem Buchprojekt. Sie übernahmen zusätzlich noch weite Teile des Korrekturlesens, hierfür ganz herzlichen Dank! Die Vorstandsmitglieder des PSYGA Marianne Seilnacht, Tessa Feldmann, Helga Würz, Dr. Barbara Meinhard, Evgenia Koglin und Kerstin Meineke waren für mich sehr wertvolle Ansprechpartner bei etlichen Diskussionen die PMG betreffend. Für ihre Geduld und ihr Interesse an diesem Projekt bin ich ungemein dankbar. Danken möchte ich auch Tanja Leitner für viele wertvolle Tipps bezüglich der Ausführung meines Buchprojektes.

Meiner gesamten Familie danke ich für die zunehmende Gelassenheit meinen Buchprojekten gegenüber. Nicht nur Frank-Udo ist begeistert über seine Großfamilie, sondern der gemeinsame Alltag, der Austausch über Erlebnisse und die familiären Diskussionen sind für mich immer wieder eine große Bereicherung im Umgang mit Frank-Udo. Davon abgesehen macht es meinen Mann und mich sehr glücklich zu erleben, dass unsere Töchter mit ihren Partnern Frank lieben so wie er ist und zu ihm stehen.

Dr. med. Christel Kannegießer-Leitner

GLOSSAR

Da es nicht an allen Stellen des Textes möglich war, Fachbegriffe sofort zu erklären, hier Fachbegriffe, die im Text mit * gekennzeichnet sind. Die Erläuterungen habe ich mehrheitlich aus dem PSCHYREMBEL entnommen und z.T. etwas vereinfacht beschrieben, die weiteren Erläuterungen stammen aus DocCheck Flexicon:

- Add-on-Therapie: begleitende Therapie
- Adduktorenspasmus: spastische Verkürzung der Muskeln auf der Oberschenkelinnenseite
- Aminosäuren: organische Verbindungen, die Proteine (Eiweiße) bilden und viele lebenswichtige Prozesse im Körper unterstützen
- Angelman-Syndrom: Ausgeprägte Entwicklungsstörung mit kognitiver, motorischer Beeinträchtigung sowie fehlender aktiver Sprache und oft auch Epilepsie
- Asphyxie: Atemstillstand mit Sauerstoffmangel und drohendem Erstickungszustand
- Cobb-Winkel: Dieser Winkel gibt den Krümmungsgrad der Wirbelsäulenverkrümmung an
- cortical: auch kortikal, die Rinde des Gehirns betreffend
- Dentriten: Zellfortsätze der Nervenzellen
- diskriminieren: unterscheiden
- distal: weiter vom Körperrumpf entfernt
- endogen: vom Körper selbst
- Enzephalopathie: Sammelbezeichnung für nicht entzündliche Erkrankungen oder Schädigungen des Gehirns
- Epigenetisch: erblich genetische Modifikationen über die reine Genetik hinaus
- GLUT1-Defizit-Syndrom: genetisch bedingte Krankheit, die zu neurologischen Entwicklungs- und Funktionsstörungen führt
- heterozygot: Die genetisch zueinander passenden Allele (phänotypische Genstelle) sind unterschiedlich ausgeprägt.
- homozygot: Die genetisch zueinander passenden Allele sind gleich ausgeprägt.
- Hörbert®: Tonabspielgerät (für Musik oder Geschichten) aus Holz, einfach zu bedienen
- Hyperekplexie: sehr selten vorkommende, genetische Erkrankung mit vorwiegend neurologischer Symptomatik. Charakteristisch ist eine andauernde oder anfallsartig auftretende Überspannung der Muskulatur. Krampfanfälle kommen ebenfalls häufig vor.

- Hypoxie: Sauerstoffmangel
- Liquorpunktion: Entnahme von Nervenwasser aus dem Rückenmarkskanal
- Mikrocephalus: Das Gehirn ist deutlich kleiner als üblich.
- Monoamine: chemische Substanzen, die aus einer Aminosäure gewonnen werden und nur eine Aminogruppe enthalten
- Mowat-Wilson-Syndrom: seltener Gendefekt, der durch geistige und motorische Retardierung und zerebrale Krampfanfälle gekennzeichnet ist.
- Neuropeptide: Stoffe, die in spezieller Form aus Aminosäuren gebildet werden und im Nervengewebe vorkommen.
- Oligohydramnion: zu wenig Fruchtwasser
- parietal: zum Scheitelbein gehörig
- peripartal: während der Geburt
- Pronationsstellung: Die Hände werden so gedreht, dass die Handflächen auf dem Tisch liegen.
- Propriozeption: Körpereigenwahrnehmung
- Protonenpumpenhemmer (PPI): Medikamente, die die Sekretion von Magensäure hemmen.
- Rektustransfer: Verlegung des M. Rectus (gerader Oberschenkelmuskel)
- Schizenzephalie: seltene angeborene kortikale Organisationsstörung des Gehirns, die durch eine Spaltbildung hervorgerufen wird
- Sinusvenenthrombose: Hirnvenenthrombose
- Somatotopisch: dem Körperschema entsprechend
- Struma: Vergrößerung der Schilddrüse, Kropf
- Supinationsstellung: Die Hände werden so gedreht, dass die Handrücken auf dem Tisch liegen.
- Supplementierung: ergänzende Aufnahme von Nährstoffen,
- Tetraspastik: Spastische Bewegungseinschränkung aller 4 Extremitäten
- Thalamus: Zwischenhirn
- Topik: Örtlichkeit

Pschyrembel, W.: Pschyrembel - Klinisches Wörterbuch, Walter de
Doc Check Flexicon / hthttps://fleicon.doccheck.com/de

Veröffentlichungen von Dr. C. Kannegießer-Leitner

- KANNEGIESSER-LEITNER, C.: Ihr könnt mir wirklich helfen, Pflaum-Verlag, München (1998)
- KANNEGIESSER-LEITNER, C.: Das ADS-Schnellprogramm, Ravensburger Elternratgeber, 2002
- KANNEGIESSER-LEITNER, C.: Dynamische Orthesen bei Kindern / Spitzfußbildung und / oder spastischer Supination der Füße, BIG Nr 34/2003.
- KANNEGIESSER-LEITNER, C.: Psychomotorische Ganzheitstherapie – Ein Therapieprogramm für zu Hause bei Kindern mit Cerebralparese oder Mehrfachbehinderung, Sequenz Medien Produktion, 2010
- KANNEGIESSER-LEITNER, C.: Der NF-Walker in der Rehabilitation von Kindern mit einer ausgeprägten Bewegungsstörung, Praxis Ergotherapie Oktober 2011 sowie Praxis Physiotherapie Dezember 2011
- KANNEGIESSER-LEITNER, C und WARNKE, R.: Hemo-Encephalography (HEG) – a practical approach to Neurofeedback training, Artikel im Newsletter / Neuroconnections, aapb Neurofeeback Divison, Sommer 2013 sowie Poster demonstration on the 17th Annual Meeting of the Biofeedback Foundation of Europe, February 2014 at the IUSVE, Venice, Italy
- KANNEGIESSER-LEITNER, C. und WARNKE, R.: Hemoencephalography/ HEG based neurofeedback practically introduced as a smart and easy-to-use training method in ADD/ADHD, dyslexia and other learning disorders, Workshop and Oral Presentation/Scientific program, BFE-Meeting, Rome 2015
- KANNEGIESSER-LEITNER, C.: ADS, LRS und Co. - ein Trainingsprogramm für zu Hause - Erfolg mit der Psychomotorischen Ganzheitstherapie, Sequenz Medien Produktion, Neubearbeitung des Buches von 2008 mit Ergänzung durch ein Kapitel über die HEG (Hämoenzephalographie), Juli 2015
- KANNEGIESSER-LEITNER, C.: Der GABA-Stoffwechsel als Schlüsselfunktion in der medikamentösen Therapie bei entwicklungsneurologischen Störungen, insbesondere beim Angelman-Syndrom, Newsletter des Angelman-Vereins September 2015
- KANNEGIESSER-LEITNER, C.: Gibt es eine Toleranzentwicklung in der Medikation mit GABA und CBD beim Angelman-Syndrom? Veröffentlich über die Forschungsgruppe innerhalb des Angelman-Vereins 2016
- KANNEGIESSER-LEITNER, C.: HEG-basiertes Neurofeedback (Hämoenzephalographie) als Kompakttraining integriert in die Psychomotorische Ganzheitstherapie, Praxis Ergotherapie 1/ 2017, Verlag Modernes Lernen
- KANNEGIESSER-LEITNER, C.: Cannabidiol – der vernünftige Bruder von THC, Zeitschrift not 4/2017
- KANNEGIESSER-LEITNER, C.: Das Angelman-Syndrom besser verstehen – Handbuch für Eltern und andere Fachleute, Sequenz Medien Produktion, 2018
- KANNEGIESSER-LEITNER, C.: Kaktus, Charme und Sonnenblumen - Familienleben mit dem Angelman-Syndrom, Sequenz Medien Produktion, 2020
- KANNEGIESSER-LEITNER, C.: Das Angelman-Syndrom besser verstehen – Band 2 – Erwachsenenleben mit dem Angelman-Syndrom, BoD, 2023

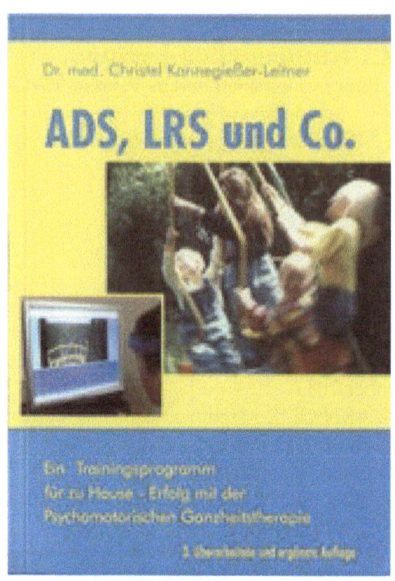

ADS, LRS und Co.
Ein Trainingsprogramm für zu Hause – Erfolg mit der
Psychomotorischen Ganzheitstherapie
ISBN: 978-3-940190-92-5
Preis: 17,90 €

Ratgeber, in dem die Psychomotorische Ganzheitstherapie nach Kannegießer-Leitner® /PMG beschrieben wird. Der Schwerpunkt des Buches liegt auf der Psychomotorischen Ganzheitstherapie bei Kindern mit ADS/ADHS, LRS, Rechenschwäche oder auch einer Sprachentwicklungsverzögerung.
Es wird erläutert, warum zur Verbesserung dieser Probleme ein Wahrnehmungstraining so wichtig ist, wobei die spezielle Diagnostik und die Übungen ausführlich beschrieben werden.
Ein Kapitel jeweils über das HEG-basierte Neurofeedback (Hämoenzephalographie), Lernen allgemein und über das Asperger-Syndrom runden das Thema ab.

Zu beziehen über örtliche Buchhandlungen oder die Autorin selbst
(kannegiesser-leitner@web.de)

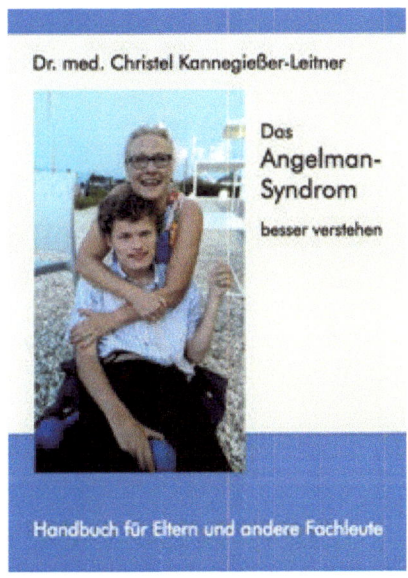

Das Angelman-Syndrom besser verstehen – Handbuch für Eltern und andere Fachleute

ISBN: 978-3-946307-10-5

Preis: 26,00 €

Das *Angelman-Syndrom* gehört laut Definition zu den „Seltenen Erkrankungen", da es nur in einer Häufigkeit von 1: 20.000 Geburten auftritt. Aufgrund dieser Seltenheit ist es von seiner Ausprägung her eher unbekannt. Hinzu kommt noch, dass es innerhalb des Angelman-Syndroms mehrere unterschiedliche genetische Varianten gibt, die wiederum eine unterschiedlich gravierende Symptomatik aufweisen.

In diesem Buch werden beschrieben:

Die Genetik des *Angelman-Syndroms*, die Möglichkeiten der Entwicklung im Bereich der Grobmotorik, Feinmotorik, Kommunikation, im Verhalten und auch die spezielle Situation der Neurotransmitter sowie die Ausprägung der Epilepsie und deren Medikation beim *Angelman-Syndrom*.

Hinzu kommen etliche Erfahrungsberichte, von betroffenen Familien selbst geschrieben, da diese mit am besten dazu beitragen, das *Angelman-Syndrom* in all seinen Facetten zu erfassen.

Zu beziehen über örtliche Buchhandlungen oder die Autorin selbst
(kannegiesser-leitner@web.de)

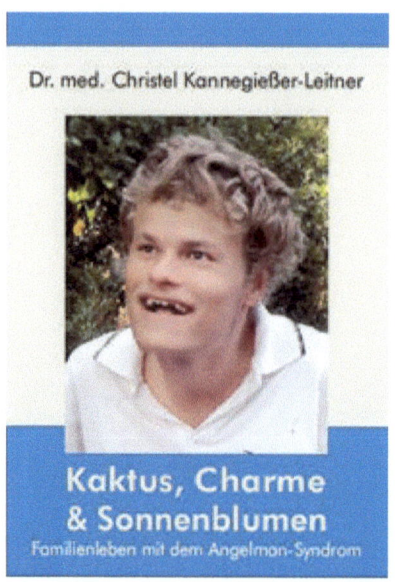

Dr. med. Christel Kannegießer-Leitner

Kaktus, Charme & Sonnenblumen
Familienleben mit dem Angelman-Syndrom

Kaktus, Charme und Sonnenblumen -
Familienleben mit dem Angelman-Syndrom
ISBN: 978-3-946307-20-4
Preis: 21,00 €

In *Kaktus, Charme und Sonnenblumen* lesen Sie keine medizinischen und genetischen Zusammenhänge über das Angelman-Syndrom, sondern Sie lesen Berichte und Erzählungen über das Zusammenleben in verschiedenen Angelman-Familien.
Dieses Buch soll weitgehend fern von medizinischen und wissenschaftlichen Überlegungen dazu beitragen, das Leben mit einem vom Angelman-Syndrom betroffenen Familienmitglied besser zu verstehen. Es soll dabei helfen, besser zu verstehen, warum wir Angelman-Familien so sind wie wir sind.
Jeder, der engen Kontakt hat zu Menschen mit Angelman-Syndrom, seien dies Kinder, Jugendliche oder Erwachsene, erkennt recht schnell die große Ähnlichkeit, speziell die Geselligkeit, den fröhlichen Blick, das Strahlen in den Augen, die Vorliebe für Plastik und Wasser. Natürlich gehören hierher auch die schwierigen Seiten des Angelman-Syndroms wie z.B. kognitive Beeinträchtigung, fehlende aktive Sprache, motorische Beeinträchtigung und Epilepsie. Schon bei dieser Aufzählung muss man jedoch einschränkend schreiben fast immer. Denn hier fangen bei aller

Ähnlichkeit die Unterschiede an. Diese Unterschiede sind begründet in der unterschiedlichen genetischen Situation.

Trotzdem überwiegen die Ähnlichkeiten. In etlichen Beschreibungen anderer erkennt man sein eigenes Kind mit Angelman-Syndrom wieder.

Warum dieser Titel? Haben Sie schon einmal einen Kaktus umarmt? Wenn Sie es versuchen, werden Sie spüren, wie sich manche Tage in einer Angelman-Familie anfühlen. Der Charme eines vom Angelman-Syndrom Betroffenen ist kaum zu übertreffen. Tage, die so goldgelb strahlen wie Sonnenblumen, sind Tage, an denen man rundum glücklich ist, an denen einfach alles gelingt.

So sind Berichte entstanden über Tage voller Sorgen, über das strahlende Wesen der vom Angelman-Syndrom Betroffenen und Berichte über wunderschöne Tage zusammen mit diesen liebenswerten Menschen.

Zu beziehen über örtliche Buchhandlungen oder die Autorin selbst (kannegiesser-leitner@web.de)

Dies Buch ist auch in französischer Übersetzung erschienen:
Cactus, charme et tournesols - La vie familiale avec le Syndrome d'Angelman
ISBN 9 782322 438068
*Zu beziehen über örtliche Buchhandlungen, Internet-Buchhandlungen oder die Autorin selbst (*kannegiesser-leitner@web.de)

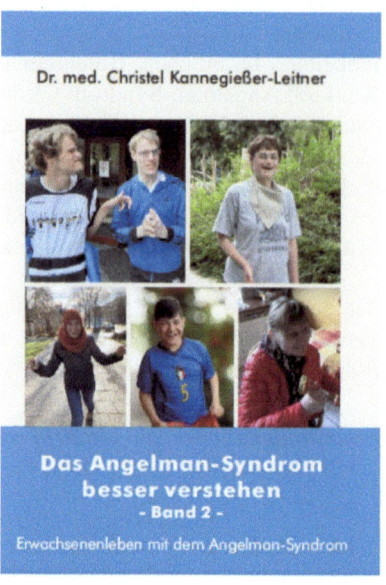

Das Angelman-Syndrom besser verstehen – Band 2 – Erwachsenenleben mit dem Angelman-Syndrom

ISBN Buch: 9783748183747   Preis: 32,99 €
ISBN E-Book: 9783757858810   Preis: 25,99 €

Das 2018 erschienene Buch *Das Angelman-Syndrom besser verstehen – Handbuch für Eltern und andere Fachleute* hatte zum Ziel, einzelne Bereiche rund um das Angelman-Syndrom darzustellen – seien dies die Genetik, die Symptomatik, Besonderheiten bei den Neurotransmittern oder auch der Bereich der Epilepsie.

2020 kam das Buch *Kaktus, Charme und Sonnenblumen – Familienleben mit dem Angelman-Syndrom* heraus. In diesem Buch geht es nicht um medizinische, genetische oder wissenschaftliche Details, sondern darum, fern von medizinischen und wissenschaftlichen Überlegungen dazu beizutragen, das Leben mit einem vom Angelman-Syndrom betroffenen Familienmitglied besser zu verstehen. Es sollte dabei helfen, besser nachfühlen zu können, warum Angelman-Familien so sind wie sie sind.

Beide Bücher wurden und werden gute angenommen. Letzteres Buch insbesondere auch von Familien, die nicht betroffen sind, sondern sich einfach dafür interessieren, wie es einer mit ihnen verwandten oder befreundeten Angelman-Familie geht.

Nach und nach kristallisierte sich heraus, dass trotz dieser Informationen Eltern bzw. Familien eines jugendlichen oder erwachsenen Familienmitglieds mit Angelman-Syndrom ein großes Bedürfnis nach weiterer Information haben. Dies ist auch deswegen verständlich, da trotz der unterschiedlichen Genetik, also unterschiedlichen Ausprägungen des Syndroms, im Kindesalter sehr viel mehr Ähnlichkeiten zwischen einzelnen Betroffenen bestehen als bei Erwachsenen mit Angelman-Syndrom.

Die Hauptprobleme der Familien mit einem erwachsenen Familienmitglied mit Angelman-Syndrom liegen im Umgang mit der eingeschränkten Kommunikationsfähigkeit, auffälligem bzw. schwierigem Verhalten oder auch schwer einstellbarer Epilepsie.

Aus diesem Grund entschied die Autorin sich, dieses Buch speziell über Jugendliche und Erwachsene mit Angelman-Syndrom zu schreiben.

Nach der Einführung in diese Thematik folgen viele Einzelberichte von Familien zu den einzelnen Themen. Denn betroffene Familien wissen am besten, wo die Stärken und Schwierigkeiten ihrer „Kinder" liegen. Daran anschließend werden wiederum die einzelnen Bereiche speziell in Bezug auf Erwachsene mit Angelman-Syndrom beschrieben.

Zu beziehen über örtliche Buchhandlungen, Internet-Buchhandlungen oder die Autorin selbst (kannegiesser-leitner@web.de)

Hersteller- bzw. Bezugsquellennachweis

Im Folgenden werden Therapiegeräte genannt, bei denen der Gebrauchsname bzw. Handelsname gesetzlich geschützt ist. Aus satztechnischen Gründen wurde jedoch im Text auf eine spezielle Kennzeichnung verzichtet.

- **Abenteuerhaus**: MediTECH Electronic GmbH, https://www.meditech.de
- **BrainBoyUniversal®**: MediTECH Electronic GmbH, siehe oben
- **Cogmed**: https://www.cogmed.com
- **Dynamische Orthesen nach Nancy Hylton**: als DFO oder DAFO über speziell ausgebildete Orthopädietechniker vor Ort
- **Galileo-Vibrationstrainer® als Standgerät und als Hand-Trainer**: Novotec Medical GmbH, https://galileo-training.com
- **GoTalkNow**: über den AppStore für iPad
- **Hörbert-Musikbox**: Hightech Media Components GmbH & Co. KG www.hoerbert.com
- **Igelbälle u.ä.**: SPORT-THIEME GmbH, https://www.sport-thieme.de
- **Innowalk**: Made for Movement GmbH, https://www.madeformovement.com
- **Kausäckchen**: auch Fruchtsauger genannt, mehrere Anbieter
- **Kauschlauch**: ATC Handels GmbH, https://atc-handel.de
- **Krabbelwagen/Holz**: Firma Holz-Hörz, nicht mehr lieferbar
- **Krabbelwagen/Metall**: Frei AG, nicht mehr lieferbar
- **Language Master®**: Nicht mehr lieferbar
- **Lateraltrainer®**: MediTECH® Electronic GmbH, siehe oben
- **LiteGait-Gehtrainer:** Physioaspect Linke GmbH, www.neurokonzepte.de
- **Mancini-Orthese®**: aus Italien. In Deutschland z.B. zu beziehen über Orthopädie-Technik Krux, Kaiserstr. 38, 76437 Rastatt, 07222/77790
- **MetaTalk - METACOM Symbole**: https://www.metacom-symbole.de
- **MOTOmed®**: RECK-Technik GmbH & Co. KG, https://www.motomed.com
- **Muffik-Orthomatten**: https://muffik.de
- **NF-Walker®**: Made for Movement GmbH, siehe oben
- **NUK-Trainer**: bekannt als NUK-Sauger®, passende Größe, z.B. Größe 4, für größere Kinder, MAPA GmbH, https://mapa.de
- **PECS®**: https://pecs-germany.com
- **Rollfiets®** (Buchrückseite): https://www.rollfiets.de/alles-uber-das-rollfiets
- **Schräge Übungstherapierampe / Überkopfleiter:** Privatschreinereien
- **Schräge Übungstherapierampe:** SPORT-THIEME GmbH, siehe oben
- **SPIO-Works®**: Dynamics Competence Center, https://www.dcc-expert.com
- **Strickringe**: mehrere unterschiedliche Anbieter
- **Tellimero, der sprechende Stift:** https://www.betzold.de
- **Upsee-Firefly**: Sunrise Medical, GmbH, https://www.sunrisemedical.de
- **Veeh-Harfe**: Hermann Veeh GmbH & Co.KG, https://www.veeh-harfe.de

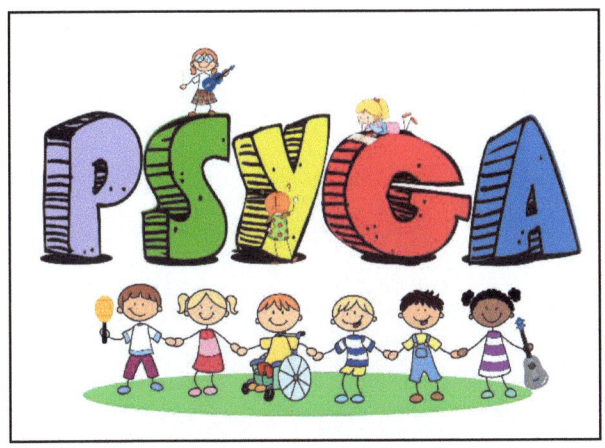

Förderverein für
Psychomotorische Ganzheitstherapie e.V.,
76437 Rastatt, Sibyllenstr. 3

Ziele des PSYGA®

- Unterstützung von Familien oder Einrichtungen, die Kinder nach der Psychomotorischen Ganzheitstherapie nach Kannegießer-Leitner® /PMG fördern
- Verbreitung der PMG z. B. durch Fortbildungen und Vorträge
- Unentgeltliche Überlassung (es fällt lediglich eine Bearbeitungsgebühr an) von einzelnen Therapiegeräten, die für die erfolgreiche Durchführung der PMG erforderlich sind und deren Kostenübernahme nicht durch den allgemeinen Leistungskatalog der Krankenkassen abgedeckt ist.
- Zusammenarbeit mit Kindergärten und Schulen im Rahmen von „PSYGA für Jung und Alt" oder auch „PSYGA in der Schule", dies bezüglich Fortbildungen und auch, indem unentgeltlich Trainingsgeräte zur Verfügung gestellt werden.
- Organisation und Ausrichtung von Fachtagen, siehe 1. PSYGA-Fachtag 2019 sowie 2020, 2021, 2022, 2023 und 2024 Organisation von PSYGA-Online-Vorträgen

Vorsitzende: Dr. Christel Kannegießer-Leitner, Rastatt
www.foerdervereinpsyga.de   Mail: foerdervein-psyga@web.de
Spendenkonto des PSYGA:
Volksbank pur eG
IBAN: DE05 6619 0000 0030 7883 03   BIC: GENODE61KA1

SO SEHEN SIEGER AUS!

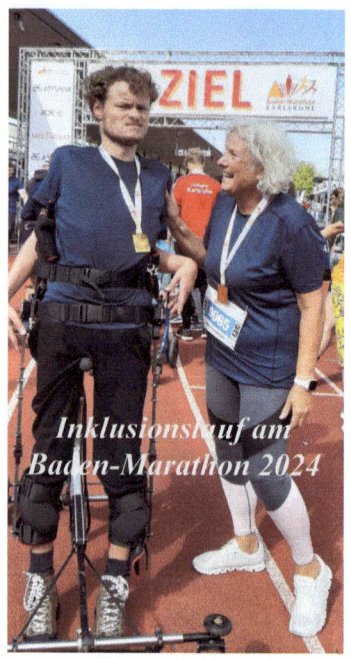

Inklusionslauf am Baden-Marathon 2024

Beim Start in der Menge reagiert Frank zunehmend gelassener.
Einige kennen uns bereits als Läufer:
„Wie schön, dass Ihr wieder dabei seid!"
Bei unserem Anblick winkten uns viele fröhlich zu.
Diejenigen, die uns überholten, begeisterten Frank mit ihren Kommentaren.
Diejenigen, die wir überholten, lächelten etwas verkniffen.
Wir waren nicht die Härtesten.
Wir waren nicht die Ausdauerndsten.
Wir waren nicht die Hübschesten.
Wir waren nicht die Schnellsten.
Im Gegenteil! Wir waren fast die Langsamsten.
Und doch:
WIR HABEN UNS GEFÜHLT WIE SIEGER!